全国中医住院医师规范化培训结业考核指导用书
中医妇科学

国家中医药管理局中医师资格认证中心 编写

中国中医药出版社

·北 京·

图书在版编目（CIP）数据

中医妇科学/国家中医药管理局中医师资格认证中心编写.－－北京：中国中医
药出版社，2020.11
全国中医住院医师规范化培训结业考核指导用书
ISBN 978 - 7 - 5132 - 6262 - 0

Ⅰ.①中… Ⅱ.①国… Ⅲ.①中医妇科学－岗位培训－教材 Ⅳ.①R271.1

中国版本图书馆 CIP 数据核字（2020）第 099875 号

中国中医药出版社出版
北京经济技术开发区科创十三街 31 号院二区 8 号楼
邮政编码 100176
传真 010-64405750
廊坊市晶艺印务有限公司印刷
各地新华书店经销

开本 787×1092 1/16 印张 27.75 字数 591 千字
2020 年 11 月第 1 版 2020 年 11 月第 1 次印刷
书号 ISBN 978 - 7 - 5132 - 6262 - 0

定价 139.00 元
网址 www.cptcm.com

社 长 热 线 010-64405720
购 书 热 线 010-89535836
维 权 打 假 010-64405753

微信服务号 zgzyycbs
微商城网址 https://kdt.im/LIdUGr
官方微博 http://e.weibo.com/cptcm
天猫旗舰店网址 https://zgzyycbs.tmall.com

全国中医住院医师规范化培训结业考核指导用书
中医妇科学

编委会

前 言

中医住院医师规范化培训（以下称"中医住培"）是中医专业学生毕业后教育的重要组成部分，其目标是为各级医疗机构培养优秀的中医临床人才，在加强完善卫生人才队伍建设，提高中医临床医疗水平及中医人员专业素质方面发挥着重要作用。中医住培结业考核是对中医住院医师是否顺利完成从理论到临床过渡的一次系统性检验，旨在评价其是否具有良好的职业道德、扎实的中医基础理论、专业知识和临床技能，是否掌握必要的西医临床知识和技术，是否具备规范独立处理本专业常见病、多发病及某些疑难危重病症的能力。

自 2017 年起，我中心受国家中医药管理局人事教育司委托组织开展中医住培结业理论考核，负责大纲制定、试题命制、题库建设、理论考核组织实施等相关工作。目前中医住培结业考核尚无指导用书，为贯彻与落实《中医住院医师规范化培训实施办法（试行）》《中医类别全科医生规范化培训实施标准（试行）》相关精神，我中心按照严格的遴选原则，在全国数十家医疗机构及大学的 400 余位申报专家中，选定 200 余位编委，多次召开编写会议，组织各学科专家编写了本系列指导用书。

本系列指导用书是全国中医住培考核命审题专家命题用书，也是中医住培学员学习、复习及考核的权威性参考用书。本系列指导用书共有《中医内科学》《中医外科学》《中医妇科学》《中医儿科学》《中医骨伤科学》《针灸推拿康复学》《中医急诊学》《卫生法规与医学伦理》《中医临床思维》《中医眼科与耳鼻咽喉科学》《中医全科学》11 分册，编写过程中注重整体性和系统性，编写内容紧扣大纲，重视中医经典理论，立足临床，突出体现疾病的诊断思维过程、鉴别诊断思路及理法方药的辨证过程，力求层次清楚、科学严谨，同时具有临床适应性、先进性及规范性，以期中医住培考生学习本书后能够实现"三个转变"，培养"五个能力"。三个转变，即理论向思维的转变、知识向实践的转变、技能向能力的转变；五个能力，即实践能力、自我学习教育能力、沟通能力、传承与创新能力、合作能力。

本系列指导用书的编写得到了张伯礼院士、刘清泉教授的悉心指导，以及中华中医药学会医师培训与考核分会的大力支持。编写过程中恰逢新冠肺炎（COVID-19）在我国乃至全世界流行，张伯礼院士、刘清泉教授、王玉光教授、苏和教授、孔立教授等中医专家义无反顾地投入到了抗击新冠疫情的工作中，在发挥中医药优势全力抗疫的同时不忘保障本系列指导用书的编写进度及质量，在此向他们致敬！同时衷心感谢所有参与编写的专家、学者及中国中医药出版社编辑们的辛勤付出！

　　由于中医住培仍处于探索阶段，各学科规范化诊疗路径在不断完善中，中医住培结业考核也在不断改进中，本系列指导用书难免存在不足之处，殷切期望全国各住培基地教师、学员及广大读者在使用过程中进行检验并不吝斧正，以便我们修订时完善。

国家中医药管理局中医师资格认证中心

2020 年 3 月 21 日

编写说明

中医妇科学是中医临床主干学科之一，走过中医药学高等教育 60 余年的历程，为中医药学的发展和广大妇女的健康事业作出了重大贡献，在长期的医疗实践中发挥了重要作用，彰显自身特色，同时全面实现教学改革，推进素质教育，以学生为本，完成培养应用型人才的目标，在"守正创新"发展中医药事业的现今，更加贴近临床。做好住院医师规范化培训，更好地培养年轻的后起之秀，中医妇科学学科有着义不容辞的担当。因此我们按照国家中医药管理局中医师资格认证中心的统一安排，着手编撰《中医妇科学》中医住院医师规范化培训结业考核指导用书。

本书以"十三五"《中医妇科学》为基础，在充分体现中医妇科学基本理论、基本知识、基本技能的基础上，提供科学的、系统的、规范的理论和临床知识，指导住院医师步入临床医疗实践和参加结业考核时复习学习，将书本知识与临床实际相结合。

本书属于中医住院医师规范化培训结业考核指导用书系列，其思想性、科学性、实用性是我们坚持的基本规则。其思想性，在于突出中医药学的学术思想，在长期的理论教学与医疗实践中，以中医药学基础理论为指导，发掘、研究和整理中医妇科学理论，是中医妇科学发展的必由之路。其科学性，在于对疾病的认识不断更新，以经典厚载科学，以不断完善的临床实践推动专科知识和技术的发展，在力求中医妇科学理论的系统性、规范性和科学性浑然一体的前提下，提纲挈领地将中医妇科理论和临床部分紧密结合，仍然以经、带、胎、产、杂病为纲目，附以西医妇产科学的知识体系，将涉及女性生殖器官解剖、生殖生理、正常妊娠、分娩及产褥、计划生育、妇产科检查等现代临床必须掌握的知识编入本书，以满足目标人群中医规培学员、带教老师、命题老师的需求。其实用性，在于结合临床实际对一些病证增入新证型，同时斟酌了选方用药，合理删减，修正和补充原有不足之处，与时俱进地增入新的内容，保持其示范作用。

全国中医住院医师规范化培训结业考核指导用书《中医妇科学》基于 2017 年

版规培考核大纲的要求，包含通科内容、专科内容，结合"三基"及临床实际，内容高于本科教材，体现临床辨证思维；体例与全套指导用书保持一致，同时根据妇科疾病的特点有所调整。

本考核指导用书若存在不足和疏漏之处，诚望各住培基地教师和学员提出宝贵意见，以便今后再版修订提高。

《中医妇科学》编委会
2020 年 5 月

目 录

总 论

各 论

总　论

第一章　女性生殖系统解剖与生理

第一节　女性生殖脏器解剖

中医古医籍中早有对人体解剖的记载，《灵枢·经水》就记载了"若夫八尺之士，皮肉在此，外可度量切循而得之，其死可解剖而视之"的内容。汉代《养生方》载有"女阴图"，是现存最早的女性外生殖图。对女性生殖脏器的名称、位置、形态及功能记载在册，表明前人对女性生殖生理有一定的认识。

一、胞宫（子宫）

胞宫，又称为子宫、女子胞、胞脏、子脏、子处、血脏、血室等。

"胞宫"一词始见于北宋《活人书·卷十九》："热入胞宫，寒热如疟。"《景岳全书·妇人规》曰："凡妇人怀孕者，其血留气聚，胞宫内实。"

"子宫"首见于《神农本草经》"紫石英"条，"女子风寒在子宫，绝孕十年无子"。其后，隋代《诸病源候论·无子候》、唐代《备急千金要方·朴硝荡胞汤》、宋代《妇人大全良方·求嗣门》、金元时期《格致余论·受胎论》、明代《景岳全书·妇人规》《类经》等亦广泛使用子宫之名。

"女子胞"最早见于《素问·五脏别论》，"脑、髓、骨、脉、胆、女子胞，此六者，地气之所生也，皆藏于阴而象于地，故藏而不泻，名曰奇恒之腑"。这是对女子生殖脏器的最早记载。《灵枢·五色》则有"子处"之称。

子宫是女性生殖器官。其名称和位置与现代解剖学基本一致。

胞脉、胞络：胞宫有胞脉、胞络与其他脏腑相联系。《素问·评热病论》指出："月事不来者，胞脉闭也。胞脉者，属心而络于胞中。"胞脉是隶属于胞宫之血脉，能将脏腑汇聚于冲任二脉的阴血下注于胞宫，以维持其生理功能。《素问·奇病论》提出："胞络者，系于肾。"《诸病源候论·阴挺出下脱候》谓："胞络伤损，子脏虚冷气下冲，则令阴挺出，谓之下脱。"胞络是络属于胞宫的脉络，维系子宫位置和功能，并使子宫经胞络联系足少阴肾经。

（一）胞宫的位置和形态

胞宫位于小腹正中，带脉之下，前为膀胱，后为直肠，下接阴道。《类经·藏象类》曰："子宫……居直肠之前，膀胱之后。"《血证论》又曰："带脉下系胞宫。"朱丹溪在《格致余论·受胎论》中最早加以描述："阴阳交媾，胎孕乃凝。所藏之处，名曰子宫。一系在下，上有两歧，一达于左，一达于右。"张介宾《景岳全书·妇人规·子嗣类》中引丹溪之言时补充了"中分为二，形如合钵"的描述。《类经·疾病类》曰："子门，即子宫之门也。"中医古医籍中子宫的形态与现代解剖学所描述的子宫基本一致，其主体部分为子宫体，底部两侧为宫角，下部为子宫颈。子门相当于子宫颈口。

（二）胞宫的功能

胞宫是奇恒之腑，具有亦藏亦泻，定期藏泻的特点。胞宫的主要功能是排泄月经，孕育胎儿。月经一月一行时是泻的特点，而在平时表现藏的特点，这种藏与泻具有一定的规律和时间性。《类经·藏象类·奇恒脏腑藏泻不同》指出："女子之胞，子宫是也。亦以出纳精气而成胎孕者为奇。"妊娠为十月之藏，一朝分娩时表现为泻的功能。月经周期的藏泻，均有周期性、节律性，是其功能的特殊之处。

二、子管、子核

张寿颐在《沈氏女科辑要笺正》首先论及"子管"与"子核"。"子宫之底，左右各出子管一支，与小孔通，长二寸半，垂于子核之侧，不即不离。子核者，在子宫左右离一寸，向内有蒂，与子宫相连；向外有筋带，与子管相系。形如雀卵，内有精珠十五粒至十八粒不等，内贮清液，是为阴精。女子入月之年，精珠始生，至月信绝，其珠化为乌有。""男精入子宫，透子管，子管罩子核，子核感动，精珠迸裂，阴阳交会。"这段论述形象地描述了类似现代医学中女性的输卵管与卵巢组织。

三、阴道

阴道又称产道、子肠，是连接胞宫与阴户的通道。《诸病源候论》有"产后阴道肿痛候"及"产后阴道开候"；《妇人大全良方》有"子肠先出"的病名；《胎产心法》有"产后子肠不收"的病名和治法。

阴道的功能首先是保护子宫免受外邪的侵犯；其次是排出月经、带下和恶露的通道；也是阴阳交媾和娩出胎儿的通道。

四、阴户、玉门、子门

阴户系指女性外阴，包括阴道前庭及其两侧的大阴唇和小阴唇、前面的阴蒂和后面的阴唇系带、会阴，即阴道口的前后左右部位，故有"四边""产户"之称。《诸病源候论·八瘕候》首载"四边"之名；《校注妇人良方》则载"阴户"之名。阴户是抵御外邪的第一道关口，有保护女性生殖脏器的作用。

玉门是阴道口的总称，包括处女膜的部位，系指尚未经历性生活女性的阴道口。《诸病源候论·带下候》说："已产属胞门，未产属龙门，未嫁属玉门。"玉门是排出月经、分泌带下，也是娩出胎儿、排出恶露的关口。

子门即子宫颈口，是子宫下接与暴露于阴道的部分，出自《灵枢·水胀》："石瘕生于胞中，寒气客于子门，子门闭塞。"子门是预防外邪入侵的第二道关口，是排月经、泌带液、娩出胎儿的通道。

五、毛际、交骨

毛际主要指前阴隆起的脂肪垫，即阴阜。青春期开始生长阴毛，与月经初潮时间大致同步。成熟女性的阴毛呈尖端向下的倒三角形。阴毛的异常也能反映部分疾病的特征。

交骨系指耻骨联合。临产有"交骨不开"之病证名。

第二节 女性一生各期的生理特点

女性一生的生长发育早在《素问·上古天真论》就明确指出:"女子七岁,肾气盛,齿更发长;二七而天癸至,任脉通,太冲脉盛,月事以时下,故有子;三七,肾气平均,故真牙生而长极;四七,筋骨坚,发长极,身体盛壮;五七,阳明脉衰,面始焦,发始堕;六七,三阳脉衰于上,面皆焦,发始白;七七,任脉虚,太冲脉衰少,天癸竭,地道不通,故形坏而无子也。"按照7岁为一个基数律,划分女性各年龄阶段的生长发育状态,是描述生理特征的最早记载,文中肾气的盛与虚,天癸的至与竭,主宰着女子的生长、发育、生殖与衰老的过程。由古至今生活条件的不同,结合现代认识,现将女性一生作以下分期。

一、胎儿期

胎儿期指从卵子受精到出生共计266日,平时我们从末次月经周期的第一天算起有280天。染色体决定了性别。

二、新生儿期

婴儿出生后的4周内,称为新生儿期。女婴在母体内受性腺和胎盘所产生的性激素影响,有的女婴出生时乳房可略呈隆起或少许泌乳,外阴较丰满;出生后脱离胎盘,血中女性激素水平迅速下降,极少数女婴可出现少量阴道出血,属生理范畴,一般很快会自然消失。

三、儿童期

从出生4周岁至12岁左右称为儿童期。儿童期又可分为儿童前期和后期,8岁之前为儿童前期,肾气初盛,为身体的发育初期,生殖器官为幼稚型;在儿童后期,约8岁始,第二性征开始发育,初显女性特征。

四、青春期

从月经初潮至生殖器官逐渐发育成熟的时期称青春期。世界卫生组织(WHO)规定青春期为10～19岁,为"二七"至"三七"之年,即14～21岁,此期显著的生理特性表现为:

1.全身发育、身高、体形已渐发育为女性特有的体形。

2.内外生殖器官发育渐趋成熟，第二性征发育，呈现女性特有的体态。

3.月经来潮是青春期开始的一个重要标志。初潮1年内，月经可能或迟或早，或多或少，或停闭几月等。据报道，初潮后的2年内，55%～95%的女子月经周期为无排卵性，待发育成熟后渐趋正常排卵。

4.具有生育能力。此时期整个生殖系统的功能虽尚未完善，但已有生育能力。

五、性成熟期

性成熟期又称生育期。一般自18岁左右开始，即中医从"三七"至"七七"之年（21～49岁），历时30年。此期生殖功能由成熟、旺盛，至后期又从旺盛逐渐走向衰退，经过成熟→旺盛→开始衰退的生理过程。在性成熟期，女性乳房亦发育成熟。中医认为"乳头属肝""乳房属胃"，足少阴肾经行乳内。孕期乳房充分发育，以适应产后哺乳。

六、绝经过渡期

"七七"之年，此期肾气渐虚，冲任二脉虚衰，天癸渐竭，生殖器官及乳房也逐渐萎缩，中医称"经断前后"或"绝经前后"。绝经前期，有的妇女会出现月经失调，如周期或缩短或推后，经量或多或少，甚者可患崩漏。有些妇女也可同时出现腰膝酸软、夜尿频多、烘热汗出、烦躁易怒、失眠健忘、发枯易脱、牙齿酸软等。绝经期年龄80%在45～55岁。自然绝经通常是指女性生命中最后一次月经后，停经达到1年以上者，最后一次月经即称绝经。据现代调查，中国妇女平均绝经年龄为49.5岁，与两千多年前《黄帝内经》提出的"七七"（49岁）经断年龄是一致的。此期大多数妇女能自我调节，平稳度过。但由于体质、社会、家庭、心理、工作环境等复杂因素的影响，一部分妇女会出现"绝经前后诸证"，即现在所称"绝经期综合征"。绝经后期，是指绝经后至生殖功能完全消失，逐渐步入老年期。

七、老年期

老年期一般指60岁以后的妇女。此期肾气虚，天癸已衰竭，生殖器官萎缩，骨质疏松而易发生骨折，心、脑功能亦随之减退，全身功能处于衰退期。

第三节　女性生殖生理

由于女性的特殊解剖，其生理就产生了以月经、带下、妊娠、产育和哺乳为代表的生殖生理特征，深入了解这些特点才能诊治妇科经、带、胎、产、杂病。

一、月经生理与调节

月经，是子宫定期排泄的血性物质，是性成熟女性的生理现象。一般以一个阴历月为一个周期，经常不变，如同月相之盈亏，潮汐之涨落，故有"月事""月汛""月水"之称。

（一）月经的生理现象

1. 初经 第一次月经的来潮，亦称为"初潮"。月经来潮是女子发育趋于成熟并具备生育能力的标志。一般初经年龄在 13 ～ 15 岁，可因地域、气候、营养等因素的影响而有差异，可以早至 11 ～ 12 岁，或迟至 15 ～ 16 岁，近年有提前趋势。

2. 周期 月经有明显的节律。出血的第 1 天为月经周期的开始，两次月经第 1 天的间隔时间为一个月经周期。一般为 21 ～ 35 天，平均 28 天。周期的长短因人而异，但应有规律性。

3. 经期 每次月经的持续时间称为经期。正常为 2 ～ 8 天，多数在 4 ～ 6 天。

4. 经量、经色、经质 一般在经期第 2 ～ 3 天经量较多。月经量为一次月经的失血量，常难以准确测量，一般 20 ～ 60mL，多于 80mL 为月经过多。因个人体质的不同而有一定差异。经色呈暗红，量多时经色加深，行经开始和将净时渐暗淡。经质稀稠适中，不凝固，无血块，无臭气。

5. 绝经 妇女到 49 岁左右月经自然停止 12 个月称为绝经。绝经后一般不具备生育能力。绝经年龄一般在 45 ～ 55 岁。受体质、营养等因素的影响，也可早至 40 岁或晚至 57 岁。

女性在月经初潮后 1 ～ 2 年内，月经或提前，或推后，甚或停闭数月。这是身体发育尚未完善之故。一般可逐渐形成正常的周期。育龄期妇女在妊娠期间月经停闭，哺乳期妇女亦多数无月经来潮。这些均属于生理性停经。在绝经前，也会出现月经周期的紊乱，一般历时 1 ～ 3 年，月经才逐渐停闭。

月经期间一般无特殊症状。有些女性可出现下腹部和腰骶部不适、乳胀，或情绪不稳定，经后自然缓解。

6. 特殊的月经 前提是身体无病，定期两月一至者，称为"并月"；三月一至者，称为"居经"或"季经"；一年一至者，称为"避年"；终身不行经而能受孕者，称为"暗经"。妊娠初期，有的妇女仍然会在以往月经周期时出现少量阴道流血，不伴有腹痛和腰酸，亦无损于胎儿者，称为"激经"，又称"盛胎""垢胎"。

（二）月经产生机理与调节

月经的产生，是女子发育到成熟的年龄阶段后，脏腑、天癸、气血、经络协调作用于子宫的生理现象。认识月经产生的机理，须从脏腑、天癸、气血、冲任、胞宫与月经的关系进行阐述。

1. 脏腑与月经 五脏之中，肾藏精，心主血，肝藏血，脾摄血，肺主气，气帅血，在月经产生中各司其职，如肾气旺盛，使天癸泌至；心主血，肝藏充足，气机条达，则经候如期；脾胃健运，生化无穷则血海充盈，血循常道。故在月经产生的机理中与肾、心、肝、脾关系尤为密切。

（1）肾 月经的产生以肾为主导。肾藏精，主生殖：精，是由禀受于父母的生命物质与后天水谷精微相融合而形成的一种精微物质。肾藏精，是指肾具有生成、贮藏和施泄精气的功能，而以贮藏为主，使精不无故流失。精藏于肾，依赖于肾气的开合作用发挥其主生殖的生理功能。肾为天癸之源：天癸至，则月事以时下；天癸竭，则月经断绝。在特定的年龄阶段内，肾气初盛，天癸尚微；肾气既盛，天癸泌至，月事以时下；随肾气的充盛，呈现气血阴阳消长的月节律变化，经调而子嗣；其后又随肾气的虚衰，天癸渐竭，经断无子，可见肾为天癸之源。肾为冲任之本：冲脉为血海，汇聚脏腑之血，使子宫满盈；任脉为阴脉之海，使所司精、血、津液充沛。任通冲盛，月事以时下，若冲任虚衰则经断而无子，故冲任二脉直接关系月经的潮止。然冲任的通盛以肾气盛为前提，故冲任之本在肾。肾为气血之根：血是月经的物质基础，气为血之帅，血为气之母。气血和调，经候如常。肾与胞宫相系：胞宫司月经，肾与胞宫相系。《素问·奇病论》云："胞络者，系于肾。"《难经》曰："命门者……女子以系胞。"又肾经与冲脉下行支相并，与任脉交会于关元，与督脉同贯脊，故肾与冲、任、督脉相关，肾与胞宫相系，而冲、任、督同起于胞中。肾与脑髓相通：肾主骨生髓通脑，脑为元神之府，主宰人体的一切生命活动，月经的产生，受脑的调节。肾为五脏阴阳之本：肾气调节机体的代谢和生理功能活动，是通过肾中阴阳来实现的。《景岳全书·命门叙》说："命门为精血之海……为元气之根……五脏之阴气，非此不能滋；五脏之阳气，非此不能发。"说明肾在生殖生理方面具有重要作用。所以《傅青主女科》谓"经本于肾""经水出诸肾"。

（2）心 心主血脉，主神明，为五脏六腑之大主，关系到脑的主宰功能，能够下达各脏腑，发挥其统领的作用。心气可以推动血液在经脉内运行敷布全身，然而重要的是"胞脉者属心而络于胞中"，心通过胞脉与子宫相通，《石室秘录》指出胞宫为"心肾接续之关"，心气下通于肾，心肾相交，水火既济，阴阳平衡，血脉流畅，月事如常，这样就将心－肾－子宫连成一体，构成女性生殖生理阴阳气血调节的核心环节。

（3）肝 肝藏血，主疏泄。肝具有储藏血液、调节血量和疏泄气机的作用，脏腑所化生之血，除营养周身外，储藏于肝。在月经的产生中，肝血下注冲脉，司血海之定期蓄溢，参与月经周期、经期及经量的调节。肝经与冲脉交会于三阴交，与任脉交会于曲骨，与督脉交会于百会，肝通过冲任督与胞宫相通，而使子宫行使其藏泻有序的功能。肝肾同居下焦，乙癸同源，为子母之脏。肾藏精，肝藏血，精血互生，同为月经提供物质基础；心主神明，肝主疏泄，肾主闭藏，开合闭藏，心神主导，共同调节子宫，使藏泻有序，经候如常。

（4）脾（胃） 脾胃为后天之本，气血生化之源。又脾主运化，其气主升，具有统摄血液，固摄子宫之权。脾气健运，血循常道而经调。胃主受纳，为水谷之海，乃多气多血之腑，足阳明胃经与冲脉会于气街，故有"冲脉隶于阳明"之说。胃中水谷盛，则冲脉之血盛，月事以时下。

（5）肺 肺主气，朝百脉而输精微，与心同居上焦，下达精微于胞宫，参与月经的产生与调节。又肾主作强出伎巧，肝主谋虑，脾主思虑，心主神明，肺主治节，脑为元神之府。在脑主宰下，五脏所主的精神活动，对月经的产生具有调节作用。

2. 天癸与月经 天癸，男女皆有，是肾精肾气充盛到一定程度时体内出现的具有促进人体生长、发育和生殖的一种精微物质。天癸来源于先天肾气，靠后天水谷精气的滋养而逐渐趋于成熟，此后又随肾气的虚衰而竭止。天癸源于先天，藏之于肾，在肾气旺盛时期，肾中真阴不断充实，在后天水谷之精的滋养下化生并成熟泌至。对妇女来说，"天癸至"，则"月事以时下，故有子""天癸竭，地道不通，故形坏而无子也"，说明它使任脉所司的精、血、津液旺盛、充沛、通达，并使冲脉在其作用下，广聚脏腑之血而血盛，冲任二脉相资，血海满溢，月经来潮。故天癸主宰月经的潮与止。天癸是影响人体生长、发育与生殖的一种阴精，是"肾主生殖"的精微物质。

3. 气血与月经 妇人以血为基本，月经的主要成分是血。然气为血之帅，血为气之母，血赖气的升降出入运动而周流。气血均来源于脏腑。在月经产生的机理中，血是月经的物质基础，气能生血，又能行血、摄血。气血和调，经候如常。

4. 经络与月经 经络是经脉和络脉的总称，是运行全身气血，联络脏腑形体官窍，沟通上下内外，传导信息的通路系统。与妇女的生理、病理关系最大的是奇经八脉中的冲、任、督、带。其生理功能主要是通过起源、循行路线和各自的功能对十二经脉气血运行起蓄溢和调节作用，并联系子宫、脑、髓等奇恒之腑。

（1）循行路线 冲、任、督三脉同起于胞中，一源而三歧。带脉环腰一周，络胞而过。冲、任、督在下腹部所经路线正是女性生殖器官所在部位，冲、任、督、带经气又参与月经产生的活动，故关系密切。

（2）功能作用 "冲为血海"，为"十二经之海"，汇聚脏腑之血；"任主胞胎"，为"阴脉之海"，总司精、血、津、液等一身之阴；督脉为阳脉之海，总督一身之阳；又任督相通，调节一身阴阳脉气的平衡协调；督脉属肾络脑；带脉约束诸经，使经脉气血循行保持常度。在天癸的作用下，冲、任、督、带脉各司其职，调节着月经的产生和维持其正常的生理状态。

5. 子宫与月经 子宫是化生月经和受孕育胎的内生殖器官。其生理由肾、天癸、气血、冲任调节，并主司子宫藏泻，子宫的周期性变化主要表现为子宫的周期性出血。

综上所述，脏腑、天癸、气血、冲、任、督、带与子宫是月经产生的生理基础，其中肾、天癸、冲任、子宫是产生月经的中心环节，各环节之间互相联系，不可分割。

（三）月经周期的调节

1. 月经周期节律 月经具有周期性、节律性，是女性生殖生理过程中肾阴阳消长、转化，气血盈亏的规律性演变的体现。月经按照阶段的不同分为行经期、经后期、经间期、经前期四个不同时期的生理节律变化，形成月经周期。现以 28±7 天为一月经周期，阐述如下：

行经期：行经第 1～5 天，此期子宫泻而不藏，排出经血。既是本次月经的结束，又是新周期开始的标志，呈现"重阳转阴"特征。

经后期：指月经干净后至经间期前，为周期的第 6～13 天，此期血海空虚渐复，子宫藏而不泻，呈现阴长的动态变化。阴长，是指肾水、天癸、阴精、血气等渐复至盛，呈重阴状态。重阴，是指月经周期阴阳消长节律中的阴长高峰时期。

经间期：周期第 14～15 天，也称氤氲之时，或称"的候""真机"时期（即"排卵期"）。在正常月经周期中，此期正值两次月经中间，故称之为经间期，是重阴转阳、重阴必阳之际，必阳的结果正是排卵的时候。

经前期：由经间期之后，月经周期的第 16～30 天。此期阳长阴消，重阳必阴，重阳，是指月经周期阴阳消长节律中阳生的高峰时期，此时阴阳俱盛，以备种子育胎。若已受孕，精血下聚以养胎元，月经停闭；如未受孕，则去旧生新，血海由满而溢泻成为一次月经。月经周期中四个不同时期的连续与再现，形成了月经周期的节律。

2. 月经周期的调节机理　《素问·上古天真论》中以从肾气、天癸、冲任、胞宫之间的关系及其调节进行了论述，表明"肾－天癸－冲任－胞宫"对女性生长阶段的生理变化起到关键的促进作用，根据脏腑的功能活动，阴阳气血的变化，通过胞脉、胞络引发冲任督带脉的气血变化，调控月经周期的节律有序变化。

（1）脏腑　在周期变化过程中，阴阳气血的变化是周期活动的表现形式，五脏共同起到相互协调的作用。心为五脏六腑之大主，肾主生殖，为元阴元阳，心肾之间在燮理阴阳方面关系默契，而心肾与子宫从经脉经络方面而言，《素问·评热病论》曰，"胞脉者属心而络于胞中"，《素问·奇病论》亦云，"胞脉者，系于肾"，《傅青主女科》中说，"盖胞胎居于心肾之间，上系于心，而下系于肾"。子宫通过胞脉胞络与心肾有着直接的关联，心肾与子宫在对女性周期调整过程中，具有积极作用。

（2）冲脉血海　特别是在子宫内的胞脉胞络，与冲任血海有着密切的关联。张景岳在注释胞络时说："脉中之络，冲任之络也。"高世栻亦注释说："胞脉注冲任之血。"由此可见，胞脉胞络者，实际上是冲任脉在子宫内者，故有主月经主胎孕的作用，且血海者，阴血之海，与天癸阴水有关，属肝肾范围，但受心肾所主宰。

心－肾－子宫轴在生殖生理活动中，有着极为重要的作用，通过月经周期及生殖节律的观察，分析天癸阴阳运动所形成的周期性、节律性变化，其中天癸阴阳的物质来源于肾，其活动受心脑神明所控制，而这种活动反应的场所在子宫，包括冲任血海在内，是以排卵、排经这种规律的活动，在心－肾－子宫轴的阴阳消长的机制中形成的。肾者，静也，静则藏，有藏，才能产生天癸水样物质，这是生新的作用；心者动也，动则运行。有动，才能促进节律性运动；子宫者，是奇恒之腑，动静相兼，有动有静，故有非脏非腑、亦脏亦腑之说，既有类似脏的生新作用，产生一定量的天癸样物质，实即藏的作用，又有类似腑的除旧功能，实即泻的作用，泻除陈旧性物质，或排出新生物质。当其类脏行藏作用时，受肾所主宰，当其类腑行泻作用时，受心所主宰。此为心－肾－子宫轴的主要调节作用。在心肾、子宫调节的前提下，依赖其自身的互根统一关系进行转化活动，使"重阴转阳""重阳转阴"达到新的相对的阴阳平衡，从而又开始新的消长运动；任督循环者，乃协助心、肾、子宫对阴阳运动的调节，但重点在于调复子宫"血海"盈亏。肝脾协调者，是指通过肝脾的疏泄升降达到交济心肾，从而调复阴阳运动的节律变化。

在月经周期的调节中，肾为元阴元阳，心为五脏六腑之大主，主神明是脑的功能，具有主宰之功，它们共同作用产生天癸、气血，输注冲任，任通冲盛，气血和调，作用于胞宫，依时行经，发生周期性的变化。根据中医学理论认识月经的产生及其调节机理具有重要临床意义，也是调经、调周治法的理论依据。

（四）绝经机理

关于绝经机理，《素问·上古天真论》提出："七七，任脉虚，太冲脉衰少，天癸竭，地道不通，故形坏而无子也。""七七"之年，肾气虚，任虚冲衰，天癸竭，最终导致自然绝经。

二、带下生理

带下是女性从阴道排出的一种色白或无色透明的阴液，其量适中，性黏而不稠，无特殊气味，属于生理现象，俗称白带。如《沈氏女科辑要》引王孟英说："带下，女子生而即有，津津常润，本非病也。"带下在女性发育成熟后才有明显的分泌，并出现周期性变化。

（一）带下的生理现象及作用

1. 带下在女性不同时期的变化 女性一生随着肾气和天癸的调节，带下出现不同的变化：青春期前肾气渐盛，天癸未至，带下量少；二七肾气盛，天癸至，带下明显增加，青春期及生育期肾气平均，带下津津常润；妊娠期阴精下聚冲任、胞宫，气血旺盛，故带液较未孕时略多；绝经前后肾气渐衰，天癸渐竭，带下渐少。

2. 带下有周期性 《血证论·崩带》云："胞中之水清和……乃种子之的候，无病之月信也。"其已发现带下与生殖有关，并出现"月信"的周期性变化。在肾气和天癸的调节下，随着月经的周期性和节律性，在月经前后、经间期，带下的量稍有增多。经间期带下清稀透明，具韧性可拉长；其余时间略少。

3. 带下的作用 带下润泽胞宫、阴道及外阴，可提示种子之的候，在一定程度上可反映女性生殖及生理的状况。

（二）带下产生与调节的机理

1. 津液与带下 《灵枢·五癃津液别》中说："津液各走其道……其流而不行者为液。"《灵枢·口问》又说："液者，所以灌精濡空窍者也。"这说明带下源于津液。津液广泛存在于机体的组织之内和组织之间，起着滋润、濡养作用，是一切正常水液的总称。它是维持人体生命活动的基本物质之一。津和液虽有不同，但同源互生，故常津液并称。从带下的性状和作用而言，属液为多，故又称"阴液"或"带液"。

2. 脏腑与带下　带下属阴液，肾、脾在五脏之中与阴液关系最大。《素问·逆调论》曰："肾者水脏，主津液。"《景岳全书·妇人规》曰："盖白带……精之余也。"《灵枢·五癃津液别》云："五谷之津液，和合而为膏者，内渗入于骨空，补益脑髓而下流于阴股。"肾主司津液润泽阴窍，又随肾气的充盛、天癸的分泌而产生，呈周期变化。生理性带下，由精所化，精又有滋润、濡养补益之功。故可以认为生理性带下的产生由肾精所化，禀肾气藏泻，布露于子宫，润泽于阴道；脾为气血津液生化之源，主运化，赖脾气之升清，将胃肠吸收的谷气和津液上输于肺，而后由肺宣发和肃降，使津液输布全身而灌溉脏腑、形体和诸窍，其下泌胞宫、阴道，为生理性带下的组成部分。

3. 经络与带下　带下的生理与病理与任、督、带三脉的功能关系密切。任脉出胞中循阴器，主一身之阴液，其中津液下注胞中流于阴股，同时得到督脉的温化和带脉的约束，则为生理性带下，如《素问·骨空论》曰："任脉为病……女子带下瘕聚。"任、督、带三脉互相联系，任脉所司之阴液，若失去督脉的温化，运化失职，则化为湿浊之邪，伤于带脉则为带下病。任脉所主之阴液，若失去带脉的约束，使带下分泌异常而为病态。

4. 胞宫与带下　《景岳全书》曰："盖白带出自胞宫。"《血证论》又说："带脉下系胞宫。"其认为带下由胞宫渗润阴道，并能防御外邪入侵。

因此，生理性带下的产生与调节，是以肾、脾等脏腑功能正常为基础的，是脏腑、津液、经络协调作用于胞宫的生理现象。

三、妊娠生理

（一）定义

妊娠是从受孕至分娩的过程。"两神相搏，合而成形"是妊娠的开始；"十月怀胎，一朝分娩"是妊娠的结束。

（二）妊娠机理

"天地氤氲，万物化醇，男女媾精，万物化生"（《周易·系辞下》）。女子发育成熟后，月经按期来潮，具备受孕功能。受孕机理在于男女肾气充盛，天癸成熟，任通冲盛，精壮经调，适时相合，而形成胚胎；受孕条件在于"男精壮而女经调"。"男精壮"应包括精液及性功能正常；"女经调"是指有正常的月经及排卵。女性21～35岁是生育能力旺盛期，在此期间注意把握受孕佳期，适当安排性生活，就容易受孕。"凡妇人一月经行一度，必有一日氤氲之候，于一时辰间……此的候也……顺而施之，则成胎也"（《女科证治准绳·胎前门》）。男女之精相合，成为胚胎，并种植子宫，在肾气、天癸、冲任、脏腑、胞宫各个环节功能协调和滋养下，逐渐发育成熟至足月分娩。

（三）妊娠期生理现象

1. 月经停闭。

2. 早孕反应。孕 3 个月内出现择食、纳食不香或不思饮食、恶心呕吐等症状。

3. 妊娠滑脉。

4. 乳房变化。孕早期乳房开始增大，乳头、乳晕增大变黑。

5. 子宫增大。妊娠 6 周，可扪及子宫增大变软；妊娠 8 周时，子宫增大如非孕时的 2 倍；妊娠 12 周，子宫增大如非孕时的 3 倍，可在耻骨联合上方触及。

6. 下腹膨隆。妊娠 3 个月以后，宫底随妊娠进展逐渐增高。

7. 胎心胎动。一般在妊娠 4 个月开始自觉有胎动；孕 5 个月后，可用一般听诊器在孕妇腹壁听到胎心。

8. 胎体。妊娠 20 周后可经腹壁触到子宫内的胎体。

9. 预产期计算。从末次月经的第 1 天算起，月份加 9 或减 3，日数加 7（阴历加 14）。妊娠全程 40 周，即 280 天。

（四）分娩

分娩是指成熟胎儿及胎衣从母体全部娩出的过程。

1. 临产现象

（1）释重感 妊娠末期胎头入盆后，孕妇骤然释重，呼吸轻松，但可能感到行走不便和尿频。

（2）弄胎（假宫缩） 在产程正式发动前的一段时间内，可出现间隔与持续时间不恒定、强度不增加的"假阵缩"。

2. 正产现象

（1）见红 接近分娩发动或分娩已发动时，阴道有少量血性分泌物和黏液排出。如果血量多则应考虑是否有异常情况。

（2）阵痛 从有规律的宫缩开始至子宫颈口开全的腹部阵发性疼痛。开始时阵痛间隔时间约 15 分钟，逐渐缩短为 5～6 分钟，最后为 2～3 分钟，这一现象称为开口期，分娩正式发动。

（3）离经脉 临产时可扪及孕妇中指本节有脉搏跳动。

3. 影响分娩的因素 分娩能否顺利，取决于产力、产道、胎儿、精神因素四者的相互协调。《达生篇》主张，临产妇女要做到"睡、忍痛、慢临盆"，对产妇的顺利分娩具有一定指导意义。

四、产褥生理

从胎盘娩出至产妇全身器官（除乳腺外）恢复或接近正常未孕状态所需的一段时期称为产褥期，一般为 6 周，产后 1 周称为"新产后"，产后 1 个月称为"小满月"，产后百日称为"大满月"。

由于分娩时用力、汗出和产创出血，损伤阴血，耗损阳气，使产妇阴血骤虚，腠理疏松，阳气虚浮，因此在产后 7 日内，产妇多有微热、内汗、恶风等症状。此时期，如无其他致病因素，产妇一般可在短时间内阴阳和调而诸症消失。产后数日，胞宫复常可致阵缩，故小腹常有轻微阵痛。

产后 10 日内因胞宫尚未回缩到盆腔，故小腹按之有包块。产后余血浊液从子宫通过阴道排出，一般 4～6 周断绝，夹血一般不超过 10 天。产后脾胃生化之精微除供应母体营养需要外，另一部分则随冲脉与胃经之气上行，化生为乳汁，以供哺育婴儿的需要。薛立斋说："血者，水谷之精气也，和调于五脏，洒陈于六腑，妇人则上为乳汁，下为月水。"故在哺乳期，气血生化为乳汁，一般无月经来潮。

由于分娩时用力、汗出和产创出血，损伤气血阴阳，又有余血浊液贮存胞宫易生瘀候，故产褥期的生理特点为"多虚多瘀"，这也成为产后诸病发生的生理基础。如产时失血过多或用力耗气过度，产后劳逸失节、调护不当，均可使产后虚、瘀之象加重而出现亡血伤津、元气亏损、虚火内生、瘀血内停，进而引起产后诸病证的发生。

总论

第二章　妇科疾病的病因病机

第一节 妇科疾病常见病因

导致妇科疾病的病因主要有淫邪因素、情志因素、生活因素和环境因素，痰饮、瘀血等病理产物亦可影响冲任而导致妇科疾病。此外，禀赋不足也是导致某些妇科疾病的重要体质因素。

一、淫邪因素

主要指风、寒、暑、湿、燥、火六种致病邪气，六淫皆能导致妇产科疾病，但妇女"以血为本"，寒、热、湿邪更易与血相结而引发妇产科疾病。

（一）寒邪

寒为阴邪，易伤阳气；寒主收引、凝滞，易使气血运行不畅。寒邪，从来源上有内寒、外寒之分；从性质上有虚寒、实寒之别。外寒者，为外感寒邪；内寒者，为素体阳气不足，寒自内生，或过食生冷、过服寒凉泻火之品，损伤阳气，阴寒内生而致。阳气受损，失其温煦、推动与气化的功能，可致脏腑、经络、气血的功能衰退；血为寒凝，血行不畅，可致冲任、胞宫、胞脉阻滞而发生多种妇产科疾病。

（二）热邪

热为阳邪，其性亢奋炎上，易耗气伤津，迫血妄行。热邪有外热、内热之分，实热、虚热之别。实热者，为素体阳盛、感受热邪、过食辛辣、过服辛热药品、六淫遏而化火、五志过极化火而致；虚热者，为素体阴虚，失血伤阴、吐泻伤阴、温燥伤阴、利湿伤阴而阴虚生内热所致。热邪可扰动冲任，使血海不宁，迫血妄行；可煎熬津血，使血行不畅；热盛蕴毒，热极生风，均可引起多种妇产科疾病。

（三）湿邪

湿为阴邪，其性黏滞重着，易困阻气机，滞碍阳气，滞涩血行。湿有外湿、内湿之分。外湿者，多因久居湿地，或经期冒雨涉水，外感湿邪而致；内湿者，多因脾失健运，水湿不化，湿浊内盛，或肾阳不足，蒸腾气化功能失常，水湿内停而致。湿聚成痰，则为痰湿；湿从热化而为湿热；湿从寒化而为寒湿。水湿、湿热、痰湿壅塞胞宫，阻滞冲任，或浸淫任带，或湿溢肌肤，均可引起多种妇产科疾病。另外，湿邪还常与热邪、毒邪、寒邪合并致病。

二、情志因素

指怒、喜、忧、思、悲、恐、惊七种情志变化，是人的心理对外界环境和情感刺激的不同反应，情志过激则成病因，主要引起气分病变，继而累及血分，导致妇女气血、脏腑、冲任功能失调而发生妇产科病证。妇科常见情志致病因素为怒、思、恐。怒使气郁、气逆，进而引起血分病变，可致月经后期、闭经、痛经、经行吐衄、不孕、癥瘕等；忧思气结、伤脾，可致月经失调、闭经、胎动不安等；惊恐伤肾，每使气下、气乱，可致月经过多、崩漏、胎动不安、堕胎、小产等，甚或闭经。

三、生活因素

生活因素可以影响脏腑气血的正常功能，引起妇产科疾病。

（一）房劳多产

房劳指房事不节，即淫欲过度、早婚及经期产后阴阳交合；多产指产育过众，包括产子、堕胎和小产过多。淫欲过度、早婚易耗精伤肾；经期、产后阴阳交合则易致瘀血停滞，或外邪乘虚而入，与胞宫之血相结；产育过众则耗气伤血，可成为经、带、胎、产诸疾之病因。

（二）饮食不节

饮食不节包括饥饱失常、饮食偏嗜、寒温失宜等。饮食不足，气血生化乏源，易致月经过少、闭经、胎动不安、胎萎不长等；暴饮暴食，过食肥甘厚味，痰湿内生，阻滞冲任，可引起月经后期、月经过少、闭经、不孕、癥瘕等；过食辛热、饮酒无度，常致冲任蕴热，可出现月经先期、月经过多、崩漏等；过食寒凉，内伤阳气，或凝滞气血，可引起痛经、闭经、带下过多、不孕。

（三）劳逸失度

妇女在月经期、妊娠期、产褥期应特别注意劳逸结合。过劳则气耗，易致月经过多、经期延长、崩漏、胎漏、胎动不安、堕胎、小产、早产、恶露不绝、阴挺等；过逸则气滞，常可引起痛经、胎位不正、难产等。

（四）跌仆损伤

经期、孕期跌仆闪挫可致气血不和，冲任不固，发生月经不调、崩漏、堕胎、小产、早产等；妇产科手术不当，损伤胞宫胞脉，可引发月经过少、闭经、子宫穿孔等。

（五）药误虫蚀

日常生活中摄生不慎，局部感染病虫，虫蚀外阴、阴中，可引起阴痒、带下过多。孕期用药不当，药物毒性可直接损伤冲任、胎元，使胎元不固，导致胎儿畸形或堕胎、小产、胎死腹中。

四、环境因素

随着城市化和工业化对自然环境造成影响，化学排放物对空气、水源和土壤的污染，带来了危及人类健康的环境问题。环境污染已成为现代致病因素。环境中的某些化学物质，如农药、染料、洗涤剂、塑料制品、食品添加剂及包装材料等，这类物质可以通过食物或生物链进入动物和人体内，干扰内分泌系统功能，对生殖产生影响，被称为"环境内分泌干扰物"，可引起月经不调、堕胎、小产和不孕症等。重金属污染可能对胎儿与儿童的神经系统发育产生不良影响。噪声、放射线及辐射等物理因素对生殖的影响亦不容忽视。严重或长期的噪声污染使孕妇焦虑、惊恐，易引起各种并发症，影响胎儿发育。接触大剂量放射线可导致胎儿畸形、流产。环境因素还可能引起一些"胎源性疾病"。出生缺陷的原因复杂，包括遗传、环境因素等。环境因素有时潜伏在体内，待机而发，并与体质因素、生活因素、情志因素等相互影响，必须注重综合预防。

五、病理产物因素

疾病演变过程中可产生瘀血、痰饮等病理产物，而病理产物稽留体内，又可以直接或间接影响冲任，阻滞胞宫、胞脉、胞络而导致妇科疾病。

（一）瘀血

瘀血可因外感邪气、内伤七情、生活所伤、跌仆损伤而形成，具有"浓、黏、凝、聚"的特点。邪气与血相搏结，寒凝、热灼、湿阻均可致瘀；七情所伤，气机郁滞，血脉不畅，亦可成瘀；脏腑之气虚弱，血脉滞碍，也可致瘀；跌仆创伤，血溢脉外，遂成瘀血。瘀血阻滞冲任，血不归经，则引起月经过多、经期延长、崩漏、产后恶露不绝等；若冲任不畅，气血壅滞，则导致痛经、闭经、癥瘕等；若阻滞胞脉、胞络，冲任不能相资，两精不能相合，或胎无所居，则可致不孕症、异位妊娠等。

（二）痰饮

痰饮是由于肺、脾、肾的气化功能失常，津液敷布失常，以致水湿停聚而成。痰饮其性黏腻，可阻遏气机。痰饮又可随脏腑、经络流动，变化多端。若痰饮下注，影响任带，使任脉不固，带脉失约，则发生带下病；痰饮壅阻冲任，使胞宫藏泻失常，则致月经后期、闭经、不孕症等；痰饮积聚日久，或与瘀血互结，则成癥瘕。

六、体质因素

人体由于先天禀赋不同，后天条件（如环境、年龄、饮食、营养、疾病、工作生活条件、药物影响等）各异，故形成了不同类型的体质，如素体阳虚、素体阴虚、素体脾虚、素体血瘀等。体质因素直接决定着机体的抗病能力，是疾病产生的内在因素。体质因素不仅决定着前述致病因素能否损伤机体导致疾病，而且决定着导致疾病的种类、程度、转归和预后。在妇产科疾病的发生中，往往素体阴虚者易出现月经先期、经期延长、漏下、胎漏等病；素体阳虚者易出现月经后期、痛经、不孕症等；脾虚者易见月经过多、经行泄泻、妊娠恶阻、子肿；肝郁者常见月经先后无定期、经行情志异常、缺乳、癥瘕。同样感受湿邪，由于体质的不同，有从热化形成湿热与从寒化形成寒湿之别。体质强健者，往往病轻、易愈，体质虚弱者常病重、难愈。总之，体质因素在疾病的发生、发展、转归和预后的整个过程中起着重要作用。

第二节 妇科疾病的主要病机

病机，即疾病发生、发展与变化的机理。妇科疾病的发生，是致病因素在一定的条件下，导致脏腑、气血功能失常，直接或间接损伤冲任的结果。

一、脏腑功能失常

脏腑生理功能的紊乱和脏腑气血阴阳的失调均可导致妇产科疾病，其中关系最密切的是肾、肝、脾。

（一）肾的功能失常

1. 肾精亏虚 肾精不足，天癸不能按期而至，冲任不盛，血海不充，胞宫失于濡养，可发生月经过少、闭经、痛经、不孕症、胎萎不长等。

2. 肾气虚 肾精所化之气为肾气，概指肾的功能活动。肾气的盛衰直接影响天癸的至与竭，从而影响月经与胎孕，故肾气虚常致闭经、不孕。肾气不足，封藏失职，冲任不固，可致月经先期、月经过多、崩漏；胎失所系，胎元不固，可致胎漏、胎动不安、滑胎、子宫脱垂等。

3. 肾阴虚 肾阴亏虚，精亏血少，冲任不足，血海不能按时满盈，可出现月经后期、月经过少、闭经；冲任亏虚，不能摄精成孕，则出现不孕；阴虚生内热，热扰冲任，血海不宁，迫血妄行，可致月经先期、经间期出血、崩漏等。

4. 肾阳虚 肾阳虚弱，不能温暖胞宫，可致妊娠腹痛、胎萎不长、不孕症等；肾阳不足，封藏失职，冲任不固，可致崩漏；肾阳亏虚，蒸腾气化失职，不能温化水湿，可致带下过多、经行浮肿、子肿、经行泄泻。

5. 肾阴阳俱虚 肾为水火之宅，肾阴肾阳相互依存、相互制约，阴损可以及阳，阳损可以及阴，病久可致肾阴阳俱虚，常见于绝经前后诸证。

（二）心的功能失常

1. 心气虚 积想在心，忧思不解，心气不得下通，导致胞脉不通，冲任失常，可发生月经后期、月经过少、闭经、不孕症等。

2. 心阴虚 心阴不足，心火偏亢，心火与肾水不能相济，心肾不交，可发生经行口糜、绝经前后诸证、产后郁证等。若心阴虚，虚热外迫，导致月经先期、经间期出血、崩漏；津随热泄，可发生产后盗汗等。

（三）肝的功能失常

1. 肝气郁结 若情志内伤，肝气郁结，冲任不畅，可致痛经、月经后期、闭经、经行乳房胀痛、妊娠腹痛、不孕症等；冲任血海蓄溢失常，可致月经先后无定期。

2. 肝郁化火 肝气郁结，郁而化热，热伤冲任，血海不宁，迫血妄行，可致月经先期、月经过多、崩漏、经行吐衄、胎漏、产后恶露不绝等。

3. 肝阳上亢 肝阴不足，肝阳偏亢，经前或孕后阴血下聚冲任，肝阳上亢，可引起经行眩晕、经行头痛、子晕；阴虚阳亢，肝风内动，发为子痫。

4. 肝血不足 肝血耗损，久则肝阴不足，冲任失养，可致月经过少、闭经、不孕症等；肝血不足，经期、孕期阴血不足下注冲任血海，以致妊娠腹痛、产后腹痛；阴血益虚，血虚化燥生风，则发生经行风疹块、妊娠身痒等。

（四）脾的功能失常

1. 脾气虚弱 脾为中土，主运化，司中气而统血，与胃同为后天之本、气血生化之源。脾气虚弱，血失统摄，冲任不固，可致月经先期、月经过多、崩漏；胎失气载，可致胎漏、胎动不安、堕胎、小产；脾虚气陷，升举无力，可致子宫脱垂。

2. 脾阳不振 脾阳不足，运化失职，水湿内停，水湿泛溢肌肤，可致妊娠水肿；湿浊下注，浸淫任带，使任脉不固、带脉失约，可致带下病；湿浊内停，夹饮上逆，可致妊娠呕吐。

（五）肺的功能失常

肺主气、主肃降，朝百脉，通调水道。若肺阴不足，阴虚火旺，经行阴血下注冲任，肺阴益虚，虚火灼伤肺络，则出现经行吐衄；若肺气虚，失于肃降，导致冲任气血升降失调，可发生子肿、妊娠咳嗽、妊娠小便不通、产后小便不通等。

二、气血失调

气血失调是妇产科疾病的重要病机。妇女经、孕、产、乳均以血为本，又常耗血，故使机体处于血常不足，气相对有余的生理状态。气为血帅，血为气母，气以行血，血以载气。气血之间可相互依存、相互资生。气病可以及血，血病可以及气。故临证时既要分清病之在血在气，还应注意气血的密切关系。

（一）气分病机

1. 气虚 素体虚弱，或劳倦过度，或大病久病，均可引起气虚。气虚则冲任不固，可致月经先期、月经过多、崩漏、产后恶露不绝等；气虚则胃气不固，摄纳无权，故乳汁自出；气虚则卫外不固，可出现经行感冒、产后自汗等。

2. 气陷　气虚升举无力而下陷，无力载胎系胞，可致胎漏、胎动不安、子宫脱垂。

3. 气滞　肝气郁结，气机阻滞，冲任、胞宫、胞脉不畅，可致月经后期、痛经、闭经、经行乳房胀痛；气行不畅，津液停滞，水湿不布，可见经行浮肿、子肿；气滞引起血瘀，冲任胞脉不通，可致癥瘕、不孕。

4. 气逆　怒则气上，经行冲气旺盛，夹肝气上逆，损伤阳络，可致经行吐衄；孕后冲气偏盛，夹胃气、肺气上逆，胃失和降，引起恶阻，肺失肃降，可致子嗽。

（二）血分病机

1. 血虚　大病、久病之后，经、产耗血失血过多，劳神思虑太过伤脾，或素体脾胃虚弱，化源不足而成血虚。血虚者血海不盈，冲任亏虚，可致月经后期、月经过少、痛经、闭经、妊娠腹痛、胎萎不长、产后身痛、缺乳、不孕症等。

2. 血瘀　气滞、寒凝、热灼、气虚、外伤等均可引起瘀血，瘀血阻滞胞脉、胞络、冲任，使经隧不通，可致月经后期、月经过少、闭经、不孕等；瘀血阻络，气血不通，"不通则痛"，可见痛经、经行头痛、产后腹痛、产后身痛；瘀血阻滞，旧血不去，新血难安，血不归经，可致月经过多、崩漏、恶露不绝等；瘀血与痰饮、湿浊相互胶结于下腹部胞中，可形成癥瘕包块。

3. 血热　外感热邪，或过服辛辣温燥之品可导致阳盛血热，或素体阴虚内热，热邪与血相互搏结，热扰冲任，血海不宁，迫血妄行，可致月经先期、月经过多、崩漏、胎漏、胎动不安、产后恶露不绝等。

4. 血寒　外感寒邪，或过服寒凉药物、食物，损伤人体阳气；或素体阳虚阴盛，寒邪与血相互搏结，血为寒凝，冲任、胞脉阻滞，可致月经后期、月经过少、痛经、闭经、妊娠腹痛、产后腹痛、产后身痛、不孕症等。

三、冲、任、督、带损伤

各种病因及脏腑功能失常、气血失调，均可引起机体发生病变，但只有引起冲、任、督、带损伤，进而导致胞宫、胞脉、胞络受损，才会导致妇产科疾病的发生。冲、任、督、带损伤和胞宫、胞脉、胞络受损，是妇产科疾病的基本病机和最终病位，是妇产科疾病与其他科疾病相区别的重要病机。冲任二脉皆起于胞中，"冲为血海""十二经脉之海"，能调节十二经的气血；"任主胞胎"，为阴脉之海，与足三阴经均有交汇，对人体的阴经有调节作用；任通冲盛才能使天癸发挥对人体生长发育和生殖的作用，维持正常的生殖功能。因此，冲任损伤，必然会导致妇产科各种疾病的发生。冲任损伤的主要病机有冲任不足、冲任不固、冲任失调、冲任阻滞、寒凝冲任、热蕴冲任等。

四、胞宫、胞脉、胞络受损

胞宫借经络与脏腑相连，与胞脉、胞络协调完成其主月经、主胎孕的生理功能，除脏腑功能失常、气血失调、冲任督带损伤可间接影响胞宫的功能外，也可由跌仆闪挫、外伤（含宫腔手术创伤）、经期不节房事等直接损伤胞宫，引起胎漏、胎动不安、堕胎、小产、月经失调、痛经、闭经、带下病等；或由于子宫形质异常（幼稚子宫、子宫畸形、子宫肌瘤、宫腔术后部分粘连等）影响其生理功能，引发妇产科疾病。

第三节　妇科疾病的诊法

有效地治疗妇科疾病，首先从诊断开始，故熟悉妇科疾病的发病特点，掌握专科特有的诊断方法十分重要。妇科疾病的诊断，在望、闻、问、切四诊的基础上，结合妇科疾病的特点，着重了解经、带、胎、产的相关情况。同时需要进行妇科检查，了解外阴、阴道、子宫及盆腔的情况，并结合影像检查和／或实验室检查，才能进行正确判断。

一、问诊

问诊是通过询问患者疾病的相关情况，以便充分收集辨病和辨证关系密切的资料。如疾病发生的时间、地点、诱因，主要自觉症状或体征，伴随的症状，诊疗经过，既往健康情况，以及女性特有的包括月经、带下、胎产、哺乳及计划生育等方面的情况。问诊是作出诊断不可缺少的第一步。

（一）问一般情况

主要包括姓名、年龄、民族、职业、籍贯、工作单位、住址与电话，婚姻状况或性生活史等。对于妇科患者的问诊，年龄有着重要意义，因妇科疾病与年龄密切关系。妇女在不同年龄阶段，生理状况有所不同，所导致的疾病也不同。如同是阴道流血，青春期、生育期和围绝经期女性所发生的疾病就有可能不同，临床处理也不一样。因此，问年龄在临床诊治上具有重要意义。

（二）问主诉和现病史

1. 主诉　为患者就诊时陈诉最需要解决的症状或体征、持续时间及主要伴随症状。如月经异常、带下异常、恶露异常，或腹痛、腹部包块、发热等。主诉通常是疾病的主要矛盾。准确的主诉可以帮助判断疾病的大致类别和病情的轻重缓急，是分析和处理疾病的重要依据。主诉的记录应重点突出、高度概括、简明扼要。

2. 问现病史　主要了解疾病从起病之初到就诊时病情发生、演变与诊察治疗的全部过程，以及就诊时的全部自觉症状。如主诉腹痛，需询问其诱因、疼痛的部位，腹痛的特点是剧痛还是隐痛，是阵发性还是持续性，是胀痛还是刺痛，是喜按还是拒按，是有放射性的还是局部固定，是突发性的还是循序性，以及腹痛发生与月经周期的关系，以便对妇科常见的急腹症，如异位妊娠、盆腔炎性疾病、卵巢囊肿蒂扭转等作出正确的判断。又比如阴道出血，要问清阴道出血的量，与以往月经量比较，阴道出血的时间，是否伴有腹痛、发热、带下的异常等，从而初步鉴别阴道出血的部位，是阴道、宫颈，还是子宫。

（三）问经、带、胎、产史

1. 问月经史　月经是女性特有的生理现象，妇科问诊一定要问月经史，主要包括月经初潮时间和月经的周期、经期时间、经量、经色、经质、气味等，以及末次月经日期或绝经时间，伴随月经周期出现的症状。如果为月经失调，最好能追溯最近3次月经量、色、质情况。

2. 问带下史　主要询问其颜色、量、质地、气味及伴随症状。对带下量稍多者，应询问其出现的时间，若在月经前、经间期、妊娠期出现白带增多，而色、质、味无异常者，多属生理现象。伴有阴痒、异味，量多甚至水样，或血水样，应警惕阴道、宫颈的疾病。

3. 询问胎产史　了解妊娠胎次及堕胎、小产、滑胎等病史。有无妊娠疾病，如胎漏、胎动不安、子晕、子肿、子痫、恶阻等，是顺产还是剖宫产，有无难产，产后有无大出血。未婚者也需要询问有无性生活史，有无孕产史。恶露情况，则主要了解恶露的量、色、质、气味及持续时间等。

（四）问哺乳及计划生育史

询问产后是否哺乳及哺乳持续时间、乳汁的量，计划生育措施或是否有再次生育的要求等。

（五）问既往、生活、家族史

既往史包括既往的健康状况，曾患过何种主要疾病及诊治的主要经过，目前的治疗情况，是否有传染性疾病。询问生活史，主要了解患者的生活习惯及环境、经历、饮食嗜好、工作情况等。如节食、过度运动易致闭经；生活或工作压力大、失眠常常引发卵巢早衰等。通过询问家族史，主要了解是否有家族遗传性疾病或传染性疾病。

二、望诊

"有诸形于内，必形于外"。通过望诊，可获得临床诊断的重要依据。由于妇女生理和解剖特点，妇科望诊除望全身、舌诊外，还需观察外生殖器官、乳腺、经血、带下、恶露，以及乳汁量、色、质的变化。

（一）望神态及体形

1. 望神 可了解五脏精气的盛衰和病情轻重，帮助判断预后。神清气爽，精神饱满，表明五脏精气充盛；若形体蜷曲，表情痛苦，多为妇科痛证，如异位妊娠、卵巢囊肿蒂扭转等；若神志淡漠，甚至昏不知人，面色苍白，汗出肢冷，多为妇科血证，如崩漏、异位妊娠伴出血性休克、产后血晕、胎堕不全等；若高热，烦躁，面色红赤，甚则神昏谵语或乍热乍寒，多为妇科热证，如盆腔炎性疾病、产后发热等。

2. 望形体 主要了解患者的第二性征发育情况，其次是观察患者的体形。如年逾14周岁，月经未来潮，第二性征未发育，身材矮小，多为先天肾气未充；若形体肥胖、皮肤粗糙、多毛痤疮，是多囊卵巢综合征痰湿内蕴的表现。形体干瘦，头发干枯，多是阴血不足。

（二）望面部及舌象

1. 望面部 脏腑的虚实、气血的盛衰皆可通过面部色泽的变化而反映于外，在妇科望诊中，若面白无华，多属血虚或失血证；面色㿠白，多属气虚、阳虚；面色浮红而颧赤者，多属阴虚火旺；面色萎黄，多属脾虚；面色晦暗，颊部有暗斑，多属肾虚；面色青而紫暗，多属瘀血停滞。

2. 望舌 不仅可以判断脏腑、气血的虚实盛衰，还可辨别病位之所在、病邪的性质，以及病证的深浅、进退。望舌包括望舌质和望舌苔两部分。一般舌尖红赤多为心火旺，舌边红赤为肝胆之火炽盛，多见于月经过多、月经先期、崩漏、胎漏、产后发热、恶露不绝属热者；舌淡红多属血虚，舌淡白多属气血亏损或兼有内寒，多见于月经后期、月经过少、闭经、产后血晕等；舌质暗或有瘀点为血瘀，多见于痛经、癥瘕、产后恶露不绝、月经失调等；舌体胖大湿润或边见齿印多属脾虚或脾虚夹湿，常见于月经过多、月经过少、闭经、经行浮肿、经行泄泻等；舌体瘦薄多属津亏血少，瘦薄而色淡者多属气血俱虚，可见于月经后期、月经过少、闭经、胎萎不长等，瘦薄而色红干燥或有裂纹者多为阴虚火旺，阴津耗损，多见于月经先期、绝经前后诸证、子晕、子痫等。舌苔之厚薄可以反映邪气之盛衰，舌苔之颜色可知病情之寒热，舌苔之润燥可候津液之存亡。一般白苔属寒，黄苔属热，灰苔属湿；苔黑而润多为阳虚有寒，苔黑而燥为火炽伤津；苔厚病邪较重，苔燥为津伤，无苔多为阴亏，苔滑腻多为痰湿。

（三）望经、带及恶露

1. 望月经 主要观察其量、色、质。经量多，色淡质稀，多为气虚；经量少，色淡质稀，多为血虚；经量多，色深红质稠，多为血热；经色紫暗或夹有血块为血瘀。

2. 望带下 带下之量、色、质可以反映脏腑盛衰和任带二脉之健固或虚损，或病邪之性质。带下量多，色淡质稀，为虚证；带下量多，色黄质稠，味秽臭，为实证；带下量多，色白，质清稀，多为肾阳不足；带下量多，色淡黄或白，质稀无气味，多为脾虚；带下量多，色黄或黄白，质黏腻有臭味，多为湿热；赤白带下或五色带下，质稠如脓样，有臭味或腐臭难闻，多为湿毒；带下量少，色黄或赤白带下，质稠，多为阴虚；带下量明显减少，甚至无带，多为肾精亏、天癸竭、任带虚损。

3. 望恶露　恶露为产后排出的血性分泌物，初为暗红色或鲜红色，约 1 周后转为淡红色，约 2 周转为白色或淡黄色，一般总计 3 周干净。恶露量多，色深红或紫，质黏稠或味臭秽，多属血热；恶露色淡红，量多，质清稀但无臭味，多属气虚；恶露色紫黑有块，多属血瘀。

（四）望乳房及乳汁

若年逾 14 周岁仍见乳房平坦，形体瘦削，月经未潮，则多为肝肾不足，天癸未至；若产后乳房胀硬，红肿热痛，乳汁色黄质稠，为蒸乳成痈；若产后乳房松软，乳汁清稀而自溢，多为气血虚弱；若孕而未产即乳汁自出是乳泣，为气虚或郁热；若非孕而有乳汁溢出，或挤压后可泌出乳汁，伴月经失调或闭经，多为脾肾亏虚，或肝气逆乱、胃气失降；若乳头有血性分泌物溢出，则有可能为乳岩，应详加诊察。

（五）望阴户及阴道

主要观察阴户及阴道形态、色泽，阴毛的分布。若外阴发育不良，阴毛稀疏多为先天不足；若见有阴户肿块，伴红、肿、热、痛、黄水淋漓，多属热毒；无红肿热痛，多属寒凝。阴户皮肤潮红，甚至红肿，多属肝经湿热或虫蚀；阴户肌肤色白或灰白，粗糙增厚或皲裂者，多为肝肾精不足。若阴中见有物脱出者，为阴挺，多属气虚。阴毛脱落、发白多为肾气虚衰。

三、闻诊

闻诊包括听声音和嗅气味两个方面的内容，是医生通过听觉和嗅觉了解患者发出的各种异常声音和气味，以诊察病情。

（一）听声音

听患者言语、气息的高低强弱及呼吸、咳嗽、嗳气、太息等声音，来判断其病证的虚、实、寒、热，以及脏腑、气血之盛衰。语音低微，多为气虚；声高气粗或神错谵语，多属实证、热证；时叹息，多为肝郁气滞；孕后嗳气频频，甚则恶心呕吐，多为胃气上逆；孕后期声音嘶哑或不能出声，多为肾阴虚。

（二）听胎心

孕 20 周后，运用听诊器可于孕妇腹壁相应位置听到胎儿的心音，正常胎心率为 110 ～ 160 次 / 分。若胎心过快或过慢，节律不一是判断胎儿发育及有无胎儿宫内窘迫的重要依据。

（三）闻气味

根据月经、带下、恶露的气味帮助判断疾病的性质。月经、带下、恶露臭秽者，多为湿热或瘀热；气味腥臊者，多为寒湿；气味腐臭难闻者，多属湿热蕴结成毒，更应注意排除恶性肿瘤。

四、切诊

妇科切诊主要包括切脉、按肌肤和扪腹部三项。

（一）切脉

切脉即脉诊，可以判断疾病的病位、性质、邪正盛衰，推断疾病的预后。妇女之脉，一般较男子柔弱或细小，且在女性特殊生理期又有不同变化。

1. 月经脉 在经前或正值经期，脉多滑利。若脉滑数有力，多为冲任伏热，可见于月经先期、月经过多；若脉细数，多为虚热，可见于月经先期、月经过少；若脉缓弱无力，多为气虚，可见于月经先期、月经过多、崩漏；若脉沉迟而细，多为阳虚内寒，血海不足，可见于月经过少或月经后期。一般而言，尺脉细微涩多属血虚，尺脉滑多属血实。对于失血证，如崩中，脉不见虚大数，反见浮洪数；异位妊娠腹腔内出血，甚至芤脉，均属重症。

2. 妊娠脉 妊娠之脉多滑而有力或滑数，在孕后 2～3 个月尤为明显。若孕后脉细软或不滑利，均为气血虚弱之象；若脉沉弱细涩或尺脉弱，多为肾气虚之象，常可见胎动不安、胎漏、胎萎不长等；妊娠晚期，脉弦滑数或细弦而滑数，为阴虚肝旺、肝风内动，可见于子晕、子痫等。

3. 临产脉 孕妇临产前，可见离经之脉，即孕妇双手中指两旁从中节至末节，均可扪及脉之搏动，此为临产之脉。

4. 产后脉 产后多呈虚缓平和之脉。若见滑数有力，多为阴虚未复，虚阳上浮，或外感实邪之证；若脉虚数细微涩或虚大无力，多为气血大伤。

（二）按肌肤

按肌肤即医生通过用手直接触摸患者的肌肤以了解局部寒热、润燥、有无浮肿等情况。若四肢不温，为阳气不足、气血运行不畅、体质虚寒之征；若手足心热，为阴虚内热之象；若头面四肢浮肿，按之凹陷，为水肿；若按之没指，随按随起，为气胀；若四肢厥冷，大汗淋漓，常见于妇产科大出血导致的亡阳证，如异位妊娠破裂休克等。

（三）扪腹部

主要了解腹部之软硬、温凉，有无疼痛、胀满、包块等，在妇产科诊病具有重要意义。腹痛拒按、腹胀硬者多为实证，腹软喜按者多为虚证；腹部皮肤灼热、拒按为热证；喜温者多为寒证；下腹有包块，若质地坚硬、推之不移多属血瘀之癥证；腹部触诊必须要触清包块的大小，其边界与腹部边界的关系，硬度、活动度。若腹块时有时无，按之不坚，推之可移，多属气滞痰凝之癥证。妊娠后，可按下腹以了解宫体大小与孕月是否相符，大体了解胎儿的发育情况。一般孕后 3 个月可在耻骨上扪及宫底部，孕 5 个月时在脐下一横指可扪及宫底，孕 7 个月时在脐上三横指可扪及宫底，孕 9 个月时在剑突下两横指可扪及宫底。孕后若腹形明显大于孕月，应注意是否有子宫肌瘤合并妊娠、多胎妊娠、巨大胎儿或葡萄胎；若腹皮光亮、扪及胀痛，或自觉喘促者，可能为胎水肿满；若腹形明显小于孕月，但有胎动者，可能为胎萎不长；若胎心音或胎动消失，应进一步检查，明确是否为胎死宫内。

五、妇科检查

妇科检查范围包括外阴、阴道、宫颈、宫体及双侧附件。无性生活史、阴道闭锁患者禁止行阴道窥器检查及双合诊、三合诊检查，只宜行肛腹诊。

（一）外阴检查

观察外阴发育及阴毛生长情况，有无皮炎、溃疡、肿物、分泌物、阴毛分布等。若年逾 16 周岁，外阴发育差、稀疏，多为先天肾气不足；外阴有肿物脱垂，多为阴挺。

（二）阴道检查

观察阴道壁黏膜色泽、皱襞，有无溃疡、赘生物，注意阴道分泌物情况。无性生活史、阴道闭锁者禁止阴道窥器及双合诊、三合诊检查，只宜行肛腹诊。若带下量多，色黄，质黏腻有臭味，多为湿热；带下量少，甚至无带，阴道干涩，多为肾精亏竭、任带虚损。

（三）宫颈检查

观察宫颈大小、颜色、外口，注意有无异常组织、赘生物，有无宫颈举痛等。若宫颈小，带下少，多为先天肾气不足；宫颈充血，伴有黄色带均为湿热内蕴；宫颈举摆痛明显，多见于盆腔炎性疾病或腹腔内出血。宫颈菜花样赘生物或宫颈火山口样改变，接触性出血，应警惕宫颈癌存在。

（四）宫体检查

常用的检查方法主要有双合诊检查、三合诊检查和肛腹诊检查。若宫体较小，多为先天肾气不足；若宫体明显增大，质软者，应注意是否妊娠；若质硬，多为癥瘕，属瘀血；宫体压痛明显，多为盆腔炎性疾病，属湿热内蕴。

（五）附件检查

附件包括输卵管和卵巢。若扪及肿块，多为癥瘕，如有压痛，多为炎症结块，属感染邪毒，或湿热、瘀血内蕴，如肿块固定不移，连至盆壁，应注意恶性瘤。

第四节 妇科疾病的辨证方法

中医妇科疾病的治疗在遵循辨证论治的总原则下，依据妇女不同生理阶段的特点以及妇科疾病的主要病因、病机特点，"谨守病机"，重在整体调治，恢复平衡。其辨证方法是以八纲辨证为纲领，以脏腑辨证和气血辨证为主，个别病种如产后发热还采用了卫气营血辨证。根据月经病、带下病、妊娠病和产后病的不同特点进行辨证。

一、月经病、带下病、妊娠病、产后病的辨证要点

（一）月经病的辨证要点

依据月经周期、经期、经量、经色、经质、气味及伴随月经周期而出现的症状进行。一般情况下，月经先期多为气虚和血热；月经后期多为肾虚、血虚、血寒、气滞、痰湿；月经先后无定期多为肝郁或肾虚；经期延长多为气虚、血热或血瘀。月经过少多为肾虚、血虚、血寒、血瘀；量或多或少，多为肝郁、肾虚。经色深者多属实，色淡者多属虚；色鲜红多属热，色暗黑多属瘀。质地黏稠，夹有血块者，属实；质地稀薄而无血块者，属虚；伴有血块者，多为血瘀；气味臭秽多属热，气味血腥多属寒，恶臭难闻为瘀血败毒，多为恶疾。伴随症状在月经前或行经之初出现多为实证；在经后或行经末期出现多为虚证；经期加重者，多为湿热蕴结或气滞血瘀。

（二）带下病的辨证要点

主要根据带下的量、色、质与气味的变化，并结合阴户、阴道的局部症状和其他全身症状进行辨证。带下量增多、色白质稠，如唾如涕，绵绵不断多属脾虚；带下量多质薄，清稀如水伴有腰膝酸软多为肾虚；量多色黄、质稠、气味臭秽者，多属湿热；兼有阴中瘙痒属虫蚀夹湿热；带下五色杂见、如脓如酱，气味恶臭，多属湿毒，久则气血亏虚，需警惕妇科恶性肿瘤；带下量明显减少，甚至阴道干涩，多责之于肾精亏虚，任带虚损，多见于天癸竭尽。

（三）妊娠病的辨证要点

妊娠关乎母体与胎元两个方面。妊娠病的辨证首先要辨是胎病及母还是母病及胎；其次要辨明胎儿情况，以明确是可安之胎，还是应下胎益母；再结合病因、体质因素、妇科证候、全身证候，以脏腑辨证或气血辨证进行辨证。

（四）产后病的辨证要点

产后病的辨证要注意"三审"，即先审小腹痛与不痛，以辨有无恶露停滞；次审

大便通与不通，以验津液的盛衰；再审乳汁的行与不行和饮食多少，以察胃气的强弱，即以恶露的量、色、质、气味，乳汁量、色、质，以及饮食、二便、腹痛作为辨证依据。恶露量多或少，色紫暗，有血块，腹痛拒按，多属血瘀；恶露量多，色红，有臭味，多属血热；恶露量多，色淡质稀，神疲乏力多属气虚。产后大便干难解，多属津血不足。产后小便不利，多为肾虚或气虚。产后乳汁少，稀薄，乳房柔软，多属气血虚弱；乳汁少，质稠，乳房硬痛，多属肝郁气滞。

二、妇科疾病脏腑病变的辨证要点

脏腑辨证是妇科疾病常用的辨证方法之一，肾、肝、脾三脏的病变与妇科疾病最为密切。

（一）肾病的辨证要点

1. 肾气虚

（1）妇科证候　月经后期、先后不定期，崩漏，闭经，经量少，经色淡暗或淡红，质稀。带下量多，质稀。胎漏，胎动不安，滑胎，不孕，阴挺。

（2）全身证候与舌脉　面色晦暗，头晕耳鸣，腰酸腿软，小便频数，性欲淡漠。舌淡或淡红，苔白。脉沉细弱。

2. 肾阴虚

（1）妇科证候　月经先期，经色鲜红，质稠，崩漏，或闭经，绝经前后诸证，胎漏，胎动不安，胎萎不长。

（2）全身证候与舌脉　头晕耳鸣，腰膝酸痛，五心烦热，颧红，咽干口燥，失眠盗汗，小便短赤，大便干结。舌红，少苔或无苔。脉沉细数无力。

3. 肾阳虚

（1）妇科证候　崩漏，经色淡暗，经行浮肿，经行泄泻，绝经前后诸证。带下量多质清稀。胎动不安，滑胎，子肿，不孕。

（2）全身证候与舌脉　头晕耳鸣，腰膝冷痛，精神萎靡，形寒肢冷，小便清长，夜尿多，五更泄泻，性欲减退。舌淡，苔润白。脉沉迟细弱。

4. 肾阴阳两虚

（1）妇科证候　月经不调，崩漏，绝经前后诸证，胎动不安，不孕。

（2）全身证候与舌脉　潮热颧红，耳聋耳鸣，腰膝酸痛，小便清长，夜尿频数。舌淡红，苔白。脉细弱。

（二）肝病的辨证要点

1. 肝气郁结

（1）妇科证候　月经后期或先后不定期，经量或多或少，经色暗红夹有血块，经行腹痛，闭经，经行乳房胀痛，经行情志异常，产后缺乳，不孕。

（2）全身证候与舌脉　抑郁不舒，喜太息，嗳气，纳呆，乳房、胁肋及小腹胀痛。舌淡红，苔薄白。脉弦。

2. 肝郁化火

（1）妇科证候　月经先期，经量过多，经期延长，经行吐衄，崩漏；经色紫红，质稠。经行头痛，乳房胀痛，妊娠恶阻，妊娠心烦，乳汁自出。

（2）全身证候与舌脉　头痛眩晕，急躁易怒，胸胁刺痛，口苦咽干，目赤肿痛。大便干结，小便黄。舌红，苔黄。脉弦数。

3. 肝经湿热

（1）妇科证候　带下量多，色黄或黄白相兼，质稠，臭秽，月经不调，面部痤疮，阴痒，外阴肿痛，阴疮等。

（2）全身证候与舌脉　胸闷胁痛，口苦纳呆，心烦易怒，小便黄赤，尿涩痛，大便溏。舌红，苔黄腻。脉弦数或滑数有力。

4. 肝气上逆

（1）妇科证候　经行吐衄，妊娠恶阻。

（2）全身证候与舌脉　头昏头痛，烦躁易怒，胁肋胀痛。舌红，苔薄白。脉弦数。

5. 肝阳上亢

（1）妇科证候　经行头痛，绝经前后诸证，子晕。

（2）全身证候与舌脉　头晕头痛，目眩，目赤颧红，失眠多梦。舌红，少苔。脉弦数。

6. 肝肾阴虚

（1）妇科证候　崩漏，绝经前后诸证，子晕，带下量少，阴道干涩、灼热、阴痒。

（2）全身证候与舌脉　头晕腰酸，两颧潮红，手足心热，耳聋，目涩。舌红而干，苔薄。脉弦细数。

（三）脾病的辨证要点

1. 脾失统摄

（1）妇科证候　月经先期、过多，经期延长，崩漏，带下量多，质稀，胎漏，胎动不安，产后恶露不绝，乳汁自出。

（2）全身证候与舌脉　面色萎黄，少气懒言，神疲乏力，纳呆，腹胀，便溏。舌淡，或有齿印，苔薄白。脉细缓无力。

2. 脾虚气陷

（1）妇科证候　崩漏，经色淡，质清稀，产后血晕，阴挺。

（2）全身证候与舌脉　面色无华，气短懒言，四肢倦怠，小腹空坠。舌淡，苔白。脉沉弱。

3. 脾虚湿盛

（1）妇科证候　月经后期，闭经，经行泄泻，经行浮肿，带下量多，色白质稠，子肿，不孕。

（2）全身证候与舌脉 形体肥胖，肢体浮肿，脘腹痞闷，口淡，有痰涎，大便溏。舌淡胖，苔白腻。脉缓滑无力。

4. 胃失和降

（1）妇科证候 妊娠恶阻。

（2）全身证候与舌脉 食少脘闷，食后腹胀，嗳气，纳差，神疲肢倦。舌淡红，苔薄白。脉缓弱。

5. 脾肾阳虚

（1）妇科证候 经行泄泻，经行浮肿，带下量多，色淡，质稀薄如水，子肿。

（2）全身证候与舌脉 畏寒肢冷，腰酸腿软，大便溏薄，四末不温。舌淡，苔白润或白腻。脉沉缓。

三、妇科疾病气血病变的辨证要点

气血辨证是以气、血的生理、病理为基础进行辨证分析。气血由脏腑化生并运行，又是脏腑功能活动的物质基础，故脏腑、气血的病变可相互影响。气为血帅，血为气母，两者互为因果。

（一）气病的辨证要点

1. 气虚证

（1）妇科证候 月经先期、月经过多、崩漏、胎动不安、产后恶露不绝、阴挺等。

（2）全身证候与舌脉 面色无华，气短懒言，倦怠乏力。舌淡，苔薄白。脉缓弱。

2. 气滞证

（1）妇科证候 月经后期、痛经、经行乳房胀痛、子肿、难产、缺乳、癥瘕等。

（2）全身证候与舌脉 胸闷不舒，少腹胀痛。脉弦。

3. 气逆证

（1）妇科证候 妊娠恶阻等。

（2）全身证候与舌脉 咳逆喘息，或恶心呕吐，或头晕胀痛等。舌红。脉弦。

4. 气陷证

（1）妇科证候 崩漏、阴挺等。

（2）全身证候与舌脉 头晕目眩，小腹空坠等。舌淡。脉弱无力。

（二）血病的辨证要点

1. 血虚证

（1）妇科证候 月经后期、月经过少、闭经、胎动不安、胎萎不长、产后腹痛、不孕症等。

（2）全身证候与舌脉 面色萎黄或苍白，头晕眼花，心悸少寐，皮肤不润。舌淡，苔少。脉细无力。

2. 血瘀证

（1）妇科证候 崩漏、闭经、痛经、产后腹痛、产后恶露不绝、胞衣不下、癥瘕等。

（2）全身证候与舌脉 刺痛拒按，痛有定处，腹内积块。舌紫暗或有瘀斑、瘀点。脉沉涩或弦涩。

3. 血热证

（1）妇科证候 月经先期、月经过多、崩漏、胎动不安、产后恶露不绝等。

（2）全身证候与舌脉 心胸烦闷，渴喜冷饮，小便黄赤，大便秘结。舌红，苔黄。脉滑数。

4. 血寒证

（1）妇科证候 月经后期、月经过少、痛经、胞衣不下、不孕症、癥瘕等。

（2）全身证候与舌脉 小腹绞痛或冷痛、得温痛减，畏寒肢冷，面色青白。舌暗，苔白。脉沉紧。

综上的辨证方法，临床上必须尽量收集患者的四诊资料，根据脏腑、气血的病证表现，抓住主症，同时可结合现代的检测手段，进行综合分析，才能充分展示中医辨证论治的精髓。

第五节 妇科临证常见症状的辨治

临证思维形式，主要有分析、综合、推理与判断。对妇科疾病的临床诊治，应以主要症状为思维线索，了解发病经过，分析病因病机，进行辨病与辨证，尤其要注意疑似病证的辨析。同时强调对妇科特有疾病的特殊思维的建立，如血证、痛证、热证、带下异常等。

一、妇科血证

妇科血证以阴道流血为主，是临床常见的急证与危重证。临证时首先应分辨出血的部位，明确出血来自子宫腔、子宫颈还是阴道。通过问诊了解发病的经过，分析出血的原因，进行鉴别诊断。尤其需要区分月经与非月经之阴道流血。

（一）月经病血证

月经过多、崩漏均可表现为大量阴道流血，临床较常见。月经过多者可通过宫腔镜、诊断性刮宫以排查子宫内膜炎、子宫内膜息肉、子宫内膜异常增生等。此外，子宫腺肌病、盆腔炎、放置宫内节育器等均可引起月经过多。崩漏之出血多发生于青春期或绝经过渡期，应行超声检查排除占位，注意子宫内膜厚度，结合性激素水平变化进行诊治。

（二）妊娠病血证

胎漏、胎动不安、堕胎、小产、葡萄胎、异位妊娠等均可出现或多或少的阴道流血。凡育龄期女性，有性生活，月经过期而有阴道流血者，首先应考虑妊娠病。胎漏、胎动不安之阴道流血量少，后者伴有小腹隐痛、腰痛或下坠感，子宫增大与停经时间相符，胚胎或胎儿存活。堕胎、小产多由胎漏、胎动不安发展而来，阴道流血明显增加，可超过平时月经量，伴有小腹阵痛、腰痛，如无胎块排出，为胎动欲堕；如有胎块排出，阴道流血不止，腹痛持续者，多为堕胎或小产不全。应进行妇科检查及超声检查，及时清除宫腔组织物。葡萄胎多在停经后出现不规则阴道流血，可有水泡状胎块排出，也可突然大量阴道流血，子宫增大超过孕周，超声检查可见子宫腔内落雪状回声，未见胚胎或胎儿，或见部分胚胎组织。异位妊娠多有停经史和不规则阴道流血，或有管状蜕膜排出，若发生破裂，可突然出现一侧少腹撕裂样剧痛，伴急性贫血体征，甚至休克，贫血程度与阴道流血量不成正比，阴道后穹隆穿刺或腹腔穿刺可抽出不凝血。前置胎盘或胎盘早剥均可在妊娠中晚期发生阴道流血。

（三）产后病血证

产后血崩以新产后大量阴道流血为主症，可引起产后血晕；产后恶露不绝以血性恶露持续时间延长为特征，亦可同时出现恶露量多。

（四）癥瘕之血证

癥瘕可引起相应部位的出血、疼痛、胀满等症状。诊断的关键在于辨析癥瘕之良恶。绝经后阴道流血尤须警惕恶性肿瘤。

（五）阴户、阴道创伤所致之血证

外阴及阴道骑跨伤、性交所致处女膜或外阴、阴道损伤均可发生出血。

（六）全身性疾病所致之血证

白血病、再生障碍性贫血、血小板减少性紫癜及严重肝功能损害等均可导致子宫异常出血。

二、妇科痛证

妇科痛证以小腹痛为主。有急性痛证和慢性痛证两种类型。妇科急性痛证的主要特点为起病急，疼痛剧烈，常伴有发热、恶心、呕吐、出汗等症状。若有停经史，应首先考虑与妊娠有关的疾病，最常见的是异位妊娠破裂或流产、孕痈等；若发生在妊娠晚期，有外伤史或妊娠期高血压疾病史者，应警惕胎盘早剥；有子宫肌瘤病史者，应考虑肌瘤红色变性。非妊娠期的妇科急性痛证，主要有卵巢肿瘤或卵巢囊肿蒂扭转、破裂、黄体囊肿破裂等，若伴有发热或寒战，应考虑急性盆腔炎、子宫内膜炎或输卵管卵巢脓肿等。临证时还应注意与外科和内科急腹症相鉴别。对于急性痛证，在采取缓解疼痛法之前，必须做好诊断与鉴别诊断，切不可随意使用镇痛剂，以免掩盖病情，造成误诊。

妇科慢性痛证又有周期性和非周期性两种。周期性慢性痛证与月经关系密切，疼痛多发生在月经期或经期前后，如原发性痛经、子宫内膜异位症、子宫腺肌病、宫颈狭窄或盆腔炎。人工流产术后也可出现周期性下腹痛，多因术后宫颈管或部分宫腔粘连；先天性生殖道畸形，如处女膜闭锁、阴道横隔等也常引起周期性下腹痛。非周期性慢性痛证可见于盆腔炎性疾病后遗症、子宫内膜异位症、盆腔静脉淤血综合征、下腹部手术后组织粘连及晚期妇科肿瘤等。

三、妇科热证

妇产科疾病中的热证，多因经期或产后感受风热、暑热、湿热、湿毒、邪毒之邪而所致。对热证的处治，首应明确诊断，辨证求因，尽快查出病原体或作出病原学诊断。"退热"是当务之急，若高热持续，体温达40℃左右，宜中西药结合治疗。产后或流产后发热，可见于产褥感染、乳腺炎或感染性流产。

四、带下异常

带下异常包括带下量、色、质及气味的异常。带下量的多少与体内雌激素水平高低有关。生殖道发生急、慢性炎症如阴道炎、宫颈炎，或发生癌变时，带下量会明显增多，其色、质、气味等也会发生改变。无色透明黏性带下本为正常带下特点，但若其量明显增多，常见于慢性子宫颈管炎，或卵巢功能失调致高雌激素水平，并需要除外子宫颈高分化腺癌等病变。血性带下即带下中混合有血液，可能是放置宫内节育器（IUD）引起，或为子宫颈息肉、子宫黏膜下肌瘤、子宫颈癌或子宫内膜癌所致。若阴道持续流出淘米水样带下，恶臭，多为晚期子宫颈癌、阴道癌，或子宫黏膜下肌瘤伴感染。如为阵发性排出黄色或红色水样带下，应考虑输卵管癌的可能。带下量过少，甚至阴道干涩，多为体内雌激素水平低下所致，可见于卵巢早衰等。

五、小腹或少腹结块

小腹或少腹结块可来自生殖系统、肠道、泌尿道、腹腔或腹壁。一旦发现妇女下腹部肿块，首先要明确肿块的部位、性质、质地，是良性还是恶性。少腹肿块可见于卵巢肿瘤、输卵管积水或积脓、卵巢子宫内膜异位囊肿等。小腹肿块见于子宫肌瘤、子宫肉瘤、宫腔积血等。肿块质地为囊性者，多属良性病变；质地为实性者，多见于子宫肌瘤、卵巢纤维瘤、附件炎性包块。恶性肿瘤也多表现为实性肿块。

总 论

第三章　妇科疾病的治法概要

妇科疾病的治疗大法由于女性在生理、病因、病理、病种上与其他人群有所不同，故在治疗方法的运用上也有其特点。内治法使药物直接进入体内，以中药汤剂内服最为常用。外治法通过阴道局部冲洗或纳药、直肠灌肠、下腹部贴敷、针刺等多种疗法从局部或通过经络腧穴用于治疗妇科疾病，都有良好的效果。掌握各项治法的应用，根据病证特点及女性的个体情况加以选择应用，为妇科疾病学习的关键之一。

第一节　内治法

内治法是中医妇科学治疗妇科疾病的主要治法，是在"辨证审因""谨守病机""治病求本"原则的指导下，运用八纲、脏腑、气血、经络等辨证方法，确立的调理脏腑、调理气血、调理奇经、调整月经周期的主要治法。

一、调理脏腑

脏腑的功能活动是人体生命的根本。五脏之中，尤其重视肾、心、肝、脾在妇科生理、病理中的重要地位和作用。肾为先天之本，主藏精，主生殖，为冲任之本而系胞；心主神明，为五脏六腑之大主，主血脉；肝藏血，主疏泄，司血海；脾为后天之本，为气血生化之源，主中气统血、摄血，又主司带脉；故和调肾、心、肝、脾是治疗妇科疾病的重要法则。

（一）滋肾补肾

肾为先天之本，是妇女生长发育和生殖的物质基础和功能基础。肾又通过经络与胞宫相连。肾中阴阳既要充盛，又要相对平衡协调，以维持肾气的旺盛和机体功能的正常。因此，滋肾补肾是治疗妇科疾病最重要的治法。

1. 滋养肾阴　肾阴不足或肾精亏损者，治宜滋养肾阴，填精益髓，补益冲任。常用方如六味地黄丸、左归丸、养精种玉汤等。常用药有熟地黄、女贞子、枸杞子等。

若阴不潜阳，阴虚阳亢，可加入龟甲、牡蛎、珍珠母等滋阴重镇潜阳之品。若阴虚生内热，治宜滋阴清热，可加入生地黄、地骨皮、麦冬等。若肾阴虚，水不涵木，肝肾阴虚，治宜滋养肝肾，可加入白芍、菊花、生地黄等。若水火不济，心肾不交，治宜滋肾清心、交通心肾，可加入百合、五味子、夜交藤等。

2. 温补肾阳　肾阳虚，命门火衰，上不能温暖脾土，下不能暖胞宫，当遵"益火之源，以消阴翳"，治宜温补肾阳，补益冲任。常用方如肾气丸、右归丸、内补丸等。常用药有淫羊藿、仙茅、巴戟天、鹿茸等。

3. 补益肾气　肾阳温煦肾精化生肾气，肾气亏虚，则肾－天癸－冲任－子宫的功能失调，治宜平补肾气，平调肾阴阳为主，选用能阴阳并补的药物，如菟丝子、桑寄生、续断等，并加入人参、黄芪、白术等益气之品，使中气充足，以后天养先天，则肾气自旺。常用方如肾气丸、寿胎丸、毓麟珠等。

滋肾补肾是治疗妇科疾病的主要治法,临证时要注意调节肾的阴阳平衡。正如《景岳全书·新方八阵》指出:"善补阳者,必于阴中求阳,则阳得阴助而生化无穷;善补阴者,必于阳中求阴,则阴得阳升而泉源不竭。"同时,因肾与脾为先天、后天之本,互相滋生,肾与肝精血相生、乙癸同源,肾与心水火既济、精神互用,故要注意肾与脾、肝、心、气血、冲任的相互关系。

(二)养心安神

心为五脏六腑之大主,主神明,又主血脉,而胞脉属心而络于胞中,故心在妇女生理活动中具有重要作用。因此,补益心血、宁心安神对女性经、孕、胎、产起统摄作用。

1.养血安神 女子经孕胎产数伤于血,阴血不足,心神失养不宁者,治宜养血安神。常用方包括四物汤、酸枣仁汤、归脾汤等。常用药有当归、枸杞子、酸枣仁等。

2.清心安神 阴血亏虚,心火上炎,内扰神明,心神不宁,治宜清心安神。常用方包括二齿安神汤、天王补心丹等。常用药有莲子心、生地黄、炒黄连等。

(三)疏肝养肝

肝主藏血,司冲脉,冲为血海,为十二经之海;肝又主疏泄,喜生发条达,恶抑郁;妇女若肝气平和,则经、孕、产、乳正常,反之,肝失条达,肝血不足,诸病丛生。故疏肝养肝是治疗妇科病的重要法则。

1.疏肝解郁 素性忧郁或七情内伤使肝气郁结,可导致月经先后不定期、经行乳胀、不孕症等,治宜疏肝解郁。代表方如四逆散、柴胡疏肝散、丹栀逍遥散等。常用药有柴胡、郁金、素馨花等。

2.养血柔肝 肝体阴而用阳,女性经、孕、产、乳均以血为用,数伤于血,肝血不足,冲任血虚,治宜养血柔肝。常用代表方如调肝汤、杞菊地黄丸、养精种玉汤等,常用药有白芍、地黄、山茱萸等。滋阴药物容易滋腻碍脾,宜稍佐行气之药。若阴虚阳亢,则宜育阴潜阳,可加入羚羊角、钩藤、石决明等潜阳之品,代表方如羚角钩藤汤、镇肝熄风汤、三甲复脉汤等。

3.扶脾抑肝 《难经·七十七难》指出:"见肝之病,则知肝当传之与脾,故先实其脾气。"木旺则乘土,肝强脾弱,治宜抑肝扶脾。代表方如痛泻要方。常用药有白术、山药、白芍等。

4.疏肝清热利湿 肝郁乘脾,脾虚湿盛,湿热互结;或肝经湿热下注冲任或任带二脉,治宜疏肝清热利湿。常用方如龙胆泻肝汤、清肝止淋汤、四妙散。常用药有龙胆草、栀子、黄柏等。

肝体阴而用阳,临证时注意疏肝行气之药多辛燥,用量不宜过重,并应适当配伍清润柔肝之品。

（四）健脾和胃

脾为后天之本，气血生化之源。脾主运化、升清，主统血。胃属阳明，主受纳水谷，而冲脉又隶于阳明。脾与胃互为表里，共助气血生化。若脾胃功能失常，生化之源不足，影响冲任，则易致经、带、胎、产、乳诸疾。因此，健脾和胃是治疗妇科疾病的另一重要法则。

1. 健脾养血　脾虚气血生化乏源，气血亏虚，冲任血海空虚，治宜健脾益气，血随气生。常用方如八珍汤、人参养荣丸等。常用药有党参、白术、茯苓等健脾益气，熟地黄、白芍、当归等养血，共奏健脾养血之效。

2. 健脾除湿　脾主运化水液，"诸湿肿满，皆属于脾"，若脾阳不振，水湿内停，治宜健脾除湿。常用方如完带汤、白术散、苍附导痰丸等。常用药有苍术、白豆蔻、石菖蒲等。

3. 补气摄血　脾主中气，其气宜升，升清举内脏，又主统血，血行脉中。若脾气虚弱，升举无力，统摄无权，治宜补气摄血。代表方如举元煎、六味回阳饮、固本止崩汤、独参汤、参附汤等。常用药有高丽参、艾叶、黄芪等。

4. 和胃降逆　胃主受纳水谷，胃气主降，以和为贵。积寒、郁热、久吐等致胃失和降而致胀满呕逆者，治宜和胃降逆。常用方如香砂六君子汤、陈夏六君汤、理中汤等。常用药有砂仁、豆蔻、藿香等。

在治疗过程中，即使病邪尚未伤及脾胃，用药时也必须予以兼顾，不宜过用滋腻或攻伐的药品，以免损伤脾胃，影响运化功能。老年妇女经断以后，先天肾气已衰，气血俱虚，全赖后天水谷滋养，此时健脾和胃以资化源就更为重要。

二、调理气血

妇人以血为本，经、孕、产、乳均以血为用，气为血帅，血为气母，而"妇人之生，有余于气，不足于血"，女性机体常处于气血相对不平衡的状态之中，冲任气血失调，致病因素易于侵扰导致妇科疾病。故调理气血成为治疗妇科疾病的重要方法。

（一）补益气血

阴血耗伤，血海空虚，胞宫、胞脉、胞络失养或冲任亏虚；气随血泄，或脾气亏虚，冲任不固。治宜补益气血。精血同源，偏血虚者，治宜补血填精。常用方有四物汤、胶艾四物汤、当归补血汤、人参养荣汤、滋血汤等。常用补血药有当归、白芍、阿胶等。偏气虚者，治宜补气固摄。代表方如四君子汤、独参汤、补中益气汤等。常用药有人参、黄芪、党参等。

（二）理气行滞

人体气机升降出入正常，才能维持脏腑气血正常的生理功能。七情内伤易伤于气，若气机郁滞，或气逆，或气聚，则冲任失调，治宜行气（或疏肝）解郁，常用方如道遥散、四逆散、柴胡疏肝散等。常用药有柴胡、香附、青皮等。

（三）活血化瘀

血液是人体最基本的物质之一，运行于脉道之中，有规律地运行不息，以濡养全身脏腑组织。寒凝、热灼、气滞、气虚或外伤等都可导致血液浓度改变，呈现浓、黏、凝、聚状态，以致血液流动阻滞，或渗出脉道之外而成离经之血，均属于血瘀。治疗宜活血化瘀为大法。如寒凝血瘀，治宜温经活血，常用方如桂枝茯苓丸、少腹逐瘀汤、生化汤。如热灼成瘀，治宜清热凉血化瘀，常用方如下瘀血汤、抵当汤、血府逐瘀汤等。如气虚血瘀，治宜益气化瘀，常用方如补阳还五汤、举元煎合失笑散等。如气滞血瘀，治宜行气活血化瘀，代表方如膈下逐瘀汤、金铃子散、通瘀煎等。

活血化瘀药根据其药物作用程度有和血、活血、破血之分。和血者系指有养血活血作用的药物，如当归、赤芍、鸡血藤等；活血者包括川芎、红花、益母草等；破血者为破血消癥攻坚之品，如水蛭、虻虫、三棱、莪术之类。体虚或瘀阻轻证，治宜养血活血，代表方如四物汤、胶艾四物汤等；瘀阻明显，体质尚可者，治宜活血行血通瘀，代表方如失笑散、桂枝茯苓丸等；瘀阻重证，治宜破血消瘀攻坚作用之品，常用方抵当汤、鳖甲煎丸、大黄䗪虫丸等，并可加入软坚散结之品如猫爪草、荔枝核、鳖甲等。体虚或需长期服用活血药时需注意攻补兼施，勿犯虚虚实实之戒。

《黄帝内经》提出"有故无殒，亦无殒也……衰其大半而止"的妊娠期应用活血化瘀药的原则，孕期应慎用或禁用药性峻猛的化瘀药，但当妊娠期出现血瘀表现时，要在辨证准确的基础上适当选用药性平和的活血化瘀药，如当归、生蒲黄、五灵脂、地榆、丹参等。慎用或禁用药性猛的化瘀药，并且中病则止。

（四）温经散寒

寒邪内客，血为寒凝，影响气血运行，形成瘀血。治宜温经散寒。常用方如良方温经汤、吴茱萸汤、艾附暖宫丸等。常用药物有桂枝、吴茱萸、艾叶等。

若寒邪与风、湿之邪合并则风寒、寒湿为患，治当温经散寒与祛风、除湿法合用。

（五）清热凉血

感受热邪，或素体阳盛血热或热邪入血，以致血热内蕴，热扰冲任，迫血妄行，阴血不循常道者，治宜清热凉血。常用方如清经散、清热固经汤、保阴煎等。常用药有生地黄、牡丹皮、赤芍等。

热入营血，热伤阴血，阴血亏虚，脉道血液黏稠，煎熬成瘀，如有瘀象之时，治法除清热凉血外，尚应结合凉血化瘀止血之品。

（六）祛湿化痰

湿性重浊、黏滞，湿邪蕴久聚而成痰，易阻遏气机，易下注冲任，病程缠绵经久难愈，治宜祛湿化痰。常用方如止带汤、萆薢渗湿汤、龙胆泻肝汤等。

三、调理奇经

冲、任、督三脉，一源三歧，通过带脉的纽带作用，与十二经、五脏六腑相联系，尤与肝肾的关系最为密切。妇产科疾病多间接或直接损伤冲、任、督、带，尤其是冲任二脉，才会发生经、带、胎、产、杂病。因此调理奇经是治疗妇科疾病的重要治法。调理奇经主要在于调理冲任督带，而从肝脾肾论治，又是调理冲任督带的要领。

（一）补益奇经

督为阳脉之海，冲为血海，为十二经之海，任主胞胎，为阴脉之海，若精血不足，督脉不充，冲任虚衰，带脉失约，或冲任虚寒，督脉虚损，胞脉失煦，均足以导致闭经、胎动不安、不孕等。治宜补益奇经，代表方如四乌鲗骨一藘茹丸、金匮温经汤、加味吴茱萸汤等。常用药有紫石英、巴戟天、淫羊藿等。

（二）固摄奇经

冲任不固、带脉失约，不能约束纵行诸经，可致月经过多、崩漏、滑胎等疾病。治宜固摄冲任，束摄带脉。常用方如完带汤、健固汤、补中益气汤等。常用药有鹿角霜、黄芪、牡蛎等。

（三）通利奇经

冲任以通调为顺，寒、热、痰、湿、瘀、郁气阻于冲、任、督、带可致月经过少、闭经、癥瘕等，或邪阻冲任胞宫，经血妄行，非时而下，可致异常出血，治宜通利奇经。常用方如少腹逐瘀汤、苍附导痰丸、桃红四物汤等。常用药有香附、通草、王不留行等。

（四）镇安奇经

阳明与冲脉相交通，冲气上逆犯胃，胃失和降，冲气不能下行，可致倒经、妊娠恶阻等，治宜镇安奇经，安冲降逆。常用方如小半夏加茯苓汤、紫苏饮等。常用药有紫石英、紫苏、代赭石等。

四、调整月经周期

调理月经周期是以整体观念为指导，依据"肾气－天癸－冲任－胞宫"之间平衡协调的理论，结合月经不同阶段阴阳、气血的变化特点进行阶段性、周期性、序贯式用药的一套治疗方法，以达到调整月经周期节律和恢复排卵的目的。

女性月经周期一般分为四期，即行经期、经后期、经间期、经前期。行经期为重阳必阴的时期，此期体内阳气生长旺盛，行经期要促进阳气的疏泄，以利于经血的排出，使重阳的极限状态随经血下泄达到新的相对平衡。因此活血调经、祛瘀生新为主要治法，常用方药选用桃红四物汤、五味调经散等。经后期阴血不足，血海空虚，故治宜补益肝肾、固护阴血，常用方为归芍地黄汤等。经间期重阴必阳、通过氤氲状的气血活动排出卵子，阴阳转化为经间期的治疗特点，治宜重阴转阳，促进排卵，常用方为促排卵汤。经前期着重补肾助阳，维持黄体功能，常用方为补肾助孕汤。

以上调周治疗是根据月经生理特点立法的，临证时还应按不同病种的不同病理变化灵活运用，根据患者的证候与体质特点，辨病与辨证相结合，因人、因证、因时制宜，调周以治本。一般连续治疗 3 ～ 6 个周期，可逐渐建立规律的月经周期，恢复排卵功能。

第二节　外治法

妇科外治法历史悠久，是妇科临床常用的一种治法，主要应用于胞中、阴户、阴道等局部病变，外阴熏洗、阴道冲洗、阴道纳药、外敷、热熨、药物离子导入法、宫腔注入、肛门导入、针灸、推拿等治法，为中药治疗妇科病开辟了多方法、多途径给药的新思路，不仅可以达到杀虫、止痒、清热解毒、止血、止带、祛寒、消肿、排脓、生肌等功效，也减少了药物对胃肠和肝肾的副作用。

外治法一般在非行经期进行，凡阴道出血或患处出血、溃疡者禁用，妊娠期慎用。外阴熏洗、阴道冲洗等治疗期间应避免性生活，浴具需消毒，必要时应同时治疗性伴侣，以免交叉感染而影响疗效。肛门导入、下腹部敷熨前最好排空直肠和膀胱，以利于病位对药物的吸收及渗透。

一、外阴熏洗

外阴熏洗是以煎好的中药蒸汽向阴户进行熏蒸，以及用温度适宜的药液进行淋洗和浸浴的一种外治方法。其机制主要是借助药液的热度温通经络，促使药物的渗透和吸收，达到清热解毒、止带消肿的目的。常用于阴疮、阴痒、带下病等。常以清热解毒为主，如白花蛇舌草、蒲公英、紫花地丁等。

使用方法：将所用药物包煎，煮沸 20 ～ 30 钟后方可外用。同时将药水倾入专用盆内，趁热熏洗患部，先熏后洗，待温度适中可以洗涤外阴或坐盆，每次 10 分钟。

二、阴道冲洗

阴道冲洗是用阴道冲洗器将中药药液注入阴道，在清洁阴道的同时使药液直接作用于阴道而达到治疗目的。常用于盆腔或阴道手术前的准备，以及带下病、阴痒等的治疗。冲洗药液应根据冲洗目的而选用。若为了手术前的准备，可用普通的皮肤、黏膜消毒剂，如 1 ：1000 新洁尔灭等。如用于治疗带下病、阴痒，则结合阴道分泌物检查结果选用中药。常用药有苦参、白鲜皮、蛇床子等清热解毒、利湿杀虫药，以及荆芥、防风、白芷等祛风止痒药。

使用方法：将所用药物包煎，煮沸 20 ～ 30 分钟后待药水温度适宜（与体温基本一致）时，置阴道冲洗器内进行冲洗。月经期停用，妊娠期慎用。

三、阴道纳药

阴道纳药是用中药研成细末或制成栓剂、胶囊、膏剂等剂型，纳入阴道以达到治疗目的。常用于治疗带下病、阴痒等证。常用药有清热解毒药、解毒祛腐药、收敛生肌药、收敛止血药等。临床常根据病变的部位和病因配伍组方或选用妇炎平胶囊、宫颈炎康栓等中成药。

使用方法：若为栓剂、片剂或胶囊等，可嘱患者清洗外阴后，自行放置于阴道后穹隆；膏剂可涂于无菌纱布上，粉剂及药液可蘸在带线棉球上，由医务人员按常规操作置于创面上，棉线尾露出阴道口 2 ～ 3cm，以便患者隔日取出。若带下量多，宜先行冲洗阴道，待白带清除后再行纳药为佳。

四、宫腔注入

宫腔注入是将中药制成注射液，常规消毒后注入宫腔及输卵管内，以了解输卵管的通畅情况，具有改善局部血液循环，抗菌消炎，促进粘连松解和吸收，以及加压推注的钝性分离作用等综合治疗效应。其用于治疗宫腔及（或）输卵管粘连、阻塞造成的月经不调、痛经、不孕症等，常用药有复方丹参注射液、复方当归注射液，或以活血化瘀药如赤芍、桃仁、红花、莪术制成注射液。

使用方法：应在月经后 3 ～ 7 天内进行，隔 2 ～ 3 天 1 次，2 ～ 3 次为 1 个疗程。每次药量为 20 ～ 30mL，注射时观察有无阻力、药液回流，患者有无腹痛等情况，术后和术前禁止性生活。忌用中药煎剂直接宫腔注入。

五、肛门导入

肛门导入是将药物制成栓剂纳入肛门内，或煎煮成药液保留灌肠。药物在直肠内吸收，增加盆腔血液循环中药物的浓度，有利于慢性盆腔炎、盆腔淤血综合征等病的治疗。本法常用清热解毒和活血化瘀药配伍组方。

使用方法：如采用栓剂，可嘱患者每晚睡前自行放入肛门内。若为中药保留灌肠，可用一次性灌肠袋或导尿管从肛门导入 10 ～ 14cm，将温度适中的药液 100mL 缓慢灌入，保留 30 分钟以上；于睡前注入保留至次晨疗效更佳，放药前应尽量排空二便，给药后卧床休息 30 分钟，以利于药物的保留。每天 1 次，7 ～ 10 天为 1 个疗程。

六、外敷、热熨

（一）外敷

此法是将外治药物的水剂或制成的膏剂、散剂等，直接贴敷在患处，达到解毒、消肿、止痛、利尿或托脓生肌等治疗作用的一种方法。常用于治疗妇科痛证，如痛经、盆腔炎腹痛、产后腹痛等，也用于产后小便不通、癥瘕和不孕症等。常用清热解毒、行气活血、温经散寒、消肿散结、通络止痛、生肌排脓类中药。

使用方法：膏剂多以温经散寒、通络止痛中药加入皮肤渗透剂制成。常用药物如痛经膏、痛经贴。用时将橡皮膏贴于气海、关元、三阴交等穴位或痛点，作用时间持久，多用于妇科痛证。散剂由行气活血、祛瘀消癥、通络止痛药，佐以温经散寒或清热凉血的中药加工成粗粒，棉布袋装、封口成包。常用方如消癥散、双柏散、伤科七厘散等。用时浸湿药包，隔水蒸 15 分钟，外敷患处。糊剂是将药物加工成细末，用时加水或水与蜜糖等量，调成糊状敷于下腹部或患处。

（二）热熨

本法是将药物加工并加热敷贴患部，借助药理和热力的作用，使局部气血流畅，以达到活血化瘀、消肿止痛或温经通络的目的。适用于寒凝气滞的妇科痛证，如痛经、慢性盆腔炎、妇产科术后腹痛，或癥瘕、产后小便不通等。药物选用外敷法适用于寒凝气滞型的药剂。

使用方法：将药物切碎或为粗末，或加适当辅料，如盐、葱、麦、酒、醋等，经炒、蒸、煮后熨敷，或置热水袋等热气外熨，或加用红外线治疗仪、频谱治疗仪等现代理疗仪器，药物的温度维持在 $40 \sim 45℃$，使药力和热力相结合，以达治病的功效。

七、药物离子导入

药物离子导入是运用中草药药液，借助药物离子导入仪的直流电场作用，将药物离子经皮肤或黏膜导入盆腔，并在局部保持较高浓度和较长时间，使药效充分发挥，以治疗慢性盆腔炎和妇科手术后盆腔腹膜粘连、子宫内膜异位症、陈旧性宫外孕等。常选择 $2 \sim 3$ 味清热解毒、活血化瘀类中药组方，也可用黄连素或复方丹参注射液等。

使用方法：用纸湿透药液放于消毒的外阴布垫上，接阳极，腰骶部接阴极，电流为 $5 \sim 10mA$，每次 20 分钟，疗程根据病情拟定。

八、针灸、推拿

（一）针灸

针灸是在人体经络腧穴上施行针刺、艾灸、注药、埋线、通电及激光辐照等，取其疏通经络、调和气血、扶正祛邪、调和阴阳的作用，以达到治病目的的方法。现代研究表明，针灸有多方面、多环节、多水平和多途径的调节作用，具有抗感染、抗休克、止痛、镇痛等效果。常用于治疗痛经、月经不调、胎位不正、产后小便不通、不孕症、阴挺等妇科疾病。

使用方法：妊娠期慎用，禁针合谷、三阴交、缺盆及腹部、腰骶部腧穴。大怒、大惊、过劳、过饥、过渴、房事、醉酒时禁针。

（二）推拿

推拿作用于体表局部，通过健运脾胃、行气活血祛瘀，达到调整脏腑阴阳功能的目的。现代医学认为，推拿是机械作用、热作用、生物电作用和生物场的综合作用，可用于治疗妇科疾病，如痛经、带下病、乳痈、阴挺、产后耻骨联合分离、胎位不正等。

使用方法：在临床应用中影响疗效的因素主要是手法的熟练程度、辨证施治的准确程度。

外治法种类繁多，上述常用的妇科外治法各有特点，难以互相取代，临床上可交替应用，或2～3种一组，或外治法与内治法配合运用，对某些疾患会有相得益彰的功效。

第三节 急证治疗

妇科急证是指突然发生，或原有疾病突然恶化，危及患者及其胎儿生命的妇科急性病证。妇科急证主要包括血崩证、急腹证、高热证，若不及时治疗或治疗不当，均可出现厥脱证。急证的治疗首先取决于快捷而正确的判断，依据患者的症状、体征，结合病史及相关检查，确定引起急证的疾病或原因，或急则治标，或标本同治，或辨病与辨证相结合。

一、血崩证

血崩证以急剧而大量的阴道流血为主要症状，大量阴道流血可导致亡血厥脱，甚至危及生命，是妇科常见的危急重证。

血崩证应以止血为首务。血热者，可选用贯众注射液；血瘀者，常选用三七注射液；脾气亏虚或肾阳不足者，选用生脉注射液或参附注射液。内服中药时，常用黄芪、人参、党参以补气止血；补骨脂、艾叶炭以温经止血；煅龙骨、煅牡蛎、阿胶以固涩止血；仙鹤草、地榆、茜草以凉血止血；蒲黄、三七、血竭、云南白药等祛瘀止血。常用方如独参汤、固本止崩汤、胶艾汤、清热固经汤等。

针灸止血起效快，疗效好，使用方便。常用针灸穴有断红、血海、中极、关元等，艾灸气海、关元、隐白、大敦、百会等。

因血证证情急重，必要时需中西医结合治疗。当辨病与辨证相结合以尽快止血。如月经过多或崩漏等，药物可选用缩宫素、氨甲环酸、酚磺乙胺、高效孕激素、避孕药或雄激素等，还可行刮宫、宫腔镜手术止血。如堕胎、堕胎不全、葡萄胎、异位妊娠等，当尽快清除妊娠组织，可选用缩宫素、米索前列醇等，或行清宫、异位妊娠病灶清除术。如产后血崩或恶露不绝等，可应用催产素、葡萄糖酸钙注射液、麦角新碱类宫缩剂等，辨证选用补中益气汤、保阴煎、生化汤等，或行手法按摩子宫、清宫、宫腔填纱、子宫动脉栓塞、全子宫切除等。

二、急腹证

妇科急腹证以下腹部急性疼痛为主要症状，在采取缓解疼痛的止痛法之前，必须先明确诊断并进行必要的鉴别，切忌随意使用镇痛剂，以免掩盖病情，造成误诊。

一般而言，原发性痛经、经间期腹痛、子宫内膜异位症或子宫腺肌病所致痛经，或慢性盆腔炎性疾病变化为经期腹痛者，可使用止痛法，达到缓解或消除疼痛的目的。血瘀而痛，可选用散结镇痛胶囊、田七痛经胶囊、龙血竭胶囊口服，或丹参注射液、川芎嗪注射液静脉滴注。寒凝而痛，可用当归注射液肌内注射，或参附注射液静脉滴注。湿热壅滞，可用清开灵注射液静脉滴注。气滞而痛，可用元胡止痛胶囊口服。血寒，治宜温经止痛，常用药如艾叶、小茴香、乌药、吴茱萸等；气滞，治宜行气止痛，常用药如香附、郁金、木香、青皮、佛手等；血瘀，治宜化瘀止痛，常用药如川芎、延胡索、三七、五灵脂、王不留行等；血热，治以清热止痛，常用药如川楝子、牡丹皮、赤芍、红藤等。

针灸有迅速缓急止痛之效，体针常取穴位为三阴交、关元、中极、足三里、太溪，予中等强度刺激，必要时以止痛药剂注射于上髎、次髎穴。耳针可选子宫、交感、肾，均中强刺激。外治可用膏药热熨或外敷。

病情危急，必要时中西医结合治疗。如异位妊娠破裂或流产、卵巢黄体或巧克力囊肿破裂、卵巢囊肿蒂扭转、胎盘早剥、子宫破裂等，应立即输液、备血，并进行手术探查，以明确诊断，挽救生命。

三、高热证

高热，通常指体温升高达 39℃ 及以上，妇科疾病中出现高热可因经期、产后房事不洁，或分娩、流产后感染邪毒，甚至热入营血。首先应明确诊断，辨证求因，并尽快查出病原体或进行病原学诊断。"退热"是当务之急。

首先要了解病史，明确病因和病位所在，仔细检查全身与局部体征，以明确诊断。如盆腔炎性疾病，包括子宫内膜炎、盆腔脓肿、盆腔腹膜炎等，多属热毒外侵，热入血室。如产后发热，可因感染邪毒，直中胞宫；亦有外感风热或风寒之邪，或暑热所伤，耗气伤津；还有因癥瘕恶证复感邪毒者，须当细辨。热证有表热、里热、虚热、实热之别，还有夹湿、夹痰、兼瘀，以及热毒、湿毒等，应注意热入营血、热陷心包等危重证，并注意与淋证（尿路感染）、肠痈、乳痈等鉴别。

中成药注射液及口服液取效较迅速。表热证可用感冒清热冲剂、重感灵等中成药口服，柴胡注射液等肌内注射。热入气分，则选用清开灵注射液、穿琥宁注射液静脉滴注清热解毒，常用药如连翘、银花、丹参、败酱草、红藤、丹皮、栀子、白茅根。

如热入营分，烦躁口干，夜寝难安，可用清营汤、紫雪丹；神昏谵语则用犀角地黄汤（可用水牛角代替犀角）；痰盛气热，昏迷者加安宫牛黄丸、至宝丹。外用荆芥、薄荷等煎水擦浴降温，适用于风寒高热证；石膏液擦浴适用于邪热入里之高热。

针灸常用穴位为大椎、曲池、合谷等，强刺激，或用推拿降温。邪毒热盛者，兼取三阴交、曲骨、太冲、中极等。

必要时中西医结合治疗，如外阴脓肿、盆腔脓肿形成，应采取半卧位，使炎症局限，并及时切开排脓和引流。感染性流产者，可据阴道出血量及感染控制的情况，择时手术清除残留组织。若患者发生脓毒血症，应使用足量的广谱抗生素或根据药敏试验选用。如出现中毒性休克，应使用血管加压药物。在严重休克时，将冬眠合剂与加压药物同时使用。

总　论

第四章　预防与保健

妇女保健是我国卫生保健事业的一个重要组成部分。根据妇女各个时期的生理特点，开展经期、孕期、产褥期、哺乳期及绝经前后的保健，保障女性生殖健康。

第一节 月经期保健

月经期间，血海由满而溢，子门正开，血室空虚，邪气易于入侵；同时气血失调，情绪易于波动，机体抵抗力下降，若调摄不当即可引起疾病。《校注妇人良方》说："若遇经行，最宜谨慎，否则与产后症相类。若被惊怒、劳役，则血气错乱，经脉不行，多致劳瘵等疾。"所以，在经期应注意以下几方面的调护。

一、保持清洁

经期血室正开，邪气易乘虚而入，滋生疾病。因此，必须保持外阴清洁，卫生巾、卫生纸及内裤要勤换，用纸要柔软洁净，以免邪毒侵入，防止疾病产生。禁止性交、盆浴、阴道冲洗和游泳。

二、避免寒凉

经期不宜当风感寒、冒雨涉水、冷水洗脚或洗冷水浴。经期气随血泄，气虚则卫外功能不固，若感受寒凉或寒湿之邪，则气血凝滞，可致月经后期、月经过少或痛经。

三、劳逸结合

经期要避免剧烈运动和重体力劳动。正常的月经期是可以从事一般工作和学习的，但若过劳累则伤肾，且耗气动血，可致月经过多、经期延长，甚至崩漏。

四、饮食有节

经期要注意饮食调摄，宜食清淡而富于营养的食物。若经期嗜食辛辣助阳之品，或过度饮酒，易致血分蕴热，迫血妄行，致月经过多、月经先期等；若过食苦寒生冷之品，则凝涩胞脉，血行受阻，可致痛经、月经过少等。

五、调和情志

经期应防止情志损伤，注意化解矛盾，保持心情舒畅。由于经期阴血偏虚，肝气偏旺，情绪容易波动，若伤于七情，易使气血紊乱，导致月经过多、经期延长、痛经、闭经等。

第二节　妊娠期保健

妊娠期保健以普及孕期保健知识和健全产前检查制度为重点，通过对孕妇和胎儿的系统监护和保健，及时发现并治疗母体和胎儿病变，结合孕妇和胎儿的具体情况，确定分娩方式，保障孕妇和胎儿的健康。因此妊娠期保健应注意以下几方面。

一、劳逸有度

孕期不适宜剧烈运动和从事负担过重的体力劳动，亦不宜过于安逸，缺乏适当的劳动，尤其是长期卧床，对胎儿和生产均不利。孕期应适当活动，以便气血流畅，尤其妊娠中期以后更要注意。应保持充足的睡眠，但不宜过于贪睡，以免气滞。穿着以宽大衣服为宜，腹部和乳房不宜紧束。《产孕集》说："凡妊娠，起居饮食，唯以和平为上，不可太逸，逸则气滞；不可太劳，劳则气衰。"

二、饮食宜忌

孕期饮食宜清淡、富于营养且易消化，应保持脾胃调和，大便通畅。《逐月养胎法》说："无大饥，无甚饱，节饮食，调五味。"所以，孕期勿令过饥过饱，不宜过食寒凉，以免损伤脾胃。孕期忌嗜食辛热、苦寒、滑利峻泻之品，忌吸烟饮酒。

三、慎戒房事

孕期必须谨慎房事，尤其是孕早期3个月和孕晚期2个月，应避免房事，以防导致胎动不安、堕胎、早产及感染邪毒。正如《叶氏女科证治》提出："保胎以绝欲为第一要策，若不知慎戒，而触犯房事，三月以前，多犯暗产，三月以后，常致胎动小产。"

四、调和情志

早孕反应、形体改变、孕期禁忌及孕期不适等容易影响孕妇情绪，所以要加强孕妇精神关怀，普及有关妊娠分娩常识，减轻孕妇对妊娠、分娩的紧张、恐惧情绪，完善自我保健，使得血气流通，百脉和畅，胎气宁谧。

五、定期产检

定期产前检查是保障母婴健康的重要措施。从妊娠3个月，就应该定期进行产前检查，通过各种检测手段，及早发现妊娠期疾病和了解胎儿宫内发育情况，并予以治疗或处理，避免妇产科危重疾病的发生和畸形儿的出生。尤其在7个月以后，产检更为重要，如发现异常，应及时予以纠正。

六、用药宜慎

孕期禁用剧毒、破气、破血、通利之类的药品，中医学早已列有妊娠忌服药，并编有歌诀，虽然有"有故无殒，亦无殒也"之说，但用药仍应谨慎。近年已证实很多药物（包括西药）有致畸作用。特别是怀孕早期（10 周内）应禁用有毒药物（包括有致畸作用的西药），以保证胎儿健康发育。如若患病，用药需慎，应在有经验的专科医师指导下正确用药。

七、注意胎教

孕妇的精神状态对胎儿发育有很大影响。因此，孕妇要言行端正，以感化教育胎儿，使其智能健康发育。正如《叶氏女科证治》所言："胎前静养，乃第一妙法。不较是非，则气不伤矣。不争得失，则神不劳矣。心不嫉妒，则血自充矣。情无淫荡，则精自足矣。安闲宁静，即是胎教。"

第三节　产褥期保健

产时产创出血及临产用力等，耗气伤津亡血，百脉空虚，正气不足，营卫不固，抵抗力下降；恶露排出，血室已开，胞脉空虚，邪气易于侵入。此时若护理不当，将息失宜，每易引起疾病。产褥期保健的目的在于促进产后机体生理功能恢复，防止产后并发症的产生。因此，要注意以下几方面的调护。

一、注意卫生

产后血室正开，恶露未尽，淫邪易入胞中而致产后病变。因此，产后要注意会阴部的产创消毒和护理，洁具和卫生垫的消毒清洁。产创已愈，可用温开水擦洗外阴，内裤及卫生垫应经常换洗，并日光照射消毒。产后汗多，要用干毛巾擦身，勤换内衣，注意保暖，以防感冒。

二、调摄生活

产后表虚不固，易为风邪所袭，故不可当风坐卧。卫表不固，要避风寒。要保持室内空气流通，冷热适宜。室温不宜过高，衣着必厚薄适宜，夏日暑天尤应注意，以防感冒或中暑。产后元气未复，故产妇要充分休息，保证睡眠时间充足，劳动不宜过早或过累，以免恶露不绝、子宫脱垂。产后气血耗伤，又须化生乳汁哺育婴儿，故饮食宜营养丰富而易消化，以利乳汁化生，忌食生冷、肥甘、煎炒、辛辣、坚硬之物，以免损伤脾胃或胃肠积滞而变生他病。产妇精神要愉快，切忌暴怒或忧思，以免气结血滞，引起产后腹痛、缺乳等病变。故应指导产妇进行心理调适，家庭、社会应对产妇多加关心体贴。

三、计划生育指导

产妇在产褥期禁止性生活，产后 42 天起应采取避孕措施，哺乳者以工具避孕为宜，不哺乳者可选用药物避孕。

四、产后检查

产后检查包括产后访视和产后健康检查，了解产妇及新生儿健康状况，以及哺乳情况。检查内容包括产妇饮食、大小便、恶露及哺乳等，了解子宫、阴户等复原情况，及时发现乳房、阴户、子宫及产科手术伤口的异常情况，给予指导与治疗。

第四节　哺乳期保健

哺乳期保健包括宣传母乳喂养的好处和指导母乳喂养两方面。母乳喂养是自然界赋予人类的本能，具有简便、经济、营养等诸多优点。母乳富含营养之品，适宜于婴儿的消化吸收，符合其生长发育的需求，并且母乳含有多种免疫物质，能增强婴儿的抗病能力，哺乳对母婴身心均有重要作用，故应尽量坚持母乳喂养。为了保持哺乳的顺利进行，应注意以下几个问题。

一、生活宜忌

保持乳汁的质和量，调节饮食、加强营养为第一要务。其次，心情舒畅、精神愉快、睡眠充足、避免过劳、按需喂哺等，也是重要的条件，避免伐伤脾胃及精神刺激。哺乳期间，部分妇女出现正常月经或于正常月经前出现排卵，需要注意避孕。

二、乳房保健

每次哺乳前产妇要洗手，并用温开水清洗乳头和乳房，以免将不洁之物带入婴儿口内。哺乳前进行局部热敷，可配合按摩乳房，使乳络通畅，乳汁得行。若乳汁过多而致乳房胀痛者，可用吸奶器将乳汁吸空，以免壅积成痈。若出现乳头皲裂，哺乳后将少许乳汁涂在乳头和乳晕，穿戴宽松衣服；如乳头皲裂疼痛，可暂停母乳喂养 24 小时，将乳汁挤出用小匙喂养。

三、正确哺乳

哺乳姿势可采用侧卧式或坐式，要注意乳房不能堵塞婴儿鼻孔。母乳喂养提倡按需哺乳，不规定哺乳时间和次数。每次哺乳时间不宜过长，最好尽量吸空，以便下次泌乳量增加，避免乳络瘀积成痈。

四、哺乳期用药

几乎所有的药物都可以从乳汁排出，母亲用药时需注意，以免对新生儿产生危害。如需使用，应暂停哺乳，以免药物通过乳汁进入婴儿体内。

第五节　绝经前后保健

绝经前后是指女性在绝经前出现与绝经相关的迹象，至最后一次月经后1年，即卵巢功能开始衰退直至绝经1年内的时期，此期称为"围绝经期"，以往称之为"更年期"。此时肾气渐衰，天癸将竭，冲任二脉虚损，阴阳失调。为了使妇女顺利度过这一时期，应注意以下几方面。

一、健康宣教

广泛宣传绝经前后卫生知识，女性出现症状的轻重可因人而异，与生活环境、精神因素等密切相关。消除顾虑，保持精神舒畅，少思虑，勿动怒，尽量做到心平气和。若出现烦躁不安、失眠心悸、月经失调等生理变化，可通过本人的心理调节和家庭、社会的关怀，帮助其适应此种变化。

二、生活调理

应具备日常养生保健常识，注意劳逸结合，参加适当的劳动和活动，加强体育活动，如打太极拳、练气功等，不可过度安逸少动，同时也要避免过重的体力劳动，防止子宫脱垂。饮食起居有规律，多食豆类制品、牛奶、新鲜蔬菜及水果等，少食油腻、肥甘、辛辣等食物。合理膳食，重视蛋白质、维生素及微量元素的摄入。日常生活要轻松愉快，节制房事，以养精神。保持外阴清洁，预防生殖器感染。尽可能培养广泛的兴趣爱好，适当参加社交群体活动，分散注意力，提高生活质量。

三、定期体检

绝经前后是心脑疾病和妇科肿瘤的好发时期，此期女性每半年至1年需进行1次包括妇科检查在内的体格检查。

各 论

第五章　月经病

月经病是指月经的周期、经期、经量异常为主症，或伴随月经周期，或于经断前后出现明显症状为特征的疾病。常见的月经病有：月经先期、月经后期、月经先后无定期、月经过多、月经过少、经期延长、经间期出血、崩漏、闭经、痛经、月经前后诸证、经断前后诸证等。

月经病的病因多为外感六淫、内伤七情、饮食劳倦或房劳多产所伤，或因先天禀赋不足，病机为脏腑功能失常，气血失调，冲任损伤，胞宫定期藏泻失职。临床表现为月经期、量异常，或伴随经期或绝经反复出现某些症状。

月经病各病证的诊断，主要以病史、症状和辅助检查为依据，病名多以主要症状命名，临证时还当注意鉴别，如月经后期、闭经等与生理性停经（如妊娠）相鉴别；经期延长、月经过多、崩漏等与妊娠病、产后病、杂病等引起的阴道出血症相鉴别；并要注意与发生在月经期间的内、外科病证相鉴别。

月经病的辨证主要根据月经的期（周期、经期）、量、色、质，结合主症特点、兼证和舌脉征象，并重视对形体、面色的诊察，了解体质禀赋的强弱。

月经病的治疗原则重在治本调经。治本，即抓住各病证的基本病机消除病因；调经，即运用各种治疗方法平衡脏腑阴阳，调和气血，使月经恢复正常。治本调经的主要思路，一是辨病之先后；二是辨病之缓急，根据"急则治其标，缓则治其本"的原则，病急事危，则速当治标以救急；三是辨年龄与月经周期之不同阶段。

调经之法，重在补肾疏肝、健脾和胃、调理冲任气血。调经以补肾为首要治法。补肾重在补养精血、补益肾气，使阴生阳长，阴平阳秘，阴得阳升而泉源不竭，阳得阴助而生化无穷。调理气血，首先要辨气病、血病。病在气者，以治气为主，佐以理血；病在血者，则以治血为主，佐以理气。调理冲任，在于使冲任气血充盛，血海按期满盈，胞宫定时藏泻。

调治月经病遣方用药时，须根据证候的属性与月经期量的变化灵活化裁，临床上常常有寒热错杂、虚实兼夹者，治疗应分清轻重主次和标本缓急，或寒热并用，或攻补兼施，并注意经期慎用大寒大热、辛温动血或过于收涩之品，经后慎用猛攻峻伐之品，经前慎用辛散香燥之品。

第一节 月经不调

月经先期

一、概述

月经周期提前 7 天以上，甚至 10 余日一行，连续 2 个周期以上者，称为"月经先期"，亦称"经期超前""经行先期""经早""经水不及期"等。

月经先期属于以周期异常为主的月经病，经期正常，常与月经过多、经期延长并见，若临证失治或误治可进一步发展为崩漏，应及时进行治疗。

西医学排卵障碍性异常子宫出血等出现月经提前符合本病证者可参照本病辨证治疗。

二、临床诊断要领

（一）问诊要点

1.月经先期的诱因 询问月经周期改变前是否有情志变化、工作压力及嗜食辛辣等。

2.月经周期情况 月经提前来潮，周期不足 21 天，且连续出现 2 个月经周期以上，经期基本正常，可伴有月经过多。

3.月经先期伴发病症情况

（1）伴神疲肢倦，气短懒言，小腹空坠，纳少便溏者，多属脾气虚，统血无权，冲任不固。

（2）伴腰膝酸软，头晕耳鸣，面色晦暗或有暗斑者，多属肾气不足，封藏失司，冲任不固。

（3）伴心烦、面红口干，小便短黄，大便燥结者，多属阳盛血热，热扰冲任胞宫，经血妄行。

（4）伴两颧潮红，手足心热，咽干口燥者，多属阴虚内热，热扰冲任，冲任不固，经血妄行。

（5）伴少腹胀痛，经行不畅，或胸闷胁胀，或乳房胀痛，或烦躁易怒，口苦咽干者，多属肝郁化热，热扰冲任，经血妄行。

（二）查体要点

1. 望诊

（1）望面色 面色萎黄多属脾气虚；面色晦暗或有暗斑多属肾气虚；面红唇赤多属阳盛血热；两颧潮红多属阴虚血热。

（2）望经色、经质 质清稀多属气虚；质稠多属血热。色淡红多属脾气虚；色淡暗多属肾气虚；色深红多属阳盛血热；色鲜红多属阴虚血热；色深红或紫红、有血块多属肝郁血热。

（3）望舌 舌淡胖，边有齿痕，苔薄白者多属脾气虚；舌淡暗，苔薄白多属肾气虚；舌质红，苔黄者多属阳盛血热；舌质红，少苔者多属阴虚血热；舌质红，苔薄黄者多属肝郁血热证。

2. 闻诊 患者神疲乏力，气短懒言，倦怠嗜卧，或精神不振，多属气虚；患者心烦易怒，语声高，或善太息，多属血热。

3. 切诊 脾气虚者多脉缓弱，肾虚者脉多沉细；血热者多见脉数，阳盛血热多脉滑数，阴虚血热者多脉细数，肝郁血热者多脉弦数。

4. 妇科检查 盆腔无明显器质性病变。

（三）辅助检查选择

1. 基础体温（BBT）监测 BBT 呈双相型，但黄体期少于 11 天，或排卵后体温上升缓慢，上升幅度 < 0.3℃。

2. 诊断性刮宫 月经来潮 12 小时内诊断性刮宫，子宫内膜呈分泌反应不良（因属于创伤性检查，临床上不轻易采用），均有助于判断患者有无排卵及黄体功能是否健全。

（四）诊断要点

1. 月经提前来潮，周期不足 21 天，且连续出现 2 个月经周期及以上，经期基本正常，可伴有月经过多。

2. 妇科检查、BBT 监测、诊断性刮宫等检查有助于明确诊断（见辅助检查选择）。

（五）辨证要点

月经先期的辨证，着重于月经周期提前及经量、色、质的变化，结合全身证候及舌脉，辨其属虚属实或属热。虚者多指脾气虚、肾气虚；实者多指阳盛血热、肝郁血热；热证多指阳盛、阴虚及肝郁导致的血热。

三、鉴别诊断

本病若提前至 10 余天一行者，应注意与经间期出血相鉴别。后者发生在两次月经之间，出血量较月经量少，持续数小时以至 2 ~ 7 天自行停止，或为带下中夹有血丝。基础体温和月经来潮 12 小时内诊断性刮宫有助于鉴别。

四、危急状态辨识

月经先期患者若伴经血量多，气随血耗，阴随血伤，可变生气虚、阴虚、气阴两虚或气虚血热等诸证；周期提前、经量过多、经期延长，三者并见有发展为崩漏之虞；月经周期屡提前的肾虚患者，不加调治也有肾精渐衰而致天癸早竭之嫌。

五、中医治疗

（一）治则治法

月经先期主要病机是血热扰动血海和气虚冲任不固，治疗原则重在益气固冲、清热调经。

（二）分证论治

1. 气虚证

（1）脾气虚证

证候：月经周期提前，或经量多，色淡红，质清稀；神疲肢倦，气短懒言，小腹空坠，纳少便溏；舌淡红，苔薄白，脉细弱。

治法：补脾益气，摄血调经。

方药：补中益气汤（《脾胃论》）。

人参　黄芪　甘草　当归　陈皮　升麻　柴胡　白术

加减：若经血量多者，经期去当归之辛温行血，酌加煅龙骨、煅牡蛎、棕榈炭以固涩止血；若心脾两虚，症见月经提前，心悸怔忡，失眠多梦，舌淡，苔白，脉细弱，治宜补益心脾，固冲调经，方选归脾汤（《济生方》）。

（2）肾气虚证

证候：周期提前，经量或多或少，色淡暗，质清稀；腰膝酸软，头晕耳鸣，面色晦暗或有暗斑；舌淡暗，苔白润，脉沉细。

治法：补益肾气，固冲调经。

方药：固阴煎（《景岳全书》）。

菟丝子　熟地黄　山萸肉　人参　山药　炙甘草　五味子　远志

加减：若经血量多者，加仙鹤草、血余炭收涩止血；量多色淡者，加艾叶炭、杜仲温经止血；腰腹冷痛、小便频数者，加益智仁、补骨脂以温肾固涩。

2. 血热证

（1）阳盛血热证

证候：经来先期，量多，色深红或紫红，质黏稠；或伴心烦，面红口干，小便短黄，大便燥结；舌质红，苔黄，脉数或滑数。

治法：清热凉血调经。

方药：清经散（《傅青主女科》）。

丹皮　地骨皮　白芍　熟地黄　青蒿　黄柏　茯苓

加减：若兼见倦怠乏力、气短懒言等症，为失血伤气，血热兼气虚，酌加党参、黄芪以健脾益气；若经行腹痛，经血夹瘀块者，为血热而兼有瘀滞，酌加益母草、蒲黄、三七以化瘀止血。

（2）阴虚血热证

证候：经来先期，量少或量多，色红，质稠；或伴两颧潮红，手足心热，咽干口燥；舌质红，苔少，脉细数。

治法：养阴清热调经。

方药：两地汤（《傅青主女科》）。

生地黄　地骨皮　玄参　麦冬　阿胶　白芍

加减：若正值经期经血量多色红者，加地榆炭、仙鹤草凉血止血；热灼血瘀，经血有块者，加茜草根祛瘀止血。

（3）肝郁血热证

证候：月经提前，量或多或少，经色深红或紫红，质稠，经行不畅，或有块；或少腹胀痛，或胸闷胁胀，或乳房胀痛，或烦躁易怒，口苦咽干；舌红，苔薄黄，脉弦数。

治法：疏肝清热，凉血调经。

方药：丹栀逍遥散（《内科摘要》）。

丹皮　栀子　当归　白芍　柴胡　白术　茯苓　煨姜　薄荷　炙甘草

加减：若肝火犯胃，口干舌燥者，加知母、生地黄以养阴生津；若胸胁乳房胀痛严重者，加郁金、橘核以疏肝通络。

（三）辨治小结

月经先期以气虚统摄无权，冲任不固，或血热则热扰冲任，伤及胞宫，血海不宁而发病，与脾、肾、肝密切相关。气虚主要有脾气虚、肾气虚；血热主要包括阳盛血热、阴虚血热及肝郁血热。既有单一病机致病，又可见多脏同病或气血同病。辨证必须重视月经的量、色、质变化，结合脉症以辨虚、实、热。治疗重在调整月经周期，应重视平时的调治，本着审证求因、辨证论治的原则，按其证候属性或补虚或清热。然不论实热、虚热皆不宜过用寒凉，以免损伤阴血。

六、西医治疗要点

月经先期的基础原发病是黄体功能不足，应结合基础体温监测，治疗可给予孕激素后半周期疗法。

七、随诊要领

月经先期诊断时须与经间期出血及其他全身性疾病和盆腔器质性疾患所引起的异常出血相鉴别。

门诊患者复诊应对：

1. 问诊　重点询问治疗后症状变化，包括主证变化，有无出现新的症状；问清服药后对一般情况的影响；问清患者经初治后对下一步治疗的期待与意愿，有没有需要解决的与月经先期相关的新问题。

2. 查体要领　重点检查阳性体征变化，重点检查舌象、脉象变化。

3. 治疗决策　随访结果提示病情逐渐恢复者，维持原治疗方案，加强人文关怀，教育患者注意避免与月经先期相关的个体化诱因，结合中医适宜技术综合治疗，改善体质。病情改善不明显或有些症状更加突出者，综合评估病情决定下一步治疗方案。

八、人文关怀

1. 嘱患者适劳逸，经期不宜过度劳累和剧烈运动。
2. 调畅情志，舒缓压力，保持良好的情绪。
3. 生活作息要有规律，避免熬夜；饮食宜清淡，忌食辛辣。
4. 计划生育宣教，避免人工流产过多、过频，以及经期、产褥期交合，否则易损伤冲任，耗损精血，或感染邪毒导致月经疾患。

九、预后评估

本病治疗得当，预后较好。若伴经量过多、经期延长者，进一步可发展为崩漏，使病情反复难愈，故应积极治疗。

十、病案举例

吴某，女，32岁，未婚。2006年3月11日初诊。

月经提前伴经期腹痛8年。患者13岁月经初潮，既往月经规律，5天/26～30天，量中，有块，痛经（+）。大学二年级长跑后月经提前，20天一行，量中，痛经（+）。去年8月底因一月经行2次，曾服中药，后转好。平素乏力，经前乳胀，皮肤痤疮频发，心烦。末次月经：3月4日，再前次月经日期：2月11日。BBT双相，寐欠安，便干。舌边尖红，苔薄黄腻，脉弦数。

诊断：月经先期。

中医辨证：肝旺肾虚，冲任固摄乏力。肝主疏泄，肝旺气机不畅，则经前乳胀；肝郁气滞，郁而化热，则心烦，皮肤痤疮频发；热扰冲任，经血妄行，则月经先期；肾气不足，封藏失司，冲任不固，故月经提前；舌边尖红、苔薄黄腻，脉弦数为肝旺肾虚之征。治法：清肝益肾，调理冲任。方药：生地黄15g，黄芩6g，知母12g，地骨皮12g，生黄芪15g，川断12g，杜仲12g，桑寄生12g，苎麻根20g，桑螵蛸12g，薏苡仁15g，白术9g。

二诊（2006年3月25日）：服上方12剂，经期将近，无行经预感，时感心烦易怒，面有痤疮，大便干结，小便频数。脉细弦，舌偏红，苔黄腻。证属肝旺肾虚，冲任失职。治宜清肝益肾，调理冲任。方药：生地黄15g，白芍12g，黄芩6g，知母12g，青蒿9g，地骨皮12g，苎麻根20g，桑寄生12g，桑螵蛸12g，金樱子12g，柴胡6g，延胡索6g。

三诊（2006年4月15日）：服上方10剂，末次月经4月4日，6天净，量色同前，经前外阴坠胀，无腹痛，平素易烦怒，出汗，近两日有乳胀，口干，纳可，药后痛经缓解，血块不多。脉细弦，舌偏红，苔薄黄腻。仍属肝旺肾虚，冲任失职。治宜清肝益肾，调理冲任。方药：生地黄15g，白芍12g，女贞子12g，旱莲草12g，夏枯草15g，川续断12g，桑寄生12g，苎麻根15g，桑螵蛸12g，金银花9g，生甘草6g。

12 剂，水煎服，日 1 剂

按语：《傅青主女科》谓："先期而来少者，火热而水不足也。"本例患者有经前乳胀、心烦、便干、脉弦数等一派肝旺热象，治以清肝益肾，凉血调经，先予两地汤加减养阴清热，患者热象仍盛，再拟清经散清热降火，使热去阴不伤，血安而经调。

（摘录《当代名老中医典型医案集·妇科分册·朱南孙医案》）

月经后期

一、概述

月经周期延长 7 天以上，甚至 3～5 个月一行，连续出现 2 个周期以上，称为"月经后期"，亦称"经行后期""月经延后""经迟"等。

月经后期如伴经量过少，常可发展为闭经。青春期月经初潮后 1 年内，或围绝经期，周期时有延后，而无其他症状者，不作病论。

西医学中排卵障碍性异常子宫出血出现月经后期征象、月经稀发者可参照本病辨证治疗。

二、临床诊断要领

（一）问诊要点

1. 既往史、婚育情况 是否采取避孕措施等，排除妊娠。

2. 月经周期情况 月经周期延后 7 天以上，连续出现 2 个周期以上，常伴有月经量过少。

3. 月经后期伴发病症情况

（1）伴带下清稀，腰膝酸软，头晕耳鸣者，多属肾虚精血亏少，冲任亏虚，血海不能按时满溢。

（2）伴小腹绵绵作痛，头晕眼花，心悸少寐者，多属营血亏虚，冲任不充，血海不能如期满溢。

（3）伴小腹隐痛、喜温喜按，腰酸无力，小便清长，大便稀溏者，多属阳气不足，虚寒内盛，不能温养脏腑，气血生化不足，气虚血少，冲任不充，血海满溢延迟。

（4）伴小腹冷痛拒按，得热痛减，畏寒肢冷者，多属外感寒邪，或过食生冷，血为寒凝，冲任涩滞，血海不能按时满溢。

（5）伴小腹胀痛，或精神抑郁，经前胸胁乳房胀痛者，多属抑郁伤肝，疏泄不及，气机不畅，血为气滞，胞宫血海不能按时满溢。

（6）伴经血夹杂黏液，形体肥胖，脘闷呕恶，腹满便溏，带下量多者，多属痰湿内停，阻滞经络，气血运行不畅，胞宫血海不能按时满溢。

（二）查体要点

1.望诊

（1）望面色　面色晦暗或有暗斑多属肾虚；面色苍白或萎黄者多属脾虚；面色青白者多属寒证。

（2）望经色、经质　色暗淡，质清稀者多属肾虚；色淡红，质清稀者多为血虚；量少色淡红，质清稀者多属虚寒；色暗有块，多为实寒；色暗红或有血块，多为气滞；经血夹杂黏液多为痰湿。

（3）望舌　舌淡暗，苔薄白者多属肾虚；舌淡，苔薄者多为血虚；舌淡，苔白者多为虚寒；舌质淡暗，苔白者多为实寒；舌质正常或红，苔薄白或微黄者多属于气滞证；舌淡胖，苔白腻者多为痰湿。

2.闻诊　患者精神不振，语声低微多属肾虚、血虚；患者心烦易怒，或善太息，多属气滞。

3.切诊　肾虚者脉多沉细；血虚者脉多细弱；虚寒者脉沉迟或细弱；实寒者脉沉紧；气滞者脉弦或弦数；痰湿者多脉滑。

（三）辅助检查选择

1.B超检查　无明显器质性病变。

2.尿妊娠试验　育龄期妇女，有规律性生活，应行尿妊娠试验以除外妊娠可能。

3.BBT监测　低温相超过21天。

4.女性生殖激素测定　提示卵泡发育不良或高催乳素、高雄激素、FSH/LH比值异常等。

（四）诊断要点

1.月经周期延后7天以上，甚至3～5个月一行，可伴有经量及经期的异常，连续出现2个月经周期以上。

2.B超、BBT测定、尿妊娠试验、性激素六项等检查有助于明确诊断（见辅助检查选择）。

（五）辨证要点

月经后期者，一般后期量少，色淡暗，质清稀，腰酸腿软为肾虚；后期量少，色淡质稀，头晕心悸为血虚；后期量少，色淡质稀，小腹隐痛，喜温喜按为虚寒；后期量少，色暗有块，小腹冷痛拒按为实寒；后期量少或正常，色暗红，或有块，小腹胀而痛为气滞。

三、鉴别诊断

本病应与早孕、胎漏、异位妊娠等相鉴别。本病既往有月经不调史，月经周期延后 7 天以上，连续 2 个月经周期以上。辅助检查：生殖器无器质性病变；妊娠试验阴性；BBT 低温相超过 21 天；生殖内分泌功能检测提示卵泡发育不良等。

1. 早孕 育龄期妇女月经过期未潮。辅助检查：妊娠试验阳性；B 超检查见宫内孕囊；早孕反应；子宫体增大。

2. 胎漏 月经过期未至，阴道少量出血，或伴轻微腹痛。辅助检查：妊娠试验阳性；子宫增大符合妊娠月份；B 超检查见宫内孕囊。

3. 异位妊娠 月经过期未至，阴道少量出血，或突然出现一侧下腹部撕裂样剧痛，甚至出现昏厥或休克。辅助检查：妊娠试验阳性；B 超检查宫内未见孕囊，或于一侧附件区见有混合性包块。

四、危急状态辨识

若诊断不明确而出现胎漏的出血、异位妊娠等有休克及内出血需及时辨治。月经后期若与月经量少兼见，同时激素检查显示卵巢功能低下，育龄期常可导致不孕，若迁延容易发展为闭经。

五、中医治疗

（一）治则治法

月经后期的治疗原则重在调理冲任、疏通胞脉以调经，虚者补之，实者泻之，寒者温之，滞者行之，痰者化之。

（二）分证论治

1. 肾虚证

证候：周期延后，量少，色暗淡，质清稀；腰膝酸软，头晕耳鸣，面色晦暗，或面部暗斑；舌淡，苔薄白，脉沉细。

治法：补肾助阳，养血调经。

方药：当归地黄饮（《景岳全书》）。

当归 熟地黄 山茱萸 山药 杜仲 怀牛膝 甘草

加减：若肾气不足，日久伤阳，症见腰膝酸冷者，可酌加菟丝子、巴戟天、仙灵脾、杜仲等以温肾阳，强腰膝；带下量多清稀者，酌加鹿角霜、金樱子温肾固涩止带。

2. 血虚证

证候：周期延长，量少，色淡红，质清稀，或小腹绵绵作痛；或头晕眼花，心悸少寐，面色苍白或萎黄；舌质淡红，脉细弱。

治法：补血填精，益气调经。

方药：大补元煎（《景岳全书》）。

人参 山药 熟地黄 杜仲 当归 山茱萸 枸杞 炙甘草

加减：若伴月经量少，可加丹参、鸡血藤养血活血；若经行小腹隐痛，可加白芍、阿胶养血和血。

3. 血寒证

（1）虚寒证

证候：月经延后，量少色淡红，质清稀，小腹隐痛，喜暖喜按；腰酸无力，小便清长，大便稀溏；舌淡，苔白，脉沉迟或细弱。

治法：温阳散寒，养血调经。

方药：温经汤（《金匮要略》）。

当归　吴茱萸　桂枝　白芍　川芎　生姜　丹皮　法半夏　麦冬　人参　阿胶　甘草

加减：若经行小腹痛者，可酌加巴戟天、仙灵脾、小茴香温肾散寒。

（2）实寒证

证候：月经周期延后，量少，色暗有块，小腹冷痛拒按，得热痛减；畏寒肢冷，或面色青白；舌质淡暗，苔白，脉沉紧。

治法：温经散寒，活血调经。

方药：温经汤（《妇人大全良方》）。

当归　川芎　芍药　桂心　丹皮　莪术　人参　甘草　牛膝

加减：若经行腹痛者，可加小茴香、延胡索、香附散寒行气止痛；月经量少者，酌加丹参、益母草活血调经。

4. 气滞证

证候：月经周期延后，量少，色暗红或有血块，小腹胀痛；或精神抑郁，经前胸胁乳房胀痛；舌质正常或红，苔薄白或微黄，脉弦或弦数。

治法：理气行滞，和血调经。

方药：乌药汤（《兰室秘藏》）。

乌药　香附　木香　当归　甘草

加减：若经量过少、有血块者，加川芎、丹参、桃仁以活血调经；小腹胀痛甚者，加莪术、延胡索以理气行滞止痛；胸胁、乳房胀痛明显者，加柴胡、郁金、川楝子、王不留行以疏肝解郁，理气通络止痛。

5. 痰湿证

证候：月经后期，量少，经血夹杂黏液；形体肥胖，脘闷呕恶，腹满便溏，带下量多；舌淡胖，苔白腻，脉滑。

治法：燥湿化痰，理气调经。

方药：苍附导痰丸（《叶天士女科诊治秘方》）。

苍术　香附　茯苓　法半夏　陈皮　甘草　胆南星　枳壳　生姜　神曲　当归　川芎

加减：若脾虚食少，神倦乏力者，加人参、白术以益气健脾；脘闷呕恶者，加砂仁、木香以醒脾理气和胃；白带量多者，加虎杖、车前子以除湿止带；月经久不至者，可加当归、川芎、川牛膝、王不留行以活血行经。

（三）辨治小结

应根据月经的量、色、质及全身证候，结合舌脉辨其虚实寒热。虚与实又常相互兼夹，或虚中兼实，或实中夹虚，临证需"谨守病机"，掌握因果之转化，病证之演变。治疗应重在平时以调整月经周期为主，按"虚则补之，实则泻之"的原则分别施治。本病属虚属寒者多，不宜过用辛燥及破血之品。

六、西医治疗要点

月经后期与西医临床关系最密切的是月经稀发、多囊卵巢综合征等疾病。应结合B超、性激素等辅助检查，针对病因进行治疗，包括促进卵泡发育、孕激素后半周期疗法，高雄激素和胰岛素抵抗的治疗等。

七、随诊要领

门诊患者复诊应对：

1. 问诊 重点询问治疗后症状变化，包括主证变化，有无出现新的症状；问清服药后对一般情况的影响；问清患者经初治后对下一步治疗的期待与意愿，有没有需要解决的与月经后期相关的新问题。若月经逾期未行，育龄期妇女应重点询问其性生活情况，排除妊娠可能。

2. 查体要领 重点检查阳性体征变化，重点检查舌象、脉象变化。

3. 治疗决策 随访结果提示病情逐渐恢复者，维持原治疗方案，加强人文关怀，教育患者注意避免与月经后期相关的个体化诱因，结合中医适宜技术综合治疗，改善体质。病情改善不明显或有些症状更加突出者，综合评估病情决定下一步治疗方案。

八、人文关怀

1. 嘱患者适寒温，经前及经期注意调摄寒温，尽量避免受寒、冒雨涉水等。

2. 调情志，保持情绪稳定，避免七情过度。

3. 节饮食，不宜过食寒凉之物；饮食宜清淡，少食肥甘厚味。

九、预后评估

本病常与月经量少兼见，治疗及时得当，预后较好，否则可发展为闭经。生育年龄，若月经后期、量少，常可导致不孕。

十、病案举例

陈某，女，29岁，已婚。2005年11月25日初诊。

月经错后14年，结婚2年未孕。15岁月经初潮后，月经即出现错后4～5天至

10余天不等，最长可达2个月。结婚2年夫妇同居，未避孕，至今不孕。2004年5月起在他院运用黄体酮、氯米芬、人工周期共3个月，停药后仍月经稀发。末次月经2005年11月11日至11月16日，量中，色红，有血块，痛经（−）。舌暗红，苔少，脉细弦。诊断：月经后期、原发性不孕。中医辨证：肾虚血虚。先天肾气不足，冲任亏损，血海不能按时满溢，故月经后错；肾虚精亏，难以摄精成孕，故结婚2年不孕。治法：补肾养血，填精助孕。方药：当归10g，生熟地黄各15g，赤白芍各10g，川芎10g，川续断15g，菟丝子30g，巴戟天10g，紫河车10g，紫石英15g，艾叶3g，怀山药15g，制首乌15g，肉桂10g。7剂，水煎服，日1剂。上方加减化裁，患者第四诊时，月经周期正常；第七诊时，已经妊娠。

（摘录《当代名老中医典型医案集·妇科分册·王子瑜医案》）

月经先后无定期

一、概述

月经周期时或提前时或延后7天以上，连续3个周期以上者，称为"月经先后无定期"，又称"经水先后无定期""月经愆期""经乱"等。

月经先后无定期若伴有经量增多及经期延长，常可因经乱之甚发展为崩漏。

西医学排卵障碍性异常子宫出血出现月经先后无定期征象者可参照本病辨治。

二、临床诊断要领

（一）问诊要点

1. 询问既往史、婚育情况 是否采取避孕措施，是否有生育计划等，有助于根据患者需求选择治疗方案及鉴别诊断。

2. 月经周期情况 月经周期提前或延后7天以上，连续3个月经周期。

3. 询问伴随症状

（1）伴经量或多或少，有血块，或经行不畅，胸胁、乳房、少腹胀痛，精神郁闷，时欲太息，嗳气食少者，多属郁怒伤肝，疏泄失常，冲任失调，血海蓄溢无常。

（2）伴量少，质稀，头晕耳鸣，腰酸腿软，小便频数者，多属肾气虚弱，封藏失司，冲任失调，血海蓄溢无常。

（二）查体要点

1. 望诊

（1）望面色 面色暗或有斑者多为肝郁；面色晦暗或有暗斑多属肾虚。

（2）望经色、经质 色暗红，有血块多属肝郁；色暗淡，质稀者多属肾虚；色暗红或暗淡，或有块者多为肝郁肾虚。

（3）望舌　舌苔薄白或微黄者多属于肝郁证；舌淡暗，苔薄白者多属肾虚；舌淡苔白者多为肝郁肾虚。

2. 闻诊　患者时叹息、嗳气，或心烦易怒，多为肝郁；患者精神疲惫多属肾虚。

3. 切诊　肝郁者脉弦；肾虚者脉多沉细；肝郁肾虚者脉弦细。

（三）辅助检查选择

1. B超　无明显器质性病变。

2. 女性生殖激素测定　常可表现为黄体不健或伴催乳素升高。

（四）诊断要点

1. 月经不按周期来潮，提前或延后 7 天以上，并连续出现 3 个周期以上。
2. 结合辅助检查帮助确定诊断（见辅助检查选择）。

（五）辨证要点

月经先后无定期应结合月经的量、色、质及脉证综合分析。一般实证多为肝郁，虚证多为肾虚，常见虚实夹杂的肝郁肾虚。治疗以疏肝、补肾、调理冲任气血为法，随证治之。总宜使肝肾开合正常，气血调和，则经自如期。

三、鉴别诊断

本病与崩漏相鉴别。后者表现为阴道出血完全没有周期性，并同时出现经期和经量的异常；性激素检查雌、孕激素及垂体激素异常；基础体温（BBT）单相；子宫内膜诊刮可帮助诊断。

四、危急状态辨识

月经先后无定期常伴发经量增多及经期延长，常可因经乱之甚发展为崩漏。

五、中医治疗

（一）治则治法

月经先后无定期的治疗原则重在疏肝补肾、调和冲任。

（二）分证论治

1. 肝郁证

证候：经行或先或后，经量或多或少，色暗红，有血块；或经行不畅，胸胁、乳房、少腹胀痛，精神郁闷，时欲太息，嗳气食少；舌苔薄白或薄黄，脉弦。

治法：疏肝解郁，和血调经。

方药：逍遥散（《太平惠民和剂局方》）。

柴胡 白术 茯苓 当归 白芍 薄荷 煨姜

加减：若经来腹痛者，加香附、延胡索理气止痛；夹有血块者，加鸡血藤、益母草活血化瘀；肝郁日久化热者，加牡丹皮、栀子清热凉血；脘闷纳呆者，加枳壳、陈皮理气健脾；兼肾虚者，加桑寄生、熟地、续断补肾养血。

2. 肾虚证

证候：经行或先或后，量少，色淡暗，质稀；头晕耳鸣，腰酸腿软，小便频数；舌淡，苔薄，脉沉细。

治法：补肾益气，养血调经。

方药：固阴煎（方见月经先期）。

加减：若腰骶酸痛者，酌加杜仲、巴戟天；带下量多者，加鹿角霜、沙苑子、金樱子。

若肝郁肾虚者，症见月经先后无定期，经量或多或少，平时腰膝酸软，经前乳房胀痛，心烦易怒，舌暗红，苔白，脉弦细，治宜补肾疏肝，方用定经汤（《傅青主女科》）。

柴胡 荆芥穗 当归 白芍 山药 茯苓 菟丝子 熟地黄

（三）辨治小结

月经先后无定期的发生与肝、肾功能失常相关，临证应注意两脏同病或多脏受累的复杂病机。因肝与脾又为相克关系，肝病可以克脾土，发为肝脾同病。治疗以疏肝、补肾、调理冲任气血为法，随证治之。

六、西医治疗要点

月经先后无定期与西医关系最密切的是排卵障碍性异常子宫出血。其发生或因卵泡发育缓慢；或虽有排卵但 LH 峰值不高，致使排卵后黄体发育不全，过早衰退，月经提前而至；或月经周期中不能形成 LH/FSH 高峰，不排卵导致月经紊乱。治疗上可给予对症治疗，如促进卵泡发育、激素替代疗法等。

七、随诊要领

门诊患者复诊应对：

1. 问诊 重点询问治疗后症状变化，包括主证变化，有无出现新的症状；问清服药后对一般情况的影响；问清患者经初治后对下一步治疗的期待与意愿，有没有需要解决的与月经先后无定期相关的新问题。若月经逾期未行，育龄期妇女应重点询问其性生活情况，排除妊娠可能。

2. 查体要领 重点检查阳性体征变化，重点检查舌象、脉象变化。

3. 治疗决策 随访结果提示病情逐渐恢复者，维持原治疗方案。加强人文关怀，教育患者调畅情志，结合中医适宜技术综合治疗，改善体质。病情改善不明显或有些症状更加突出者，综合评估病情决定下一步治疗方案。

八、人文关怀

1. 嘱患者调情志，避免强烈的精神刺激，保持心情舒畅。
2. 计划生育宣教，避免房劳多产。

九、预后评估

本病如及时治疗，再加调护，预后较好。如治不及时，可向崩漏或闭经转化，病程日久则成不孕症，或孕后发生胎漏、胎动不安、胎堕小产等。

十、病案举例

陈某，34岁，女，干部，已婚。1998年7月3日初诊。

月经周期紊乱3个月。近3个月来，月经周期紊乱，先后无定，因5次流产体虚已绝育，末次月经7月2日。本次延迟10天而行，行则量少而止，胸闷腹胀，纳谷不香，周身骨节酸楚，面色少华。舌苔薄白，脉虚细而弦。诊断：月经先后无定期。中医辨证：肝郁脾虚，气虚不调。患者体虚又加情怀不畅，肝气疏泄失常而月经周期紊乱，量少；肝气犯脾而致胸闷腹胀，纳谷不香。治拟理气解郁，扶正益血。处方：当归9g，川芎6g，白芍10g，制香附10g，广郁金6g，枳壳5g，合欢皮10g，丹参15g，巴戟天12g，焦白术10g，防己10g，秦艽9g。服用上方12剂后复诊，诉胸闷腹胀轻，骨节酸楚已轻，脉象虚细而数，苔薄黄，认为此为多产伤肾，肾水不足以涵木，肝郁化火，阴虚血热，仍采用固肾疏肝，养血清热法。处方：当归10g，白芍10g，山茱萸9g，女贞子10g，玄参15g，合欢皮10g，制香附10g，白术10g，陈皮6g，柴胡6g，青蒿9g。服用上方10剂，末次月经7月26日，适值经转第一天，超前6天，周期渐准，来潮量中色红，小腹微胀，舌红苔薄脉细。经期予以补肾活血疏肝。处方：当归10g，川芎6g，丹参15g，制香附10g，广郁金6g，酒白芍10g，红花5g，小胡麻10g，桃仁9g，鸡血藤15g，怀牛膝10g，生甘草5g。服上药5剂，经量中，4天净，续以二诊方加减调理后经水调。

（摘录《何少山医论医案经验集》）

月经过多

一、概述

月经量较正常明显增多，或每次经行总量超过80mL，而周期、经期基本正常者，称为"月经过多"，亦称为"经水过多"或"月水过多"。

本病常与月经先期、月经延长伴见，可继发贫血。

西医学排卵障碍性异常子宫出血出现月经过多征象者可参照本病辨治。

二、临床诊断要领

（一）问诊要点

1. 询问病史 有无子宫内膜息肉、子宫肌瘤、子宫腺肌病、血液病等，有无放置宫内节育器。

2. 询问伴随症状

（1）伴神疲体倦，气短懒言，小腹空坠，面色㿠白者，多属气虚冲任不固，经血失于制约。

（2）伴质黏稠，或有小血块，口渴心烦，尿黄便结者，多属热盛于里，扰及冲任血海。

（3）伴色紫暗，有血块，经行腹痛，或平时小腹胀痛者，多属瘀阻冲任，新血不能归经，乘经行之际妄行。

（二）查体要点

1. 望诊

（1）望面色 面色㿠白者多为气虚；面红者多为血热；面色暗或有斑者多属血瘀。

（2）望经色、经质 色淡红，质清稀多属气虚；色鲜红或深红，质稠多属血热；色紫暗，有血块多属血瘀。

（3）望舌 舌淡苔薄白者多属气虚；舌红苔黄多属血热；舌紫暗有瘀点多属血瘀。

2. 闻诊 患者神疲乏力，气短懒言，多属气虚；患者心烦易怒，语声高，多属血热。

3. 切诊 气虚者脉多细弱，血热者脉多滑数，血瘀者多脉涩。

（三）辅助检查选择

1.B 超 明确盆腔器官有无明显器质性病变。

2. 女性生殖激素测定 性激素测定可帮助判断卵巢功能。

3. 子宫内膜病理检查

4. 宫腔镜检查 明确有无子宫内膜息肉、黏膜下子宫肌瘤等导致的月经过多。

（四）诊断要点

1. 月经量较正常明显增多，或每次经行总量超过 80mL，而周期、经期基本正常。

2. 结合妇科检查、B 超、性激素测定等辅助检查可帮助明确诊断。

（五）辨证要点

一般经量多，色淡，质清稀，气短乏力，舌淡脉虚，属气虚；量多，色鲜红或紫红，质黏稠，口渴便结，舌红脉数，属血热；量多，色暗有块，伴小腹疼痛，舌紫脉涩，属血瘀。

三、鉴别诊断

本病应与崩漏、癥瘕，以及血小板减少症、再生障碍性贫血等血液疾病引起的月经过多相鉴别。本病月经周期正常，经量明显增多，大于80mL。辅助检查：生殖器官无器质性病变，女性内分泌激素测定、BBT、B超、子宫内膜活检有助于诊断。

1. 崩漏 多有月经不调史或不孕史，多发生于青春期和绝经前后，主要表现为子宫不规则出血，无规律的月经周期。辅助检查：生殖器官无明显器质性病变，BBT单相。

2. 癥瘕 月经量多，病程长。辅助检查：B超、宫腔镜检查有助于发现子宫内膜息肉、黏膜下肌瘤等。

3. 血小板减少症、再生障碍性贫血等 具有血液病病史，月经量多，或有皮下出血、牙龈出血等全身的出血症状。辅助检查：血液学检查等有助于鉴别。

四、危急状态辨识

因失血过多引起气血俱虚，甚至严重贫血；或因失治误治发展为崩漏。

五、中医治疗

（一）治则治法

月经过多的治疗原则为经期重在固冲调经，平时重在调理气血，气虚者宜益气摄血，血热者宜清热凉血，血瘀者宜化瘀止血。

（二）分证论治

1. 气虚证
证候：行经量多，色淡红，质清稀；神疲体倦，气短懒言，小腹空坠，面色㿠白；舌淡，苔薄，脉细弱。
治法：补气摄血固冲。
方药：举元煎（《景岳全书》）。
人参 黄芪 白术 升麻 炙甘草
加减：若正值经期，血量多者，酌加棕榈炭、茜草炭、藕节炭以固涩止血；经行有块或伴下腹痛者，酌加泽兰、益母草、五灵脂以化瘀止血止痛；兼见腰骶冷痛，大便溏薄者，为脾肾双亏，酌加鹿角霜、补骨脂、续断、杜仲炭以温补脾肾，固冲止血。

2. 血热证
证候：经行量多，色鲜红或深红，质黏稠，或有小血块；伴口渴心烦，尿黄便结；

舌红，苔黄，脉滑数。

治法：清热凉血，固冲止血。

方药：保阴煎（《景岳全书》）加地榆、茜草、马齿苋。

生地黄 熟地黄 黄芩 黄柏 白芍 山药 续断 甘草

加减：若热盛津伤，口干而渴者，加天门冬、麦门冬、南沙参、北沙参等以生津止渴；若兼气短懒言，倦怠乏力，或心悸少寐者，乃失血伤气，气虚血热之象，酌加黄芪、党参、白术以健脾益气；经行有块者，加蒲黄、五灵脂、三七祛瘀止血。

3. 血瘀证

证候：经行量多，色紫暗，有血块；经行腹痛，或平时小腹胀痛；舌紫暗或有瘀点，脉涩。

治法：活血化瘀止血。

方药：失笑散（《太平惠民和剂局方》）加益母草、三七、茜草。

蒲黄 五灵脂

加减：若经行腹痛甚者，酌加制没药、延胡索、香附以理气止痛；血瘀夹热，经色鲜红或深红者，加藕节、仙鹤草凉血止血。

（三）辨治小结

月经过多主要病因病机是冲任不固，经血失于制约，常见病因有气虚、血热、血瘀。本病经期应与平时采取不同的治疗方法。经期以辨证止血固冲为主，目的在于减少血量，防止失血伤阴。平时应辨证论治，采用益气、清热、养阴、化瘀等法以治本。慎用辛燥动血之品，以免增加出血量。

六、西医治疗要点

月经过多与西医临床关系最密切的是排卵障碍性异常子宫出血，需除外子宫肌瘤、子宫内膜异位症、子宫内膜息肉等引起的出血量多。结合辅助检查，明确诊断，对症治疗。对子宫肌瘤导致月经过多必要时采取手术治疗。

七、随诊要领

1. 门诊患者复诊应对

（1）问诊 重点询问治疗后症状变化，包括主证变化，有无出现新的症状；问清服药后对一般情况的影响；问清患者经初治后对下一步治疗的期待与意愿，有没有需要解决的与月经过多相关的新问题。

（2）查体要领 重点检查阳性体征变化，重点检查舌象、脉象变化。

（3）治疗决策 随访结果提示病情逐渐恢复者，维持原治疗方案。加强人文关怀，教育患者注意避免与加重月经过多有关的个体化诱因，结合中医适宜技术综合治疗，改善体质。若病情改善不明显或出血增多者，综合评估病情决定是否收入院进一步诊治。

2. 收入院指征

（1）经门诊治疗后复诊结果显示病情无明显改善者。

（2）出现严重贫血且与月经过多发病有因果关系。

八、人文关怀

1. 嘱患者调情志，避免精神刺激。

2. 少食辛辣温燥之品，饮食应富有营养，易于消化。

3. 适劳逸，经期注意休息，避免过度劳累。

九、预后评估

本病常因失血过多引起气血俱虚，持续贫血状态影响身体健康，故应积极治疗。如病程过长，可发展为崩漏，反复难愈。

十、病案举例

刘某，女，36 岁，已婚。初诊 1961 年 9 月 18 日。

月经过多 23 年。13 岁初潮开始，经量即过多，多则顺腿流，有大血块，7～8 天净，经前腰腹剧痛，经期烦躁不安，面色苍白，头晕乏力，浮肿溲频。平时背脊酸痛，天阴尤甚。舌苔薄白中剥，脉沉弦迟弱。诊断：月经过多。中医辨证：脾气亏虚，肝肾不足，冲任不固。气虚则冲任不固，经血失于制约，故经行量多；血虚，头面失于濡养，故面色苍白，头晕乏力；肝肾不足则背脊酸痛；舌苔薄白中剥，脉沉弦迟弱均为气虚脾肾亏虚之象。方药：当归 9g，白芍 9g，干地黄 12g，山药 9g，白术 9g，枸杞子 9g，桑寄生 12g，龟甲胶 12g，鹿角胶 12g，远志 6g，夜交藤 9g，枣仁 9g，扁豆衣 9g。服上方 6 剂，浮肿消退，小溲仍频，腹部尚舒，舌苔薄白中剥，脉左系软，右细弦。治以补脾肾、强冲任为法。处方：黄芪 9g，党参 9g，白术 9g，山药 9g，阿胶 12g，枣仁 9g，鹿角胶 9g，扁豆 9g，艾叶 3g，干荷蒂 6g，远志 6g。服上方 6 剂，月经将至，诉腰酸腿软，寐差，溲频，舌苔中黄腻且剥，脉左沉细，右细弦。仍从前法，更进一步。处方：红人参 6g，白术 9g，干地黄 12g，当归 9g，艾叶 6g，阿胶 12g，覆盆子 9g，五味子 6g，金樱子 9g，狗脊 12g，升麻 4.5g，生牡蛎 15g，桑螵蛸 12g。服上方 6 剂，月经来潮，末次月经 10 月 6 日，量较原来减少 2/3，色红，血块亦少，3 天后月经明显减少，现尚未净，舌苔薄黄腻，脉左沉细，右细弦。治以补气血，摄冲任。处方：红人参 6g，白术 9g，干地黄 12g，当归 9g，白芍 9g，阿胶 12g，五味子 9g，覆盆子 9g，升麻 3g，生牡蛎 15g，赤石脂 15g，乌贼骨 12g，棕榈炭 9g，狗脊 12g。

（摘录《钱伯煊妇科医案》）

月经过少

一、概述

月经周期正常，经量明显少于平时正常经量的1/2，或少于20mL，或行经时间不足2天，甚或点滴即净者，称为"月经过少"，又称"经水涩少""经水少""经量过少"。

本病常与月经后期并见，若失治、误治、不治，可致闭经、不孕。

西医学中子宫发育不良、性腺功能低下等疾病及计划生育手术后导致的月经过少可参照本病辨证治疗。

二、临床诊断要领

（一）问诊要点

1. 询问人工流产病史等。

2. 询问既往史、婚育情况、目前有无生育要求等，以助于根据患者的需求选择治疗方案和进行鉴别诊断。

（二）查体要点

1. 望诊

（1）望面色　面色晦暗或有暗斑多属肾虚；面色萎黄者多属血虚；面色暗或有斑者多属血瘀证；面色晦暗，或光亮如涂油者多属痰湿。

（2）望经色、经质　色暗淡，质清稀者多属肾虚；色淡红，质清稀者多为血虚；色紫暗夹有血块者多属血瘀；经血色淡红，质黏如痰，或夹杂黏液多为痰湿。

（3）望舌　舌淡暗，苔薄白者多属肾虚；舌淡，苔薄者多为血虚；舌紫暗，或有瘀斑、瘀点者为血瘀；舌淡胖，苔白腻者多为痰湿。

2. 闻诊　患者精神不振，语声低微多属虚证，语声较高亢，或时叹息多为实证。

3. 切诊　肾虚者脉多沉弱或沉迟；血虚者脉多细；血瘀者脉沉弦或沉涩；痰湿者多脉滑。

（三）辅助检查选择

1. 女性生殖激素测定　对高催乳素血症、高雄激素血症、卵巢功能衰退等的诊断有参考意义。

2. B超　可了解子宫大小、内膜厚度、形态有无异常。

3. 宫腔镜检查　宫腔镜对子宫内膜结核、子宫内膜炎或宫腔粘连等有诊断意义。

（四）诊断要点

1. 可有失血史、长期口服避孕药史、反复流产或刮宫等病史。

2. 月经周期正常，经量明显少于平时正常经量的 1/2，或少于 20mL，或行经时间不足 2 天，甚或点滴即净。

3. 妇科检查及辅助检查可帮助明确诊断。

（五）辨证要点

月经量少虚者多因精亏血少，冲任血海亏虚，经血乏源；实者多因瘀血内停，或痰湿内生所致。但临床以虚证或虚中夹实者为多，应灵活掌握其病机变化。

三、鉴别诊断

本病应与经间期出血、激经、胎漏、异位妊娠等相鉴别。本病月经周期正常，经量明显少于平时正常经量的 1/2，或少于 20mL，甚或点滴即净。辅助检查：子宫正常或偏小；内分泌检查或提示雌激素水平低下、促卵泡激素升高、高雄激素、高催乳素等内分泌异常；B 超或宫腔镜示子宫内膜薄。

1. 经间期出血发生在两次月经之间，出血量明显少于一次月经量，出血时间较短，持续数小时以至 2～7 天自行停止，或为带下中夹有血丝。辅助检查：生殖器官无明显器质性病变；BBT 双相，高、低温相转变时出血。

2. 激经为早期妊娠期间每月仍按时少量行经。辅助检查：妊娠试验阳性，B 超检查见宫内孕囊。

3. 胎漏者月经过期未至，阴道少量出血，或伴轻微腹痛。辅助检查：妊娠试验阳性；子宫增大符合妊娠月份；B 超检查见宫内孕囊。

4. 异位妊娠者月经过期未至，阴道少量出血，或突然出现一侧下腹部撕裂样剧痛，甚至出现昏厥或休克。辅助检查：妊娠试验阳性；B 超检查宫内未见孕囊，或于一侧附件区见有混合性包块。

四、危急状态辨识

月经过少，甚至点滴即净，若失治误治，可发展为闭经或不孕。

五、中医治疗

（一）治则治法

月经过少的治疗原则重在补肾养血、活血调经，虚者补之，实者泻之。

（二）分证论治

1. 肾虚证

证候：经量素少或渐少，色暗淡，质稀；腰膝酸软，头晕耳鸣，足跟痛，或小腹冷，或夜尿多；舌淡，脉沉弱或沉迟。

治法：补肾益精，养血调经。

方药：归肾丸（《景岳全书》）。

菟丝子　杜仲　枸杞　山茱萸　当归　熟地黄　山药　茯苓

加减：如小腹凉，夜尿多，手足不温，加益智仁、巴戟天、仙灵脾温补肾阳；五心烦热，颧红，加女贞子、白芍、龟甲等滋补阴血。

2. 血虚证

证候：经来血量渐少，或点滴即净，色淡，质稀；或伴小腹隐痛，头晕眼花，心悸怔忡，面色萎黄；舌淡红，脉细。

治法：养血益气调经。

方药：滋血汤（《证治准绳·女科》）。

人参　山药　黄芪　茯苓　川芎　当归　白芍　熟地黄

加减：若面色苍白，重用黄芪、加鸡血藤以益气生血；经来点滴即止，属经血亏少，乃闭经之先兆，宜加枸杞、山茱萸、丹参、香附，以滋养肝肾，填精益血，活血调经。

3. 血瘀证

证候：经行涩少，色紫暗，有血块；小腹胀痛，血块排出后胀痛减轻；舌紫暗，或有瘀斑、瘀点，脉沉弦或沉涩。

治法：活血化瘀调经。

方药：桃红四物汤（《医宗金鉴·妇科心法要诀》）。

桃仁　红花　当归　熟地黄　白芍　川芎

加减：若小腹胀痛，加路路通、红藤、忍冬藤活血通络；小腹冷痛加肉桂、小茴香以温经止痛；神疲乏力加党参、白术、黄芪健脾益气。

4. 痰湿证

证候：经行量少，色淡红，质黏腻如痰；形体肥胖，胸闷呕恶，或带多黏腻；舌淡，苔白腻，脉滑。

治法：化痰燥湿调经。

方药：苍附导痰丸（方见月经后期）。

加减：若带下量多，加车前子、虎杖利湿止带；痰多黏腻，加胆南星、竹茹清热化痰；腰膝酸软者加桑寄生、续断补肾调经。

（三）辨治小结

月经过少的发病有虚实之分，应从月经的色、质，有无腹痛，结合全身症状及舌脉以辨虚实。虚者主要有肾虚和血虚，实者主要为血瘀和痰湿。本病的治疗，虚者注重补肾滋肾，或濡养精血以调经，不可妄行攻破，以免重伤精血；实者宜活血通利，佐以温经、行气、祛痰。虚实错杂者，攻补兼施。

六、西医治疗要点

月经过少与西医临床关系最密切的是子宫发育不良、性腺功能低下等疾病，以及计划生育手术后导致的月经过少。治疗上根据辅助检查结果，对症治疗，如雌孕激素序贯疗法等。若考虑为子宫内膜粘连，必要时需行宫腔镜诊治。

七、随诊要领

门诊患者复诊应对：

1. 问诊 重点询问治疗后症状变化，包括主证变化，有无出现新的症状；问清服药后对一般情况的影响；问清患者经初治后对下一步治疗的期待与意愿，有没有需要解决的与月经过少相关的新问题。

2. 查体要领 重点检查舌象、脉象变化。

3. 治疗决策 随访结果提示病情逐渐恢复者，维持原治疗方案。加强人文关怀，教育患者注意避免与加重月经过少有关的个体化诱因，结合中医适宜技术综合治疗，改善体质。若病情改善不明显者，综合评估病情决定下一步治疗方案。

八、人文关怀

1. 嘱患者适劳逸，经期注意休息，避免过度劳累。

2. 调情志，避免情志刺激。

3. 饮食规律，少食肥甘厚味及过于寒凉食物。

4. 做好避孕措施，避免手术损伤。

九、预后评估

月经过少伴见月经后期者，常可发展为闭经、不孕，尤其要警惕卵巢早衰，临证应予以重视，及早诊治。

十、病案举例

王某，女，28岁，已婚。2002年3月27日初诊。

经量偏少5年余。平素月经周期28～30天，经期2～7天，量少，甚则点滴即止，色紫暗，末次月经3月18日，量色同前。体丰嗜睡，腰酸，舌淡，苔白腻，脉滑。诊断：月经过少。中医辨证：痰阻肾亏。患者素体多痰湿，湿浊内阻，中阳不振，则体肥嗜睡；痰湿内阻冲任，气血运行不畅，故经量渐少，色紫暗；舌淡，苔腻，脉滑为痰湿内停之征。治法：益肾醒脑化痰。方药：炙黄芪15g，鹿角霜10g，当归15g，川芎 6g，姜半夏 6g，石菖蒲 9g，胆南星 6g，化橘红 9g，仙灵脾 15g，肉苁蓉 15g，巴戟天 12g，菟丝子 15g，苍术 15g，何首乌 15g，山楂 30g，泽泻 10g。服上方 35 剂复诊，诉月经 4 月 25 日潮，量少 3 天后转多 4 天，今仍未全净。舌淡胖，苔薄腻，脉沉细滑。以益肾养血，醒脑化痰，引血归经。处方：黄芪 15g，炒白芍 10g，白术 10g，仙灵脾 15g，肉苁蓉 15g，巴戟天 12g，紫河车 6g，焦山楂 15g，石菖蒲 9g，泽泻 10g，熟地 15g，藕节 15g，旱莲草 15g，黄精 30g，菟丝子 10g。服上方 7 剂复诊，诉服药后次日血净，再拟益肾醒脑化痰。处方：紫河车 6g（吞），当归 15g，川芎 6g，熟地 15g，姜半夏 10g，石菖蒲 9g，胆南星 6g，化橘红 9g，仙灵脾 15g，肉苁蓉 15g，巴戟天 12g，菟丝子 15g，苍术 15g，何首乌 15g，山楂 30g，泽泻 10g。服上方 14 剂经转量增色红，经期再用活血疏肝以畅流，量多 3 天，共 6 天净。

（摘录《何少山医论医案经验集》）

经期延长

一、概述

月经周期基本正常，经期超过 7 天以上，甚或淋漓半月方净者，称为"经期延长"，亦称"月水不断""经事延长"等。

相当于西医学排卵障碍性异常子宫出血中的子宫内膜不规则脱落。

二、临床诊断要领

（一）问诊要点

1. 询问出现经期延长的诱因，月经的周期及经量。

2. 询问有无子宫内膜息肉、子宫肌瘤、子宫腺肌病、盆腔炎性疾病、血液病等病史，有无放置宫内节育器。

3. 询问有无乏力、头晕、心悸及带下异常等伴随症状。

（二）查体要点

1. 望诊

（1）望面色　面色㿠白者多为气虚；面红多属血热；面色暗，或有斑多属血瘀。

（2）望经色、经质　质清稀多属气虚；色鲜红，质稀多属阴虚血热；色暗如败酱，质黏腻多属湿热蕴结；经色紫暗，有块，多属血瘀。

（3）望舌　舌淡，苔薄者多属气虚；舌红苔少者属阴虚血热；舌红苔黄腻者属湿热蕴结；舌质紫暗有瘀点属血瘀。

2. 闻诊　患者神疲乏力，气短懒言，或精神不振，多属气虚；患者语声高，或善太息，多属血热。

3.切诊　气虚者多脉缓弱，阴虚血热者多脉细数，湿热蕴结者脉濡数，血瘀者多脉弦涩。

4.妇科检查　无明显器质性病变。应注意排除宫颈息肉引起的经期延长。

（三）辅助检查选择

BBT、B超、女性激素检查；适时的子宫内膜病理检查、宫腔镜等有助于诊断。应注意排除因子宫内膜息肉、子宫肌瘤、盆腔炎性疾病、宫内节育器移位等引起的月经期延长。

（四）诊断要点

1.月经周期基本正常，经期超过7天以上，甚或淋漓半月方净者.
2.结合妇科检查、BBT、B超、宫腔镜及女性激素等检查可明确诊断。

（五）辨证要点

经期延长的发生与脏腑气血失调，冲任不固或冲任损伤，经血失于制约密切相关。临床常见气虚、血热、血瘀等。临证需注意气血同病或多脏同病。

若疑有盆腔炎、子宫内膜炎、子宫内膜息肉或节育环引起的经期延长，应行相关检查以诊治。

三、鉴别诊断

本病当与崩漏、癥瘕等相鉴别。本病月经周期基本正常而经期超过7天以上，甚或半月方净。辅助检查：生殖器官无明显器质性病变；BBT双相，下降缓慢；经期第5～6日取子宫内膜可见增生期和分泌期子宫内膜并存。

1.崩漏　多有月经不调史或不孕史，多发生于青春期和绝经前后，主要表现为子宫不规则出血，周期、经期、经量皆紊乱。辅助检查：生殖器官无明显器质性病变；BBT单相。

2.癥瘕　月经量多，病程长、药物效果不佳。辅助检查：B超、宫腔镜检查有助于发现子宫内膜息肉、黏膜下肌瘤、子宫腺肌病等。

四、危急状态辨识

若失治误治，可致崩漏。

五、中医治疗

（一）治则治法

经期延长的治疗原则重在调经止血、缩短周期。

（二）分证论治

1. 气虚证

证候：经血过期不净，量多，色淡，质稀；倦怠乏力，气短懒言，小腹空坠，面色㿠白；舌淡，苔薄，脉缓弱。

治法：补气摄血，固冲调经。

方药：举元煎（方见月经过多）加阿胶、炒艾叶、乌贼骨。

加减：若脾肾同病，兼见腰膝酸痛，头晕耳鸣者，酌加桑寄生、炒续断、补骨脂、覆盆子以补肾益精，固肾止血；食少纳呆，加砂仁、陈皮以醒脾和胃。

2. 阴虚血热证

证候：经期时间延长，量少，色鲜红，质稠；咽干口燥，或见潮热颧红，或手足心热；舌红，苔少，脉细数。

治法：养阴清热，凉血调经。

方药：两地汤（方见月经先期）合二至丸（《医方集解》）。

女贞子　旱莲草

加减：若伴见倦怠乏力，气短懒言者乃气阴两虚，酌加党参、黄芪、山茱萸气阴双补以止血；咽干口渴加麦门冬、石斛养阴生津。

3. 湿热蕴结证

证候：经行时间延长，量不多，或色暗、质黏稠，或带下量多，色赤白或黄；或下腹热痛；舌红，苔黄腻，脉滑数。

治法：清热祛湿，止血调经。

方药：固经丸（《医学入门》）加败酱草、鱼腥草。

龟甲　白芍　黄芩　椿根皮　黄柏　香附

加减：如带下量多加车前子、薏苡仁清热利湿；如下腹热痛，加忍冬藤、红藤、蒲黄、五灵脂清热活血止痛。

4. 血瘀证

证候：经行时间延长，量或多或少，经色紫暗，有块；经行下腹疼痛，拒按；舌质紫暗或有瘀点，脉弦涩。

治法：活血祛瘀，理冲止血。

方药：桃红四物汤（方见月经过少）合失笑散（方见月经过多）。

加减：若兼见口渴心烦，大便干结，舌暗红苔薄黄者为瘀热之征，酌加生地黄、黄芩、益母草以清热化瘀止血；小腹冷痛，加炮姜、小茴香温经化瘀。

（三）辨治小结

经期延长辨证以月经量、色、质为主，结合全身证候、舌脉综合分析。治疗以固冲止血调经为大法，重在缩短经期，以经期服药为主。辨证论治，不可概投固涩之剂，以犯虚虚实实之戒。如与节育环位置异常有关，须换环或取环处理。

六、西医治疗要点

经期延长与西医临床关系最密切的是黄体萎缩不全。黄体萎缩不全导致子宫内膜不规则脱落，治疗给予孕激素或绒促性素。若诊断为盆腔炎、子宫内膜炎等给予抗炎治疗；子宫内膜息肉，应予宫腔镜下切除，并送病理组织学检查。

七、随诊要领

门诊患者复诊应对：

1. 问诊 重点询问治疗后症状变化，包括主证变化，有无出现新的症状；问清服药后对一般情况的影响；问清患者经初治后对下一步治疗的期待与意愿，有没有需要解决的与经期延长相关的新问题。

2. 查体要领 重点复查阳性体征；重点检查舌象、脉象变化。

3. 治疗决策 随访结果提示病情逐渐恢复者，维持原治疗方案。加强人文关怀，教育患者注意避免与加重经期延长有关的个体化诱因，结合中医适宜技术综合治疗，改善体质。若病情改善不明显者，综合评估病情决定下一步治疗方案。

八、人文关怀

1. 嘱患者适劳逸，经期不宜重体力劳动和剧烈运动。
2. 经期、产褥期注意外阴卫生，禁止房事。
3. 调畅情志，避免七情过极。

九、预后评估

本病治疗得当，预后一般尚好。然经期持续时间长，对生活造成不便，甚至影响受孕或发生自然流产。若合并月经过多，有转为崩漏之势，应予重视。

十、病案举例

徐某，女，36岁，已婚。1995年4月3日初诊。

患者既往月经规律，自1992年置宫内节育器后，月经量明显增多，经期延长10～14天，曾用氟芬那酸治疗，经量减少，但经期仍长，曾多次检查节育器位置正常。其间服用过抗生素、止血药，效果不显。末次月经3月20日，至今已14天，仍淋漓不净，量不多，色淡红，小腹下坠，头晕乏力，大便偏稀，日1次。舌质淡红，苔薄，脉细无力。诊断：经期延长。中医辨证：气虚血瘀。宫内节育器损伤冲任二脉，冲任虚损，经血难摄，故经期延长；气随血脱，气陷于下，故小腹坠痛，头晕乏力；脾虚失运，故大便稀。治法：补气摄血，化瘀调经。方药：生黄芪30g，三七粉3g（分冲），仙鹤草50g，功劳叶25g。上方服用3剂，经血已净。嘱其每于经期第4天开始服药 5～7 天，连服 3 个月经周期。3 个月后随访，经期已恢复正常。

（摘录《当代名老中医典型医案集·妇科分册·许润三医案》）

第二节 经间期出血

一、概述

两次月经中间，即氤氲之时，出现周期性少量阴道出血者，称为"经间期出血"。如出血量很少，仅仅 1～2 天，或偶尔一次者，不作病论。反复经间期出血，持续时间较长，连续 3 个月经周期者，当及时治疗。

西医学的围排卵期出血，属异常子宫出血的范畴，可参照本病辨证治疗。

二、临床诊断要领

（一）问诊要点

1. 询问有无宫颈炎、子宫内膜炎、子宫内膜息肉、子宫肌瘤等病史。

2. 询问经间期出血的颜色、质地，全身伴随症状及舌脉。

3. 询问目前有无生育要求，以根据患者的需求选择治疗方案和进行鉴别诊断。

4. 经间期出血的伴发病证情况

（1）伴头晕耳鸣，腰膝酸软，五心烦热，便坚尿黄者，多属肾阴偏虚，虚火内生，虚火与阳气相搏，损伤阴络，冲任不固。

（2）伴腰骶酸楚，或下腹时痛，神疲乏力，胸胁满闷，口苦纳呆，小便短赤者，多属湿邪阻于冲任胞络之间，蕴蒸生热，得经间期重阴转阳，阳气内动，引动内蕴之湿热，扰动冲任血海，影响固藏。

（3）伴少腹一侧或两侧胀痛或刺痛，拒按，胸闷烦躁者，多属瘀血阻于胞络冲任之间，经间期阳气内动，与之相搏，脉络损伤，血不循经，血海失固而出血。

（二）查体要点

1. 望诊

（1）望面色 两颧潮红多属肾阴虚；面色暗红多为湿热；面色暗或有瘀斑多为血瘀。

（2）望出血色、质 色鲜红、质稍稠多属肾阴虚；色深红、质黏腻，无血块多属湿热；色紫黑或有血块属血瘀。

（3）望舌 舌体偏小质红属肾阴虚；舌质红，苔黄腻属湿热；舌质紫或有紫斑多为血瘀。

2. 闻诊 患者语声高多属热证；语声烦躁或低落多属血瘀。

3. 切诊 肾阴虚者多脉细数，湿热者多脉细弦或滑数，血瘀者多脉细弦。

4. 妇科检查 宫颈黏液透明呈拉丝状，夹有血丝。宫颈无赘生物或重度炎症，无接触性出血。

（三）辅助检查选择

1. BBT 基础体温多见低、高温相交替时出血。

2. B 超 B 超监测可见成熟卵泡或接近成熟的优势卵泡。

3. 女性生殖激素测定 月经中期测定血清雌、孕激素水平偏低。

4. 诊断性刮宫 诊断性刮宫示子宫内膜呈早期分泌期改变，可能有部分晚期增生。

（四）诊断要点

1. 多见于青春期及育龄期女性，月经周期及经期正常。

2. 两次月经中间出现规律性的少量阴道出血，常出现在周期的 10～16 天，出血一般不超过 3～7 天。可伴有腰酸，少腹一侧或两侧胀痛，乳胀，白带增多，如蛋清样或透明呈拉丝状，夹有血丝。

3. 结合妇科检查、基础体温、B 超、血清雌孕激素或诊断性刮宫等辅助检查可明确诊断。

（五）辨证要点

经间期是继经后期由阴转阳，由虚至盛之时期，此时阴血渐盛，精血充盛，阴长至重，阴转为阳，氤氲之状萌发"的候"到来。若体内阴阳调节功能正常者，可适应变化。若肾阴不足，或湿热内蕴，或瘀阻胞络，当阳气内动之时，阴阳转化不协调，阴络易伤，损及冲任，血海固藏失职，血溢脉外，酿成经间期出血。临证需根据体质、全身情况、舌脉及基础体温曲线波动进行辨证，拟定治疗方案。

三、鉴别诊断

经间期出血应与月经先期、月经过少、赤带相鉴别。

1. 月经先期 月经周期提前，个别也有恰巧在经间期这一时间段出现周期提前，周期提前一周及以上，连续两个周期以上，一般无明显改变，同平时月经量，也可能时多时少，基础体温多见高温下降时，B 超无明显器质性病变。内分泌激素检查可有异常。

2. 月经过少 月经周期无明显改变，量明显少于平时月经量，甚或点滴而下，B 超无明显器质性病变。内分泌激素检查可有异常。

3. 赤带 月经周期任何一个时间段均可能，量少，持续时间长或反复发作，常见宫颈糜烂、宫颈赘生物，或子宫、附件区压痛明显，妇科检查可见宫颈有赘生物，子宫附件区或有炎症相关表现。

四、危急状态辨识

经间期出血失治误治，常可致漏证的发生，病久亦可以转为崩漏。

五、中医治疗

（一）治则治法

经间期出血的治疗时机重在经后期，一般以滋肾养血为主，热者清之，湿者除之，瘀者化之，阳气虚者补之，但应认识到本病的病理生理特点，以阴阳互根关系，补阴不忘阳，选择适当的补阳药物，经间期出血时酌加固冲止血药物，使阴阳平和，气血和调。

（二）分证论治

1. 肾阴虚证

证候：经间期出血、量少或稍多，色鲜红，质黏；头晕耳鸣，腰膝酸软，五心烦热，便坚尿黄；舌红，苔少，脉细数。

治法：滋肾养阴，固冲止血。

方药：两地汤（方见月经先期）合二至丸（方见经期延长）。

若阴虚及阳或阴阳两虚，症见经间期出血量稍多，色淡红，无血块，头晕腰酸，神疲乏力，大便溏薄，尿频，舌质淡红，苔白，脉细；治宜益肾助阳，固摄止血；方用大补元煎（《景岳全书》）加减。

2. 湿热证

证候：经间期出现少量阴道流血，色深红，质稠，可见白带中夹血，或赤白带下，腰骶酸楚；或下腹时痛，神疲乏力，胸胁满闷，口苦纳呆，小便短赤；舌红，苔黄腻，脉濡或滑数。

治法：清利湿热，固冲止血。

方药：清肝止淋汤（《傅青主女科》）去阿胶、红枣，加小蓟、茯苓。

当归 白芍 生地黄 丹皮 黄柏 牛膝 制香附 黑豆 阿胶 红枣

加减：若出血多，去牛膝，加侧柏叶、荆芥炭凉血止血；湿盛者加薏苡仁、苍术健脾燥湿。

3. 血瘀证

证候：经间期出血量少或稍多，色暗红，或紫黑或有血块，少腹一侧或两侧胀痛或刺痛，拒按，胸闷烦躁；舌质紫或有瘀斑，脉细弦。

治法：化瘀止血。

方药：逐瘀止血汤（《傅青主女科》）。

生地黄 大黄 赤芍 牡丹皮 当归尾 枳壳 桃仁 龟甲

若出血偏多时，宜去赤芍、当归，加失笑散。若带下黄稠，夹有湿热者，上方加红藤、败酱草、薏苡仁以清热利湿；若大便溏者，去生地黄、大黄，加煨木香、炒白术、焦神曲以健脾和胃。

（三）辨治小结

经间期出血的辨证主要是针对出血的量、色、质及全身症状进行辨别，主要包括肾阴虚、湿热、血瘀。本病的治疗重在经后期，以滋肾养血为主，兼热者清之，兼湿者除之，兼瘀者化之，但必须认识到本病的病理生理特点，以及阴阳互根的关系，补阴不忘阳，选择适当的补阳药物。出血时在辨证论治前提下，适当加一些固冲止血药，使阴阳平和，气血调和。

六、西医治疗要点

本病与西医临床关系最密切的是排卵期出血，可行口服短效避孕药或排卵期口服雌激素等方案进行治疗。

七、随诊要领

门诊患者复诊应对：

1. 问诊 重点询问治疗后症状变化，包括主证变化，有无出现新的症状；问清服药后对一般情况的影响；问清患者经初治后对下一步治疗的期待与意愿，有没有需要解决的与经间期出血相关的新问题。

2. 查体要领 重点检查舌象、脉象变化。

3. 治疗决策 随访结果提示经间期出血逐渐好转者，维持原治疗方案。加强人文关怀，教育患者注意避免与加重经间期出血有关的个体化诱因，结合中医适宜技术综合治疗，改善体质。若病情改善不明显者，综合评估病情决定下一步治疗方案。

八、人文关怀

1. 嘱患者适劳逸，出血期间避免过度劳累。

2. 出血期间严禁性生活，防止感染。

3. 调畅情志，保持心情舒畅。

4. 饮食宜清淡富有营养，忌滋腻辛燥食物。

九、预后评估

本病由于阴精不足，氤氲之时重阴转阳欠顺利，影响子宫、冲任固藏，故出现经间期出血。若阳气不能恢复则出血可延续至经前期。若反复出血，病情缠绵或治疗不及时可引起月经周期紊乱，甚或崩漏、不孕等。

十、病案举例

余某，女，27 岁，工人。2012 年 6 月 21 日初诊。

经间期出血已 1 年余，伴有月经后期，结婚 2 年未孕。初潮 13 岁，5$^\pm$ 天 /40$^\pm$ 天，量较多，色紫红有血块，有痛经史，25 岁结婚。自结婚后月经日渐错后，周期由 40 天延至 50 余天，甚则 2 月一行，并逐渐出现经间期出血，由 2 ～ 3 天逐渐发展为 5 ～ 7 天，曾误认为月经来潮。妇科检查：子宫偏小，余未见异常。BBT 高温相延后，上升呈缓慢状，上升后高温相不稳定。平时有黄白带下，经间期锦丝样带下较少，伴有头昏腰酸，夜寐多梦，形体渐丰，舌质偏红，苔黄白腻，中根部较厚，脉弦细。诊断为月经后期伴经间期出血。认为其因肝肾阴虚，癸水不足，故重在经后期的论治，取二至丸合归芍地黄汤加减。处方：女贞子 10g，墨旱莲 10g，炒当归、赤白芍、怀山药、干地黄各 10g，炒丹皮 9g，茯苓 12g，怀牛膝 9g，川断、菟丝子各 12g，败酱草、苡仁各 15g。至排卵期时服用补肾促排卵汤。经过 5 个周期经后期及经间排卵期治疗，病有好转，但仍有经间期少量出血，BBT 上升较缓慢。在经后期加强滋阴补肾药物的基础上加入清利湿浊之品，即在经后原方中加入炙鳖甲、肉苁蓉、炒黄柏、碧玉散等，排卵期再服补肾促排卵汤，同时加用复方当归注射液肌内注射，每天 1 次，每次 3 支，每支 2mL，连用 5 天。如法调治 3 个月经周期后，月经 35 天来潮，经间期出血基本控制，BBT 上升较快，又隔 3 月受孕，翌年举一男。

（摘录《夏桂成实用中医妇科学》）

第三节 崩 漏

一、概述

崩漏是指经血非时暴下不止或淋漓不尽，前者称崩中，后者称漏下，由于崩与漏二者常相互转化，故概称崩漏。其是月经周期、经期、经量严重紊乱的月经病。

西医学排卵障碍性异常子宫出血可参照本病治疗。

二、临床诊断要领

（一）问诊要点

1. 崩漏的诱因与该病发生的相关因素。

2. 崩漏发生的时间和病程，如既往有月经先期、先后无定期、经期延长、月经过多等月经失调病史。

3. 与崩漏发作有关联的疾病，如肝病、血液病、高血压，以及甲状腺、肾上腺、脑垂体病史。

（二）查体要点

1. 望诊

（1）望面色　面红者多属血热；面色晦暗或有暗斑多属肾虚；面色萎黄多属脾气虚；面色暗或有瘀斑多为血瘀。

（2）望出血色、质　色鲜红而质稠多属阴虚虚热；色深红或鲜红而质稠多属实热；色淡而质清多属肾阳虚；色淡而质薄多属脾虚。

（3）望舌　舌质红，苔黄属热；舌体偏小质红属肾阴虚；舌质淡，苔薄白属阳虚；舌淡胖，边有齿痕，苔薄白者多属脾气虚；舌质紫或有紫斑多为血瘀。

2. 闻诊　患者声高、烦躁易怒，多属实证、热证；患者语声低微、少言懒语，多属虚证。

3. 切诊　肾阴虚或虚热者多脉细数，实热者多脉滑数，肾阳虚者多脉沉细，脾虚者多脉弱或沉细，血瘀者多脉涩或细弦。

4. 妇科检查　出血来自子宫腔。生殖器官有无器质性病变。有无妊娠因素等。

（三）辅助检查选择

1. B超检查　了解子宫大小及内膜厚度，排除妊娠、生殖器肿瘤或赘生物等。

2. 血液检查　如血常规、血小板计数、出凝血时间和凝血功能检查等以了解贫血程度并排除血液病。

3. 卵巢功能及激素测定　基础体温呈单相型；血清雌、孕激素及垂体激素测定等。有性生活史者，应进行妊娠试验。

4. 诊断性刮宫　对大出血或淋漓不净或不规则出血者，可随时诊刮取子宫内膜送病理检查，以明确有无排卵及排除子宫内膜恶性病变。但对未婚患者，仅在药物治疗失败、出血量多造成贫血危及生命或疑有器质性病变、经本人或其家长知情同意后方可诊刮。

（四）诊断要点

1. 病史　月经先期、先后无定期、经期延长、月经过多等月经失调病史；年龄、孕产史、目前采取的避孕措施、激素类药物的使用史；肝病、血液病、高血压，以及甲状腺、肾上腺、脑垂体病史。

2. 临床表现　月经来潮无周期规律而妄行，出血量多如山崩之状，或量少淋漓不止。

3. 妇科检查　同前。

4. 辅助检查　B超检查可了解子宫大小及内膜厚度，排除妊娠、生殖器肿瘤或赘生物等；血常规、血小板计数及凝血功能等血液检查可了解贫血程度并排除血液病；

卵巢功能及激素测定评估黄体及排卵功能；有性生活史者，应进行妊娠试验排除妊娠可能；诊断性刮宫可止血并明确诊断。

（五）辨证要点

崩漏为经乱之甚，其发病常非单一原因所致。一般而言，崩漏虚证多而实证少，热证多而寒证少。即便是热亦是虚热为多，但发病初期可为实热，失血伤阴即转为虚热。临证治疗崩漏，应根据其病情缓急和出血时间长短的不同，本着"急则治其标，缓则治其本"的原则，应用"塞流、澄源、复旧"三法。崩漏属于急症，崩漏发作之时，出血量多势急，急当"塞流"止崩，选择适宜的止血方法急止其血；症状缓解后正本清源，根据不同证型辨证论治，即为澄源；血止后固本善后，调理恢复即为复旧。

三、鉴别诊断

崩漏应与月经不调、胎漏、异位妊娠、产后出血、赤带、癥瘕、外伤、全身性疾病等鉴别。崩漏与妇科血证的鉴别有时较为困难，在详细询问病史的基础上，常需借助妇科检查和临床辅助检查，并进行全面分析才能最终明确诊断。

1. 月经不调　月经先期、先后无定期是周期异常，经期、经量正常；月经过多为经量异常（多于平时），周期经期正常；经期延长为行经持续时间延长，但非淋漓不尽，月经周期正常；经间期出血为两次月经之间少量阴道下血，周期规则。妇科检查生殖器官无器质性病变。

2. 胎漏　多有停经史或早孕反应，阴道出血量少，或伴轻微腹痛。妇科检查子宫增大符合妊娠月份；妊娠试验阳性。

3. 异位妊娠　有停经史，或急腹痛史，阴道出血量少，点滴性出血，血色暗褐，或有蜕膜管形排出。妇科检查少腹一侧可触及包块，子宫无明显增大，或宫颈摇举痛；妊娠试验弱阳性。

4. 产后出血　发生于分娩后至产褥期的阴道出血，如恶露不绝、产后血晕等。检查子宫复旧不良，或有胎盘、胎膜残留。

5. 赤带　带下呈血性，多在月经净后出现。检查见宫颈糜烂或息肉，或有小腹压痛。

6. 癥瘕及外伤出血　妇科检查可发现癥块，外伤出血多能追询外伤史。子宫增大质硬，外形不规则；外伤出血可查见伤处。

7. 全身性疾病及其他　血液病，其他内分泌腺疾病，营养不良，心力衰竭，严重肝、肾功能障碍，生殖器官炎症，药物影响等。专科检查以助鉴别。

四、危急状态辨识

崩漏属于急症，崩漏发作之时，出血量多势急，急当"塞流"止崩，以防厥脱，视病情和患者体质选择下列方法紧急止血。若崩证发作，暴下如注，血压下降，四肢湿冷，脉芤或脉微欲绝，病情危象，需中西医结合抢救。

五、中医治疗

（一）治则治法

着重介绍崩漏出血阶段的中医药治疗方法，即塞流结合澄源的治法和方药，至于复旧固本、善后调理的具体方药参照月经不调类病证、闭经等病证的辨证论治。

（二）分证论治

1. 血热证

（1）虚热证

证候：经血非时而下，量少淋漓，血色鲜红而质稠；心烦潮热，小便黄少，或大便结燥。舌质红，苔薄黄，脉细数。

治法：养阴清热，止血调经。

方药：上下相资汤（《石室秘录》）。

人参　沙参　玄参　麦冬　玉竹　五味子　熟地黄　山茱萸　车前子　牛膝

加减：若暴崩下血者，加仙鹤草、乌贼骨涩血止血；淋漓不断者，加茜草、三七化瘀止血；心烦少寐者，加炒枣仁、柏子仁养心安神；烘热汗出，眩晕耳鸣者，加龟甲、龙骨育阴潜阳；血久不止，面色苍白，心悸气短，血色淡而质清者，加黄芪、枸杞、当归益气养血。

（2）实热证

证候：经血非时暴下，或淋漓不净又时而增多，血色深红或鲜红，质稠，或有血块；唇红目赤，烦热口渴，或大便干结，小便黄。舌红苔黄，脉滑数。

治法：清热凉血，止血调经。

方药：清热固经汤（《简明中医妇科学》）。

黄芩　栀子　生地黄　地骨皮　地榆　阿胶　藕节　棕榈炭　龟甲　牡蛎　生甘草

加减：若因外感热邪或过服辛燥助阳之品酿成实热崩漏，加贯众炭、蒲公英、马齿苋清热解毒，凉血止血；实热耗气伤阴，出现气阴两虚证者，合生脉散加沙参益气养阴；如实热已除，血减少而未止者，当根据证候变化塞流佐以澄源，随证遣方中酌加仙鹤草涩血止血，茜草、益母草化瘀止血。

2. 肾虚证

（1）肾阴虚证

证候：经乱无期，出血淋漓不净或量多，色鲜红，质稠；头晕耳鸣，腰膝酸软，或心烦。舌质偏红，苔少，脉细数。

治法：滋肾益阴，止血调经。

方药：左归丸（《景岳全书》）去牛膝合二至丸（见经期延长）。

熟地黄　山药　枸杞子　山茱萸　川牛膝　菟丝子　鹿角胶　龟甲胶

加减：若胁胀痛者加柴胡、香附、白芍疏肝解郁柔肝；咽干、眩晕者，加玄参、牡蛎、夏枯草养阴平肝清热；心烦、眠差者，加五味子、柏子仁、夜交藤养心安神；阴虚生热而热象明显者，参照崩漏虚热证治疗。

（2）肾阳虚证

证候：经来无期，出血量多或淋漓不尽，色淡质清；畏寒肢冷，面色晦暗，腰腿酸软，小便清长。舌质淡，苔薄白，脉沉细。

治法：温肾固冲，止血调经。

方药：右归丸（《景岳全书》）去肉桂，加补骨脂、淫羊藿。

附子　肉桂　熟地黄　山药　山茱萸　枸杞子　菟丝子　鹿角胶　当归　杜仲

加减：若形寒肢冷，小便清长，加补骨脂、鹿角霜补肾固摄；若腰腿酸软，周身无力，加用杜仲、川断益肾强腰；若久崩不止，出血色淡，量多，宜加党参、黑荆芥、生炙黄芪等益气固经。

3. 脾虚型

证候：经血非时而至，崩中暴下继而淋漓，血色淡而质薄；气短神疲，面色㿠白，或面浮肢肿，手足不温。舌质淡，苔薄白，脉弱或沉细。

治法：补气升阳，止血调经。

方药：举元煎（见月经过多）合安冲汤（《医学衷中参西录》）加炮姜炭。

黄芪　白术　生地黄　白芍　续断　海螵蛸　茜草　龙骨　牡蛎

加减：若久崩不止，头昏、乏力、心悸、失眠者，酌加制首乌、桑寄生、五味子养心安神；脘腹胀闷者，加黑荆芥、煨木香、炒枳壳宽中行气；崩中量多者，加侧柏叶、仙鹤草、血余炭敛阴涩血止血。

4. 血瘀型

证候：经血非时而下，时下时止，或淋漓不净，色紫黑有块；或有小腹不适。舌质紫暗，苔薄白，脉涩或细弦。

治法：活血化瘀，止血调经。

方药：四草汤（《实用中医妇科方剂》）加三七、蒲黄。

鹿衔草　马鞭草　茜草炭　益母草

加减：若月经久闭不行，B超提示子宫内膜较厚者，加花蕊石、马齿苋活血化瘀通经；少腹冷痛，经色暗黑夹块属寒凝血瘀者，加艾叶炭、炮姜炭温经涩血止血；血多者加乌贼骨、仙鹤草、血余炭收涩止血；口干苦，血色红而量多，苔薄黄者，为瘀久化热，加炒地榆、贯仲炭、侧柏叶凉血止血；气血虚兼有瘀滞者，改用八珍汤加益母草、鸡血藤、香附调补气血，化瘀生新。

（三）其他治疗

1. 中成药

（1）三七片　每次2～6片，每日3次，口服。适用于血瘀证。

（2）云南白药　每次 0.25 ～ 0.5g，每日 4 次，口服。适用于血瘀证。

（3）宫血宁胶囊　每次 2 粒，每日 3 次，口服。适用于血热证。

2. 针灸

（1）体针　取关元、三阴交、隐白、肾俞、足三里穴，根据不同病情采用补法或泻法。

（2）艾灸　取百会、大敦（双）、隐白（双）等穴。

（3）耳针　取内分泌、卵巢、子宫、皮质下等穴，可用耳穴埋针、埋豆。

（四）辨治小结

崩漏是月经周期、经期和经量严重紊乱的病证，往往病程较长，病因较为复杂，但可概括为虚、热、瘀三个方面。新病常见血热证为主，随着病情发展常损及阴血，部分漏下淋漓者又多合并瘀血阻滞。故崩漏的病机特点是因果相干，气血同病，多脏受累，其本在肾。治疗过程中除要辨证求因、审因论治外，要抓住本病肾虚为主的基本病机，将补肾治本调经贯穿整个治疗过程中。在急性出血期常采用塞流之法以止血，对绝经过渡期血势汹涌者，应采用诊断性刮宫止血并排除宫内膜恶性病变。血势减缓后，则辨证求因，止血结合澄源。止血后，根据患者不同年龄运用中药调整周期，促进排卵，恢复月经周期。

六、西医治疗要点

1. 止血　首选性激素，应尽量使用最低有效剂量，若为尽快止血而用量较大时应及时合理调整剂量，治疗过程中应严密观察，以免引起医源性出血。大量出血且药物治疗无效或需要子宫内膜组织学检查的患者应行刮宫术。

2. 调节周期　对于无排卵性异常子宫出血患者，止血只是治疗的第一步，而调整月经周期是治疗的根本，也是巩固疗效、避免复发的关键。应根据患者的年龄、激素水平、生育要求等选择适宜的调整周期方法。

3. 促排卵　用于生育期、有生育需求者，尤其是不孕患者。

4. 手术治疗　适用于药物治疗无效、不愿或不适合子宫切除术、无生育要求而药物治疗的患者，尤其是不易随访的年龄较大者，包括子宫内膜去除术和子宫切除术。

七、随诊要领

（一）门诊复诊

1. 复诊应对

（1）问诊　重点询问治疗后阴道出血量变化；问清用药对一般情况的影响；问清患者经初治后对下一步治疗的期待与意愿。

（2）查体要领　重点检查以往的阳性体征变化，重点检查妇科、舌象及脉象变化。

（3）治疗决策　随访结果提示病情渐恢复者，维持原有治疗或减药治疗，加强人文关怀。出血量大者，综合评估病情以决定是否需要收入院进一步诊治。

2. 收入院指征

（1）门诊治疗无效，出血量大者。

（2）患者一般情况差，病情严重，伴有严重贫血或器质性病变者。

（二）出院后复诊

复诊应对：

1. 问诊 重点询问出院后阴道出血是否彻底停止及出院医嘱执行情况，包括主证变化，有无出现新的症状、饮食起居情况等；有没有需要解决的相关的新的临床问题。

2. 查体要领 重点望形神、望面色，诊查舌象及脉象变化，妇科或腹部检查，明确现症与出院时症见的变化等。

3. 治疗决策 经住院治疗病情好转出院的患者，门诊随访结果提示病情渐恢复者，维持原有治疗或减药治疗，适当调整治疗重点，侧重针对原发病的治疗，并加强人文关怀，教育患者注意避免与加重崩漏有关的个体化诱因，结合中医适宜技术综合治疗，改善体质。

八、人文关怀

1. 适劳逸，出血期间避免过度劳累。

2. 出血期间严禁性生活，防止感染。

3. 调畅情志，保持心情舒畅，加强体质锻炼。

4. 节饮食，饮食宜清淡富有营养，忌滋腻辛燥食物。

九、预后评估

崩漏就病之新久而言，"暴崩者，其来骤，其治亦易；久崩者，其患深，其治亦难"（《景岳全书·妇人规·崩淋经漏不止》）。就其疗效而言，止血塞流稍易，调经复旧较难。正如《女科证治约旨》所谓："崩中者势急症危，漏下者势缓症重，其实皆属危重之候。"崩漏虽属妇科危急重症，但只要治疗得当，善后调治，预后较好。

十、病案举例

庞某，女，49岁，大学教师，已婚。2008年1月6日初诊。

患者反复阴道出血2月余，量多如冲3天，呈阵发性，色红，有较大血块，腹不痛，伴头昏心慌，胸闷烦躁，夜寐甚差，小腹作胀，腰骶酸楚，面色㿠白，有时潮红，大便偏干，小便偏少，色黄，舌边有瘀点，舌苔黄白腻，脉弦细。

患者初潮16岁，5天/28～37天，量一般，色红质稠，无痛经，生育史1-0-2-1。工具避孕。平时带下或多，色黄白相间，质黏稠。妇科检查发现子宫偏大，质地偏硬，余无异常。B超及宫腔镜检查未发现异常。血象检查：红细胞、血红蛋白低下，白细胞亦偏低，淋巴细胞略高，出凝血时间有所延长。既往有类似病史，常服"妇康片"止血，因出现转氨酶升高而停用，就诊前西医建议其诊刮，因有思想顾虑，未接受手术，前来就诊。诊断：崩漏（更年期功能失调性子宫出血）。治拟补肾清肝，化瘀止血固冲，方用四草汤合加味失笑散加减。处方：鹿衔草 30g，马鞭草、益母草、茜草炭、丹皮、赤芍、大蓟、小蓟、五灵脂、蒲黄炭（包煎）、炒川断、制香附各 10g，广木香 9g。服药 7 剂后复诊，诸症略有改善，改从滋阴清热合化瘀止血之法，方用固经丸合加味失笑散加减。处方：炙龟甲（先煎）、炒黄柏、椿根皮、女贞子、墨旱莲、炒川断、炒五灵脂、炒蒲黄（包煎）、大黄炭、大蓟、小蓟、党参各 10g，陈皮 6g。服药 9 剂后阴道出血始净，但头昏心烦，夜寐易醒，寐少便溏，腰酸耳鸣，舌质偏红，苔薄腻，脉沉细弦，转从调理心肝脾论治，用加味归脾汤合滋肾清心汤加减。处方：钩藤 15g（后下）、山药、山萸肉、丹皮、茯苓、川断、菟丝子各 10g，太子参 15g，炒白术 10g，广郁金 10g，合欢皮 9g，酸枣仁 10g，莲子心 5g。服药 7 剂后诸症明显改善，此后随症调理，未再发作。

（摘录《夏桂成实用中医妇科学》）

第四节 闭 经

一、概述

原发性闭经是指女性年逾 16 岁，虽有第二性征发育但无月经来潮，或年逾 14 岁，尚无第二性征发育及月经。继发性闭经是指月经来潮后停止 3 个周期或 6 个月以上。

本病以持续性月经停闭为特征，临床常见，属于疑难性月经病，病程较长，病机复杂，治愈难度较大。妊娠、哺乳和围绝经期，或月经初潮后 1 年内发生月经停闭，不伴有其他不适症状者，不作闭经论。因先天性生殖器官发育异常，或后天器质性损伤而闭经者，药物治疗很难奏效，临床应注意鉴别。

闭经在西医学中为常见的妇科症状，病因复杂，与遗传学原因或先天性腺发育缺陷，下丘、垂体、卵巢、子宫功能障碍及器质性病变相关，可见于多种疾病，如特纳综合征、希恩综合征、卵巢早衰、多囊卵巢综合征、Asherman 综合征等。

二、临床诊断要领

（一）问诊要点

1. 闭经的诱因　问清与该病发生的相关因素，可因禀赋不足，后天失养、房劳多产、七情内伤等而诱发。因七情所伤，肝气郁结；经期产后，感受寒邪；素体肥胖，痰湿偏盛等而发多为实。因禀赋不足，房劳多产，久病大病，饮食劳倦，损伤脾运等而发多为虚。

2. 闭经的发病时间及病程 年逾 16 岁尚未行经，或已行经而又月经稀发、量少，渐至停闭者，多属虚证；既往月经基本正常，而骤然停闭者，或伴有痰饮、瘀血等征象者，多属实证。

3. 闭经伴发病证

（1）伴腰膝酸软，头晕耳鸣，小便频数，性欲降低，经血量少，质稀者，多属肾气不足，精血衰少，冲任气血不充。多见于卵巢早衰、子宫发育不良，以及下丘脑、垂体性闭经等。

（2）伴头晕耳鸣，腰膝酸软，或足跟痛，手足心热，甚则潮热盗汗，心烦少寐，颧红唇赤者，多属肾阴不足，精血亏虚，血海不能满溢。多见于卵巢早衰及下丘脑、垂体性闭经等。

（3）伴头晕耳鸣，腰痛如折，畏寒肢冷，小便清长，夜尿多，大便溏薄，面色晦暗，或目眶暗黑者，多属肾阳虚衰，脏腑失于温养，精血化生乏源。多见于希恩综合征、子宫发育不良及下丘脑、垂体性闭经等。

（4）伴神疲肢倦，食少纳呆，脘腹胀满，大便溏薄，面色淡黄者，多属脾虚生化无力而乏源，冲任气血不足。多见于先天发育不良、体重下降等引起的闭经。

（5）伴头晕目花，心悸少寐，面色萎黄，阴道干涩，皮肤干枯，毛发脱落，生殖器官萎缩者，多属精血亏虚，冲任气血衰少。多见于希恩综合征，下丘脑、垂体及卵巢性闭经等。

（6）伴小腹胀痛拒按，精神抑郁，烦躁易怒，胸胁胀满，嗳气叹息者，多属气滞血瘀，冲任瘀阻。多见于高催乳素血症、应激或精神因素所致闭经。

（7）伴小腹冷痛拒按，得热则痛缓，形寒肢冷，面色青白者，多属寒邪客于冲任，血为寒凝，冲任瘀阻。多见于继发性闭经。

（8）伴带下量多，色白质稠，形体肥胖，胸脘满闷，神疲肢倦，头晕目眩者，多属痰湿阻于冲任，壅遏血海。多见于多囊卵巢综合征等。

（二）查体要点

1. 望诊 先望全身，注意观察患者体质和精神状态，形态特征和营养状况，全身毛发分布和身高体重，女性第二性征发育情况等。

（1）望神志和体态 畏寒肢冷，多为肾阳虚；心烦潮热，多为肾阴不足；精神不振、神疲肢倦，多为脾虚，气血不足；精神抑郁，烦躁易怒，嗳气叹息，多为气滞血瘀；精神不振，形体肥胖，神疲肢倦，多为痰湿凝滞；皮肤干枯，毛发脱落，阴道干涩，生殖器官萎缩，多为精血亏虚。

（2）望面色 颧红唇赤，多属肾阴虚；面色晦暗，或目眶暗黑，多属肾阳虚；面色淡白、萎黄，多属脾虚，气血不足；面色青白，多属寒凝血瘀。

（3）望舌 舌淡红，苔薄白，多属肾气不足；舌红，苔少或无苔，多属肾阴不足；

舌淡，苔白，多属肾阳不足；舌淡胖有齿痕，苔白腻，多属脾虚失运，气血不足；舌淡，苔少，多属精血亏虚；舌紫暗或有瘀点，多属气滞血瘀；舌紫暗，苔白，多属寒凝血瘀；舌淡胖，苔白腻，多属痰湿凝滞。

2. 闻诊 闭经患者语声高、烦躁易怒，多属实；患者语声低微、少言懒语，多属气血亏虚，精血不足。

3. 切诊 舌淡红，苔薄白，脉沉细，多属肾气虚之候；舌红，苔少或无苔，脉细数，多属肾阴虚之候；舌淡，苔白，脉沉弱，多属肾阳虚之候；舌淡胖有齿痕，苔白腻，脉缓弱，多属脾虚之候；舌淡，苔少，脉沉细弱，多属精血亏虚之候；舌紫暗或有瘀点，脉沉弦或涩而有力，多属气滞血瘀之候；舌紫暗，苔白，脉沉紧，多属寒湿凝滞之候；舌淡胖，苔白腻，脉滑，多属痰湿凝滞之候。

（三）辅助检查选择

闭经的病因复杂，应选用相关的辅助检查以明确病变的环节和病因，对指导治疗有积极意义。

1. 血清激素。测定卵巢激素（E_2、P、T）、促性腺激素（FSH、LH）、催乳素（PRL），以及甲状腺、肾上腺功能，对于诊断下丘脑－垂体－卵巢性腺轴功能失调性闭经具有意义。

2. 基础体温（BBT）测定、宫颈黏液结晶检查有助于诊断卵巢性闭经。

3. 影像学检查。B超检查可了解子宫及卵巢大小、卵泡发育及内膜厚薄等情况；子宫输卵管碘油造影可间接了解内生殖器情况及其病变；必要时可行 CT、MRI 检查。

4. 诊断性刮宫手术，或宫腔镜、腹腔镜检查等，均可协助判断闭经的原因。

（四）诊断要点

1. 年逾16周岁女子，月经尚未初潮者；或年逾14周岁，尚无第二性征发育及月经。属原发性闭经。

2. 女子已行经而又中断6个月或3个周期以上者，属继发性闭经。

3. 需与妊娠期、哺乳期、绝经期等生理性停经相鉴别。

（五）辨证要点

1. 辨虚实 本病应根据病因病机、诊断要点，结合鉴别诊断与四诊信息辨别证候虚实。一般而论，年逾16岁尚未行经，或已行经而又月经稀发、量少，渐至停闭，并伴腰膝酸软，头晕眼花，面色萎黄，五心烦热，或畏寒肢冷，舌淡脉弱等证者，多属虚证；若既往月经基本正常，而骤然停闭，伴胸胁胀满，小腹疼痛，或脘闷痰多，形体肥胖，脉象有力等证者，多属实证。本病以虚证为主，或虚实夹杂、本虚标实，临证时须细辨。

2. 辨脉象 闭经者脉沉细，为肾气虚之证；脉细数，为肾阴虚之证；脉沉弱，为肾阳虚之证；脉缓弱，为脾虚之证；脉沉细弱，为精血亏虚之证；脉沉弦或涩而有力，为气滞血瘀之证；脉沉紧，为寒湿凝滞之证；脉滑，为痰湿凝滞之证。

3. 辨原发病　多数就诊而诊断为闭经的患者，首先应明确的是原发性还是继发性闭经，根据控制月经周期的 5 个主要环节进行辨别。若为下丘脑性闭经，如精神应激、体重下降所致，多为气滞血瘀，脾虚气血不足；若为垂体性闭经，如希恩综合征，多见于精血亏虚；若为卵巢性闭经，如卵巢早衰、多囊卵巢综合征，以肾虚、肾虚痰阻为主；若为子宫性闭经，如 Asherman 综合征，则多为肾虚血瘀。

三、鉴别诊断

闭经涵盖了许多西医妇科疾病，如多囊卵巢综合征、卵巢早衰、希恩综合征、闭经溢乳综合征等，临床治疗前需要根据病史、症状体征和辅助检查加以鉴别，明确诊断。

1. 多囊卵巢综合征　闭经，痤疮多毛，带下量多，脘腹胀满，大便不爽，舌肥嫩暗，苔白腻；基础体温单相；血清睾酮异常升高；B 超检查一侧或双侧卵巢内小卵泡 ≥ 12 个。

2. 卵巢早衰　闭经，伴烘热汗出，烦躁抑郁，失眠多梦，阴道干涩，脉沉细或细弦；基础体温单相；卵泡刺激素异常升高；B 超见卵巢无窦卵泡或减少；生殖器萎缩。

3. 闭经溢乳综合征　闭经，或溢乳，头痛，复视，脉弦；基础体温单相；催乳素异常升高；检查头颅 CT 或 MRI，除外垂体腺瘤等病变。

4. 希恩综合征　产后大出血史，闭经，毛发脱落，畏寒肢冷，性欲淡漠，舌淡，脉沉；基础体温单相；促性腺激素（FSH、LH）水平降低；B 超检查可见生殖器萎缩。

四、中医治疗

（一）治则治法

闭经的治疗原则，虚者补而通之，或补肾滋肾，或补脾益气，或填精益阴，大补气血，以滋养精血之源；实证者泻而通之，或理气活血，或温经通脉，或祛痰行滞，以疏通冲任经脉；虚实夹杂者当补中有通，攻中有养；皆以恢复月经周期为要。切不可一味滥用攻破或峻补之法，以犯虚虚实实之戒。若因其他疾病而致经闭者，又当先治他病，或他病调经并治。

（二）分证论治

1. 肾虚证

（1）肾气虚证

证候：月经初潮来迟，或月经后期量少，渐至闭经；头晕耳鸣，腰膝酸软，小便频数，性欲降低；舌淡红，苔薄白，脉沉细。

治法：补肾益气，养血调经。

方药：大补元煎（方见月经后期）加丹参、牛膝。

加减：若闭经日久，畏寒肢冷甚者，酌加菟丝子、肉桂、紫河车以温肾助阳调冲任；夜尿多者，酌加金樱子、覆盆子以温肾缩尿；腰膝酸软甚者，酌加续断、桑寄生补肾强腰。

（2）肾阴虚证

证候：月经初潮来迟，或月经后期量少，渐至闭经；头晕耳鸣，腰膝酸软，或足跟痛，手足心热，甚则潮热盗汗，心烦少寐，颧红唇赤；舌红，苔少或无苔，脉细数。

治法：滋肾益阴，养血调经。

方药：左归丸（方见崩漏）。

加减：若潮热盗汗者，酌加青蒿、鳖甲、地骨皮以滋阴清热；心烦不寐者，酌加柏子仁、丹参、珍珠母以养心安神；阴虚肺燥，咳嗽咯血者，酌加沙参、白及、仙鹤草以养阴润肺止血。

（3）肾阳虚证

证候：月经初潮来迟，或月经后期量少，渐至闭经；头晕耳鸣，腰痛如折，畏寒肢冷，小便清长，夜尿多，大便溏薄，面色晦暗，或目眶暗黑；舌淡，苔白，脉沉弱。

治法：温肾助阳，养血调经。

方药：十补丸（《济生方》）加当归、川芎。

熟地黄　山萸肉　炒山药　鹿茸　茯苓　牡丹皮　泽泻　炮附子　肉桂　五味子

加减：若腰痛如折，畏寒肢冷，性欲淡漠者，酌加淫羊藿、菟丝子以温阳益肾；若大便溏薄，面肢浮肿者，酌加黄芪、桂枝以温阳益气利水；面色晦暗兼有色斑，少腹冷痛者，酌加蒲黄、香附以温阳活血理气。

2. 脾虚证

证候：月经停闭数月；神疲肢倦，食少纳呆，脘腹胀满，大便溏薄，面色淡黄；舌淡胖有齿痕，苔白腻，脉缓弱。

治法：健脾益气，养血调经。

方药：参苓白术散（《太平惠民和剂局方》）加泽兰、怀牛膝。

人参　白术　茯苓　白扁豆　甘草　山药　莲子肉　桔梗　薏苡仁　砂仁

加减：若兼见腰膝酸软，五更泻，小便频数者，乃脾肾阳虚，酌加肉豆蔻、巴戟天以温阳止泻；若腹痛而泄泻，伴胸胁乳房胀痛者，为脾虚而肝气乘之，酌加防风、白芍、柴胡以平肝止痛；若带下量多者，为脾虚不运，湿邪下注，酌加车前子、泽泻利湿止带。

3. 精血亏虚证

证候：月经停闭数月；头晕目花，心悸少寐，面色萎黄，阴道干涩，皮肤干枯，毛发脱落，生殖器官萎缩；舌淡，苔少，脉沉细弱。

治法：填精益气，养血调经。

方药：归肾丸（方见月经过少）加北沙参、鸡血藤。

加减：若精血亏虚日久，渐至阴虚血枯经闭者，兼见形体羸瘦，骨蒸潮热，或咳嗽唾血，两颧潮红，舌绛苔少或无苔，脉细数；治宜滋肾养血，壮水制火，可选用补肾地黄汤（《陈素庵妇科补解》）。若精血亏虚日久，渐至阳虚血枯经闭者，兼见神疲倦怠，面色苍白，畏寒肢冷，性欲淡漠，舌淡，脉沉缓；治宜温肾养血，益火之源，可选用四二五合方（《刘奉五妇科经验》）；若因产后大出血所致闭经，兼见毛发脱落、精神淡漠，阴道干涩，性欲减退，酌加鹿茸、紫河车等血肉有情之品。

4. 气滞血瘀证

证候：月经停闭数月，小腹胀痛拒按；精神抑郁，烦躁易怒，胸胁胀满，嗳气叹息；舌紫暗或有瘀点，脉沉弦或涩而有力。

治法：行气活血，祛瘀通经。

方药：膈下逐瘀汤（《医林改错》）。

当归 川芎 赤芍 桃仁 红花 枳壳 延胡索 五灵脂 乌药 香附 牡丹皮 甘草

加减：若烦急，胁痛或乳房胀痛，舌尖边红者，酌加柴胡、郁金、栀子以疏肝清热；口干渴，大便结，脉数者，酌加黄芩、知母、大黄以清热泻火；若肝郁气逆，水不涵木，闭经而兼见溢乳，心烦易怒，头痛，腰膝酸软，舌红苔薄，脉弦而尺弱，治宜疏肝回乳、益阴通经，方用逍遥散（《太平惠民和剂局方》）酌加川楝子、炒麦芽、川牛膝、生地黄；若少腹疼痛拒按者，酌加姜黄、益母草、丹参活血通经；若精神抑郁者，酌加合欢皮、玫瑰花、广郁金疏肝解郁。

5. 寒凝血瘀证

证候：月经停闭数月，小腹冷痛拒按，得热则痛缓；形寒肢冷，面色青白；舌紫暗，苔白，脉沉紧。

治法：温经散寒，活血通经。

方药：温经汤（方见月经后期）。

加减：若小腹冷痛重者，酌加艾叶、小茴香、香附以温经暖宫止痛；四肢不温畏寒者，酌加制附子、吴茱萸、肉桂以温经助阳通经。

6. 痰湿阻滞证

证候：月经停闭数月，带下量多，色白质稠；形体肥胖，胸脘满闷，神疲肢倦，头晕目眩；舌淡胖，苔白腻，脉滑。

治法：豁痰除湿，活血通经。

方药：丹溪治湿痰方（《丹溪心法》）。

苍术 白术 半夏 茯苓 滑石 香附 川芎 当归

加减：若胸脘满闷重者，酌加瓜蒌、枳壳、郁金以宽胸理气；面目肢体浮肿者，酌加益母草、泽泻、泽兰以除湿化瘀；腰膝酸软者，酌加川续断、菟丝子、杜仲以补肾气、强腰膝；带下量多者，酌加薏苡仁、车前子除湿止带；痰多黏腻者，酌加瓜蒌壳、胆南星、浙贝母清热化痰。

（三）其他疗法

1. 中成药

（1）八珍益母丸　每次 6g，每日 2 次，口服。适用于气血两虚证。

（2）坤泰胶囊　每次 2g，每日 3 次，口服。适用于阴虚火旺证。

（3）桂枝茯苓丸　每次 6g，每日 1～2 次，口服。适用于气滞血瘀证。

（4）少腹逐瘀胶囊　每次 1.35g，每日 3 次，口服。适用于寒凝血瘀证。

2. 耳穴疗法　可行耳穴贴敷辅助治疗。每次双耳各选取 2～3 穴，以王不留行籽贴敷耳穴。嘱患者每日用拇指、示指按压耳穴 3～4 次，至耳郭潮红，3 天换贴 1 次，一般 3～5 次为一疗程。

3. 中药周期疗法　夏桂成依据阴阳消长转化规律，制定月经周期节律诱导法，把月经周期分为经后期、经间（排卵）期、经前期、行经期，按照 4 期特点施以治疗，屡获佳效。

（四）辨治小结

闭经原因复杂，病程较长，属慢性难治病证。虚证主要是肾气不足，精血亏虚，冲任不盛、血海干涸，或脾胃虚弱、气血乏源，以致血海空虚，无血可下；实证主要是气滞血瘀、痰湿阻滞冲任胞宫，血海阻隔，经血不得下行。虽有虚实之分，但临床以虚证为多。中医治疗应谨守"虚者补而充之，实者泻而通之"的原则，虚实夹杂者当补中有通，泻中有养。

五、西医治疗要点

首先区分闭经是原发性闭经或继发性闭经。寻找发病的原因及病变的部位，确定何种疾病所引起，制定相应的治疗方案。

1. 闭经为原发性闭经时，常见原因有性腺发育障碍、米勒管发育不全及下丘脑功能异常等，诊断时注意检查乳房、第二性征、子宫发育情况，重视染色体核型分析。治疗注重心理疏导，消除紧张和焦虑。若为含 Y 染色体的高促性腺性闭经应尽快行性腺切除术；因生殖道畸形经血引流障碍而引起的闭经，应手术矫正使经血流出通畅。明确病变环节及病因后，采取相应的措施。

2. 闭经为继发性闭经时，病因复杂，根据控制正常月经周期的 5 个主要环节，以下丘脑性最常见，后依次为垂体、卵巢、子宫性及下生殖道发育异常闭经。常见的原因有多囊卵巢综合征、高催乳素血症及卵巢早衰等。要明确其发生的具体原因，以积极治疗原发病。低体重或因节食消瘦致闭经者，应调整饮食，加强营养；运动性闭经者适当减少运动量及训练强度；因应激或精神因素所致闭经，应进行心理治疗，消除精神紧张和焦虑；多囊卵巢综合征、闭经溢乳综合征、肿瘤等引起的闭经，应进行特异性治疗。

六、随诊要领

（一）门诊复诊

1.复诊应对

（1）问诊　重点询问治疗后症状变化，包括主证变化，有无出现新的症状、伴随症状等；问清用药对一般情况的影响。

（2）查体要领　重点检查以往阳性体征的变化。

（3）辅助检查　重点了解相关检查治疗后的变化，如性激素、B超等。

（4）治疗决策　随访结果提示病情渐恢复者，维持原有治疗或减药治疗，加强人文关怀，教育患者注意避免与加重闭经有关的个体化诱因，结合中医适宜技术综合治疗，改善体质。闭经病情复杂，治疗周期较长，若3～6个月治疗病情改善不明显，或有些证候更加突出者，综合评估病情以决定是否需要收入院进一步诊治。

2.收入院指征　经门诊治疗后复诊结果显示病情无明显改善或药物难以奏效者，如宫腔粘连、卵巢肿瘤等。

（二）出院后复诊

经住院治疗的闭经患者，多由器质性病变导致，注意随访，了解病情的改善。

1.问诊　重点询问出院后病情变化及出院医嘱执行情况，包括主证变化、有无出现新的症状、饮食起居情况等；是否有需要解决的与闭经相关的新的临床问题。

2.查体要领　重点望神志、望面色，诊查舌象、脉象变化，明确现症与出院时症状的变化等。

七、人文关怀

1.增强体质，避免外感六淫邪气等是预防本病的关键。

2.保持精神乐观，情绪稳定，坚持治疗，坚定信心。生活作息要有规律。饮食有节，宜进食营养丰富而易消化吸收的食物。

3.积极治疗多囊卵巢综合征、宫腔粘连，避免滥用避孕药、减肥药等，对预防和治疗具有重要意义。

八、预后评估

闭经的预后与转归取决于病因、病位、病性、体质、环境、精神状态、饮食等诸多因素。若病因简单，病损脏腑单一，病程短、年龄较轻者，一般预后尚好，月经可行。但恢复排卵和重建周期需要时间，有难度。若病因复杂，多脏腑受累，病程久、年龄较大者，则较难治愈。

闭经各证候之间有一定联系，可相兼或转化，使病情日趋复杂，治疗更加棘手。

情志、环境等诸多因素均可导致疾病反复。闭经久治不愈，可导致不孕症，或引发性功能障碍、代谢障碍、心血管疾患等其他疾病。实证闭经治宜行气活血通经，药后月经来潮或有经来先兆，疗效较好；但不可久用通经之法，避免一味活血变生他证。

九、病案举例

康某，女，18岁。初诊：1985年6月13日。

患者11岁月经初潮，既往月经后期，每40～50天一潮，量少，伴有痛经，后经治疗痛经好转，但月经后期越来越严重。1984年春季因"闭经"进行腹腔镜检查，诊断为"多囊卵巢综合征"。自去年8月份开始至今近一年月经一直未潮，曾服中药二百余剂，大便干结、腹部胀气经中药治疗有所好转，但月经终未来潮。观其形体消瘦，面色暗，情志抑郁，多毛，以双下肢为甚，小便次数多，口不甚干；舌偏红，苔白，脉细数。治以疏肝补肾，活血通经。鹿角霜15g，香附12g，鸡血藤15g，鳖甲30g，菟丝子15g，薏苡仁15g，鸡内金10g，柏子仁10g，泽兰10g，川牛膝10g，益母草12g。二诊：1985年7月4日。月经仍未来潮，夜间潮热，口干喜饮，二便调，纳可；舌红，苔薄黄，脉细。继服上方，加浙贝母15g。三诊：1985年7月21日。服药后月经于7月16日来潮，始色黑如渣，后转红，量少，3天干净，经后烦热感消失；舌红，苔薄，脉细弱。继服上方。四诊：1985年8月16日。服药后月经于8月9日来潮，现已干净，量较前增多，月经颜色已转红，无腰腹痛，精神转佳；舌红，苔薄，脉细。继服上方以巩固疗效。

（摘录《黄绳武妇科经验集》）

附：闭经诊疗要点

一、概述

根据既往有无月经来潮，分为原发性闭经和继发性闭经两类。原发性闭经指年龄超过16岁，第二性征未发育，或年龄超过14岁，第二性征已发育，月经还未来潮；继发性闭经指正常月经建立后月经停止6个月，或按自身原有月经周期计算停止3个周期以上者。

二、临床表现

（一）症状

女性年逾16岁，虽有第二性征发育但无月经来潮，或年逾14岁，尚无第二性征发育及月经；或月经来潮后停止3个周期或6个月以上。应注意体格发育和营养状况，有无厌食、恶心，有无周期性下腹疼痛，有无体重改变（肥胖或消瘦），有无婚久不孕、痤疮、多毛、头痛、复视、溢乳、烘热汗出、烦躁、失眠、阴道干涩、毛发脱落、畏寒肢冷、性欲减退等症状。

（二）体征

1.内外生殖器发育异常，如始基子宫或无子宫、无阴道，阴道横隔、无孔处女膜等。

2.第二性征不发育或衰退等。

3.乳房溢乳、嗅觉缺失。

三、诊断

1.病史　有月经初潮延迟及月经后期病史；或反复刮宫史、产后出血史、结核病史；或过度紧张劳累、过度精神刺激史；或有不当节食减肥史；或有环境改变、疾病影响、使用药物（避孕药、镇静药、抗抑郁药、激素类）、放化疗及妇科手术史等。

2.体格检查

（1）全身检查　注意观察患者体质和精神状态，形态特征和营养状况，全身毛发分布和身高体重，女性第二性征发育情况，性征幼稚者还应检查嗅觉有无缺失等。

（2）妇科检查　了解内外生殖器官发育情况，有无缺失、畸形、肿块或萎缩。先天发育不良、原发性闭经者，尤需注意外阴发育情况，并可见子宫体积偏小、畸形等。子宫体过早萎缩，多见于下丘脑、垂体病变或卵巢早衰。同时应注意有无处女膜闭锁及阴道、卵巢等病变。

（3）子宫功能检查　雌孕激素序贯试验阴性者，可行盆腔超声、子宫输卵管造影、宫腔镜检查。

（4）卵巢功能检查　基础体温测定、B超监测卵泡、宫颈黏液结晶检查、血清性激素（E_2、P、T）测定。

（5）垂体功能检查　雌孕激素序贯试验阳性提示体内雌激素水平低落，为确定原发病因在卵巢、垂体或下丘脑，可行垂体激素（FSH、LH、PRL）测定、垂体兴奋试验、蝶鞍X线摄片或CT或MRI检查。

（6）其他检查　对性腺发育不全者注意进行染色体检查，肥胖、多毛、痤疮患者需行胰岛素、雄激素（血睾酮、硫酸脱氢表雄酮、尿17羟酮）、葡萄糖耐量实验、肾上腺功能等测定。

四、处理原则

1.全身治疗　包括积极治疗全身性疾病，提高机体体质，供给足够营养，保持标准体重。因运动性闭经者适当减少运动量；因应激或精神因素所致闭经，应进行心理治疗，消除精神紧张和焦虑；肿瘤、多囊卵巢综合征等引起的闭经，应进行特异性治疗。

2.激素治疗　明确病变环节及病因后，给予相应激素治疗以补充体内激素不足或拮抗其过多，达到治疗目的。

3. 辅助生殖技术 对于有生育要求，诱发排卵后未成功妊娠，或合并输卵管问题的闭经，患者或男方因素不孕者可采用辅助生殖技术治疗。

4. 手术治疗 针对器质性病因，采用相应的手术治疗。

第五节 痛 经

一、概述

痛经系由情志所伤，六淫为害，导致冲任受阻；或因素体不足，胞宫失于濡养，导致经期或经行前后呈周期性小腹疼痛的月经病。

本病的临床特征是伴随月经周期而发作，表现为小腹疼痛，或伴腰骶酸痛。故本节所述痛经应具备此特征。至于异位妊娠、先兆流产、卵巢囊肿蒂扭转等病证导致的下腹痛，均不属于本病，在诊断痛经时应进行鉴别。

本病见于西医学原发性痛经，子宫内膜异位症、子宫腺肌病、盆腔炎性疾病或宫颈狭窄等引起的继发性痛经。

二、临床诊断要领

（一）问诊要点

1. 痛经的诱因 可因情志不畅，精神过度紧张，过食寒凉，外感寒湿、湿热或妇科手术，久病大病，禀赋不足等而诱发。因情志、外感而发多为实，因久病大病，禀赋不足而发多为虚。

2. 痛经发生时间 原发性痛经多发生于年轻女性，初潮或其后 1 ~ 2 年开始；继发性痛经生育年龄妇女较多见，有盆腔器质性病变。一般经前或经行之初疼痛者多属实，月经将净或经后疼痛者多属虚。

3. 痛经的性质及程度 掣痛、绞痛、灼痛、刺痛，疼痛拒按多属实；隐痛、空痛，按之痛减多属虚；坠痛虚实兼有；绞痛、冷痛，得热痛减多属寒；灼痛，得热痛剧多属热。胀甚于痛，时痛时止多属气滞；痛甚于胀，持续作痛多属血瘀。

4. 痛经的部位 痛在小腹正中，多为胞宫瘀滞；痛在少腹一侧或两侧，病多在肝；痛连腰骶，病多在肾。

5. 痛经伴随病症

（1）伴畏寒肢冷，面色青白，周期延后，经血量少，色暗有块者，多属寒邪凝滞，瘀阻胞宫。多见于原发性痛经。

（2）伴经行不畅，色紫暗有块，块下痛减，胸胁、乳房胀痛者，多为肝郁气滞、气滞血瘀，滞于冲任、胞宫。多见于子宫内膜异位症、子宫腺肌病。

（3）伴平素带下量多，色黄稠臭秽，或伴低热，小便黄赤，月经量多或经期长，色暗红，质稠或有血块者，多属湿热瘀阻胞宫。多见于盆腔炎性疾病。

（4）伴神疲乏力，头晕心悸，面色苍白，失眠多梦者，多属气血亏虚，胞脉失养。多见于原发性痛经。

（5）伴头晕耳鸣，面色晦暗，失眠健忘，或伴潮热者，多属肝肾亏虚，胞脉失养。多见于原发性痛经。

（二）查体要点

1. 望诊

（1）面色　面色青白多属寒凝血瘀；面色苍白多属于气血虚弱。

（2）舌象　舌暗，苔白，多属寒凝血瘀之候；舌紫暗，或有瘀点，为气滞血瘀之候；舌红，苔黄腻，多属湿热蕴结之候；舌质淡，苔薄，多属气血两虚之候；舌质淡红，苔薄白，多属肝肾亏损之象。

2. 切诊

（1）切脉　脉沉紧，多属寒凝血瘀之候；脉弦涩，为气滞血瘀之候；脉滑数或濡数，多属湿热蕴结之候；脉细弱，多属气血两虚之候；脉沉细，多属肝肾亏损之象。

（2）切腹部　经期及前后小腹疼痛，按之则剧，多属实证；按之则舒，多属虚证。

3. 妇科检查　原发性痛经者，检查多无明显异常。部分患者可见子宫体极度屈曲，或宫颈口狭窄。子宫内膜异位症者多有痛性结节，或伴有卵巢囊肿；子宫腺肌病者子宫多呈均匀性增大，或伴有压痛；盆腔炎性疾病可有子宫或附件压痛等征象；有妇科手术史者，多有子宫粘连、活动受限等。

（三）辅助检查选择

1. 盆腔超声　有助于诊断子宫内膜异位症、子宫腺肌病、盆腔炎性疾病，排除妊娠、生殖器肿瘤等。

2. 血液检查　如血常规，白细胞计数是否增高有助于诊断盆腔炎性疾病。

3. 盆腔 MRI 检查、腹腔镜、子宫输卵管碘油造影、宫腔镜等检查　有助于明确痛经的病因。

（四）诊断要点

1. 经期或经行前后小腹疼痛，痛及腰骶，甚则昏厥。呈周期性发作。

2. 好发于青年未婚女子。

3. 排除盆腔器质性疾病所致腹痛。

（五）辨证要点

1. 辨虚实 虚者指脏腑、气血亏虚；实者多指寒凝、瘀血、气滞、湿热之类。辨证时，应分清虚实的多寡主次，虚实夹杂的特点，以指导治疗用药之主次。

2. 辨气血、寒热 胀甚于痛，时痛时止多属气滞；痛甚于胀，持续作痛多属血瘀；绞痛、冷痛，得热痛减多属寒；灼痛，得热痛剧多属热。

3. 辨原发病 青年未婚女性的痛经，常属于原发性痛经，多见于湿热以外的各种病因。继发性痛经生育年龄妇女较多见，以子宫内膜异位症、子宫腺肌病为基础者，多为气滞、寒凝、气虚、肾虚导致血瘀而致；以盆腔炎性疾病为基础者，多为寒凝血瘀、湿热蕴结、气滞血瘀、气虚血瘀、肾虚血瘀而致。

三、鉴别诊断

痛经应与异位妊娠、宫内妊娠流产、黄体破裂、卵巢囊肿蒂扭转、盆腔炎性疾病、急性阑尾炎等疾病鉴别。

1. 异位妊娠 多有停经史或月经量突然减少，小腹坠痛，下腹压痛、反跳痛，肌紧张不明显，可有移动性浊音。血 HCG 阳性，超声检查宫内无妊娠囊，宫旁有包块。

2. 宫内妊娠流产 停经史，小腹坠痛，阴道少量流血，血 HCG 阳性，超声检查宫内有妊娠囊。

3. 黄体破裂 多发生在排卵后期，下腹一侧突发疼痛，血 HCG 阴性，下腹压痛、反跳痛。

4. 卵巢囊肿蒂扭转 多有卵巢囊肿病史，体位改变时下腹一侧突发剧烈疼痛，血 HCG 阴性，下腹压痛、反跳痛，超声提示附件包块。

5. 盆腔炎性疾病 下腹疼痛，伴有阴道分泌物增多，宫颈摇摆痛，子宫压痛，附件增厚、压痛或扪及痛性包块。

6. 急性阑尾炎 由上腹转至右下腹持续性疼痛，伴恶心呕吐，右下腹压痛、反跳痛，肌紧张，血常规白细胞增高。

四、中医治疗

（一）治则治法

痛经的治疗，应根据证候在气、在血，寒热虚实的不同，以止痛为核心，以调理胞宫、冲任气血为主，或补气，或活血，或散寒，或清热，或补虚，或泻实。具体治法分两步：经期重在调血止痛以治标，及时缓解、控制疼痛；平素辨证求因以治本。标本缓急，主次有序，分阶段治疗。

痛经在辨证治疗中，应适当选加相应的止痛药以加强止痛之功。如寒者选加艾叶、小茴香、肉桂、吴茱萸、桂枝；气滞者选加香附、枳壳、金铃子；血瘀者选加三七粉、血竭、莪术、失笑散；热者选加牡丹皮、黄芩等。

（二）分证论治

1. 寒凝血瘀证

证候：经前或经期，小腹冷痛拒按，得热痛减，或周期后延，经血量少，色暗有块；畏寒肢冷，面色青白；舌暗，苔白，脉沉紧。

治法：温经散寒，化瘀止痛。

方药：少腹逐瘀汤（《医林改错》）。

官桂　小茴香　干姜　当归　川芎　赤芍　蒲黄　五灵脂　没药　延胡索

加减：若小腹冷痛较甚，加艾叶、吴茱萸散寒止痛；若寒凝气闭，痛甚而厥，四肢冰凉，冷汗淋漓，加附子、细辛、巴戟天回阳散寒；若伴肢体酸重不适，苔白腻，或有冒雨、涉水、久居阴湿之地史，乃寒湿为患，应酌加苍术、茯苓、薏苡仁、羌活以健脾除湿；若痛而胀者，酌加乌药、香附、九香虫以理气行滞。

2. 气滞血瘀证

证候：经前或经期，小腹胀痛拒按，月经量少，经行不畅，色紫暗有块，块下痛减，胸胁、乳房胀痛；舌紫暗，或有瘀点，脉弦涩。

治法：行气活血，化瘀止痛。

方药：膈下逐瘀汤（方见闭经）。

加减：若肝气夹冲气犯胃，痛而恶心呕吐者，加吴茱萸、法半夏、陈皮和胃降逆；小腹坠胀不适或前后阴坠胀不适，加柴胡、升麻行气升阳；郁而化热，心烦口苦，舌红苔黄，脉数者，加栀子、郁金清热泻火；若胸脘满闷，食少纳呆者，加炒白术、茯苓、陈皮以健脾和胃；若胸胁、乳房胀痛明显者，加柴胡、川楝子疏肝止痛。

3. 湿热蕴结证

证候：经前或经期，小腹疼痛或胀痛不适，有灼热感，或痛连腰骶，或平时小腹痛，经前加剧，月经量多或经期长，色暗红，质稠或有血块；平素带下量多，色黄稠臭秽，或伴低热，小便黄赤；舌红，苔黄腻，脉滑数或濡数。

治法：清热除湿，化瘀止痛。

方药：清热调血汤（《古今医鉴》）加车前子、败酱草、薏苡仁。

黄连　牡丹皮　生地黄　白芍　当归　川芎　红花　桃仁　延胡索　莪术　香附

加减：若月经过多或经期延长者，酌加槐花、地榆、马齿苋以清热止血；带下量多者，酌加黄柏、椿根白皮以清热除湿；痛连腰骶者，酌加秦艽、川断清热除湿止痛。

4. 气血虚弱证

证候：经期或经后小腹隐痛喜按，月经量少，色淡质稀；神疲乏力，头晕心悸，面色苍白，失眠多梦；舌质淡，苔薄，脉细弱。

治法：益气养血，调经止痛。

方药：圣愈汤（《医宗金鉴·妇科心法要诀》）。

人参　黄芪　熟地黄　白芍　当归　川芎

加减：若月经夹有血块者，酌加蒲黄、五灵脂以活血止痛；若伴有经行便溏，腹痛严重者，可去当归，加茯苓、炒白术以健脾止泻；若失眠多梦，心脾虚者，酌加远志、合欢皮、夜交藤，以养心安神；若见胁痛、乳胀、小腹胀痛，血虚肝郁者，酌加川楝子、柴胡、乌药以行气止痛；若腰腿酸软者，酌加川断、桑寄生补肾强腰肌。

5.肝肾亏损证

证候：经期或经后小腹绵绵作痛，喜按，伴腰骶酸痛，月经量少，色淡暗，质稀；头晕耳鸣，面色晦暗，失眠健忘，或伴潮热；舌质淡红，苔薄白，脉沉细。

治法：补养肝肾，调经止痛。

方药：益肾调经汤（《中医妇科治疗学》）。

巴戟天 杜仲 续断 乌药 艾叶 当归 熟地黄 白芍 益母草

加减：若少腹或两胁胀痛，肝郁者，酌加川楝子、延胡索、郁金疏肝行气止痛；若头晕耳鸣、健忘失眠者，酌加枸杞子、酸枣仁、柏子仁补肾养血安神；若痛及腰骶者，酌加狗脊、桑寄生补肾壮腰；若潮热者，酌加枸杞子、知母、黄柏养阴清热。

（三）其他疗法

1. 中成药

（1）元胡止痛片　每次3片，每日3次，口服。适用于气滞血瘀证。

（2）少腹逐瘀胶囊　每次3粒，每日3次，口服。适用于寒凝血瘀证。

（3）八珍益母丸　每次6g，每日2次，口服。适用于气血虚弱兼有瘀滞证。

（4）散结镇痛胶囊　每次3粒，每日3次，口服。适用于血瘀证。

2.针刺治疗

（1）实证　毫针泻法，寒邪甚者可用艾灸。主穴：三阴交、中极。配穴：寒凝者，加归来、地机；气滞者加太冲；腹胀者，加天枢、气穴；胁痛者加阳陵泉、光明；胸闷者加内关。

（2）虚证　毫针补法，可加用灸法。主穴：三阴交、足三里、气海。配穴：气血亏虚加脾俞、胃俞；肝肾不足加太溪、肝俞、肾俞；头晕耳鸣加悬钟。

（四）辨治小结

痛经是以疼痛为主症，故辨证首先当识别痛证的属性。根据疼痛发生的时间、部位、性质及疼痛程度，结合月经期、量、色、质及兼证、舌脉，并根据素体情况，参考发病相关因素等辨其寒热虚实。一般来说，实证者应着重在经前5～10天开始治疗，用药以疏通气血为主，重在消除气机之郁滞和血脉之瘀阻，使气血流畅，通则不通；虚证者则着重在行经末期和经后3～7天治疗，以养血益精为主，补精血之不足，使胞宫得以濡养，荣则不痛。

痛经表现为周期性小腹疼痛，诊断时必须排除与妊娠和内、外、妇科有关的腹痛疾患。一般而言，痛经实证居多，虚证较少，但发病因素较为复杂，而且相互交错或重复出现，临床上多有虚实夹杂，因此，临证之时，应辨证求因，对证施治。

五、西医治疗要点

痛经为最常见的妇科症状之一，其分为原发性痛经和继发性痛经，原发性痛经指生殖器官无器质性病变的痛经，占 90% 以上；继发性痛经指盆腔器质性疾病引起的痛经。

1. 痛经为原发性痛经时，注重心理治疗，强调足够的休息和睡眠，规律适度的锻炼，戒烟等对缓解疼痛的重要性。疼痛不能忍受时可辅以药物治疗，包括前列腺素合成酶抑制剂、口服避孕药。

2. 痛经为继发性痛经时，要明确其发生的具体原因，以积极治疗原发病。因盆腔炎性疾病导致的，需经抗感染等治疗；因子宫内膜异位症导致的，可采取抑制疼痛的对症治疗、抑制雌激素合成使异位内膜萎缩、阻断下丘脑 – 垂体 – 卵巢轴的刺激和出血周期为目的的性激素治疗、手术治疗、手术联合药物治疗；因子宫腺肌病导致的，可根据患者症状、年龄、生育要求而采用 GnRH 等药物治疗，药物治疗无效者，可行全子宫切除术。

六、随诊要领

（一）门诊复诊

1. 复诊应对

（1）问诊　重点询问治疗后症状变化，包括主证变化，有无出现新的症状，发作程度变化等；问清用药对一般情况的影响；问清患者经初治后对下一步治疗的期待与意愿，有没有需要解决的与痛经相关的新问题。

（2）查体要领　对于继发性痛经，经针对病因治疗后，重点检查以往的阳性体征变化。

（3）治疗决策　随访结果提示病情渐恢复者，维持原有治疗或减药治疗，加强人文关怀，教育患者注意避免与加重痛经有关的个体化诱因，结合中医适宜技术综合治疗，改善症状。病情改善不明显或有些证候更加突出者，综合评估病情以决定是否需要收入院进一步诊治。

2. 收入院指征　对于继发性痛经，经门诊治疗后复诊结果显示病情无明显改善，需入院进一步检查治疗者。

（二）出院后复诊

经住院治疗的痛经患者，多与盆腔器官的器质性病变有关，如宫腔粘连、子宫内膜异位症、子宫腺肌病、慢性盆腔痛等疾病，容易复发，故需密切随访。

1. 问诊　重点询问出院后病情变化及出院医嘱执行情况，包括主证变化，有无出现新的症状、饮食起居情况等；有没有需要解决的与痛经相关的新的临床问题。

2.辅助检查要领 重点通过 B 超、妇科检查等手段了解疾病的情况。

3.治疗决策 经住院治疗病情痊愈或好转出院的患者，门诊随访结果提示病情渐恢复或未复发者，密切随访或维持原有治疗或减药治疗，并加强人文关怀，教育患者注意避免与加重痛经有关的个体化诱因。

七、人文关怀

1.情志调畅、饮食有节、起居有常及避免外感六淫邪气等有助于预防本病的发生。

2.痛经患者应保持精神乐观，情绪稳定，坚持治疗，坚定信心。生活作息要有规律。饮食有节，避免不良生活习惯等。

3.经期避免剧烈活动。

八、预后评估

痛经，疼痛是患者个人的主要症状。一般原发性痛经经积极治疗后易痊愈，或不药而解。对于继发性痛经，虽病程缠绵，难获速效，但辨证施治，亦可取得较好的消减疼痛的作用。

九、病案举例

盛某，女，28 岁，已婚。经行少腹痛已 6 年，婚后 3 年未孕。妇检无异常。痛经起于经期淋雨之后，经行小腹痛剧，痛时欲滚，拒按，得热稍缓，经量少，色紫黑，有血块，血块下后痛减，舌暗淡，苔薄白，脉细涩。乃为寒凝胞宫，气滞血瘀，不通则痛。治宜温经散寒、活血化瘀，方用《妇人大全良方》之温经汤加减。当归、赤芍、红花、牡丹皮、香附、延胡索、三棱、五灵脂、蒲黄各 10g，益母草 30g，肉桂 3g。经前经期服上药 7 剂，当月腹痛即减，经后改服艾附暖宫丸，下次经前及经期原方加减。治疗 2 个月后，腹痛已愈，5 个月后特来告之，已妊娠 2 个月。此为寒凝胞宫、气滞血瘀型痛经，经前经期以温经散寒、活血化瘀为治则，驱邪为主；经后以温肾调气血，扶正为主。临床使用，屡见效捷。

（摘录《中国百年百名中医临床家丛书——夏桂成》）

附：痛经诊疗要点

一、概述

痛经是指行经前后或月经期出现下腹部疼痛、坠胀，伴有腰酸或其他不适，症状严重影响生活质量者。痛经分为原发性痛经和继发性痛经，原发性痛经指生殖器官无器质性病变的痛经，占 90% 以上；继发性痛经指盆腔器质性疾病引起的痛经。现仅叙述原发性痛经。

二、临床表现

1. 症状　可在经前 12 小时开始疼痛，经行第 1 日疼痛最为剧烈，持续 2～3 日后缓解，疼痛常呈痉挛性，通常位于下腹部耻骨上，可反射至腰骶部和大腿内侧，可伴有恶心、呕吐、腹泻、头晕乏力等症状，严重时面色发白、出冷汗。

2. 体征　无明显阳性体征。

三、诊断

根据初潮后 1～2 年内发病，月经期下腹部疼痛、坠胀，伴有腰酸或伴有恶心、呕吐、腹泻、头晕乏力等症状，严重时面色发白、出冷汗，妇科检查无明显阳性体征。

四、处理原则

1. 一般治疗　应重视心理治疗，说明月经时的轻度不适是生理反应，消除紧张和顾虑可缓解疼痛。足够的休息和睡眠、规律而适度的锻炼、戒烟均对缓解疼痛有一定帮助。疼痛不能忍受时可辅以药物治疗。

2. 药物治疗

（1）前列腺素合成酶抑制剂　一般于月经来潮开始服用效果佳，连续服用 2～3 日。

（2）口服避孕药　通过抑制排卵减少月经血前列腺素含量，适用于要求避孕的痛经妇女，疗效达 90% 以上。

第六节　月经前后诸证

一、概述

凡于行经期前后或正值经期，周期性反复出现乳房胀痛、泄泻、肢体浮肿、头痛、身痛、吐血衄血、口舌糜烂、疹块瘙痒、情志异常或发热等一系列症状者，称之为"月经前后诸证"。上述症状可单独出现，也可二三症同见，多在月经前 1～2 周出现，月经来潮后症状即减轻或消失。

西医学的经前期综合征可参照本病辨证论治。

二、病因病机

本病的发生与经期的生理变化、患者情志因素和体质因素有密切关系。与肝、脾、肾三脏紧密相关。女子以血为用，肝藏血，肾藏精，精化血，脾生血、统血，肝、脾、肾功能失调，气血失和是月经前后诸证的主要病机。

1. 肝气郁滞 素有抑郁，情志不畅，肝气不舒，复因恚怒伤肝，肝失调达冲和之性。经期阴血下注血海，肝血不足，肝气易郁，气机不利，而出现经行乳房胀痛。肝郁化火，上扰清窍，灼伤血络，遂致经行吐衄、头晕头痛、烦躁失眠。肝木犯脾，则出现经行泄泻、腹痛。

2. 脾肾阳虚 肾阳不足，命门火衰，脾失健运，或素体脾虚，经期经血盈于冲任，脾气益虚，脾虚湿停，水湿下注大肠而为经行泄泻，水湿泛溢肌肤则致经行肿胀。

3. 血虚肝旺 素体血虚，经期阴血下注血海，阴血更显不足，肝失所养，肝阳偏旺，则出现头痛、头晕。血不养心，则烦躁失眠、情志异常。血虚经脉失养，则出现经行身痛。阴虚火旺，虚火上炎，灼伤血络，则致经行吐衄。虚火上乘于心，心火上炎，致口舌糜烂。

4. 血瘀痰浊 经行、产后感寒饮冷，寒凝血瘀，素体肥胖或脾虚生痰，痰浊瘀血阻滞清窍，则致经行头痛、头晕。经前气血下注冲任，血瘀痰浊阻滞脉络，不通则痛，则经行身痛。

三、辨证论治

1. 辨证要点 本病症状复杂，应根据主证的性质、部位、特点，参考月经的期、量、色、质，结合全身症状及舌脉，综合分析。

2. 治疗原则 本病的治疗重在补肾、健脾、疏肝、调理气血。治疗分两步，经前、经期重在辨证基础上控制症状，平时辨证论治以治本。

经行乳房胀痛

一、概述

经行乳房胀痛是由肝郁气滞，脉络不畅，或肝肾阴虚，脉络失养，以致经前、经后或经行期间出现乳房胀痛或乳头胀痛作痒，甚至不能触衣的病变。

经行乳房胀痛是妇女常见病证，每可因之而不孕。

二、临床诊断要领

（一）问诊要点

1. 乳房胀痛的诱因 问清与起病相关的内伤或素体因素，因素体阴虚、久病失血多为虚证，因情志不畅而发多为实证。问诊时应根据起病特点全面而有重点地进行询问，并问清诱因与乳房胀痛起病或加重的时间关系。

2. 乳房胀痛发生的时间、性质及严重程度 乳房胀满疼痛，疼痛拒按，痛于经前，多属实证，经后胀痛明显消退；乳房胀痛，柔软无块，痛于行经之后，多属虚证。

3. 月经量、色 经行不畅，经色暗红，多属实证；月经量少，色淡，多属虚证。

4. 乳房胀痛伴发病症

（1）伴经前或经期小腹胀痛；胸胁胀满，精神抑郁，时叹息者，多为肝气郁结，乳络不畅。

（2）伴两目干涩，咽干口燥，五心烦热者，多为肝肾亏虚，乳络失养。

（二）查体要点

1. 望诊

（1）望神志 精神抑郁，多为肝气郁结。

（2）望舌 舌红苔薄白，多属肝气郁结证；舌淡或舌红少苔，多属肝肾亏虚证。

2. 闻诊 时叹息，多属实证，为肝气郁结。

3. 切诊

（1）乳房触诊 乳房胀满疼痛，触之即痛，多属实证；乳房柔软无块，多属虚证。

（2）脉诊 脉弦属实证；脉细数属虚证。

4. 妇科检查 盆腔器官无异常。

（三）辅助检查选择

1. 钼靶检查、乳腺超声检查或红外线扫描无明显器质性病变。

2. 实验室检查可能有催乳素水平增高或雌激素水平相对偏高、孕激素水平偏低。

（四）诊断要点

1. 乳房（头）胀痛或胀硬作痛，呈周期性发作。多于经前一周左右或行经时出现，一般在经后消失。

2. 排除乳房实质性肿块所致的乳房胀痛。

（五）辨证要点

1. 辨虚实 经行乳房胀痛，有虚实之殊，应根据乳房胀满发生时间、性质、程度，并结合伴随症状及舌脉进行辨证。一般实证多痛于经前，乳房按之胀满，触之即痛，经后胀痛明显消退。虚证多痛于行经之后，按之乳房柔软无块。

2. 辨脉象 脉弦，为实证；脉细数，为虚证。

3. 辨月经 经行不畅，色暗红，多属肝郁气滞，冲任阻滞；月经量少，色淡，多属阴血亏虚，冲任血少。

三、鉴别诊断

主要与乳癖、乳岩相鉴别。

1. 乳癖 以无痛性乳房肿块为主要症状，行经后不消失，多为单侧，很少伴有乳房疼痛及乳头溢液。钼靶检查、乳腺超声检查或红外线扫描有助于鉴别诊断。

2. 乳岩 乳房胀痛，但无周期性发作特点。晚期常伴有乳头凹陷、溢血，表皮呈橘皮样改变。检查示乳房扪及肿块，有压痛，钼靶检查或乳腺超声检查可鉴别。

四、中医治疗

（一）治则治法

经行乳房胀痛由肝郁气滞，脉络不畅，或肝肾阴虚，脉络失养所致，治疗当以疏肝、养肝，通络止痛为原则。实者宜疏肝理气，宜于经前开始治疗。虚者宜滋养肝肾，重在平时调治。

（二）分证论治

1. 肝气郁结证

证候：经前或经期乳房胀满疼痛，或乳头痒痛，疼痛拒按，甚则痛不可触衣；经行不畅，经色暗红，经前或经期小腹胀痛；胸胁胀满，精神抑郁，时叹息；舌红，苔薄白，脉弦。

治法：疏肝理气，通络止痛。

方药：柴胡疏肝散（《景岳全书》）加王不留行、川楝子。

柴胡　枳壳　香附　陈皮　白芍　川芎　炙甘草

加减：肝气郁结证常兼乳房胀硬，结节成块，应通络散结，可加夏枯草、橘核、生牡蛎；兼情绪抑郁，闷闷不乐，加醋香附、合欢皮、郁金；少腹胀痛者加延胡索、台乌药。若月经先期，量多，色红，质稠，有血块，心烦易怒，口苦口干，尿黄便结，舌苔薄黄，脉弦数，为肝郁化热证，治以疏肝清热，用丹栀逍遥散加减。

2. 肝肾亏虚证

证候：经行或经后两乳作胀作痛，乳房按之柔软无块；月经量少，色淡，两目干涩，咽干口燥，五心烦热；舌淡或舌红少苔，脉细数。

治法：滋肾养肝，通络止痛。

方药：一贯煎（《续名医类案》）加麦芽、鸡内金。

沙参　麦冬　当归　生地　川楝子　枸杞子

加减：若乳房胀痛，加路路通、橘核；胀甚者，加丹参、郁金；若五心烦热、手足心热，加女贞子、白芍、龟甲滋补阴血。

（三）辨治小结

经行乳房胀痛病机特点与肝胃肾经密切相关。之所以伴随月经周期而发，乃因冲脉隶于阳明而附于肝，经行时，精血下注冲任而为月经，故使肝郁更甚，或肝肾阴虚，横逆犯胃，使乳络血气不畅，或肝肾阴虚，乳络失养而发本病。

辨证论治重在辨气滞、阴虚，气滞者乳房胀痛伴胸闷胁胀，经行不畅，血色暗红，小腹胀痛，舌红，苔薄白，脉弦。阴虚者乳房按之柔软无块，月经量少，色淡，两目干涩，咽干口燥，舌淡红少苔，脉细数。治疗以疏肝养肝、通络止痛为原则。实者宜疏肝理气、健胃祛痰，常于经前开始治疗。虚者宜滋养肝肾，重在平时调治。

五、西医治疗要点

调整患者心理状态，给予心理安慰与疏导，让患者精神放松，减轻症状。溴隐亭1.25～2.5mg，每日2次，月经后半期使用，可减轻乳房胀痛。

六、随诊要领

门诊患者复诊应对：

1. 问诊 重点询问治疗后症状变化，包括主证变化，有无出现新的伴随症状，有无月经改变等；问清用药对一般情况的影响；问清患者经初治后对下一步治疗的期待与意愿，有没有需要解决的新问题。

2. 查体要领 重点乳房触诊检查以往的阳性体征变化，重点检查舌象、脉象变化。

3. 治疗决策 随访结果提示病情渐恢复者，维持原有治疗或根据伴随症状加减药物治疗，加强人文关怀，进行心理疏导。病情改善不明显或有些证候更加突出者，综合评估病情后进一步排除乳腺疾病。

七、人文关怀

1. 增强体质等是预防本病的关键。

2. 经行乳房胀痛患者应保持精神乐观，情绪稳定，避免忧思恼怒等。

八、预后评估

本病早期治疗，正气较强者，一般预后良好。若因故精神受到刺激，或工作压力大容易发生，部分患者治愈后容易随月经反复发作。

九、病案举例

陈某，女，30岁，已婚。因经前乳胀就诊。患者婚后未孕，经前乳胀，有时且有结块，胸闷胁痛，纳谷不香，苔薄黄，脉细弦。一般于行经一二日后，以上诸症均消失，而于下次行经前三四日又告发作，月月如此，已成规律。中医诊断经行乳房胀痛，肝郁胃阻证，治以疏肝和胃。药用焦白术6g、新会皮6g、茯苓皮9g、白芍6g、苏梗6g、制香附9g、广郁金6g、合欢皮9g、橘叶核各6g、路路通9g、炒枳壳4.5g，每于经前始感乳胀时服用，直服至行经第一天止，服药后乳胀已好，半年后怀孕。

（摘录《朱小南妇科经验选》）

经行头痛

一、概述

经行头痛系因素体血虚，血不上荣，或情志内伤，瘀血内阻，阳络不通，导致每于经期或行经前后出现以头痛为主要症状的病变。

西医学经前期综合征出现头痛者可参照本病辨证论治。

二、临床诊断要领

（一）问诊要点

1. 经行头痛的诱因 问清与起病相关的外感、内伤或素体因素。因素体虚弱，或大病久病、长期慢性失血而发多为正虚；因情志不畅、遇寒饮冷，或跌仆外伤而发多为邪实。问诊时应根据起病特点全面而有重点地进行询问，并问清诱因与经行头痛起病或加重的时间关系。

2. 经行头痛发生的时间、性质、部位 头痛于经前或经期，且为胀痛或刺痛，多属实证；头痛于经后或行经将净时，且为头晕隐痛，多属虚证。前额痛属阳明，后头痛属太阳或肾虚，两侧痛属少阳，颠顶痛属厥阴。

3. 月经的量、色、质 月经量稍多，色鲜红，质稠，多属肝火证；经行不畅，经色紫暗有块，多属血瘀证；月经量少，色淡质稀，多属血虚证。

4. 经行头痛伴发病症

（1）伴烦躁易怒，口苦咽干者，多为肝火随冲气上逆，上扰清窍。

（2）伴小腹疼痛拒按，胸闷不舒者，多为瘀血内停，阻塞清窍。

（3）伴心悸少寐，神疲乏力，面色苍白者，多为血虚，清窍失养。

（二）查体要点

1. 望诊

（1）望神志、面色 精神抑郁，多为肝气郁结；神疲乏力，面色苍白，多为血虚证。

（2）望舌 舌质红，苔薄黄，多属肝火证；舌紫暗，边尖有瘀点，多属血瘀证；舌淡，苔薄，多属血虚证。

2. 闻诊 时叹息，多属实证，为肝气郁结。

3. 切诊 脉弦细数、细涩或弦涩属实证；脉细弱属虚证。

4. 妇科检查 无异常。

（三）辅助检查选择

内分泌测定可提示雌激素、孕激素比例失调；血、尿常规和电解质测定；可行椎动脉造影、头颅 CT 检查，排除颅脑占位性病变。

（四）诊断要点

1. 头痛随月经周期呈规律性发作 2 次以上者。

2. 头痛大多为单侧，或左或右，亦可见两侧太阳穴或头顶部。痛如锥刺，或掣痛，或绵绵作痛。

3. 须与经期外感、高血压及颅内占位性病变的头痛相鉴别。

（五）辨证要点

1. 辨虚实　经行头痛，有虚实之殊，应根据头痛发生的时间、性质、部位辨其虚实。大抵实者多痛于经前或经期，且多为胀痛或刺痛；虚者多在经后或行经将净时作痛，多呈头晕隐痛。头痛部位，前额属阳明，后头属太阳或肾虚，两侧属少阳，颠顶属厥阴。

2. 辨脉象　脉弦细数、细涩或弦涩，为实证；脉细弱，为虚证。

3. 辨月经　月经量稍多，色鲜红，多属肝火内扰冲任；经色紫暗有块，多属瘀阻胞宫；月经量少，色淡质稀，多属血虚冲任不足。

三、鉴别诊断

经行头痛应与经行感冒相鉴别。

经行感冒虽可见经期头痛不适，但尚有身寒热、鼻塞、流涕、咽喉痛痒等表现，不同于经行头痛。

四、中医治疗

（一）治则治法

以调理气血、通经活络为主。实证者，或清热平肝，或行气活血，或燥湿化痰以止痛；虚证者，宜养血益气以止痛。使气顺血和，清窍得养，则头痛自止。

（二）分证论治

1. 肝火证

证候：经行头痛，甚或颠顶掣痛；头晕目眩，月经量稍多，色鲜红；烦躁易怒，口苦咽干；舌质红，苔薄黄，脉弦细数。

治法：清热平肝，息风止痛。

方药：羚角钩藤汤（《重订通俗伤寒论》）。

羚羊角　钩藤　桑叶　菊花　贝母　竹茹　生地　白芍　茯神　甘草

加减：若肝火旺，头痛剧烈者，加龙胆草、石决明以清泄肝火；若烦躁不安者，加生龙骨、磁石、琥珀清肝镇静安神；若心烦失眠者，加酸枣仁、柏子仁、珍珠母宁心安神。平时可服杞菊地黄丸滋养肝肾以治本。

2. 血瘀证

证候：每逢经前或经期头痛剧烈，痛如锥刺；经色紫暗有块，小腹疼痛拒按，胸闷不舒；舌紫暗，边尖有瘀点，脉细涩或弦涩。

治法：活血化瘀，通窍止痛。

方药：通窍活血汤（《医林改错》）。

赤芍　川芎　桃仁　红花　老葱　麝香　生姜　红枣

加减：若阴道流血量多者加阿胶、墨旱莲、仙鹤草；若情绪抑郁，胸闷不舒，加香附、柴胡、郁金；若经行腹痛，月经量少，加益母草、丹参以化瘀止痛。

3. 血虚证

证候：经期或经后，头痛头晕，绵绵作痛；月经量少，色淡质稀，心悸少寐，神疲乏力，面色苍白；舌淡，苔薄，脉细弱。

治法：养血益气，活络止痛。

方药：八珍汤（《正体类要》）加蔓荆子、鸡血藤、首乌。

当归　川芎　白芍　熟地　人参　白术　茯苓　炙甘草

加减：头痛日久，加鹿角片、炙龟甲以填精益髓；精亏者加山茱萸；月经量少加鸡血藤、丹参。

（三）辨治小结

本病是伴随月经周期出现以头痛为特征的病证，严重者剧痛难忍，月经后症状消失。其疼痛部位有侧头痛、前头痛、后头痛之分，一般以侧头痛为多见。多与妇人腹痛、经行腹痛等病兼见。可有慢性盆腔炎病史，或久病体弱，精神过度刺激等史。

经行头痛是月经病中常见病证之一，临床则以阴虚阳亢、瘀血阻滞多见，必须抓住其虚实证候要领进行辨证，常以头痛发生的时间辨虚实，头痛的部位及性质定属性，用药时适当加入引经药。如前额痛多属阳明，加葛根、白芷；两侧偏头痛，属少阳，加柴胡、蔓荆子；头顶痛属厥阴加藁本、吴萸、川芎；脑后痛属太阳，加羌活、独活、藁本。痛时昏重，呕恶痰涎，加半夏、天麻、苍术、制胆星；痛时畏风，头冷欲裹，加当归、吴茱萸、细辛、鹿角片、肉桂。头痛缓解后及平时，应养血柔肝以治本。另外，选方用药时须注意宜忌，头为诸阳之会，用药宜以轻清上行之品，不可过用重镇潜阳之剂，以免重伤阳气。亦可采用阶段性的治疗方法，即平时以疏肝、健脾、固肾为法，随症加减用药，实证经行头痛于经前期及经初期以疏肝平肝或通窍活血为正治之法。经期因经事既行，头痛往往逐渐缓解，可活血调经，加三七粉、丹参以利经血畅行。虚证经行头痛，重在平时调补气血。

五、西医治疗要点

严重者可行 CT 检查排除颅脑占位性病变。调整患者心理状态，给予心理安慰与疏导，让患者精神放松，减轻症状。头痛症状明显者，可加用止痛药物口服。

六、随诊要领

门诊患者复诊应对：

1. 问诊　重点询问治疗后症状变化，包括主证变化，有无出现新的伴随症状，有无月经改变等；问清用药对一般情况的影响；问清患者经初治后对下一步治疗的期待与意愿，有没有需要解决的新问题。

2. 查体要领　重点检查舌象、脉象变化。

3. 治疗决策　随访结果提示病情渐恢复者，维持原有治疗或根据伴随症状加减药物治疗，加强人文关怀，进行心理疏导。病情改善不明显或有些证候更加突出者，综合评估病情后进一步排除颅脑疾病。

七、人文关怀

1. 增强体质等是预防本病的关键。
2. 经行头痛患者应保持精神乐观，情绪稳定，避免忧思恼怒等。

八、预后评估

本病治疗得当，经行头痛可缓解或消失。预后良好。

九、病案举例

李某，女，28 岁，已婚。1972 年 8 月 6 日就诊。因婚后 3 年迄今未孕育，近 2 年来，每于经前数天开始头痛，逐日加重，至经期第 1 天往往痛如霹雳，苦不可耐，常须注射止痛剂，并口服镇痛、镇静药，以求缓解痛苦。经行第 2 天后辄痛势递减，经净渐止。发作时伴头痛失眠，泛恶不食，烦躁易怒，目不欲睁，腰酸肢楚，口干咽燥，乳房作胀。平素月经周期或提前或错后，经量中等，色红间血块。就诊时经期将届，正值头痛发作，舌边尖红，苔薄黄少津，脉细弦而数。末次月经 7 月 5 日。中医诊断经行头痛，中医辨证为肝肾阴虚，水不涵木，肝阳上亢，治以平肝潜阳，滋水涵木，疏风定痛之法。处方：钩藤、菊花（后下）、白蒺藜各 9g，生石决 24g，杭白芍、厚元参、细生地各 15g，女贞子 9g，香白芷、北细辛各 1.8g，生蔓荆子、香附米、紫苏梗、藁本、川芎各 6g，2 剂，水煎服。二诊（8 月 8 日）：药后头痛、头晕均减，烦躁渐安，大便通畅，唯仍乳胀腰酸，小腹坠感。脉弦细略数，苔现薄润。此经汛欲潮之候，拟予平肝潜阳，佐以养血通经之法。处方：钩藤、白蒺藜、菊花各 9g，生石决 24g，川芎片、藁本各 6g，川萆薢 6g，杭白芍 15g，全当归 12g，女贞子 9g，紫丹参 15g，怀牛膝 9g，香附米、醋柴胡各 9g，3 剂，水煎服。三诊（8 月 20 日）：上方服后，于 8 月 11 日月经来潮，量较既往为多，带经 6 天而止，经潮第 1 天仅有轻微头痛，现腰酸乏力，睡眠不实，食纳欠佳，舌苔薄白，脉象细弦。治以滋肾平肝，调理脾胃。处方：钩藤、白蒺藜各 9g，香白芷 6g，女贞子、山茱萸、杭白芍各 9g，广寄生、川续断、秦当归各 12g，炒白术、云茯苓、干佛手各 9g，焦三仙各 9g，3 剂，水煎服。嘱下次经前 10 天服二诊方，日服一剂。至经潮后停服。经后再服三诊方 5～10 剂。如此调理 2 个周期，头痛未发作，月经恢复正常，停药后观察半年，亦无反复。

（摘录《哈荔田妇科医案医话选》）

经行眩晕

一、概述

每值经期或经行前后，出现头晕目眩，视物昏花为主的病证，并随月经周期发作者，称为"经行眩晕"。

西医学经前期综合征出现眩晕者可参照本病辨证治疗。

二、临床诊断要领

（一）问诊要点

1. 经行眩晕的诱因 问清与起病相关的内伤或素体因素。因素体虚弱、肝肾亏损，或大病久病而发多为虚证；因素体痰湿，或脾虚痰湿内生，多为实证。问诊时应根据起病特点全面而有重点地进行询问，并问清诱因与经行眩晕起病或加重的时间关系。

2. 经行眩晕发生的时间、程度 经期或经后头目眩晕，多属虚证；经前、经期出现头重眩晕，多属实证。

3. 月经及带下的量、色、质 月经量少，色淡质稀，多属气血虚弱证；月经量少，色鲜红，质稠，多属阴虚阳亢证；带下量多，色白质黏，月经量少，色淡，多属痰浊上扰。

4. 经行眩晕伴发病症

（1）伴少腹绵绵作痛，神疲肢倦，怔忡心悸者，多为气血虚弱，脑髓失充。

（2）伴心烦易怒，腰酸腿软，口燥咽干，颧红唇赤，大便干结者，多为阴虚阳亢，上扰清窍。

（3）伴胸闷泛恶，纳呆腹胀，大便不爽者，多为痰浊上扰，蒙蔽清窍。

（二）查体要点

1. 望诊

（1）望面色 面色苍白，多为气血虚弱；颧赤唇红，多为阴虚阳亢。

（2）望舌 舌质淡，苔薄白，多属气血虚弱证；舌红，苔少，多属阴虚阳亢证；舌淡胖，苔厚腻，多属痰浊上扰证。

（3）望月经、带下 月经量少，色淡质稀，多属气血虚弱或痰浊上扰；月经量少，色鲜红，多属阴虚阳亢证；带下量多，色白质黏，月经量少，色淡，多属痰浊上扰。

2. 闻诊 语声低微，多属虚证。

3. 切诊 脉细弱或弦细数，属虚证；脉濡滑属实证。

4. 妇科检查 无异常。

（三）辅助检查选择

可行耳、颈椎及心脑血管等方面的检查，排除相应病变。

（四）诊断要点

1. 眩晕随月经周期呈规律性发作2次以上者。

2. 须与内科、耳、颈椎等疾病所致的眩晕相鉴别。

（五）辨证要点

1. 辨虚实 因于虚者，多于经期或经后头目眩晕；因于实者，多于经前、经期出现，经后逐渐缓解。

2. 辨脉象 脉细弱或弦细数，属虚证；脉濡滑属实证。

3. 辨月经、带下 月经量少，色淡，质稀，多属气血虚弱或痰浊上扰；月经量少，色鲜红，多属阴虚阳亢证；带下量多，色白质黏，月经量少，色淡，多属痰浊上扰。

三、鉴别诊断

本病需与内科、耳、颈椎疾病所致的眩晕相鉴别。

1. 内科眩晕 内科眩晕表现为有相关病史，多有血压增高或偏低，或有神经系统相关症状，发作无规律性，与月经周期无关。可有血压升高或降低，或有贫血体征。经行眩晕随月经周期反复出现。头部CT及神经系统检查无异常表现，血压正常。

2. 耳、颈椎疾病所致的眩晕 常与体位改变有关，与月经周期无关，X线或头部CT及脊椎系统检查有异常表现。

四、中医治疗

（一）治则治法

治疗以调理肝脾为原则，或健脾以养气血，或滋养肝肾以潜阳，或燥湿化痰以清利空窍。

（二）分证论治

1. 气血虚弱证

证候：经期或经后，头晕目眩；月经量少，色淡质稀，少腹绵绵作痛；神疲肢倦，怔忡心悸；舌质淡，苔薄白，脉细弱。

治法：益气养血，调经止晕。

方药：归脾汤（《校注妇人良方》）加熟地、制首乌、枸杞子。

人参　炒白术　炒黄芪　龙眼肉　茯神　当归　远志　酸枣仁　木香　炙甘草　生姜　大枣

加减：若血虚化源不足，去木香、远志，加熟地黄、山萸肉；若心悸失眠，加柏子仁、夜交藤养心安神；若月经量少，点滴即净，加女贞子、墨旱莲、枸杞子、山茱萸滋养肝肾，填精益血。

2. 阴虚阳亢证

证候：经前或经期，头晕目眩；月经量少，色鲜红；心烦易怒，腰酸腿软，口燥咽干，颧红唇赤，大便干结；舌红，苔少，脉弦细数。

治法：滋阴潜阳，息风止晕。

方药：天麻钩藤饮（《杂病证治新义》）。

天麻　钩藤　山栀　黄芩　杜仲　生石决　川牛膝　益母草　桑寄生　夜交藤　茯神。

加减：若阴虚夹血热，去杜仲、桑寄生，加生黄芪、玄参；阴虚肝旺犯胃，去杜仲、桑寄生，加煅牡蛎、薄荷、竹茹；若潮热盗汗，加牡丹皮、地骨皮清虚热。

3. 痰浊上扰证

证候：经前或经期，头重眩晕；平日带下量多，色白质黏，月经量少，色淡；胸闷泛恶，纳呆腹胀，大便不爽；舌淡胖，苔厚腻，脉濡滑。

治法：燥湿化痰，息风止晕。

方药：半夏白术天麻汤（《医学心悟》）加胆南星、白蒺藜。

半夏　白术　天麻　陈皮　茯苓　炙甘草　蔓荆子　生姜　大枣

加减：若痰浊上犯者，加藿香、佩兰；脾虚化源不足，加当归、地黄、鸡血藤。若痰郁化火，症见头目胀痛，心烦口苦，舌苔黄腻，脉弦滑者，可于方中加黄芩、竹茹以清热涤痰。

（三）针灸治疗

经行头晕，若发作较为频繁，可用针灸疗法。

1. 体针

（1）气血虚弱证　治法：益气养血。取穴：风池、太阳、百会、脾俞、肝俞、血海。

（2）阴虚阳亢证　治法：育阴潜阳。取穴：太冲、行间、风池、百会、合谷。

（3）痰浊上扰证　治法：化湿涤痰。取穴：中脘、解溪、内关、足三里。

2. 耳针　取穴：额、枕、太阳、皮质下、耳尖、神门。

3. 皮肤针　取穴：后颈、腰、骶、头部、风池、内关、太阳、足三里、小腿内侧。

4. 头针　取穴：感觉区上 1/5，血管舒缩区上 1/2。前头痛者加感觉区下 2/5，后头痛、头顶痛者不加配穴。

（四）辨治小结

本病以经行头晕目眩，视物昏花，伴随月经周期而发作为临床特征。轻者瞬间即止，重者如坐舟车，旋转不定，不能自主，月经过后，眩晕停止。下次经行又再次发作，随月经周期反复出现。多与肾虚、血虚的月经后期、月经过少等病兼见。可有素体虚弱或慢性疾病等病史。经行眩晕的辨证要点有虚实之分，因于虚者，多于经期或经后头目眩晕；因于实者，多于经前、经期出现，经后逐渐缓解。治疗原则为调理肝脾，或健脾以养气血，或滋养肝肾以潜阳，或燥湿化痰以清利空窍。

五、西医治疗要点

调整患者心理状态，给予心理安慰与疏导，让患者精神放松，减轻症状。必要时应进行耳、颈椎及心脑血管等方面的检查，排除相应病变。

六、随诊要领

门诊患者复诊应对：

1. 问诊　重点询问治疗后症状变化，包括主证变化，有无出现新的伴随症状，有无月经改变等；问清用药对一般情况的影响；问清患者经初治后对下一步治疗的期待与意愿，有没有需要解决的新问题。

2. 查体要领　重点检查舌象、脉象变化。

3. 治疗决策　随访结果提示病情渐恢复者，维持原有治疗或根据伴随症状加减药物治疗，加强人文关怀，进行心理疏导。病情改善不明显或有些证候更加突出者，综合评估病情后进一步排除其他系统疾病。

七、人文关怀

1. 增强体质等是预防本病的关键。

2. 经行眩晕患者应保持精神乐观，情绪稳定，避免忧思恼怒等。

八、预后评估

本病辨证治疗，一般预后良好。若病情较重，部分患者治愈后容易随月经反复发作。

九、病案举例

张某，女，28岁，已婚。因经行头目眩晕反复发作1年就诊。患者近1年每于月经第1天开始出现头晕目眩，视物昏花，经后自行缓解。现月经周期第1天，月经量少，色淡，质稀，少腹绵绵作痛，头晕目眩，伴神疲乏力，无头痛，无呕吐，大小便正常。舌淡，苔薄白，脉细。测血压正常。中医诊断经行眩晕，为气血虚弱证，治以益气养血，调经止晕，选方归脾汤加减。药用党参、炒白术各10g，炙黄芪、茯神、酸枣仁各10g，木香、当归各6g，炙甘草5g。每于经前2周服药，每日1剂，分2次温服，连服2个月经周期，眩晕症状消失。

经行口糜

一、概述

经行口糜是指阴虚火旺，心火上炎，或胃热熏蒸，致每值经期或经行前后，口舌糜烂，呈周期性发作的病变。

西医学口腔溃疡可参照本病辨证论治。

二、临床诊断要领

（一）问诊要点

1. 经行口糜的诱因 问清与起病相关的素体因素或内伤因素。因素体阴虚，或欲念志火内动，或热病后耗津伤阴而发多为虚证；因嗜食辛辣香燥或膏粱厚味，多为实证。问诊时应根据起病特点全面而有重点地进行询问，并问清诱因与经行口糜起病或加重的时间关系。

2. 经行口糜发生的时间 经行前口糜明显，多属实者；经行后口糜加重，多属虚证。

3. 口感 口干喜饮，或伴口臭，多属实证；口干不欲饮，多属虚证。

4. 月经的量、色 月经量少，色红，多属虚证；月经量多，色深红，多属实证。

5. 经行口糜伴发病症

（1）伴五心烦热，尿少色黄者，多为阴虚火旺，火热乘心。

（2）伴尿黄便结者，多为胃热炽盛，熏蒸于上。

（二）查体要点

1. 望诊

（1）望面色 面红耳赤，多为实热证；颧赤唇红，多为虚热证。

（2）望舌 溃疡散布于口舌黏膜。舌红苔少，多属阴虚火旺证；舌苔黄厚，多属胃热熏蒸证。

（3）望月经 月经量少，色红，多属虚证；月经量多，色深红，多属实证。

2. 闻诊 口臭，多属胃热熏蒸证。

3. 切诊 脉细数属虚证；脉滑数属实证。

4. 妇科检查 无异常。

（三）辅助检查选择

对口糜较重者，应查血常规，必要时行病变局部渗出物培养及皮肤过敏实验等以除外其他疾病。

（四）诊断要点

1. 在经前 1 周之内或正值经期，或在经净后 3 ～ 4 天内出现口舌糜烂，有周期性发作者。

2. 通过妇科及眼科检查，需排除狐惑病。

（五）辨证要点

1. 辨虚实 以脉数实而大，口干喜饮，尿黄便结者，属实证；脉数无力，口干不欲饮，属虚证。

2. 辨脉象 脉细弱或弦细数，属虚证；脉濡滑属实证。

3. 辨月经 月经量少，色红，多属阴虚火旺证；月经量多，色深红，多属胃热熏蒸证。

三、鉴别诊断

本病应与口糜、口疮、狐惑病相鉴别。

1. 口糜 表现为口腔糜烂，无月经周期发作特点。

2. 口疮 表现为口舌溃烂灼痛，无月经周期发作特点。

3. 狐惑病 狐惑病与西医学的贝赫切特综合征相似，是以虹膜睫状体炎、滤泡性口腔溃疡、急性女阴溃疡为主要特征，非特异性皮肤过敏反应阳性有助诊断。本病口咽糜烂与阴部蚀烂并见，且不具备随月经周期呈规律性发作的特点。发作时实验室检查可有白细胞中度增加、红细胞沉降率加快等血液生化指标改变。

四、中医治疗

（一）治则治法

以清热为主，虚者养阴清热，实者清热泻火。药宜用甘寒之品，使热除而无伤阴之弊。

（二）分证论治

1. 阴虚火旺证

证候：经期口舌糜烂，口燥咽干，月经量少，色红；五心烦热，尿少色黄；舌红苔少，脉细数。

治法：滋阴降火。

方药：知柏地黄汤（《医宗金鉴》）酌加麦门冬、五味子。

知母　黄柏　熟地黄　山茱萸　山药　茯苓　泽泻　牡丹皮

加减：若虚火上炎者，加玄参、黄芩凉血滋阴，清热泻火；虚火炽盛，加地骨皮、鳖甲滋阴清热，凉血退蒸；兼心经火盛，心烦不宁者，加莲子心、淡竹叶清心降火。若胃火伤阴者，症见经行口糜，牙龈肿痛，或牙龈出血，烦热口渴，大便燥结，舌红苔干，脉细滑而数。治宜滋阴清胃火，方用玉女煎。

2. 胃热熏蒸证

证候：经行口舌生疮，口臭，月经量多，色深红；口干喜饮，尿黄便结；舌苔黄厚，脉滑数。

治法：清胃泻热。

方药：凉膈散（《太平惠民和剂局方》）。

大黄　朴硝　甘草　栀子　薄荷叶　黄芩　连翘　淡竹叶

加减：若烦渴引饮者，加石斛、麦门冬、天花粉以生津止渴。胃热夹湿浊上冲，加藿香、白豆蔻；胃热与肝火相夹上犯，加龙胆草。若脾虚湿热内盛者，症见口舌糜烂或口唇疱疹，脘腹胀满，大便馊臭，治宜芳香化浊，清热利湿，方用甘露消毒丹（《温热经纬》）。

（三）其他疗法

1. 外治法　双料喉风散（含人工牛黄、珍珠、冰片、黄连、青黛、甘草、山豆根等）喷于患部，每次适量，每日 4～5 次。

2. 针灸治疗　治以清热泻火。体穴选太冲、公孙、内庭、内关、人迎。耳穴选口、肾、脾、胃、心、三焦、内分泌。

（四）辨治小结

经行口糜是行经期间心、胃之火上炎所致。每遇阴血下注，或阴虚火益旺，热乘于心，或胃热益盛，随冲气上逆而发。临证应结合兼证、舌脉、体质因素，并参考月经的量、色、质综合分析。治疗应以清热泻火为原则，具体治疗或滋阴泻火，或清热泻火。重在平时滋养肝肾，调理治本。经行口糜发作之时以清热之剂，适加活血化瘀之品，水煎置凉后，频频含服，其效尤佳，也可局部用双料喉风散或桂林西瓜霜喷剂涂于患处，或用冰硼散调涂。

五、西医治疗要点

经前或经期发生的口舌糜烂，伴随月经周期而发作，经后能渐愈，应考虑经行口糜。但若伴有其他部位的溃疡，应考虑其他疾病的可能。尤其是反复发生的口舌糜烂，经久不愈，一定要警惕舌癌的可能，不可盲目予以中药治疗，以免导致漏诊、误诊，引起医疗纠纷。

六、随诊要领

门诊患者复诊应对：

1.问诊 重点询问治疗后症状变化，包括主证变化，有无出现新的伴随症状，有无月经改变等；问清用药对一般情况的影响；问清患者经初治后对下一步治疗的期待与意愿，有没有需要解决的新问题。

2.查体要领 重点检查口腔、舌象、脉象变化。

3.治疗决策 随访结果提示病情渐恢复者，维持原有治疗或根据伴随症状加减药物治疗，加强人文关怀，进行心理疏导。病情改善不明显或有些证候更加突出者，综合评估病情后进一步排除其他疾病。

七、人文关怀

1. 增强体质等是预防本病的关键。
2. 进食应避免燥、辣、烫、硬，必要时可配以药液含漱口腔。

八、预后评估

本病若及时治疗，一般预后良好。若正虚体弱，病情较重者，也有部分患者治愈后容易反复发作。

九、病案举例

患者，杜某，39岁，已婚，医院职工。1973年6月29日初诊。患者曾足月顺产两胎。近年余经前后头顶痛，口舌生疮，经后面目虚浮，胃纳差，平素血压偏低，曾患梅尼埃病。月经周期常提前四五天，量中等。末次月经6月24日。现经水适净，面色较黄，舌质淡红，苔薄白，脉细弱。中医诊断经行口糜。辨证：血虚肝旺，虚火上炎，兼有脾虚之征。治法：滋肾养肝为主，佐以健脾益气。处方：熟地15g、生地

15g、女贞子 15g、怀山药 25g、党参 15g、太子参 15g、甘草 6g、生龙骨 30g，3 剂，每天 1 剂。冰硼散一瓶，蜜调外涂口舌溃烂处。7 月 27 日二诊，本次月经刚净 2 天，口舌生疮较前减轻，但头痛仍剧，至今未止，舌心红，脉弦细。治法：滋肾益阴，佐以平肝潜阳。处方：熟地 15g、生地 15g、黄精 30g、杞子 15g、白芍 12g、怀山药 25g、杭菊花 10g、钩藤 15g，4 剂，每天 1 剂。8 月 10 日三诊：月经将潮，烦躁，口微苦，唇舌各有一溃疡面，颠顶痛稍减，舌苔微黄，脉弦细。治法：滋阴柔肝养血。处方：熟地 25g、黄精 30g、桑椹 15g、怀山药 20g、白芍 15g、郁金 12g、桑寄生 20g、制首乌 15g，4 剂，每天 1 剂。10 月 5 日四诊：近 2 个月来，经前服上方加减五六剂，经前后头顶痛显著减轻，口舌生疮已除，仍守前法。处方：熟地 20g、黄精 30g、女贞子 15g、白芍 12g、制首乌 25g、天麻 9g、白芷 9g、怀山药 20g、陈皮 5g、生龙骨 30g，4 剂，每天 1 剂。追踪 5 年无复发。

（摘录《罗元恺医著选》）

经行吐衄

一、概述

经行吐衄主要是由肝火上逆，肺胃燥热，迫血妄行，致每值经期或经行前后，有规律出现吐血或衄血，并伴有经量减少或不行的病变，又称"倒经"或"逆经"。

西医学的代偿性月经等可参照本病辨证治疗。

二、临床诊断要领

（一）问诊要点

1. 经行吐衄的诱因 问清与起病相关的素体因素或内伤因素。因素体阴虚而发多为虚证；因情志所伤，多为实证。问诊时应根据起病特点全面而有重点地进行询问，并问清诱因与经行吐衄起病或加重的时间关系。

2. 吐衄发生的时间、量、色 经前或经期吐血、衄血，量多，色鲜红，多属实证；经期或经净时吐血、咯血或衄血，量少，色暗红，多属虚证。

3. 月经的期、量、色 月经提前，量多，多属实证；月经先期、量少，多属虚证。

4. 经行吐衄伴发病症

（1）伴心烦易怒，两胁胀痛，口苦咽干，头昏耳鸣，尿黄便结者，多为肝经郁火，冲气上逆，迫血妄行。

（2）伴头晕耳鸣，手足心热，两颧潮红，潮热咳嗽，咽干口渴者，多为肺肾阴虚，冲气上逆，损伤肺络。

（二）查体要点

1. 望诊

（1）望面色 面红耳赤，多为实热证；两颧潮红，多为虚热证。

（2）望舌 舌红苔黄，多属肝经郁火证；舌红或绛，苔花剥或无苔，多属肺肾阴虚证。

（3）望吐衄的量、色 吐血、衄血量多，色鲜红，多属实证；量少，色暗红，多属虚证。

2. 切诊 脉细数属虚证；脉弦数属实证。

3. 妇科检查 无异常。

（三）辅助检查选择

胸部 X 线、纤维内窥镜检查以排除鼻、咽部及气管、支气管、肺、胃等器质性病变。

（四）诊断要点

1. 吐血、衄血连续 2 次以上随月经周期呈规律性发作。

2. 月经量相应减少，甚或闭而不行。

3. 应注意与鼻咽器质性病变所出现的经行吐衄相鉴别。

（五）辨证要点

1. 辨虚实 本病有虚证与实证之不同。实证为经前或经期吐血、衄血，量多，色鲜红。虚证为经期或经净时吐血、咯血或衄血，量少，色暗红。

2. 辨脉象 脉细数属虚证；脉弦数属实证。

3. 辨月经 月经提前，量多，多属实证；月经先期、量少，多属虚证。

三、鉴别诊断

本病应与内科吐血、衄血相鉴别。

内科吐血、衄血常有消化道溃疡、肝硬化病史，或有血小板减少性紫癜病史等。其吐血、衄血与原发病的发作和加重有关，出血与月经周期无直接联系。血常规检查结果显示血小板减少，皮下常有瘀点、瘀斑。经行吐衄指的是吐血或衄血发生在经前或经期，血量多少不一，吐血或衄血发作时，可有月经量明显减少或无月经。吐衄随月经干净而停止，呈周期性出现。实验室检查多无明显异常。

四、中医治疗

（一）治则治法

本病因血热气逆而发，与经前经期冲气偏盛有关，治疗应本着"热者清之""逆者平之"的原则，以清热降逆、引血下行为主，或清肝泻火，或滋阴降火，不可过用苦寒克伐之剂，以免耗伤气血。

（二）分证论治

1. 肝经郁火证

证候：经前或经期吐血、衄血，量多，色鲜红；月经提前，量少甚或不行；心烦易怒，两胁胀痛，口苦咽干，头昏耳鸣，尿黄便结；舌红苔黄，脉弦数。

治法：清肝泻火，调经止衄。

方药：清肝引经汤（《中医妇科学》四版教材）。

当归　白芍　生地　丹皮　栀子　黄芩　川楝子　茜草　牛膝　白茅根　甘草

加减：若兼小腹疼痛拒按，经血不畅有块者为瘀阻胞中，于上方加桃仁、红花以活血祛瘀止痛；若心烦易怒，口干口苦，加石决明、夏枯草、菊花清肝潜阳；若失眠抑郁，加郁金、夜交藤疏肝解郁，安神宁志。

2. 肺肾阴虚证

证候：经前或经期吐血、衄血，量少，色鲜红，月经每先期、量少；平素可有头晕耳鸣，手足心热，两颧潮红，潮热咳嗽，咽干口渴；舌红或绛，苔花剥或无苔，脉细数。

治法：滋阴养肺。

方药：顺经汤（《傅青主女科》）加牛膝。

当归　熟地　沙参　白芍　茯苓　黑荆芥　丹皮

加减：若口燥咽干，加天花粉、玄参滋阴生津；若咳血、咯血甚者可加白茅根、浙贝母、桔梗滋肺镇咳以止血。出血量多时应及时止血。吐血可口服大黄粉，或田七粉，或云南白药。衄血可用纱条压迫鼻腔部止血，加用1%麻黄素滴鼻。

（三）其他疗法

1. 鲜芦根30g、鲜茅根15g，水煎服。用于阴虚伤津吐衄者。
2. 鼻衄量多时令病人仰卧，头低位，额部用冷毛巾敷，同时用手拇指按压迎香穴。
3. 鼻衄量多时也可用药棉浸京墨塞于鼻孔，同时令病人仰头坐位，冷敷额部。

（四）辨治小结

本病的特点是在经行前后或行经过程中出现吐血、衄血为主症，衄血包括鼻衄、齿衄和肌衄，而以鼻衄为多见。部分患者可因周期性吐衄而致月经量少。

经血以下行为顺，上行为逆。经行吐衄缘于血热气逆。辨证时应从出血的时间，出血的量、色、质及兼证辨虚实。治疗应以清热凉血为主。论治时可选用"通因通用法"。因本病发作于经期，故清热不可过于苦寒，以免寒凝血滞而留瘀；也不可用下法，以免重伤阴血；忌用升麻、柴胡等升提之品，以免升阳肋火。

五、随诊要领

门诊患者复诊应对：

1. 问诊　重点询问治疗后症状变化，包括主证变化，有无出现新的伴随症状，有无月经改变等；问清用药对一般情况的影响；问清患者经初治后对下一步治疗的期待与意愿，有没有需要解决的新问题。

2. 查体要领　重点检查舌象、脉象变化。

3. 治疗决策　随访结果提示病情渐恢复者，维持原有治疗或根据伴随症状加减药物治疗，加强人文关怀，进行心理疏导。病情改善不明显或有些证候更加突出者，综合评估病情后进一步排除内科等疾病。

六、人文关怀

1. 嘱患者日常饮食清淡，忌辛辣煎烤食品，以免伤阴津、助火热。
2. 嘱患者舒缓情志，尤其经前、经期应保持情绪稳定以防经血上逆。

七、预后评估

本病治疗及时，一般预后良好。若病情较重，出血增多，影响月经，导致月经过少，甚至闭经。

八、病案举例

患者，钟某，20岁。因经期鼻衄6年就诊。12岁月经初潮，月经周期提前10天，色少色黑，行经2天，经期鼻衄，每遇情志影响则衄血量较多，有血块。经期烦躁易怒，头晕。平素白带量多，腰痛，腹痛，末次月经9月8日，行经1天。舌边尖红，脉弦滑。中医诊断经行吐衄，诊为肝旺血热，逆经倒行。治以平肝清热。方用：白茅根、藕节各30g，丹皮6g，胆草9g，牛膝12g，黄芩9g，枳壳6g，麦冬、栀子各9g。服上方后10月15日经潮，未见倒经，月经正常，未见腹痛。随访半年余，未再发生倒经现象。

（摘录《刘奉五妇科经验》）

经行浮肿

一、概述

每逢月经前后，或正值经期，头面四肢浮肿者，称为经行浮肿。

西医学经前期综合征出现浮肿者，可参照本病辨证治疗。

二、临床诊断要领

（一）问诊要点

1. 经行浮肿的诱因　问清与起病相关的素体或内伤因素。因素体脾肾阳虚或思虑劳倦过度而发多为虚证；因情志所伤，多为实证。问诊时应根据起病特点全面而有重点地进行询问，并问清诱因与经行浮肿起病或加重的时间关系。

2. 经行浮肿情况　经行面浮肢肿，按之没指，多属虚证；经行肢体浮肿，按之随手而起，多属实证。

3. 月经的色、质　经行不畅，经血色暗有块，多属实证；经行量多，色淡质薄，多属虚证。

4. 经行浮肿伴发病症

（1）伴腹胀纳减，腰膝酸软，大便溏薄者，多为脾肾阳虚，水湿泛溢。

（2）伴脘闷胁胀，善叹息者，多为气滞血瘀，水湿运化不利，泛溢肌肤。

（二）查体要点

1. 望诊

（1）望面部　部分患者出现面部浮肿。

（2）望舌　舌暗，苔薄白，多属气滞血瘀证；舌淡，苔白腻，多属脾肾阳虚证。

2. 切诊

（1）脉诊　脉细数属虚证；脉弦数属实证。

（2）触诊　肢体肢肿，按之没指，多属虚证；肢体浮肿，按之随手而起，多属实证。

3. 妇科检查　无异常。

（三）辅助检查选择

性激素检查提示血清 E_2、PRL 水平可见增高，或 E_2 与 P 比值失调；肝肾功能、血浆蛋白、尿常规均正常。

（四）诊断要点

1. 浮肿连续 2 次以上随月经周期呈规律性发作。

2. 应注意与肝源性、肾源性、营养不良等所出现的浮肿相鉴别。

（五）辨证要点

1. 辨虚实　本病重在辨其虚实。若经行面浮肢肿，按之没指，为脾肾阳虚之证；若经行肢体浮肿，按之随手而起，则为气滞血瘀之证。

2. 辨脉象 脉细数属虚证；脉弦数属实证。

3. 辨月经 经行不畅，经血色暗有块，多属实证；经行量多，色淡质薄，多属虚证。

三、鉴别诊断

应与内科性疾病导致的浮肿相鉴别。

1. 肝源性浮肿 多有肝病史，常伴腹水，辅助检查示肝功能异常。发病与月经无周期性。经行浮肿发病与月经有周期性。

2. 肾源性浮肿 有肾功能不全病史，水肿程度较重，辅助检查示肾功能异常。发病与月经无周期性。

3. 甲状腺功能减退 有甲状腺功能不全病史，辅助检查示甲状腺功能异常。发病与月经无周期性。

4. 营养不良性浮肿 有营养不良病史，发作具有全身性，辅助检查示血浆蛋白含量低。发病与月经无周期性。

四、中医治疗

（一）治则治法

脾肾阳虚证者，治以温肾健脾，利水消肿。气滞血瘀证者，治以活血化瘀，利水消肿。

（二）分证论治

1. 脾肾阳虚证

证候：经行面浮肢肿，按之没指，经行量多，色淡质薄；腹胀纳减，腰膝酸软，大便溏薄；舌淡，苔白腻，脉沉缓或濡细。

治法：温肾化气，健脾利水。

方药：肾气丸（《金匮要略》）合苓桂术甘汤（《伤寒论》）。

桂枝　附子　熟地黄　山茱萸　山药　茯苓　牡丹皮　泽泻

茯苓　白术　桂枝　甘草

加减：若水肿明显者加猪苓、泽泻；阳虚恶寒喜暖者加巴戟天、淫羊藿；阳虚寒甚见畏寒肢冷者，去桂枝，加干姜、肉桂；脾虚失摄见月经量多者，加黄芪、鹿角霜。

2. 气滞血瘀证

证候：经行肢体浮肿，按之随手而起，经血色暗有块；脘闷胁胀，善叹息，舌暗，苔薄白，脉弦细。

治法：理气行滞，养血调经。

方药：八物汤（《济阴纲目》）加泽泻、益母草。

当归 川芎 白芍 熟地黄 延胡索 川楝子 木香 槟榔

加减：若气滞湿困见躯体胀而不舒者，加秦艽、防己；若肢体肿胀明显，加泽兰、大腹皮活血行滞利水；若瘀血阻络见经血排出不畅者，加茺蔚子、川牛膝。

（三）其他疗法

1. 体针 脾肾阳虚证选用脾俞、通天、关元、命门等穴；气滞血瘀证选用气海、血海、三阴交、腰阳关等穴。实证用泻法，虚证用补法。

2. 耳穴 常规穴有子宫、卵巢、内分泌、膀胱、肾上腺、皮质下等。

3. 灸法 取气海、中极、三阴交等穴。适用于脾肾阳虚证。

（四）辨治小结

本病以经前或经期开始出现眼睑、颜面浮肿或四肢肿胀不适为特点。部分病例仅表现为手足肿胀或肢体肿胀不适。若不治疗，经净后也可逐渐自行消退。经行浮肿莫不与脾、肾两脏相干，气、血、水同病，临证重在辨其虚实，注意其与月经的关系，经调则水行。治疗中谨防专投攻逐峻利之品，更伤正气。

五、西医治疗要点

经行肿胀一般浮肿程度较轻，多出现在颜面、四肢。除浮肿外，无心、肝、肾等方面的损害证据。必要时可行24小时尿蛋白总量、免疫功能、肝肾功能、血浆蛋白、心电图、肝肾超声等检查，有助于明确诊断。螺内酯20～40mg，每日2～3次，可减轻水肿。

六、随诊要领

门诊患者复诊应对：

1. 问诊 重点询问治疗后症状变化，包括主证变化，有无出现新的伴随症状，有无月经改变等；问清用药对一般情况的影响；问清患者经初治后对下一步治疗的期待与意愿，有没有需要解决的新问题。

2. 查体要领 重点检查肢体浮肿情况，舌象、脉象变化。

3. 治疗决策 随访结果提示病情渐恢复者，维持原有治疗或根据伴随症状加减药物治疗，加强人文关怀，进行心理疏导。病情改善不明显或有些证候更加突出者，综合评估病情后进一步排除营养不良、肝肾等疾患所致的浮肿。

七、人文关怀

1. 心理治疗 给予心理安慰与疏导，重者可进行认知－行为心理治疗。

2. 调整生活状态 合理饮食及营养，限制钠盐和咖啡的摄入，适当身体锻炼。

八、预后评估

本病治疗及时，一般预后良好。若治疗不及时，病情易反复发作。

九、病案举例

杨某，女，32岁，已婚。1977年11月1日初诊。缘月事不调，期将年余。经期错后，经量过少，色红有块，带经日短，行经腹痛，腰胀无力，体困神乏，肢面浮肿，手指木胀，难以握固，经后肿势始轻缓。大便不实，小溲短少，曾行尿常规及尿培养，均无异常发现。现值经期，舌质淡红，边有瘀紫，苔白而滑，脉来弦细。中医诊断经行浮肿，此属血滞经脉，气不行水，脾肾两虚，运化失健。病在血分，不可单作水治，拟予养血调经，崇土制水。处方：秦当归、紫丹参各12g，刘寄奴9g，怀牛膝、女贞子各9g，生黄芪、旱莲草各12g，云茯苓15g，冬瓜皮12g，福泽泻、冬葵子、炒白术各9g，广陈皮4.5g，水煎服，3剂。二诊（11月8日）：前方续服3剂，经量增多，行经4天而止，腰酸腹痛已除，肿势渐消，唯小溲略短，舌边瘀紫已不明显，脉弦略数，再步原法出入。处方：秦当归、紫丹参、赤芍药各9g，鸡血藤、云茯苓各15g，福泽泻、炒白术、冬瓜皮、生黄芪各12g，宣木瓜、冬葵子、车前草、旱莲草各9g，水煎服，4剂。三诊（11月13日）：肿势尽退，大便得实，小便畅利，纳谷亦增，舌淡，苔薄白，脉弦滑。嘱每日上午服参苓白术丸1剂，下午服温经丸1剂，连服7天。次月经潮，色量均可，浮肿未发。

（摘录《哈荔田医案医话选》）

经行泄泻

一、概述

经行泄泻是指素体脾肾虚弱，致每逢经行期间大便溏薄，甚或清稀如水，日解数次的病变。

西医学经前期综合征出现泄泻者，可参照本病辨证论治。

二、临床诊断要领

（一）问诊要点

1. 经行泄泻的诱因　本病虚证为多，问清与起病相关的素体因素，分清脾虚还是肾虚为主。问诊时应根据起病特点全面而有重点地进行询问，并问清诱因与经行泄泻起病或加重的时间关系。

2. 泄泻发生的时间及大便的性状　大便溏薄，多为脾虚；若大便清稀如水，每在天亮前而泻，多为肾虚。

3. 经行泄泻伴发病症

（1）伴脘腹胀满，神疲肢软，或面浮肢肿者，多为脾虚证。

（2）伴腰膝酸软，头晕耳鸣，畏寒肢冷者，多为肾虚证。

（二）查体要点

1. 望诊

（1）望神情　神疲乏力，气短懒言，多属脾虚；头晕、腰膝酸软，多属肾虚证。

（2）望舌　舌淡红，苔白，多属脾虚证；舌淡，苔白，多属肾虚证。

2. 切诊

（1）脉诊　脉濡缓属脾虚证；脉沉迟属肾虚证。

（2）腹部触诊　腹软，无压痛及反跳痛。

3. 妇科检查　无异常。

（三）辅助检查选择

大便常规、血常规检查未见异常。

（四）诊断要点

1. 经行泄泻，随月经周期而发。

2. 粪便多为水谷不化之残渣，或溏便。一般无腹痛，大便不臭，无脓血。

3. 应注意与慢性腹泻相鉴别。

（五）辨证要点

1. 辨脏腑　辨证时应着重观察大便的性状及泄泻时间，并参见月经的量、色、质。若大便溏薄，脘腹胀满，多为脾虚证；若大便清稀如水，每在天亮前而泻，畏寒肢冷者，多为肾虚证。

2. 辨脉象　脉濡缓属脾虚证；脉沉迟属肾虚证。

三、鉴别诊断

本病需与其他原因导致的泄泻相鉴别。

1. 内科泄泻　内科泄泻多因脏腑功能失调、饮食内伤或外感史，伴有发热、恶心呕吐等，与月经周期无关。经行泄泻随月经周期反复发作。

2. 经期伤食　有暴饮暴食或不洁饮食史，常伴有腹痛肠鸣，脘腹痞满，嗳腐酸臭，与月经周期无关。

3. 经期感寒泄泻　有感受寒湿及风寒史，泄泻清稀，甚如水样，腹痛肠鸣，伴表证，与月经周期无关。

四、中医治疗

（一）治则治法

本病的治疗以健脾、温肾为主，调经为辅。脾健湿除，肾气得固，则泄泻自止。

（二）分证论治

1. 脾虚证

证候：月经前后，或正值经期，大便溏泄，脘腹胀满，神疲肢软，或面浮肢肿，经行量多，色淡质薄，舌淡红，苔白，脉濡缓。

治法：健脾渗湿，理气调经。

方药：参苓白术散（方见闭经）。

加减：若肝郁脾虚，症见经行腹痛即泻，泻后痛止，嗳气不舒。治宜柔肝扶脾，理气止泻。方用痛泻要方。若月经量多者，加黄芪、炮姜补脾益气，固摄冲任；若面浮肢肿者，加猪苓、防己利水湿。

2. 肾虚证

证候：经行或经后，大便泄泻，或五更泄泻，腰膝酸软，头晕耳鸣，畏寒肢冷。经色淡，质清稀；舌淡，苔白，脉沉迟。

治法：温肾扶阳，暖土固肠。

方药：健固汤（《傅青主女科》）合四神丸（《证治准绳》）。

健固汤：人参 白术 茯苓 薏苡仁 巴戟天

四神丸：补骨脂 吴茱萸 肉豆蔻 五味子 生姜 大枣

加减：若经行肿胀甚，加桂枝、防己以利水消肿；若脾肾两虚者，加山药、扁豆、莲子肉健脾止泻；若腰酸膝软者，加杜仲、川断补肾强腰骨。

（三）其他疗法

1. 体针 取背俞、足太阴、足少阴、足阳明、任脉经穴为主。针刺补法，加灸。取穴脾俞、肾俞、足三里、三阴交、阴谷、气海。

2. 耳针 取子宫、卵巢、盆腔、肾、内分泌、皮质下、大肠、小肠、胃、腹。

（四）辨治小结

经行泄泻虽以脾虚、肾虚为主，但临床并非都如此单一，往往两脏合病者多。如脾虚肝旺或脾肾两虚等，其中以脾肾两虚者多见。临证时需熟悉脏与脏之间的传变、生克关系，通过四诊对本病进行客观、全面分析，确定证型，遣方用药。另外，本病虽为虚证，但因其仅经期乃发，治疗上不宜峻补收涩，只可健脾化湿或温肾扶阳，缓而治之，平时当补脾固肾以固本。

五、西医治疗要点

对经行泄泻久治不愈者，或症状明显加重者，应考虑肠道病变可能，及时进行大便常规检查、大便细菌培养或肠道内镜检查、腹部超声及 CT 等检查，有助于明确诊断。

六、随诊要领

门诊患者复诊应对：

1. 问诊 重点询问治疗后症状变化，包括主证变化，有无出现新的伴随症状，有无月经改变等；问清用药对一般情况的影响；问清患者经初治后对下一步治疗的期待与意愿，有没有需要解决的新问题。

2. 查体要领 重点检查大便性状，舌象、脉象变化。

3. 治疗决策 随访结果提示病情渐恢复者，维持原有治疗或根据伴随症状加减药物治疗，加强人文关怀，增强体质。病情改善不明显或有些证候更加突出者，综合评估病情后进一步排除其他原因导致的泄泻。

七、人文关怀

1. 经行泄泻治疗的关键是增强体质。

2. 同时需要注意生活调摄。

八、预后评估

经行泄泻若长期失治影响脾胃功能，导致气血不足，胞宫失养，月经失调。

九、病案举例

贾某，36 岁，已婚。1979 年 9 月 9 日初诊。患者经行泄泻 2 年。经前数日必作，稀薄清冷，黎明尤甚，便意频频，腹痛不舒，急于登厕，解后方舒。伴神疲乏力，腰痛畏寒，少腹凉痛，带下如水，月经量少，舌淡苔薄白，津润，脉沉迟无力。询问病史，3 年前夏第 4 个孩子临产时，因担心临产努则用力，婆母劝食过量而伤及脾胃，次日出现腹胀、大便次数增多且多稀溏。其后数月便亦如斯，1 日 2～3 至，除乏力、乳汁稀少外，尚无大碍。次春因郁怒而加重，自觉腹痛急于如厕，且便次增多，延医以参苓白术散合逍遥丸治疗显效。曾一段时间大便成形。产后第 1 次行经时，忽觉随着经行而大便稍稀至经尽数日可自然成形，因平时未发作，只有经期作泻，遂未就医。近年来有加重之势，不仅经期泻甚，平时亦作泻于五更。故求诊于予。中医诊断经行泄泻，脉症合参，本例证属脾肾阳虚、火不煖土、肝脾不调、湿注大肠。治宜益肾健脾、扶土抑木、涩肠止泻。用四神丸加味。药用：橘红 6g、粟壳 6g、诃子 6g、肉豆蔻 4.5g、吴茱萸 6g、破故纸 6g、五味子 4.5g、木香 4.5g。2 剂，水煎服。二诊（9 月

11 日）：上药后腰背觉温，腹部亦感舒服，但泄如故。"肾司二便，亦主开阖"，泄不减，说明命火尚嫌不足，拟改破故纸为 30g。药用：橘红 6g、诃子 6g、粟壳 6g、炮姜 4.5g、破故纸 30g、五味子 4.5g、肉豆蔻 4.5g、吴茱萸 4.5g、木香 2.1g、白芍 9g、赤石脂 15g（先煎）。3 剂，水煎服。三诊（9 月 14 日）：泄大瘥，已能安睡到天明。拟上方继服 5 剂，2 天 1 剂，服如前法。四诊（9 月 26 日）：药后泄止，白带正常，腰痛未作，周身温和，精力充沛。嘱以二诊方每月经行服 3 剂，平时以金匮肾气丸、参苓白术散、逍遥丸按早午晚分服而愈。

（摘录《中医妇科经验集要·陈伯祥》）

经行风疹块

一、概述

每值临经时或行经期间，周身皮肤突起红疹，或起风团，瘙痒异常，经净渐退者，称"经行风疹块"或称"经行瘾疹"。

二、临床诊断要领

（一）问诊要点

1. 经行风疹块的诱因 问清与起病相关的素体因素、外感及内伤因素，若素体血虚，或多产久病而发，多为虚证；若为素体阳盛，或过食辛辣，感受风热而发，多为实证。问诊时应根据起病特点全面而有重点地进行询问，并问清诱因与经行风疹块起病或加重的时间关系。

2. 经行风疹块及皮肤瘙痒情况 经行风疹频发，色淡，瘙痒难忍，入夜尤甚，多为虚证；经行风疹，皮肤红热，瘙痒难忍，感风遇热尤甚，多为实证。

3. 月经期、量、色 月经延后，量少，色淡，多属虚证；月经提前，量多，色红，多属实证。

4. 经行风疹块伴发病症

（1）伴面色不华，肌肤枯燥者，多为血虚证。

（2）伴口干喜饮，尿黄便结者，多为风热证。

（二）查体要点

1. 望诊

（1）望面色 面色不华，多属血虚；面红，多属风热证。

（2）望舌 舌淡红，苔薄，多属血虚证；舌红，苔黄，多属风热证。

（3）望皮疹 经前或经期可见皮肤红疹或风团，经后皮疹或风团消失。风疹色淡，多属虚证；色红，多属实证。

（4）望月经　量少，色淡，多属虚证；量多，色红，多属实证。

2. 切诊

脉诊　脉虚数属虚证；脉浮数属实证。

3. 妇科检查　无异常。

（三）辅助检查选择

血常规、过敏原检查未见异常。

（四）诊断要点

1. 经行风疹块，随月经周期而发。
2. 应注意与风疹或荨麻疹相鉴别。

（五）辨证要点

1. 辨虚实　本病重在辨其虚实。若皮肤干燥，瘙痒难忍，入夜更甚，为血虚证；若皮肤红热，瘙痒难忍，则为风热证。

2. 辨脉象　脉虚数属虚证；脉浮数属实证。

3. 辨月经　月经延后，量少色淡，多属虚证；月经提前，量多色红，多属热证。

三、鉴别诊断

本病需与风疹或荨麻疹相鉴别。

风疹由感染病毒所致，荨麻疹多由药物、饮食或衣物布料等致敏因素所诱发，其发病均与月经周期无相关性。

四、中医治疗

（一）治则治法

本病的治疗，应根据"治风先治血，血行风自灭"的原则，以养血祛风为主，虚证宜养血祛风，实证宜疏风清热。

（二）分证论治

1. 血虚证

证候：经行肌肤风疹频发，瘙痒难忍，入夜尤甚；月经多延后，量少色淡；面色不华，肌肤枯燥；舌淡红，苔薄，脉虚数。

治法：养血祛风。

方药：当归饮子（《外科正宗》）。

当归　川芎　白芍　生地黄　防风　荆芥　黄芪　甘草　白蒺藜　何首乌

加减：若血虚化热，伴见皮肤干痒者，加地骨皮、牡丹皮滋阴凉血；血不化经，伴见月经量少者，加枸杞子、熟地黄填精补血；痒甚难眠者，酌加蝉蜕、生龙齿疏风镇静止痒。

2. 风热证

证候：经行身发红色风团、疹块，瘙痒不堪，感风遇热尤甚；月经多提前，量多色红；口干喜饮，尿黄便结；舌红，苔黄，脉浮数。

治法：疏风清热。

方药：消风散（《外科正宗》）。

荆芥 防风 当归 生地 苦参 炒苍术 蝉蜕 木通 胡麻仁 生知母 煅石膏 生甘草 牛蒡子

加减：若风热与血热相夹，伴见月经量多者，去活血之当归，加赤芍、牡丹皮凉血清热；若热盛，伴见心烦、口渴，去辛温之当归、苍术，加麦冬、天花粉清心凉血，生津止渴；若大便秘结，加生大黄、芒硝荡涤热结。

（三）其他疗法

中成药人参养荣丸，每次 9g，每日 2 次，或复方阿胶浆，每次 20mL，每日 3 次。

（四）辨治小结

经行风疹块为月经期的伴发症状，具有显著的周期性，多因血虚生风或风热之邪侵袭而引起。临证根据风疹色状、舌脉、素体情况，以及月经的量、色、质综合分析辨别虚实。遵照"治风先治血，血行风自灭"之理，治以养血祛风为主。不宜过用辛香温燥之品，以免劫伤阴血，使虚者愈虚，病缠难愈。除口服中药以外，还可配以针灸、拔火罐、耳尖放血、药液洗浴等疗法。

五、西医治疗要点

临床应注意详细询问患者病史，尤其是特殊药物、食物、织物等接触史，结合实验室检验，以排除风疹和荨麻疹。

六、随诊要领

门诊患者复诊应对：

1. 问诊 重点询问治疗后症状变化，包括主证变化，有无出现新的伴随症状，有无月经改变等；问清用药对一般情况的影响；问清患者经初治后对下一步治疗的期待与意愿，有没有需要解决的新问题。

2. 查体要领 重点检查皮疹及舌象、脉象变化。

3. 治疗决策 随访结果提示病情渐恢复者，维持原有治疗或根据伴随症状加减药物治疗，加强人文关怀，进行心理疏导。病情改善不明显或有些证候更加突出者，综合评估病情后进一步排除风疹和荨麻疹。

七、人文关怀

注意起居避风寒，饮食忌辛辣、海腥之味。

八、预后评估

经行风疹块预后好，对于症状明显的，无周期性发作的，需排除风疹或荨麻疹。

九、病案举例

于某，19 岁，未婚，工人。1975 年 7 月 12 日初诊。2 年多来，每因汗出被风而发作荨麻疹，且经期发作尤甚。发作时周身泛发风疹块，瘙痒无度，烦闷难忍，常持续数天至数十天，经服用抗过敏药可减轻，下次经潮又复如是。就诊时正值经期，荨麻疹已发作 3 天，四肢、躯干及头面部出现大小不等、形状不一之粉红色风团块，扁平，稍有隆起，周围红晕，间有皮疹突出皮表，四肢见有抓痕及血痂，眼睑、环唇明显肿胀，瘙痒难耐，伴有头晕、恶心、胸闷、纳差、便秘、溲黄等症状。月经先期，量较少，色红，脉弦细数，苔白薄腻，舌边尖红，中医诊断为经行风疹块，西医诊为慢性荨麻疹急性发作。此因湿热内蕴血分，郁于皮肤，风邪外束所致，治拟清热利湿，凉血解毒，疏风止痒为法。处方：荆芥穗、防风各 6g，苦参 9g，银花 15g，细生地 15g，鲜茅根 30g，徐长卿、紫浮萍、紫荆皮、地肤子各 9g，苍耳子 6g，赤芍、丹皮各 9g，川军 6g（后下），甘草 3g，2 剂，水煎服。二诊：7 月 14 日。药后大便畅行，疹块消退大半，仍头晕、恶心、肤微痒，苔白，脉沉弦。予消风止痒，平肝和胃之法。处方：荆芥穗、防风、钩藤、菊花各 9g，白鲜皮 12g，苦参 6g，徐长卿 9g，紫荆皮、陈皮各 6g，赤芍、丹皮、淡竹茹各 9g，甘草 3g，3 剂，水煎服。三诊：7 月 17 日。药后诸症悉除，月经于 15 日已净。现觉乏力，纳差，带下绵绵，脉象沉缓，苔薄白。拟予理脾胃，益气血，和营卫之法。处方：野党参、炒白术、云茯苓各 9g，广陈皮、荆芥穗各 6g，焦稻芽 15g，全当归 12g，赤白芍各 9g，鸡血藤 12g，粉丹皮 6g，炒枳壳 9g，粉甘草 3g，3 剂，水煎服。另用蛇床子 9g，吴萸 3g，黄柏 6g，布包，泡水、坐浴熏洗，日 2 次。嘱下月经潮前 3 天，服一诊方 3 剂。兹后观察半年，不仅经期未再发作荨麻疹，且平时也未发作。

（摘录《哈荔田医案医话选》）

经行情志异常

一、概述

每值行经前后，或正值经期，出现烦躁易怒、悲伤啼哭，或情志抑郁、喃喃自语，或彻夜不眠，甚或狂躁不安，经后又复如常人者，称为"经行情志异常"。

西医学的经前期综合征可参照本病论治。

二、临床诊断要领

（一）问诊要点

1. 经行情志异常的诱因 问清与起病相关的素体因素及情志因素。问诊时应根据起病特点全面而有重点地进行询问，并问清诱因与经行情志异常起病或加重的时间关系。

2. 情志异常表现 经前、经期精神抑郁不乐，情绪不宁，烦躁易怒，甚至怒而发狂多为肝气郁结证；经行狂躁不安，多为痰火上扰证。

3. 月经色、质 经色暗，或夹血块，多属肝郁证；经色鲜红、质稠，多属痰火证。

4. 经行情志异常伴发病症

（1）伴胸闷胁胀，不思饮食者，多为肝气郁结证。

（2）伴面红目赤，心胸烦闷者，多为痰火上扰证。

（二）查体要点

1. 望诊

（1）望神情 精神抑郁或烦躁易怒，多属肝气郁结证；狂躁不安，多为痰火上扰证。

（2）望舌 舌红，苔薄腻，多属肝郁证；舌红或绛，苔黄厚或腻，多属痰火证。

（3）望月经 经色暗，或夹血块，多属肝郁证；经色鲜红，多属痰火证。

2. 切诊 脉弦多属肝郁证；脉弦滑而数多属痰火证。

3. 妇科检查 无异常。

（三）辅助检查选择

性激素检查可见血清催乳素升高，雌激素／孕激素值升高；甲状腺功能检测未见异常。

（四）诊断要点

1. 经行情志异常，随月经周期而发。

2. 应注意与郁证或癫狂等相鉴别。

（五）辨证要点

1. 辨虚实 本病以实证为多。虚者以心血不足为主，实者以肝经郁热和痰火上扰多见。

2. 辨脉象 脉弦多属肝郁证；脉弦滑而数多属痰火证。

3. 辨月经 经色暗，或夹血块，多属肝郁证；经色鲜红、质稠，多属痰火证。

三、鉴别诊断

1. 热入血室 指经水适来适断，昼夜明了，入夜谵语，如见鬼状，往来寒热，寒热如疟，正值经期而发，但不是伴随每个月经周期发作。

2. 脏躁 指无故自悲，不能控制，或苦笑无常，哈欠频作，发作与月经周期无关。

3. 郁证 心情抑郁、情绪不宁、胸部满闷、胁肋胀痛，或易怒易哭，或咽中如有异物梗塞，发作与月经周期无关。

4. 癫狂 癫则精神抑郁，表情淡漠，沉默痴呆，语无伦次，静而少动或静而多喜。狂则精神亢奋，狂躁刚暴，喧扰不宁，毁物打骂，动而多怒，发作与月经周期无关。

四、中医治疗

（一）治则治法

本病治疗以理气解郁为大法。因于肝郁者，疏肝理气，养血舒肝。因于痰火者，涤痰降火，凉血宁神。

（二）分证论治

1. 肝气郁结证

证候：经前、经期精神抑郁不乐，情绪不宁，烦躁易怒，甚至怒而发狂，经后逐渐减轻或复如常人，胸闷胁胀，不思饮食；苔薄腻，脉弦细。

治法：舒肝解郁，养血调经。

方药：逍遥散（《太平惠民和剂局方》）。

柴胡　白术　当归　白芍　茯苓　甘草　薄荷　煨姜

加减：若夜寐不安者加夜交藤、龙骨、牡蛎；经行不畅者加川牛膝。若肝郁化火，见心烦易怒，狂躁不安，月经量多，色红，经期提前者，加丹皮、山栀子，或用龙胆泻肝汤以清肝泄热。

2. 痰火上扰证

证候：经行狂躁不安，头痛失眠，面红目赤，心胸烦闷，经后复如常人；舌红或绛，苔黄厚或腻，脉弦滑而数。

治法：清热化痰，宁心安神。

方药：生铁落饮（《医学心悟》）加郁金、黄连。

天门冬　麦门冬　贝母　胆星　橘红　远志　连翘　茯苓　茯神　玄参　钩藤　丹参　辰砂　石菖蒲　生铁落

加减：若大便不畅者，加大黄、川朴；若夜难寐者，加枸杞、龙骨、牡蛎；若经量多者加地榆、茜根；若痰多者加天竺黄。

（三）其他疗法

1. 中成药　逍遥丸，每次 8 粒，每日 3 次。

2. 针灸治疗　烦躁抑郁发作时可选穴三阴交、合谷、内关、百会等。毫针刺，补虚泻实，每日 1 次，每次留针 20 ～ 30 分钟。

（四）辨治小结

经行情志异常的发病主要与情志所伤有关。女子具有"血不足，气有余"的生理特点，经前血聚胞宫，冲任脉盛，冲气上逆，扰动心神，即可发病。临证或疏肝解郁，或清热化痰，因与月经周期有关，气病及血，故多兼血瘀，应酌加活血化瘀之品。

五、西医治疗要点

进行心理疏导，嘱在发病期间适当休息，避免情绪紧张，注意饮食均衡。密切随访，若病人症状加重，如严重失眠或狂躁不安等，可配合抗抑郁药、抗焦虑药治疗，以免发生严重后果（如自杀、犯罪等）。必要时转专科医生协诊。

六、随诊要领

门诊患者复诊应对：

1. 问诊　重点询问治疗后症状变化，包括主证变化，有无出现新的伴随症状，有无月经改变等；问清用药对一般情况的影响；问清患者经初治后对下一步治疗的期待与意愿，有没有需要解决的新问题。

2. 查体要领　重点检查舌象、脉象变化。

3. 治疗决策　随访结果提示病情渐恢复者，维持原有治疗或根据伴随症状加减药物治疗，加强人文关怀，进行心理疏导。病情改善不明显或有些证候更加突出者，综合评估病情后必要时联合西药治疗。

七、人文关怀

1. 心理疏导，针对患者的思想情绪，排查病人障碍情志之事物，进行解释安慰，同时将本病的生理、病理特点解释清楚，让其主动配合治疗。

2. 注意摄生调理，规律作息，培养良好的饮食与睡眠习惯也是治疗中的重要一环。

八、预后评估

经行情志异常预后好，对于症状明显的，必要时转专科医生协助诊治。

九、病案举例

韩某，23 岁，未婚。1974 年 2 月 13 日初诊。素性抑郁寡欢，每因小事而执拗不解。于 2 年前逐渐发现神情呆滞，语多怪诞，或怒目瞠视，或自怒自责，或多言兴奋，或向隅独泣。诸般表现多在经前数天开始发作，经后始渐趋平静，一如常时。曾在某医院住院治疗，诊为周期性精神病，经用中西药物治疗，效果不彰而自行出院。询之素日抑郁寡欢，痰多口黏，不食不寐，惕然易惊，胸闷呕恶。月经周期尚准，经量或多或少，色鲜无块，每次行经 4～5 天。视苔白腻，舌边尖红，切脉沉弦略滑。中医诊断经行情志异常，此系肝郁失志，心营暗耗，痰气互结，蒙蔽心窍所致，治拟导痰开窍，养心安神为法。处方：清半夏、云茯苓、炒枳壳各 9g，淡竹茹、广陈皮各 6g，节菖蒲、广郁金各 9g，浮小麦 30g，炙甘草 9g，生龙牡各 15g，元肉 9g，夜交藤 15g，朱砂粉、琥珀粉各 1.5g（冲），3～6 剂，水煎服。二诊（2 月 20 日）：服药期间已停用镇静药，夜寐可得 3～4 小时，泛恶口黏有减，惊悸渐平。纳食呆少，腑行不畅。上方减元肉、生龙牡，加焦三仙各 9g、大枣 5 枚、酒川军 6g（后下），以健脾和胃。予 3～6 剂，水煎服。调治 2 个月后，月事正常，症无反复，遂停药观察。

（摘录《哈荔田医案医话选》）

第七节 绝经前后诸证

一、概述

绝经前后诸证是指妇女在绝经期前后，出现烘热汗出，烦躁易怒，潮热面红，失眠健忘，精神倦怠，头晕目眩，耳鸣心悸，腰背酸痛，手足心热，或伴月经紊乱等与绝经有关的症状，称为绝经前后诸证，亦称经断前后诸证。

西医学绝经综合征、双侧卵巢切除或放射治疗后卵巢功能衰竭出现绝经综合征表现者，可参照本病辨证治疗。

二、临床诊断要领

（一）问诊要点

1. 绝经前后诸证的诱因 既往有双侧卵巢切除手术史或放射治疗史；工作、生活的特殊改变可诱发；精神创伤史者亦可发生。

2. 绝经前后诸证的持续时间与病程 绝经前后诸证常有月经紊乱或绝经，伴发烘热汗出、烦躁易怒、潮热面红、失眠健忘、精神倦怠、头晕目眩、耳鸣心悸、腰背酸楚、手足心热、面浮肢肿、皮肤蚁行样感、情志不宁等症状，持续时间或长或短，可反复发作。病程短、病情轻者可自行缓解；病程久长，发作持续日久不解，或多症并见，为虚实夹杂。

3. 绝经前后诸证伴发病症
（1）伴烘热汗出，头晕耳鸣，五心烦热，腰膝酸软，失眠多梦，口燥咽干，皮肤干燥瘙痒，尿少便结者，多属肾阴不足。

（2）伴精神萎靡，面色晦暗，腰膝酸痛，头晕耳鸣，腰痛如折，腹冷阴坠，形寒肢冷，带下量多，小便清长，夜尿多，大便稀溏者，多肾阳虚弱。

（3）伴乍寒乍热，烘热汗出，头晕耳鸣，健忘，腰背冷痛者，多属肾阴阳俱虚。

（4）伴烘热汗出，腰膝酸软，头晕健忘，心悸怔忡，心烦失眠者，多属心肾不交，扰动心神。

（5）伴烘热汗出，烦躁易怒或易于激动，或精神紧张，或抑郁寡欢；腰膝酸软，头晕失眠，乳房胀痛或胁肋疼痛，口苦咽干，多属肾虚肝郁。

（6）伴腰膝酸软，食少腹胀，四肢倦怠，或四肢浮肿，大便溏薄者，多属脾肾阳虚。

（二）查体要点

1. 望诊

（1）望神志　患者精神亢奋、面红目赤，多为阳盛；精神萎靡、面色晦暗，多为肾阳亏虚；精神紧张，忧思多虑，或抑郁寡欢，多为肝气郁结；烦躁易怒，易于激动，多为肝郁化热，肝阳上亢。

（2）望面色　患者面色潮红，五心烦热，多为阴虚火旺；面色晦暗，腰膝酸软，多为肾阳虚衰。

（3）望舌　患者舌红，少苔，多为阴虚；舌淡，或胖嫩边有齿痕，苔白滑，多为脾肾阳虚；舌边尖红，少苔，多为心肝火旺。

2. 闻诊　患者语声高亢、烦躁易怒，多属实热；语声低微、少气懒言，多属阳虚或气虚。

3. 切诊　患者脉细数，多为阴虚；脉沉细而迟，多为阳虚；脉弦数有力，多为肝郁化热。

4. 妇科检查　绝经后可见外阴及阴道萎缩，阴道分泌物减少，阴道皱襞消失，宫颈、子宫可有萎缩。

（三）辅助检查选择

1. 血清 FSH 和 E_2 值了解卵巢功能。绝经过渡期 FSH > 10U/L，提示卵巢储备功能下降。闭经 FSH > 40U/L 且 E_2 < 10～20pg/mL，提示卵巢功能衰竭。

2. 血清抗米勒管激素（AMH）检查了解卵巢功能。AMH 值低于 1.1ng/mL 提示卵巢功能衰退，低于 0.2ng/mL 提示即将绝经，绝经后 AMH 一般测不出。

（四）诊断要点

1. 发病年龄多在 45～55 岁，若在 40 岁以前发病者，应考虑为"卵巢早衰"。

2. 见有月经紊乱或停闭，随之出现烘热汗出、潮热面红、烦躁易怒、头晕耳鸣、心悸失眠、腰背酸楚、面浮肢肿、皮肤蚁行样感、情志不宁等症状。

3. 既往有双侧卵巢切除手术史或放射治疗史；发病前工作、生活的特殊改变及精神创伤史等原因可诱发。

4. 妇科检查示子宫大小正常或偏小，可见阴道分泌物减少。

5. 血清 FSH、E_2 测定及 AMH 测定等检查有助于明确诊断。

（五）辨证要点

1. 辨寒热虚实 患者烘热汗出，五心烦热，腰膝酸软，失眠多梦，口燥咽干，皮肤干燥瘙痒，舌红苔少、脉细数，多为热证、虚证；精神萎靡，面色晦暗，形寒肢冷，疲乏无力，多为寒证、虚证；烘热汗出，烦躁易怒或易于激动，口苦咽干，尿赤便秘，多为热证、实证；乍热乍寒则为阴阳两虚证。

2. 辨脏腑 腰膝酸痛、耳聋耳鸣等多属肾；胸胁胀痛、头晕胀痛、烦躁易怒等多为肝；心悸怔忡、失眠多梦、心烦健忘等常属心。

三、鉴别诊断

围绝经期是高血压、冠心病、肿瘤等好发年龄，须注意与心血管疾病、泌尿生殖器官器质性病变鉴别，也要与甲亢等内分泌疾病相鉴别。

1. 甲状腺功能亢进 患者表现为怕热汗出、焦虑不安、情绪激动、手及眼睑震颤、心悸失眠，眼球突出，甲状腺肿大，实验室检查见血清促甲状腺激素（TSH）降低，血清总甲状腺素（TT_4）、总三碘甲腺原氨酸（TT_3）、血清游离三碘甲腺原氨酸（FT_3）及血清游离甲状腺素（FT_4）增高；可有甲状腺球蛋白抗体、甲状腺过氧化物酶抗体增高。

2. 高血压病 患者常有头晕、头痛、颈部板紧、疲劳等不适；未服降压药情况下，非同日 3 次测量血压，收缩压 ≥ 140mmHg 和 / 或舒张压 ≥ 90mmHg。24 小时动态血压、超声心动图、颈动脉 B 超等可有异常。

3. 冠状动脉粥样硬化性心脏病 患者表现为心绞痛，典型部位为胸骨体后，可波及心前区，呈压迫、发闷或紧缩性；一般无异常体征，心绞痛发作时可有心率增快、血压升高，皮肤冷或出汗，有时出现第四或第三心音奔马律；冠脉 CTA 可判断冠脉管腔狭窄程度和管壁钙化情况；冠状动脉造影可见狭窄性病变；心电图可有 ST-T 段改变；血清心肌损伤标记物可呈阳性。

4. 子宫内膜癌 患者常有不规则阴道出血；子宫可有增大、宫旁可扪及增厚结节；子宫内膜活检提示恶性病变，盆腹腔 CT 及 MRI 可提示肿瘤浸润或转移；血清 CA125 可有异常增高。

四、中医治疗

（一）治则治法

本病病机以肾虚为本，病理变化以肾阴阳平衡失调为主，并伴有脏腑功能失调，气、火、痰、瘀等病理产物生成。临证需根据临床表现、月经紊乱的情况及舌脉重点辨寒热、虚实、阴阳属性，以及脏腑、气血。

本病治疗以平调肾中阴阳、补益肾中精气为治则。同时注意调节心、肝、脾等脏腑气血，去除气、火、痰、瘀等病理实邪，以恢复脏腑功能而阴阳平衡、气血调和。注意清热不宜过于苦寒，祛寒不宜过于温燥，更不可妄用克伐，以免犯虚虚之戒。若涉及他脏者，则兼而治之。

（二）分证论治

1. 肾阴虚证

证候：绝经前后，月经周期紊乱，量少或多，经色鲜红，烘热汗出，头晕耳鸣，五心烦热，腰膝酸软，失眠多梦，口燥咽干，皮肤干燥瘙痒，尿少便结；舌红，少苔，脉细数。

治法：滋肾益阴，育阴潜阳。

方药：六味地黄丸（《小儿药证直诀》）加生龟甲、生牡蛎、石决明。

熟地黄 山药 山茱萸 茯苓 丹皮 泽泻。

加减：若出现双目干涩等肝肾阴虚证时，宜滋肾养肝，平肝潜阳，以杞菊地黄丸加减；若头痛、眩晕较甚者，加天麻、钩藤、珍珠母以增平肝息风镇潜之效；若肾阴亏，伴情志不遂，以致肝郁化热者，症见头晕目眩，口苦咽干，心胸烦闷，口渴饮冷，便秘溲赤，治宜滋阴疏肝，方用一贯煎；若头晕目眩、耳鸣严重，加何首乌、黄精、肉苁蓉滋肾填精益髓；若烘热汗出明显，五心烦热，阴虚内热者，可用知柏地黄丸或加五味子、浮小麦。

2. 肾阳虚证

证候：绝经前后，月经不调，经行量多或崩中漏下，色淡质稀，精神萎靡，面色晦暗，腰膝酸痛，头晕耳鸣，腰痛如折，腹冷阴坠，形寒肢冷，带下量多，小便清长，夜尿多，大便稀溏；舌淡，或胖嫩边有齿痕，苔白滑，脉沉细而迟。

治法：温肾扶阳，填精养血。

方药：右归丸（方见崩漏）。

加减：若脾肾阳虚，腰膝酸软，四肢倦怠者，加人参、巴戟天、补骨脂、仙灵脾；若四肢浮肿，大便溏薄者，加白术、茯苓、薏苡仁、山药；若月经量多，崩中漏下者，加补骨脂、赤石脂、鹿角霜；若便溏者，去当归，加煨肉豆蔻；若浮肿者，加茯苓、泽泻。

3. 肾阴阳两虚证

证候：绝经前后，月经紊乱，经量少或多，乍寒乍热，烘热汗出，头晕耳鸣，健忘，腰背冷痛；舌淡，苔薄，脉沉弱。

治法：阴阳双补。

方药：二仙汤（《中医方剂临床手册》）合二至丸（方见崩漏）加制首乌、龙骨、牡蛎。

二仙汤：仙茅　淫羊藿　当归　巴戟天　黄柏　知母。

加减：如便溏者，去当归，加茯苓、炒白术以健脾止泻；若腰背冷痛较重者，加川椒、桑寄生、杜仲；便溏者去当归，加茯苓、炒白术；若腰膝酸软，头晕耳鸣，加枸杞子、菟丝子、杜仲；郁郁不乐，欲哭寡言，胸胁乳房胀痛，加柴胡、香附、合欢皮。

4. 心肾不交证

证候：绝经前后，月经周期紊乱，经量少或多，色鲜红，烘热汗出，腰膝酸软，头晕健忘，心悸怔忡，心烦失眠，甚至情志异常；舌红，少苔，脉细或细数。

治法：滋阴降火，补肾宁心。

方药：天王补心丹（《摄生秘剖》）。

人参　玄参　当归身　天门冬　麦门冬　丹参　茯苓　五味子　远志　桔梗　酸枣仁　生地黄　朱砂　柏子仁。

加减：若月经先期、量多，或崩或漏，加墨旱莲、地榆炭、茜草炭；若烘热汗出，夜寐不安，加肉桂、黄连；若烦躁易怒或精神紧张，或抑郁寡欢，加白芍；若腰膝酸软，头晕失眠，加熟地黄、山药、山茱萸、泽泻、牡丹皮、茯苓；若乳房胀痛或胁肋疼痛，口苦咽干，加栀子、延胡索、川楝子。

（三）其他治疗

1. 中成药

（1）六味地黄丸　每次6g，每日2次，口服。适用于肝肾阴虚证。

（2）知柏地黄丸　每次6g，每日2次，口服。适用于肾阴虚火旺证。

（3）杞菊地黄丸　每次6g，每日2次，口服。适用于肝肾阴虚证。

（4）坤泰胶囊　每次4粒，每日3次，口服。适用于心肾不交证。

2. 针刺治疗

（1）体针　肾阴虚者取肾俞、心俞、太溪、三阴交、太冲，毫针刺用补法。肾阳虚者取关元、肾俞、脾俞、章门、足三里，毫针刺用补法可灸。

（2）耳针　取内分泌、卵巢、神门、交感、皮质下、心、肝、脾等穴，可用耳穴埋针、埋豆，每次选用4～5穴，每周2～3次。

（四）辨治小结

本病以肾虚精亏为本，肾阴阳平衡失调是本病关键，心、肝、脾功能失调可产生气、火、痰、瘀等病理实邪。临床以肾阴虚居多，由于体质或阴阳转化等因素，亦可表现为偏肾阳虚，或阴阳两虚或心肾不交、肾虚肝郁，并由于诸种因素，经断前后常可兼夹气郁、内火、痰湿、血瘀等复杂病机。

本病证候复杂，常寒热错杂，虚实并存，涉及多个脏腑，故在治疗时要注意同时兼顾。临证需以补肾为要旨，并辨清寒热虚实，以燮理心肾之阴阳，恢复脏腑气血功能为要旨。

五、西医治疗要点

1. 一般处理和对症治疗。围绝经期是自然的生理过程，应以积极的心态适应这一变化。心理治疗是围绝经期治疗的重要组成部分。如有睡眠障碍，影响生活质量，可适当服用镇静药物辅助睡眠。

2. 激素治疗或激素补充治疗。激素治疗要明确适应证，并排除禁忌证，根据病人的具体情况，制定个体化激素治疗方案，并加强随访。

3. 注意防治骨质疏松，适当锻炼，增加日晒的时间，摄入高蛋白及高钙食物，必要时应用骨吸收抑制剂。

六、随诊要领

门诊患者复诊应对：

1. 问诊 重点询问治疗后症状变化，包括主证变化，有无出现新的症状，烘热汗出的频率变化等，以及服药后有无不适。

2. 查体要领 重点检查以往的阳性体征变化，重点检查舌象、脉象变化。

3. 治疗决策 随访结果提示病情逐渐好转者，维持原有治疗方案，加强人文关怀，教育患者注意避免情绪刺激等诱因，调整饮食，改善体质，结合中医药综合治疗。病情改善不明显或某些证候加重者，综合评估病情后决定更改治疗方案，并加强随访。如有心脏病、高血压、甲状腺功能亢进等原发疾病，应积极治疗原发病。

七、人文关怀

1. 畅情志，避免愤怒等情绪刺激，尽量减少忧思多虑，家属应给予患者更多的心理支持，使患者保持精神乐观，心情愉悦，情绪稳定，坚定信心，配合医生积极治疗。

2. 调饮食，进食富含营养且易消化的食物，少食肥甘厚味之品，忌浓茶、浓咖啡等。

3. 避风寒，减少外感六淫邪气的入侵。

4. 作息规律，适当锻炼，增强体质。

5. 如有心脏病、高血压、甲状腺功能亢进等原发疾病，积极治疗原发病。

八、预后评估

本病持续时间长短不一，短则数月，长者数年，严重者甚至可持续 5～10 年，如未及时施治或被误治易发生情志异常、心悸、心痛、贫血、骨质疏松症等疾患。

九、病案举例

患者某，女，52岁。初诊日期：1997年8月17日。主诉：烘热汗出2年。病史：绝经2年，时常烘热汗出。生育史：2-0-2-2。时值盛夏，近1周烘热汗出加重，口干苦，双目干涩，心烦急躁，腰酸，纳谷欠香，夜寐易醒，二便尚调，舌尖红，苔薄黄，脉细沉数。辨证：此为肝肾阴虚，心肝气火偏旺。治法：滋肝肾之阴，清心肝之火。处方：滋肾清心汤加减。药用：钩藤15g，莲子心5g，黄连3g，山茱萸10g，牡蛎20g（先煎），干地黄10g，枸杞子15g，太子参15g，怀山药10g，茯苓15g，广郁金10g，浮小麦30g（包煎）。7剂，水煎服用，每日2次。同时辅以心理疏导。二诊（8月25日）：诸症好转，唯双目干涩如前。上方去茯苓，加女贞子15g。7剂，服法同前。三诊（9月2日）：烘热汗出不显，近2日脘腹作胀，大便偏稀，日1次。方中去莲子心、黄连、干地黄，加入佛手片10g，广木香6g，六曲10g。7剂，服法同前。四诊（9月10日）：诸症皆消，纳香，寐安，仍感腰酸。效不更方，上方续用7剂。如是，中药调整1个月余，诸症痊愈。

附：绝经综合征诊疗要点

一、概述

绝经综合征是指妇女围绕绝经前后出现的一系列绝经相关症状，如月经紊乱或绝经、烘热汗出、烦躁易怒、潮热面红、失眠健忘、精神倦怠、头晕目眩、耳鸣心悸、腰背酸楚、手足心热、面浮肢肿、皮肤蚁行样感、情志不宁等。

二、临床表现

围绝经期出现最早的症状是月经改变，包括月经周期、经期、经量的改变。绝经前后多数妇女开始出现雌激素缺乏相关症状，主要是血管舒缩症状、精神神经症状、泌尿生殖道症状、皮肤症状、代谢改变和心血管疾病、骨质疏松等。

1.症状 见有月经紊乱或停闭，随之出现烘热汗出、潮热面红、烦躁易怒、头晕耳鸣、心悸失眠、腰背酸楚、面浮肢肿、皮肤蚁行样感、情志不宁等症状。

2.体征 妇科检查示子宫大小正常或偏小，可见阴道分泌物减少。

三、诊断

1.病史。发病年龄多为45～55岁。若在40岁以前发病者，应考虑为"卵巢早衰"；或者既往有双侧卵巢切除手术史或放射治疗史；注意发病前有无工作、生活的特殊改变，有无精神创伤史。

2.症状。见有月经紊乱或停闭，随之出现烘热汗出、潮热面红、烦躁易怒、头晕耳鸣、心悸失眠、腰背酸楚、面浮肢肿、皮肤蚁行样感、情志不宁等症状。

3.体格检查。妇科检查示子宫大小正常或偏小，可见阴道分泌物减少。

4.绝经过渡期 FSH > 10U/L，提示卵巢储备功能下降。闭经 FSH > 40U/L 且 E_2 < 10 ～ 20pg/mL，提示卵巢功能衰竭。

5.AMH 值低于 1.1ng/mL 时，提示卵巢功能衰退。AMH 值低于 0.2ng/mL 时，提示即将绝经。绝经后 AMH 一般测不出。

四、处理原则

1.一般处理和对症治疗。围绝经期是自然生理过程，应以积极的心态适应这一变化。心理治疗是围绝经期治疗的重要组成部分。如有睡眠障碍，影响生活质量，可适当服用镇静药物辅助睡眠。

2.激素治疗或激素补充治疗。激素治疗要明确适应证，并排除禁忌证，根据病人的具体情况，制定个体化激素治疗方案，并加强随访。

3.注意防治骨质疏松，适当锻炼，增加日晒时间，摄入高蛋白及高钙食物，必要时应用骨吸收抑制剂。

各 论

第六章　带下病

带下病是指带下量明显增多或明显减少，色、质、气味发生异常，或伴有全身或局部症状的疾病。《傅青主女科》云："夫带下俱是湿症。盖带脉通于任、督，任、督病而带脉始病；而以'带'名者，因带脉不能约束，而有此病，故以名之。"由此可见，带下病多与任、督、带三脉病有关。带下过多与脾肾之虚或湿热内侵阴器、胞宫有关，湿邪伤及任带二脉，使任脉不固、带脉失约是导致带下过多的主要原因。各种阴道炎、宫颈炎、盆腔炎性疾病等疾病均可致带下过多。带下过少与脏腑功能衰退有关，其中肝肾亏虚，血少精亏，阴液不充，任脉失养是导致带下过少的主要原因。卵巢功能衰退、手术切除卵巢、严重卵巢炎、希恩综合征、肿瘤放化疗损伤、长期服用某些药物引起雌激素水平低落等均可致带下过少。

带下一词，有广义、狭义之分。广义带下是泛指女性经、带、胎、产、杂诸病而言。由于这些疾病都发生在带脉之下，故称为"带下病"。狭义带下又分为生理性带下及病理性带下。生理性带下属于妇女体内的一种阴液，是由胞宫渗润于阴道的色白或透明，无特殊气味的黏液，氤氲之时增多。病理性带下即带下病，有带下量多，色质气味异常；有带下量少，阴道干涩；或伴全身、局部症状。

带下病是妇科常见病、多发病，常合并月经不调、闭经、阴痒、阴痛、不孕、癥瘕等。女性生殖系统炎症是妇科常见疾病，包括外阴炎、前庭大腺炎、阴道炎、宫颈炎、盆腔炎性疾病等。炎症可以局限于生殖系统一个部位或多个部位同时受累；病情可轻可重，轻者常无症状，重者可引起败血症甚至感染性休克。引起炎症的病原体包括多种微生物，如细菌、病毒、真菌及原虫等。女性生殖系统炎症不仅危害患者，还可以危害胎儿、新生儿，因此，对生殖系统炎症应积极防治。女性生殖系统炎症多表现为带下量明显增多、阴部瘙痒、下腹疼痛等，属中医学"带下病""阴痒""妇人腹痛"等范畴，若发生炎症性包块，则属"癥瘕"范畴。

第一节 带下过多

一、概述

带下量过多，色、质、气味异常，或伴全身、局部症状者，称为"带下过多"，又称"下白物""流秽物"等。

西医妇科疾病如阴道炎、宫颈炎、盆腔炎性疾病等引起的阴道分泌物异常与带下过多临床表现类似者，可参照本病辨证施治。

二、临床诊断要领

（一）问诊要点

1. 病史及诱因 询问疾病发生时间及病程长短。询问与起病相关外感及内伤的因素，是否有饮食不节，劳倦过度，是否房劳多产，房事不节，亦可因经期产后余血未净，摄生不洁，或手术后感染而发。

2.主要症状 问带下的颜色、性质及有无气味异常。带下量多，色白或黄，或赤白相兼，或黄绿如脓，或混浊如米泔；质或清稀如水，或黏稠如脓，或如豆渣凝乳，或如泡沫状；气味无臭，或有臭气，或臭秽难闻。若色白质稀多为阳虚证；色黄或呈脓性、质黏稠多为热证；若伴见臭气或臭秽难闻多为湿热之邪交争。

3.伴随症状 询问有无外阴、阴道瘙痒灼热或疼痛，或兼有尿频尿痛等症状。伴神疲乏力，纳少便溏，多为脾气虚弱，中阳不振，运化失司；伴畏寒肢冷，小腹腰背冷，多为肾阳不足；伴阴部灼热瘙痒，五心烦热，咽干口燥，多为阴虚内热；伴外阴瘙痒，阴中灼热，困重，口苦口腻，多为湿热内阻。

（二）查体要点

1.望诊

（1）望舌 舌淡苔白或腻，多为脾虚；舌淡润，苔薄白，多为阳虚；舌红，苔少或黄腻，多为阴虚；舌红，苔黄腻或厚，多为湿热；舌红，苔黄或黄，多为湿毒。

（2）望外阴及带下 观察外阴有无充血、红肿，皮肤及黏膜是否破溃、皲裂，带下量、色、质的情况。

2.闻诊 带下无臭气多为虚证；带下有臭气或臭秽难闻多为湿热证。

3.切诊 带下多为湿邪为患，常见脉象为濡脉、滑脉；若脉缓、沉多为寒湿；若脉数多为湿热。

4.妇科检查 可见阴道炎、宫颈炎、盆腔炎性疾病的表现，也可发现肿瘤。阴道炎可见外阴皮肤潮红或粗糙，破溃，阴道口潮红或裂口，阴道黏膜可充血或触血，分泌物多，或脓性，或泡沫状，或豆渣样，合并急性宫颈炎，宫颈口可见脓性分泌物，盆腔炎内诊可有宫体及附件区压痛。

（三）辅助检查选择

1.实验室检查 阴道炎患者，阴道分泌物涂片可提示阴道清洁度Ⅲ度及以上，或可查到滴虫、白色念珠菌及其他病原体感染；急性或亚急性盆腔炎患者，血常规检查可示白细胞计数增高。

2.细胞学检查 行宫颈拭子病原体培养、雌激素水平检测可助本病的诊断。另外，超声检查对盆腔炎症包块或盆腔肿瘤有诊断意义。必要时，行病变局部活组织检查可排除子宫颈癌、输卵管癌等妇科恶性肿瘤。

（四）诊断要点

1.带下量多，绵绵不绝。
2.带下量虽不多，但色黄或赤或青绿；质稠浊或清稀如水，气腥秽或恶臭。
3.可伴有外阴瘙痒、灼热、疼痛，或兼有尿频尿痛。

4.须与输卵管和子宫体、颈的恶性肿瘤相鉴别,阴道分泌物、宫颈细胞学、妇科彩超等检查有助于明确诊断。

(五) 辨证要点

带下过多辨证要点主要根据带下的量、色、质、气味的异常及伴随症状,结合舌脉辨其寒热虚实。临证时尚需结合全身症状及病史等进行全面综合分析,方能进行正确诊断与辨证。同时需进行必要的妇科检查及子宫、输卵管等部位恶性肿瘤的排查,以免贻误病情。

三、鉴别诊断

(一) 带下呈赤色时应与经间期出血、崩漏相鉴别

1.经间期出血指月经周期正常,在两次月经中间出现周期性出血,一般持续 3 ～ 7 日,量少,能自行停止;赤带者,出血无规律性,月经周期正常。
2.漏下指经血非时而下,淋漓不尽,无正常月经周期;而赤带者,月经周期正常。

(二) 带下呈赤白带或黄带淋沥时,需与阴疮、妇科肿瘤鉴别

1. 阴疮　阴疮溃破时也可出现赤白样分泌物,可伴有阴户红肿热痛,或阴户结块;带下病无此症。
2. 子宫黏膜下肌瘤　子宫黏膜下肌瘤突入阴道伴感染时,可见脓性白带或赤白带,伴臭味,症状与黄带、赤带相似,妇科检查可见悬吊于阴道内的黏膜下肌瘤。若出现大量浆液性黄水或脓性、米汤样恶臭白带时,需警惕输卵管癌、子宫颈癌、子宫肿瘤等。可通过妇科检查、B超检查、宫腔镜及腹腔镜检查、阴道细胞学检查、组织活检病理检查等进行鉴别。

(三) 带下色白量多时需与白浊鉴别

白浊是泌尿生殖系统的化脓性感染,临床特征为尿窍流出混浊如脓之物,多随小便流出,可伴有小便淋沥涩痛。尿道口分泌物淋球菌培养呈阳性,可资鉴别。

四、危急状态辨识

带下过多患者治疗后出现发热、腹痛加剧,当考虑急性盆腔炎的发生,应按照急性盆腔炎进行诊治。

五、中医治疗

(一) 治则治法

带下俱是湿证,故治疗上以祛湿止带为基本原则。一般治脾宜运、宜升、宜燥;

治肾宜补、宜固、宜涩；湿热和热毒宜清、宜利；阴虚夹湿则清补兼施。临证治法有清热解毒或清热利湿止带；健脾除湿止带；温肾固涩止带；滋肾益阴，除湿止带。另外，还需配合口服中成药、中药制剂外洗、栓剂阴道纳药、中医特色疗法等，同时还可选用食疗进行预防调护，以增强疗效，预防复发。

（二）分证论治

1. 脾虚证

证候：带下量多，色白，质地稀薄，如涕如唾，无臭味；伴面色萎黄或㿠白，神疲乏力，少气懒言，倦怠嗜睡，纳少便溏；舌体胖质淡，边有齿痕，苔薄白或白腻，脉细缓。

治法：健脾益气，升阳除湿。

方药：完带汤（《傅青主女科》）。

人参 白术 白芍 山药 苍术 陈皮 柴胡 荆芥穗 车前子 甘草

加减：若脾虚及肾，兼腰痛者，酌加续断、杜仲、菟丝子温补肾阳，固任止带；若寒湿凝滞腹痛者，酌加香附、艾叶温经理气止痛；若带下日久，滑脱不止者，酌加芡实、龙骨、牡蛎、乌贼骨、金樱子等固涩止带；若脾虚湿蕴化热，带下色黄黏稠，有臭味者，宜健脾除湿，清热止带，方选易黄汤（《傅青主女科》）。

2. 肾阳虚证

证候：带下量多，色淡，质清稀如水，绵绵不断；面色晦暗，畏寒肢冷，腰背冷痛，小腹冷感，夜尿频，小便清长，大便溏薄；舌质淡，苔白润，脉沉迟。

治法：温肾助阳，涩精止带。

方药：内补丸（《女科切要》）。

鹿茸 肉苁蓉 菟丝子 潼蒺藜 肉桂 制附子 黄芪 桑螵蛸 白蒺藜 紫菀茸

加减：若腹泻便溏者，去肉苁蓉，酌加补骨脂、肉豆蔻；若精关不固，精液下滑，带下如崩，谓之"白崩"，治宜补脾肾，固奇经，佐以涩精止带之品，方选固精丸（《仁斋直指方》）。

3. 阴虚夹湿热证

证候：带下量较多，质稍稠，色黄或赤白相兼，有臭味，阴部灼热或瘙痒；伴五心烦热，失眠多梦，咽干口燥，头晕耳鸣，腰酸腿软；舌质红，苔薄黄或黄腻，脉细数。

治法：滋阴益肾，清热祛湿。

方药：知柏地黄丸（方见经间期出血）加芡实、金樱子。

加减：若失眠多梦明显者，加柏子仁、酸枣仁以养心安神；咽干口燥甚者，加沙参、麦门冬养阴生津；五心烦热甚者，加地骨皮、银柴胡以清热除烦。

4. 湿热下注证

证候：带下量多，色黄或呈脓性，气味臭秽，外阴瘙痒或阴中灼热；伴全身困重乏力，胸闷纳呆，小腹作痛，口苦口腻；小便黄少，大便黏滞难解；舌质红，舌苔黄腻，脉滑数。

治法：清热利湿止带。

方药：止带方（《世补斋医书》）。

猪苓　茯苓　车前子　泽泻　茵陈　赤芍　牡丹皮　黄柏　栀子　川牛膝

加减：若湿浊偏甚者，症见带下量多，色白，如豆渣状或凝乳状，阴部瘙痒，脘闷纳差，舌红，苔黄腻，脉滑数，治宜清热利湿，化浊止带，方用萆薢渗湿汤（《疡科心得集》）酌加苍术、藿香。

5. 湿毒蕴结证

证候：带下量多，色黄绿如脓，或五色杂下，质黏稠，臭秽难闻；伴小腹或腰骶胀痛，烦热头昏，口苦咽干，小便短赤或色黄，大便干结；舌质红，苔黄腻，脉滑数。

治法：清热解毒，利湿止带。

方药：五味消毒饮（《医宗金鉴》）加土茯苓、薏苡仁、黄柏、茵陈。

蒲公英　金银花　野菊花　紫花地丁　紫背天葵

加减：若腰骶酸痛，带下臭秽难闻者，酌加贯众、马齿苋、鱼腥草等清热解毒除秽；若小便淋痛，兼有白浊者，酌加萆薢、萹蓄、虎杖、甘草梢以清热解毒，除湿通淋。

（三）其他疗法

1. 外治法

（1）外洗法　蛇床子散（《中医妇科学》1979年版）。蛇床子、川椒、明矾、苦参、百部各15g。先熏后坐浴，若阴痒溃破则去川椒，亦可用其他清热祛湿止痒药液外洗。

（2）阴道纳药法　中成药栓剂、凝胶剂、泡腾剂等阴道给药。

（3）针灸疗法　体针、耳针、艾灸等艾灸治疗。主穴选阴陵泉、丰隆、带脉等穴。湿热证加行间、丘墟；肾阳虚证加肾俞、关元、命门、太溪；脾虚证加脾俞、足三里、隐白、太白。

2. 中成药

（1）知柏地黄丸　每次8丸，每日3次，口服。适用于阴虚夹湿热证。

（2）康复炎胶囊　每次3粒，每日2次，口服。适用于湿热下注证、湿毒蕴结证。

（3）参苓白术散　每次6～9g，每日2～3次，口服。适用于脾虚证。

（4）金匮肾气丸　水蜜丸每次4～5g（20～25粒），大蜜丸每次1丸，每日2次，口服。适用于肾阳虚证。

（5）定坤丹　每次3.5～7g，每日2次，口服。适用于气血两虚证。

（四）重症辨治

带下过多患者出现发热、腹痛加剧时，应积极诊断，明确是否为急性盆腔炎；如果确诊，应立即按照急性盆腔炎中西医结合治疗，否则可能出现盆腔脓肿、腹膜炎甚至败血症，危及生命。具体治疗参见急性盆腔炎。

（五）辨治小结

带下过多是妇科临床常见病、多发病，是许多疾病的共同表现形式。临证时首先应明确引起带下过多的原因，对于赤带、赤白带、五色杂下，气味秽臭者，需先排除恶性病变，若为生殖道肿瘤引起的当以手术治疗为主。带下病总以湿邪为患，治疗以利湿为主。除内服中药外，配合中成药、食疗、外治法，方能提高临床疗效。

六、西医治疗要点

带下量多与西医治疗最密切的是阴道炎、盆腔炎及各种生殖道肿瘤。临证时，需首先明确诊断，根据情况选择相应的药物及治疗方法，具体内容参见相关章节。

七、随诊要领

（一）门诊复诊

1. 复诊应对

（1）问诊　询问带下量、色、质的变化情况，有无腹痛、腰酸等伴随症状或是否有变化。了解阴道分泌物有无异味、有无发热，可协助诊断。

（2）查体要领　重点进行妇科检查及舌象、脉象。

（3）治疗决策　随访结果提示患者病情逐渐好转，针对各自病因辨证施治，改善体质，减少疾病复发。对治疗后症状无明显改善，并出现腹痛加重，伴发热，应及时进行妇科检查，以及B超、血常规及C反应蛋白等检查，符合收入院指征者应及时住院诊治。

2. 收入院指征

（1）带下量明显增多、腹痛加剧者。

（2）查体发现下腹部出现压痛、反跳痛甚至肌紧张。

（3）体温升高伴发热。

（4）B超检查发现盆腔炎性包块、盆腔积液等。

（5）血常规及C反应蛋白异常。

（二）出院后复诊

参见急性盆腔炎。

八、人文关怀

注意个人卫生，保持外阴清洁，重视经期、孕期、分娩期及产褥期卫生。避免穿着化纤内裤，经常换洗内裤；积极治疗阴道炎、宫颈炎、糖尿病等；定期进行妇科检查，发现病变应及时治疗。

九、预后评估

带下过多经过及时治疗多可痊愈，预后良好。若治不及时或治不彻底，或病程迁延日久，反复发作，可致月经异常、盆腔疼痛、癥瘕和不孕等病证。若由于癥瘕恶疾复感邪毒所致之带下过多，五色杂下，臭秽难闻，形体消瘦者，预后不良。

十、病案举例

王某，女，30岁，已婚。因带下量多、双下腹痛伴腰痛明显半年就诊。患者有盆腔炎病史，反复发作，近期因工作劳累后带下量明显增多，色白质稀，双下腹绵绵作痛，腰痛，乏力，食少纳差，舌质嫩、苔薄白，脉弦细。妇科检查：带下量多清稀，双附件片状增厚、压痛（+）。中医诊断：带下病。妇人腹痛，脾虚证兼脉络瘀阻。治以健脾益气，升阳除湿。药用：党参15g，炒白术10g，茯苓10g，炙甘草6g，白芍10g，车前子15g（包），陈皮10g，黑芥穗10g，柴胡10g，仙灵脾10g，元胡10g，每日1剂，分2次温服。半月后患者白带明显减少，腹痛减轻，原方加炒薏苡仁30g，治疗半月痊愈。

（摘录《蔡连香妇科临证经验》）

第二节　带下过少

一、概述

带下量少，甚或全无，阴道干涩，伴有全身、局部症状者，称为带下过少。

西医学的卵巢早衰、双侧卵巢切除术后、盆腔放射治疗后、绝经综合征、希恩综合征、长期服用某些药物抑制卵巢功能等引起的阴道分泌物过少可参照本病辨证治疗。

二、临床诊断要领

（一）问诊要点

1. 病史及诱因 本病患者多有卵巢早衰、手术切除卵巢、盆腔放疗、盆腔炎症、反复流产、产后大出血或长期服用某些药物抑制卵巢功能等病史。

2. 主要症状 带下有无，是否伴见外阴、阴道干涩、痒痛，甚至阴道萎缩。

3. 伴随症状 是否伴有头昏腰酸，胸闷心烦，性功能减退，月经后期、量少等。

（二）查体要点

1. 望诊

（1）望舌 舌红少苔，多为阴虚；舌质暗，边有瘀点瘀斑，多为血瘀。

（2）望外阴、带下 望外阴、阴道黏膜及皱褶，望宫颈及带下情况。

2. 闻诊 若烘热汗出，烦热胸闷，夜寐不安，为阴虚证；若心悸失眠，神疲乏力。

3. 切诊 带下过少不外虚实两端，虚者脉多细数或沉弦细，实者脉多细涩。

4. 妇科检查 阴道黏膜皱褶减少，阴道壁菲薄充血，分泌物极少，宫颈、宫体或有萎缩。

（三）辅助检查选择

1. 实验室检查 生殖内分泌激素测定本病患者可见 FSH、LH 增高，E_2 水平低下。

2. B 超检查 盆腔超声检查有助于观察子宫及卵巢情况。

3. CT 或 MRI 可用于盆腔及头部蝶鞍区的检查，以了解盆腔及中枢系统病变。

（四）诊断要点

1. 带下量少，甚或无带下。

2. 可伴有阴道干涩，甚至阴部萎缩；或伴性欲低下，性交疼痛；烘热汗出，心烦失眠；月经错后、经量过少，甚至闭经。

3. 须与盆腔及中枢系统病变相鉴别，内分泌激素、盆腔超声等检查有助于明确诊断。

（五）辨证要点

本病辨证不外乎虚实二端，虚者肝肾亏损，常兼有头晕耳鸣，腰腿酸软，手足心热，烘热汗出，心烦少寐；实者血瘀津亏，常有小腹或少腹疼痛拒按，心烦易怒，胸胁乳房胀痛。

三、鉴别诊断

育龄期女性带下过少，往往是卵巢功能低下的征兆，常见于卵巢早衰、绝经后、手术切除卵巢或盆腔放疗后、希恩综合征等疾病，应进一步完善相关检查以明确诊断并进行疾病和病因的鉴别。

1. 卵巢早衰 是指妇女在 40 岁前绝经，常伴有绝经期症状，E_2 下降，FSH、LH 升高。

2. 绝经后 正常妇女一般在 45～54 岁绝经。妇女自然绝经后，因卵巢功能下降而出现带下过少，少数可出现阴道干涩不适等症状。

3. 手术切除卵巢或盆腔放疗后 有手术切除大部分卵巢或全部卵巢，或有盆腔放疗史。

4. 希恩综合征 希恩综合征是由于产后大出血、休克造成垂体前叶急性坏死，丧失正常分泌功能而引起。临床表现为产后体质虚弱，面色苍白，无乳汁分泌，闭经，阴部萎缩，性欲减退，并有畏寒、头昏、贫血、毛发脱落等症状。FSH、LH 值明显降低，甲状腺功能（TSH、T_3、T_4）降低，尿 17-羟、17-酮皮质类固醇低于正常。

四、中医治疗

（一）治则治法

本病治疗重在补益肝肾，佐以养血化瘀等。用药不可肆意攻伐，过用辛燥苦寒之品，以免耗津伤阴，犯虚虚之戒。

（二）分证论治

1. 肝肾亏损证

证候：带下量少，甚至全无，无臭味，阴部干涩或瘙痒，甚则阴部萎缩，性交涩痛；头晕耳鸣，腰膝酸软，烘热汗出，夜寐不安，小便黄，大便干结；舌红少津，少苔，脉沉细。

治法：滋补肝肾，益精养血。

方药：左归丸（《景岳全书》）。

熟地黄　山药　枸杞子　山茱萸　川牛膝　菟丝子　鹿角胶　龟甲胶

加减：若阴虚阳亢，头痛甚者，加天麻、钩藤、石决明平肝息风止痛；心火偏盛者，加黄连、炒枣仁、龙骨清泻心火；皮肤瘙痒者，加蝉蜕、防风、白蒺藜祛风止痒；大便干结者，加生地黄、玄参、何首乌润肠通便。

2. 血瘀津亏证

证候：带下量少，阴道干涩，性交疼痛；精神抑郁，烦躁易怒，小腹或少腹疼痛拒按，胸胁乳房胀痛，经量少或闭经；舌质紫暗，或舌边瘀斑，脉弦涩。

治法：补血益精，活血化瘀。

方药：小营煎（《景岳全书》）加丹参、桃仁、川牛膝。

当归　白芍　熟地黄　山药　枸杞子　炙甘草

加减：若大便干结者，加火麻仁、冬瓜仁润肠通便；下腹有包块者，加三棱、莪术以消癥散结。

（三）辨治小结

带下过少，往往伴见于月经过少、闭经，通常是多种疾病引起卵巢功能减退的征兆，应进行生殖内分泌激素检查，以明确原因。中医治疗以滋阴养血活血为主，待阴血渐充，自能濡润。同时应针对引起带下过少的病因和疾病治疗，卵巢早衰，闭经日久，阴道干涩，性交疼痛者，可配合西药激素替代治疗。

五、西医治疗要点

对于因卵巢早衰、手术或放化疗损伤卵巢功能造成带下过少者，根据患者具体情况，可选择激素替代治疗；对于绝经期女性可选择雌激素阴道栓剂局部治疗，可缓解症状。

六、随诊要领

带下过少患者，一般只需在门诊进行调治。

1. 问诊　询问带下量、色、质的变化情况，外阴、阴道等伴随症状或是否有变化。了解伴随症状缓解情况。

2. 查体要领　重点进行妇科检查及舌象、脉象检查。

3. 治疗决策　复诊提示患者病情逐渐好转，针对各自病因辨证施治，改善体质，减少疾病复发。

七、人文关怀

及早诊断和防治可能导致卵巢功能减退的原发疾病，预防和及时治疗产后大出血，对卵巢良性病变尽量采取保护性治疗。饮食有节，可适当增加豆制品饮食。

八、预后评估

带下过少多由卵巢功能低下引起的各种疾病所致，原发疾病的病情程度和治疗效果直接影响带下过少的治疗效果。若为内分泌失调引起的病变，经适当治疗，一般可好转，预后良好。若因手术切除或放射、化疗或药物损伤引起的卵巢功能衰退，伴见月经稀少或闭经者，则可采取中西医结合方法，达到治疗目的。

九、病案举例

邓某，女，55岁。绝经4年，阴道干涩3年，带下量极少，性生活困难，伴头晕、口干、心悸、失眠、腰酸、大便干结、小便黄，舌尖稍红，苔少，脉细稍数。妇检：阴道壁稍潮红，分泌物无，宫颈光滑，余无异常。中医诊断为带下过少肝肾亏虚证，治宜滋补肝肾、养阴生津。药用：生地黄15g，山茱萸15g，枸杞子15g，首乌15g，淫羊藿15g，白芍15g，女贞子12g，知母12g，菟丝子15g，火麻仁15g，每日1剂，分2次温服。6剂后口干、便结消失。加麦冬15g加强养阴生津之力，治疗后诸症告愈。

附1：阴道炎症诊疗要点

一、细菌性阴道病

（一）临床表现

1. 症状　10%～40%的患者无临床症状，有症状者表现为阴道分泌物增多，有鱼腥臭味，性交后症状加重，可伴有轻度外阴瘙痒或烧灼感。

2. 体征 检查见阴道黏膜无红肿、充血等炎症反应，分泌物呈灰白色、均匀一致、稀薄、黏度低，容易从阴道壁拭去。

（二）诊断

细菌性阴道病患者，阴道分泌物可找到线索细胞，氨臭味试验阳性，无乳杆菌。

（三）处理原则

1. 全身治疗 甲硝唑 400～500mg，口服，每日 2 次，连用 7 天。

2. 局部治疗 0.75% 甲硝唑凝胶 5g，阴道用药，每日 1 次，连用 5 天；或 2% 克林霉素乳膏 5g，睡前阴道用药，连用 7 天。

3. 妊娠期治疗 本病与不良妊娠结局（绒毛膜羊膜炎、胎膜早破、早产等）有关，且有合并上生殖道感染的可能，故妊娠期应选择口服用药。甲硝唑 200mg，每日 3 次，连用 7 日；或克林霉素 300mg，每日 2 次，连用 7 日。

二、外阴阴道假丝酵母菌病

（一）临床表现

1. 症状 外阴及阴道瘙痒难忍、疼痛，阴道分泌物增多，呈白色稠厚的凝乳状或豆渣样；外阴肿胀，伴有灼热感、尿痛、排尿困难、性交痛。

2. 体征 外阴红斑、水肿，常伴抓痕；小阴唇内侧及阴道黏膜附有白色块状物，擦除后见黏膜充血红肿。急性期还可见糜烂面及浅表溃疡。表皮剥脱严重者可导致小阴唇肿胀粘连。

（二）诊断

外阴阴道假丝酵母菌病患者，阴道分泌物中可找到假丝酵母菌的芽孢或假菌丝，还可见少量白细胞。

（三）处理原则

1. 全身治疗 氟康唑 150mg，顿服；或伊曲康唑 200mg，每日 2 次。

2. 局部治疗 克霉唑阴道片 500mg，单次用药；或克霉唑阴道片 200mg，每日 1 次，连用 3 天；或咪康唑阴道栓 1200mg，单次用药；或咪康唑阴道栓 400mg，每日 1 次，连用 3 天；或伊曲康唑阴道栓 150mg。

3. 注意 去除病因，保持皮肤清洁、外阴干燥；用过的内裤、盆及毛巾均需用开水烫洗；及时停用广谱抗生素或激素；积极治疗糖尿病；妊娠期患者应以局部治疗为主。

三、滴虫性阴道病

（一）临床表现

1. 症状　阴道分泌物增多，外阴瘙痒，或有灼热、疼痛、性交痛等。因滴虫能消耗氧，使阴道成为厌氧环境，而滴虫不具有氧酵解碳水化合物，故可产生腐臭气体，使阴道分泌物呈稀薄脓性、泡沫状、有臭味，若合并其他细菌感染则呈黄绿色。滴虫不仅寄生于阴道，还常侵入尿道或尿道旁腺，甚至膀胱，患者可有尿频、尿痛，甚至血尿。阴道毛滴虫能吞噬精子，并阻碍乳酸形成，影响精子在阴道内存活，可致不孕。

2. 体征　阴道黏膜充血，严重者可有散在出血点，甚至宫颈有出血斑点，形成"草莓样宫颈"。后穹隆有大量灰黄色、黄白色稀薄液体或黄绿色脓性分泌物，多呈泡沫状。

（二）诊断

滴虫阴道炎患者，阴道分泌物中可找到滴虫

（三）处理原则

1. 全身治疗　甲硝唑 400～500mg，口服，每日 2 次，连用 5～7 天；或甲硝唑 2g，顿服；或替硝唑 2g，顿服。服用后，部分患者可有食欲不振、恶心、呕吐等胃肠道反应，偶见头痛、皮疹、白细胞减少等不良反应，上述症状一旦发现应停药。甲硝唑治疗 24 小时、替硝唑治疗 72 小时内应禁止饮酒；哺乳期患者用药后不宜哺乳。因滴虫阴道炎主要由性行为传播，故性伴侣应同时治疗。

2. 持续性或反复性发作的治疗　甲硝唑 400～500mg，口服，每日 2 次，连用 7 天；或甲硝唑 / 替硝唑每日 2g，口服，连用 5～7 天；或甲硝唑 800mg，口服，每日 3 次，连用 7 天；或替硝唑 1g，口服，每日 2 次或 3 次，连用 14 天左右，阴道用替硝唑 500mg，每日 2 次，连用 14 天；或替硝唑 2g，口服，每日 2 次，连用 14 天左右，阴道用替硝唑 500mg，每日 2 次，连用 14 天。

3. 妊娠期治疗　妊娠期滴虫阴道炎可致胎膜早破、早产及低出生体重儿，治疗妊娠期滴虫阴道炎可以减轻症状，减少传播，防止新生儿呼吸道和生殖道感染。方案为甲硝唑 2g，顿服；或甲硝唑 400mg，每日 2 次，连用 7 日。应用甲硝唑前应取得患者及其家属的同意。

四、萎缩性阴道病

（一）临床表现

1. 症状　阴道分泌物增多及外阴瘙痒、灼热感，分泌物稀薄，呈淡黄色，严重者呈脓血性白带，阴道黏膜萎缩，可伴有性交痛。

2. 体征　外阴、阴道黏膜潮红、充血，阴道黏膜萎缩性改变，上皮皱襞消失、萎缩、菲薄，呈老年性改变，阴道黏膜可见散在小出血点或点状出血斑，有时见浅表溃疡。阴道黏膜溃疡后可与对侧形成粘连，造成阴道狭窄甚至闭锁，炎性分泌物引流不畅，可形成阴道积脓或宫腔积脓。

（二）诊断

萎缩性阴道炎患者，阴道分泌物可见大量基底层细胞及白细胞而无滴虫及假丝酵母菌，pH 值升高，激素测定显示雌激素水平明显低下。

（三）处理原则

1. 全身治疗　提高阴道抵抗力、补充雌激素是治疗萎缩性阴道炎的主要方法。给予替勃龙 2.5mg，每日 1 次，也可选用其他雌孕激素制剂连续联合用药。

2. 局部治疗　雌三醇软膏局部涂抹，每日 1 次，连用 14 日；或可选用氯喹那多普罗雌烯阴道片，每日 1 次，连用 7～10 日；抗生素如诺氟沙星 100mg，置于阴道深部，每日 1 次，7～10 日为一疗程；也可选用中成药保妇康栓阴道纳药。阴道局部干涩明显者，可应用润滑剂。

附 2：子宫颈炎症诊疗要点

子宫颈炎症（cervicitis）是常见的女性下生殖道炎症。包括子宫颈阴道部炎症及子宫颈管黏膜炎症，因子宫颈阴道部鳞状上皮与阴道鳞状上皮相延续，故阴道炎症可引起子宫颈阴道部炎症。临床多见的子宫颈炎为子宫颈管黏膜炎，若得不到及时治疗，可引起上生殖道炎症，重者有可能诱发子宫颈癌

一、临床表现

（一）急性子宫颈炎

1. 症状　多无症状；有症状者主要表现为阴道分泌物增多，呈黏液脓性，可伴有外阴瘙痒及灼热感，或见月经间期出血、性交后出血等症状。若合并尿路感染，可出现尿频、尿急、尿痛之症。

2. 体征　可见子宫颈充血、水肿、黏膜外翻，黏液脓性分泌物附着甚至从子宫颈管流出，子宫颈管黏膜质脆，容易诱发出血。若为淋病奈瑟菌感染，则尿道旁腺、前庭大腺易受累，可见尿道口、阴道口黏膜充血、水肿及大量脓性分泌物覆着。

（二）慢性子宫颈炎

1. 症状　亦多无症状。少数患者可见阴道分泌物增多，呈乳白色黏液状，有时呈

淡黄色脓性，性交后出血，或月经间期出血，可伴腰骶部疼痛、下腹坠痛。

2. 体征 可见子宫颈呈糜烂样改变，或有黄色分泌物覆盖子宫颈口或从子宫颈口流出，也可表现为子宫颈肥大或子宫颈息肉。

二、诊断

（一）病史

常有分娩、流产、手术感染史，或经期不卫生、不洁性生活史，或子宫颈损伤，或化学物质刺激，或病原体感染及邻近器官炎症等病史。

（二）临床表现

可见阴道分泌物增多，呈黏液脓性或乳白色黏液状，甚至有血性白带或性交后出血，或伴有外阴瘙痒或腰酸，下腹坠痛。

（三）妇科检查

可见子宫颈充血、水肿、黏膜外翻，白带量多；于子宫颈管棉拭子标本上，肉眼见到脓性或黏液脓性分泌物；用棉拭子擦拭子宫颈管时，容易诱发子宫颈管内出血；子宫颈糜烂、肥大，或见息肉。

（四）实验室及其他检查

1. 实验室检查 阴道分泌物检查白细胞增多即可作出子宫颈炎症的初步诊断。子宫颈炎症诊断后，需进一步行淋病奈瑟菌及衣原体检测、子宫颈刮片或 TCT 检查。①细胞学检测：子宫颈管脓性分泌物涂片革兰染色，本病患者中性粒细胞可 > 30/HP，阴道分泌物涂片白细胞可 > 10/HP。②病原体检测：应进行淋病奈瑟菌及衣原体的培养，以及分泌物检查有无细菌性阴道病、滴虫阴道炎及假丝酵母菌性阴道病。

2. 其他辅助检查 由于子宫颈炎是上生殖道感染征象之一，所以还应注意有无上生殖道感染。B 型超声、彩色超声多普勒、CT、MRI 等检查可助详细了解子宫颈及盆腔情况。若 TCT 检查发现异常，则应进一步行阴道镜检查或活组织检查以明确诊断。

三、处理原则

急性子宫颈炎主要针对病原体治疗，治疗应及时彻底，以免转为慢性；慢性子宫颈炎以局部治疗为主，根据病理特点采用不同的治疗方法。中医治疗多采用辨证与辨病相结合、整体与局部相结合的方法，对慢性子宫颈炎多是内外同治。慢性子宫颈炎在治疗过程中，需定期行子宫颈细胞学检查。

（一）针对病原体选用抗生素治疗

1. 单纯急性淋病奈瑟菌性子宫颈炎主张大剂量、单次给药。常用药物有头孢菌素类，如头孢曲松钠250mg，单次肌内注射；或头孢克肟400mg，单次口服；或头孢唑肟500mg，肌内注射；头孢西丁2g，肌内注射，加丙磺舒1g，口服；或头孢噻肟钠500mg，肌内注射；也可选择氨基糖苷类的大观霉素4g，单次肌内注射。

2. 沙眼衣原体感染所致子宫颈炎可选用四环素类，如多西环素100mg，每日2次，连服7日。红霉素类，如阿奇霉素1g，单次顿服；或红霉素500mg，每日4次，连服7日。喹诺酮类，如氧氟沙星300mg，每日2次，连服7日；或左氧氟沙星500mg，每日1次，连服7日；或莫西沙星400mg，每日1次，连服7日。由于淋病奈瑟菌感染常伴有衣原体感染，因此，若确诊为淋病性子宫颈炎，治疗时可同时选用抗淋病奈瑟菌药物和抗衣原体药物。

3. 合并细菌性阴道病应同时治疗细菌性阴道病，否则将导致子宫颈炎症持续存在。

（二）子宫颈糜烂样改变

1. 无症状的生理性柱状上皮异位无须进行处理。

2. 糜烂样改变伴有白带量多、乳头状增生、接触性出血可给予局部物理治疗，包括激光、冷冻、电熨、微波及红外线凝结等。局部物理治疗是治疗本病最常用的治法，治疗后创面愈合需3～4周，病变较深者需6～8周。局部物理疗法治疗前应常规行子宫颈癌筛查；有急性生殖器炎症者禁做；治疗时间应选在月经干净后3～7日；术后可出现大量阴道水样排液，术后1～2周脱痂时可有少许出血；治疗后应保持外阴清洁，在创面尚未完全愈合期间（4～8周）应避免盆浴、性交及阴道冲洗。

（三）子宫颈息肉

有子宫颈息肉者行息肉切除术，将切除的息肉送病理组织学检查。

（四）子宫颈肥大

子宫颈肥大一般无须治疗。

（五）子宫颈腺囊肿

子宫颈腺囊肿一般无须治疗，若囊肿大或合并感染，可用微波或激光治疗。

附3：子宫颈鳞状上皮内病变诊疗要点

子宫颈鳞状上皮内病变（SIL）是与子宫颈癌密切相关的一组子宫颈病变，常发生于25～55岁妇女。SIL和HPV感染、多个性伴侣、吸烟、性生活过早（<16岁）、性传播疾病、经济状况低下、口服避孕药和免疫抑制等因素相关。SIL既往称为"子宫

颈上皮内瘤变（CIN）"，分为 3 级。2014 年世界卫生组织女性生殖器官肿瘤分类，将子宫颈上皮内瘤变三级（CIN Ⅰ、CIN Ⅱ、CIN Ⅲ）更新为二级分类法，即子宫颈低级别鳞状上皮内瘤变（LSIL，即原 CIN Ⅰ）和高级别病变（HSIL，即原 CIN Ⅲ 和部分 CIN Ⅱ）。

一、临床表现

（一）症状

无特殊症状。偶有阴道排液增多，伴或不伴臭味，也可在性生活或妇科检查后发生接触性出血。

（二）体征

可见子宫颈光滑，或仅见局部红斑、白色上皮，或子宫颈糜烂样表现，未见明显病灶。

二、诊断

（一）HPV 检测

敏感性较高，特异性较低。可与细胞学检查联合应用于 25 岁以上女性的子宫颈癌查，也可用于 21～25 岁女性细胞学初筛为轻度异常的分流。若细胞学和高危型 HPV 检测均为阴性，筛查间隔为 3～5 年，细胞学阴性而高危型 HPV 阳性者，1 年后复查。

（二）子宫颈细胞学检查

是 SIL 及早期子宫颈癌筛查的基本方法，细胞学检查特异性高，但敏感性较低。一般选用巴氏涂片法或液基细胞涂片法。筛查应在性生活开始 3 年后开始，或 21 岁以后开始，并定期复查。

（三）阴道镜检查

筛查发现有异常，如细胞学 ASCUS 伴 HPV 检测阳性，或细胞学 LSL 及以上，或 HPV 检测 16/18 型阳性者，建议行阴道镜检查。

（四）子宫颈活组织检查

是确诊子宫颈鳞状上皮内病变的可靠方法。任何肉眼可疑病灶，或阴道镜诊断为高级别病变者均应行单点或多点活检。若需要了解子宫颈管的病变情况，应行子宫颈管搔刮术。

三、处理原则

（一）LSIL

多为 HPV 高危亚型一过性感染所致，60% 病变可自然消退，30% 病变持续存在，约 10% 的病变 2 年内进展为 HSIL。LSIL 的处理原则上无须治疗，随诊观察。建议每 12 个月重复细胞学和 HPV 联合检查，两次检查均阴性，转为常规筛查，任何一项检查异常行阴道镜检查。对于可能隐藏有高级别上皮内瘤变风险的 LSIL 处理应慎重，必要时应行诊断性锥切术明确。

（二）HSIL

HSIL 多为 HPV 高危亚型的持续感染所致，约 20% 的 HSIL 可能 10 年内进展为子宫颈浸润癌。阴道镜检查充分者可用子宫颈锥切术或消融治疗；阴道镜检查不充分者宜采用子宫颈锥切术，包括子宫颈环形电切除术和冷刀锥切术。经子宫颈锥切确诊、年龄较大、无生育要求、合并有其他妇科良性疾病手术指征的 HSIL 也可行筋膜外全子宫切除术。HSIL 治疗后建议采用细胞学联合 HPV 检测的方法随诊 20 年。

各 论

第七章　妊娠病

妊娠期间，发生与妊娠有关的疾病，称为妊娠病，又称"胎前病"。

常见的妊娠病有：妊娠恶阻、异位妊娠、胎漏、胎动不安、堕胎、小产、滑胎、胎萎不长、胎死不下、胎水肿满、胎气上逆、葡萄胎、子肿、子晕、子痫、妊娠咳嗽、妊娠小便淋痛、妊娠小便不通、难产等。

妊娠病常见发病机理有四：一是阴血虚。阴血素虚，孕后血聚胞宫养胎，阴血益虚，致阴虚阳亢而发病。二是脾肾虚。脾虚则气血生化乏源，胎失所养；若脾虚湿聚，则泛溢肌肤或水停胞中为病。肾虚则肾精匮乏，胎失所养，或肾气虚弱，胎失所系，胎元不固。三是冲气上逆。孕后经血不泻，聚于冲任、子宫以养胎，冲脉气盛，上逆犯胃，胃失和降则呕恶。四是气滞。素多忧郁，气机不畅，腹中胎体渐大，易致气机升降失常，气滞则血瘀水停而致病。

妊娠病的诊断：首先要明确妊娠诊断。根据临床表现，结合辅助检查，如妊娠试验、基础体温、B超等，判断是否妊娠。如需保胎可暂不予妇科检查。如病情需要亦择时妇科检查以明确诊断，并注意与激经、闭经、癥瘕等鉴别。妊娠病的诊断，自始至终要注意胎元未殒与已殒的鉴别，注意胎儿的发育情况及母体的健康状况，必要时要注意排除畸胎等。

妊娠病的治疗原则：以胎元的正常与否为前提。胎元正常者，宜治病与安胎并举，如因母病而致胎不安者，重在治病，病去则胎自安；若因胎不安而致母病者，重在安胎，胎安则病自愈。安胎之法，以补肾健脾，调理气血为主。补肾为固胎之本，健脾为益血之源，理气以通调气机，理血以养血为主或佐以清热，使脾肾健旺，气血和调，本固血充，则胎可安。若胎元不正，胎堕难留，或胎死不下，或孕妇有病不宜继续妊娠者，则宜从速下胎以益母。

妊娠期用药原则：凡峻下、滑利、祛瘀、破血、耗气、散气及一切有毒药品，都应慎用或禁用。如果病情确实需要，亦可适当选用。如妊娠恶阻也可适当选用法半夏等药物；确有瘀阻胎元时，还须在补肾安胎的基础上适当选配活血化瘀药，使瘀去而胎安，即所谓"有故无殒，亦无殒也"。但须严格掌握剂量和用药时间，"衰其大半而止"，以免动胎、伤胎。

第一节　妊娠恶阻

一、概述

妊娠早期，出现严重的恶心呕吐，头晕厌食，甚则食入即吐者，称为"妊娠恶阻"，又称"妊娠呕吐""子病""病儿""阻病"等。本病是妊娠早期常见病证之一，若仅见恶心择食，偶有吐涎等不作病论。

西医学妊娠剧吐可参照本病辨证治疗。

二、临床诊断要领

（一）问诊要点

1. 病史及诱因 询问是否有饮食不洁史、询问末次月经，明确宫内妊娠及其周数，询问恶心呕吐等症状最早出现的时间；是否有腹痛、腹泻等症状。

2. 主要症状 询问恶心呕吐的程度、进食情况。是否频繁呕吐、厌食，甚至全身乏力，精神萎靡；是否体重下降。

3. 伴随症状 若呕吐严重、全身乏力、精神萎靡、嗜睡者，应询问是否有心慌、发热等症状。

（二）查体要点

1. 望诊 重点望呕吐物的性状

（1）望呕吐物 呕吐物为清水清涎者，多属脾胃虚弱；呕吐物为酸水或苦水者，多属肝胃不和；呕吐物为痰涎，多属痰湿阻滞；呕吐物呈咖啡色黏涎或带血样物者，多属气阴两亏之重证。

（2）望舌 舌淡苔白，多属脾胃虚弱；舌红苔黄燥，多属肝热证；舌淡胖苔白腻，多属痰滞证；舌红苔薄黄或光剥，多属气阴两亏证。

2. 闻诊 呕吐声高者多属实证；呕吐声低弱者多属虚证。

3. 切诊 妊娠恶阻者多为滑脉，为有妊之象。缓滑无力者多属脾胃虚弱；弦滑数者多属肝热证；细滑数无力者多属气阴两亏证。

（三）辅助检查选择

1. 妇科 B 超可以明确是否为宫内妊娠，同时除外多胎妊娠、葡萄胎。

2. 尿液检查。检测尿酮体、尿量、尿比重，了解有无尿酮体阳性，协助诊断酮症酸中毒。

3. 血常规、电解质、肝肾功能、血尿淀粉酶、肝炎标记物，协助诊断电解质紊乱，排除胃肠道感染、胆囊炎、胰腺炎、病毒性肝炎等所致的呕吐。

（四）诊断要点

1. 病史 有停经史及早期妊娠反应，多发生在妊娠 3 个月内。

2. 症状 妊娠期间（多从妊娠早期开始）频繁呕吐，或食入即吐，甚至呕吐苦水或夹血丝，厌食，头晕，精神萎靡，身体消瘦，目眶下陷，严重者可出现血压降低，体温升高，脉搏增快，黄疸，少尿，嗜睡和昏迷等危象。

3. 体征 妇科检查为妊娠子宫。

4. 辅助检查

（1）血液检查 血常规检查，了解有无血液浓缩；血清钾、钠、氯、二氧化碳结合力可判断有无电解质紊乱及酸碱失衡；肝肾功能化验以确定有无肝肾受损。

（2）尿液检查　记24小时尿量，以调整输液量。同时查尿酮体、尿比重、尿蛋白及管型尿。尿酮体呈阳性。

（3）心电图检查　病情严重者，可有低血钾的表现。

（4）盆腔超声检查　提示宫内妊娠，排除其他病变。

（五）辨证要点

1. 辨虚实　着重从呕吐物的性状及舌脉辨其虚实。

2. 辨原发病　结合病史、症状、体征及理化检查辨识妊娠合并胃肠炎、胆囊炎、胰腺炎、病毒性肝炎等。

三、鉴别诊断

1. 葡萄胎　恶心呕吐较剧，阴道不规则出血，偶有水泡状胎块排出，子宫大多较停经月份大，质软，β-HCG水平显著升高，B超显示宫腔内呈落雪状图像，而无妊娠囊及胎心搏动。

2. 妊娠合并急性胃肠炎　多有饮食不洁史，除恶心呕吐外常伴有腹痛、腹泻等胃肠道症状，大便检查可见白细胞及脓细胞。

3. 妊娠合并阑尾炎　妊娠期急性阑尾炎，表现为脐周或中上腹部疼痛，伴有恶心呕吐，24小时内腹痛转移到右下腹；查体腹部有压痛、反跳痛，伴肌紧张、体温升高和白细胞增多。

四、危急状态辨识

妊娠恶阻严重者出现嗜睡、意识模糊、谵妄甚至昏迷、死亡，可因维生素B_1缺乏引发Wernicke脑病。

若经治疗无好转，患者体温超过38℃，心率超过120次/分，持续黄疸，持续蛋白尿，伴发Wernicke脑病时，应考虑终止妊娠。

五、中医治疗

（一）治则治法

本病的治疗原则，以调气和中，降逆止呕为主，并应注意饮食和情志的调节，忌用升散之品。此外，半夏作为妊娠恶阻常用药，具有较多争议，在病情需要时可酌情使用，但应使用制半夏以降低毒副作用，同时注意使用的剂量及时间，中病即止。

（二）分证论治

1. 胃虚证

证候：妊娠早期，恶心呕吐，甚则食入即吐；脘腹胀闷，不思饮食，头晕体倦，怠惰思睡；舌淡，苔白，脉缓滑无力。

治法：健胃和中，降逆止呕。

方药：香砂六君子汤（《名医方论》）。

人参 白术 茯苓 甘草 半夏 陈皮 木香 砂仁 生姜 大枣

加减：若脾胃虚寒者，酌加丁香、白豆蔻以增强温中降逆之力；若吐甚伤阴，症见口干便秘者，宜去木香、砂仁、茯苓等温燥或淡渗之品，酌加玉竹、麦门冬、石斛、胡麻仁等养阴和胃；若孕妇唾液异常增多，时时流涎者，古称"脾冷流涎"，原方可加益智仁、白豆蔻温脾化饮，摄涎止唾。

2. 肝热证

证候：妊娠早期，呕吐酸水或苦水；胸胁满闷，嗳气叹息，头晕目眩，口苦咽干，渴喜冷饮，便秘溲赤；舌红，苔黄燥，脉弦滑数。

治法：清肝和胃，降逆止呕。

方药：加味温胆汤（《医宗金鉴》）。

陈皮 半夏 茯苓 甘草 枳实 竹茹 黄芩 黄连 麦冬 芦根 生姜

加减：若呕甚伤津，五心烦热，舌红口干者，酌加石斛、玉竹以养阴清热；便秘者，酌加胡麻仁润肠通便。

3. 痰滞证

证候：妊娠早期，呕吐痰涎；胸膈满闷，不思饮食，口中淡腻，头晕目眩，心悸气短；舌淡胖，苔白腻，脉滑。

治法：化痰除湿，降逆止呕。

方药：青竹茹汤（《济阴纲目》）。

竹茹 陈皮 茯苓 半夏 生姜

加减：若脾胃虚弱，痰湿内盛者，酌加苍术、白术健脾燥湿；兼寒者，症见呕吐清水，形寒肢冷，面色苍白，宜加丁香、白豆蔻以温中化痰，降逆止呕；若夹热者，症见呕吐黄水，头晕心烦，喜食酸冷，酌加黄芩、知母、前胡。

（三）其他疗法

1. 中成药

（1）香砂六君丸 每次8丸，每日3次，口服。适用于肾虚证。

（2）生脉口服液 每次10mL，每日3次，口服。适用于气阴两虚证。

2. 针灸疗法 体针：中脘、足三里，用平补平泻法。肝热者加公孙，痰滞者加丰隆，气阴两亏者加照海。

3. 穴位敷贴 足三里、神阙、内关、中脘。

4. 耳穴压籽 胃、脾、肝、交感。

（四）重症辨治

若因呕吐不止，不能进食，而导致阴液亏损，精气耗散，出现精神萎靡，形体消瘦，眼眶下陷，双目无神，四肢无力，严重者，出现呕吐带血样物，发热口渴，尿少便秘，唇舌干燥，舌红，苔薄黄或光剥，脉细滑数无力等气阴两亏的严重证候。治宜益气养阴，和胃止呕。方用生脉散（《内外伤辨惑论》）合增液汤（《温病条辨》）加乌梅、竹茹、芦根。呕吐带血样物者，加藕节、乌贼骨、乌梅炭养阴清热，凉血止血。

（五）辨治小结

本病的主要发病机制是冲气上逆，胃失和降。胃气素虚，孕后冲气夹胃气上逆，胃失和降；或平素性躁多怒，郁怒伤肝，肝郁化热，孕后冲气、肝火上逆犯胃，胃失和降；或脾阳素虚，水湿不化，痰饮内停，冲气夹痰饮上逆，以致恶心呕吐。辨证着重从呕吐物的性状，结合全身症状及舌脉，治以降逆止呕，兼以健胃和中或清肝和胃或化痰除湿。本病发生与精神因素密切相关，患者应保持乐观的情绪，避免精神刺激。

六、西医治疗要点

持续性呕吐合并酮症的孕妇需要住院治疗，纠正脱水及电解质紊乱。每日静脉补液 3000mL 左右，补充维生素 B_6、维生素 B_1、维生素 C，维持每日尿量 ≥ 1000mL；每日补钾 3 ～ 4g，严重低钾血症时可补至每日 6 ～ 8g，同时监测血钾及心电图。

七、随诊要领

（一）门诊复诊

1. 复诊应对

（1）问诊　重点询问恶心呕吐的程度、进食情况，询问呕吐物的性状，是否有饮食不洁史。

（2）查体及辅助检查　重点检查舌象、脉象，监测尿酮体、血电解质。

（3）治疗决策　清淡饮食，少食多餐，保持心情愉悦；辨证论治以中草药治疗；配合中医外治法耳穴、针灸、敷贴等。

2. 收入院指征　严重呕吐、无法进食，或者食入即吐，伴尿酮体阳性者，应住院治疗。

（二）出院后复诊

同门诊复诊。

八、人文关怀

1. 保持心情愉悦，避免焦虑等情绪刺激。

2. 清淡饮食，少食多餐，避免肥甘厚味及油炸、辛辣、寒凉刺激之品。

3. 进行健康宣教，让孕妇了解本病的发病机制，随着妊娠进展可以自然消退，预后良好。

九、预后评估

轻度的妊娠恶阻可以通过饮食调理，随着妊娠进展自然消退；重者需要中西医结合治疗，一般预后良好；病情危重者，经治疗没有好转，应适时终止妊娠。

十、病案举例

患者张某，女，25岁，已婚。怀妊三月，恶闻食气，胸闷不舒，食入即吐，所吐皆为食物痰涎，倦怠乏力，卧床不欲动，动辄眩晕呕吐。口黏且苦，小便黄短，苔黄而腻，脉来弦滑。此系胎热上升，痰浊逆胃，拟予清热化痰，降逆止呕之法。清半夏、云茯苓各9g，淡竹茹12g，枇杷叶15g，炒枳壳、条黄芩各9g，橘皮、苏梗各6g，2剂，水煎2次，取200mL分3次温服。二诊：前方服后，胸中豁然，起坐行动已不晕吐，略能进食。原方再进2剂，即啖饮如常矣。

（摘录《哈荔田妇科医案医话选》）

第二节　异位妊娠

一、概述

异位妊娠指受精卵在子宫体腔以外着床发育，俗称"宫外孕"。但两者含义有不同，宫外孕，是指子宫以外的妊娠，如输卵管妊娠、卵巢妊娠、腹腔妊娠、阔韧带妊娠等；异位妊娠是指受精卵在子宫正常体腔以外的妊娠，除上述妊娠部位外，还包括宫颈妊娠、子宫残角妊娠、子宫瘢痕妊娠等，较"宫外孕"的含义更广。异位妊娠中以输卵管妊娠最为常见，约占95%，故本节以输卵管妊娠为例叙述。

输卵管妊娠破裂或流产是妇科临床上最常见的急腹症之一，可造成急性腹腔内出血，发病急，病情重，处理不当可危及生命。

二、临床诊断要领

（一）问诊要点

1. 病史及诱因

（1）月经史　根据患者既往月经周期及末次月经时间，判断是否有停经史，同时关注末次月经的经量、经色，判断为正常月经还是异常阴道出血。

（2）既往史　是否有盆腔炎性疾病及其后遗症病史。

（3）生育史　有无生育要求，有无不良妊娠史，尤其有无异位妊娠史，关注避孕方式，重点询问有无宫内节育器的放置。

2. 主要症状

（1）腹痛　是否有下腹一侧疼痛，如疼痛剧烈者，询问是否曾有突发一侧下腹疼痛及发生的时间。

（2）异常阴道出血　是否有异常阴道出血，出血量及持续时间，是否排出蜕膜样组织。

3. 伴随症状　可出现面色苍白，头晕心慌，肛门下坠感，严重时出现晕厥，进一步出现低血容量性休克。

（二）查体要点

1. 望诊

（1）望体位　先望是否有身体蜷缩、手按腹部之被动体位，这是腹内出血的征象，对病情轻重缓急进行初步评估。

（2）望面色　面色苍白是异位妊娠破裂导致腹内出血而引起的失血性贫血的征象，提示病情危重。

（3）望神志　神疲倦怠是失血量多导致的气血两虚之征。

2. 闻诊　闻及痛苦呻吟之声，是异位妊娠破裂而致腹内出血的征象。

3. 切诊

（1）切脉　异位妊娠未破裂时脉象见弦滑或弦涩，为妊娠瘀阻之象。破裂后，脉细微，多属气血亏虚；脉细弦，多属正虚血瘀。

（2）腹部切诊　下腹压痛、反跳痛，叩诊有移动性浊音，是腹内出血征象。

4. 妇科检查　输卵管妊娠未破损期宫颈着色，子宫略增大，小于孕月，质稍软；一侧附件区可有轻度压痛，或可扪及质软有压痛的包块；输卵管妊娠破损内出血较多时，阴道后穹隆饱满，宫颈举摆痛明显，子宫有漂浮感；一侧附件区或子宫后方可触及质软肿块，边界不清，触痛明显；陈旧性输卵管妊娠，可在子宫直肠窝处触到半实质性包块，边界欠清。

（三）辅助检查选择

妊娠试验和妇科 B 超检查对异位妊娠的诊断有重要意义。

1. 妊娠试验　血 β-HCG 的测定可以明确是否妊娠，但其数值常低于同期的正常宫内妊娠水平，动态监测，其上升幅度也常小于同期的正常宫内妊娠的升幅。

2. B 超检查　提示宫内未见妊娠囊，一侧附件区出现低回声或混合性回声包块，包块内或可见原始心管搏动。输卵管妊娠破裂或流产时可见盆、腹腔积液。

3. 诊断性刮宫　刮出的宫内组织物肉眼及病理检查未见绒毛组织。

4. 阴道后穹隆穿刺或腹腔穿刺　腹腔内出血较多时，可经阴道后穹隆或腹腔穿刺抽出暗红色不凝血。

（四）诊断要点

1. 多有停经史，早期可有一侧下腹隐痛，输卵管妊娠流产或破裂时，突感一侧下腹疼痛或撕裂样剧痛，持续或反复发作，常伴有恶心呕吐，肛门坠胀和排便感；阴道有不规则出血，量少，亦有阴道出血量较多者，或可同时排出蜕膜样组织。

2. 由腹腔内急性出血和剧烈腹痛引起，初始或轻者出现晕厥，严重者出现低血容量性休克，休克程度与腹腔内出血的速度及血量成正比，但与阴道出血量无明显关系。

3. 输卵管妊娠流产或破裂时所形成的血肿时间较久者，由于血液凝固并与周围组织或器官发生粘连形成腹部包块。

4. 既往或有盆腔炎性疾病、不孕症、异位妊娠等病史。

5. 妊娠试验、B超检查、诊断性刮宫、阴道后穹隆穿刺等检查有助于明确诊断。

（五）辨证要点

异位妊娠要辨其是否破损，如下腹隐痛，阴道少量流血，生命体征平稳，妊娠试验阳性，B超检查可见一侧附件区包块，盆腹腔未见液性暗区多为异位妊娠未破损期；下腹疼痛剧烈，甚至晕厥休克，伴心率增快、血压下降，妊娠试验阳性，B超检查提示盆腹腔积液，后穹隆穿刺可见不凝血，此为异位妊娠破损期，为危急重症。

三、鉴别诊断

1. 未破损期输卵管妊娠应与胎动不安相鉴别。两者均可有停经史，出现阴道不规则出血及下腹痛，β-HCG阳性。B超检查宫内可见胎囊则为胎动不安，B超提示宫内未见妊娠囊，一侧附件区见有包块多为异位妊娠。在妊娠的早期常需根据动态测定β-HCG、B超检查等进行鉴别。

2. 已破损期输卵管妊娠应与流产、急性输卵管炎、急性阑尾炎、卵巢囊肿蒂扭转、黄体破裂相鉴别。

输卵管妊娠破裂时可见突发下腹一侧撕裂样剧痛，向全腹扩散，甚或可有休克表现，阴道出血量少色暗，盆腔检查宫颈举摆痛明显，患侧可触及不规则包块，体温正常或稍高，实验室检查妊娠试验阳性，白细胞正常或稍高，血红蛋白下降，后穹隆穿刺可抽出不凝血液，超声提示一侧附件低回声区，宫内未见妊娠囊。

（1）流产 有停经史，妊娠试验阳性，可见下腹中央阵发性疼痛，阴道先少量流血后增多，有小血块或蜕膜绒毛组织排出，妇科检查可见宫口稍开，子宫增大变软，超声提示宫内或有妊娠囊。

（2）急性输卵管炎 无停经史，妊娠试验阴性，伴下腹持续性疼痛，多无异常阴道出血，妇科检查附件区压痛明显，或可触及边界不清囊性肿块，体温升高，实验室检查白细胞增高，血沉、C反应蛋白升高，后穹隆穿刺可抽出渗出液或脓液，超声提示附件低回声区。

（3）急性阑尾炎　无停经史，妊娠试验阴性，可见持续性腹痛，从上腹部转移至右下腹，麦氏点压痛，无阴道异常出血及休克，盆腔检查无肿块触及，直肠指检右侧高位压痛，体温升高，实验室检查白细胞增高，超声提示子宫附件区无异常回声。

（4）卵巢囊肿蒂扭转　无停经史，妊娠试验阴性，下腹一侧突发性疼痛，无阴道出血及休克，盆腔检查一侧附件区可触及囊实性包块，边缘清晰，蒂部触痛明显，体温稍高，实验室检查白细胞稍高，超声提示一侧附件见不均质低回声区，边缘清晰。

（5）黄体破裂　下腹一侧突发性疼痛多发生在黄体期，多无停经史，无阴道出血史，妊娠试验阴性，下腹部压痛、反跳痛，体温稍高，实验室检查白细胞正常或稍高，血红蛋白下降，后穹隆穿刺可抽出不凝血液，超声提示盆腹腔积液。

四、危急状态辨识

下腹疼痛剧烈，甚至晕厥休克，面色苍白，伴心率增快、血压下降，妊娠试验阳性，B超检查提示盆腹腔积液，后穹隆穿刺可见不凝血，此为异位妊娠破损期，为危急重症。

五、中医治疗

（一）治则治法

输卵管妊娠破裂或流产致腹腔内急性出血，属危、急、重症，须立即进行抢救。将患者平卧，观察患者血压、脉搏、呼吸、体温、神志，急查血常规、血型、交叉配血等，做好自体血回输准备；同时开放静脉补液，立即给予吸氧，若出现失血性休克可开放两条静脉通路，迅速补充血容量；腹腔内出血较多者，应立即手术治疗。

如未破损可根据临床症状、舌脉进行辨证论治。

（二）分证论治

1. 未破损期

（1）胎元阻络证

证候：停经，或有不规则阴道流血，或伴下腹隐痛；B超检查一侧附件区或有包块，β-HCG阳性，但未发生破裂或流产；舌质暗，苔薄，脉弦滑。

治法：化瘀消癥杀胚。

方药：宫外孕I号方（山西中医学院第一附属医院经验方）。

丹参　赤芍　桃仁

加减：可酌加蜈蚣（去头足）、紫草、天花粉、三七加强化瘀消癥杀胚之功。

（2）胎瘀阻滞证

证候：停经，可有小腹坠胀不适；B超检查或有一侧附件区局限性包块，β-HCG曾经阳性现转为阴性；舌质暗苔薄，脉弦细涩。

治法：化瘀消癥。

方药：宫外孕Ⅱ号方（山西中医学院第一附属医院经验方）。

丹参 赤芍 桃仁 三棱 莪术

加减：可酌加三七、水蛭加强化瘀消癥。若兼神疲乏力，心悸气短者，加黄芪、党参以益气；兼见腹胀者，加枳壳、川楝子以理气行滞。

2. 已破损期

（1）气血亏脱证

证候：停经，不规则阴道流血，突发下腹剧痛；β-HCG 阳性，B 超提示有盆、腹腔积液，后穹隆穿刺或腹腔穿刺抽出不凝血；面色苍白，冷汗淋漓，四肢厥冷，烦躁不安，甚或昏厥，血压明显下降；舌淡，苔白，脉细微。

治法：益气止血固脱。

方药：四物汤（《太平惠民和剂局方》）加黄芪。

当归 熟地黄 白芍 川芎

加减：此证为腹腔内出血所致，首应及时手术止血治疗。术后再辅以益气养血，活血化瘀治疗。

（2）正虚血瘀证

证候：输卵管妊娠发生破损不久，腹痛拒按，不规则阴道流血；β-HCG 阳性，B 超检查盆腔一侧有混合性包块；头晕神疲，但生命体征平稳；舌质暗，苔薄，脉细弦。

治法：益气养血，化瘀杀胚。

方药：宫外孕Ⅰ号方加党参、黄芪、何首乌、熟地黄、蜈蚣（去头足）、紫草、天花粉。

（3）瘀结成癥证

证候：输卵管妊娠发生破损已久，腹痛减轻或消失，小腹坠胀不适，β-HCG 曾经阳性现转为阴性，检查盆腔一侧有局限的混合性包块；舌质暗，苔薄，脉弦细涩。

治法：活血化瘀消癥。

方药：宫外孕Ⅱ号方加乳香、没药。

加减：若气短乏力、神疲纳呆，加黄芪、党参、神曲以益气扶正，健脾助运；若腹胀甚者，加枳壳、川楝子以理气行滞。

（三）其他疗法

1. 中成药

（1）血府逐瘀口服液 每次 10mL，每日 3 次，口服。

（2）桂枝茯苓胶囊 每次 4 粒，每日 3 次，口服。

上两种均适用于未破裂及瘀结成癥者。

2. 外治法

（1）中药外敷 将中药研末，加适量医用凡士林调敷患侧下腹部，以促进包块吸收。双柏散（验方）：侧柏叶、黄柏、大黄、薄荷、泽兰。消癥散（验方）：千年健、川续断、追地风、川椒、五加皮、白芷、桑寄生、艾叶、透骨草、羌活、独活、赤芍、归尾、血竭、乳香、没药。

（2）中药保留灌肠 将中药煎液保留灌肠，每日1次，每次100mL，适用于胎瘀阻滞证和瘀结成癥证。

（3）复方毛冬青灌肠液（验方） 毛冬青、大黄、败酱草、金银花藤。

（四）重症辨治

异位妊娠破裂腹内出血可导致失血性休克，危及生命，是该病的急危重症，治疗当以手术为主，术后再四诊合参加以辨证治疗。

（五）辨治小结

异位妊娠的主要证候是"少腹血瘀"之实证或虚实夹杂证，治疗始终以化瘀为主。本病的治疗应随着病程发展，动态观察，根据病情变化，及时采取恰当的中医或中西医结合或手术治疗等措施。

六、西医治疗要点

异位妊娠破裂腹内大量出血是手术的指征，应该在备血、建立静脉通道、吸氧的同时，急行腹腔镜或开腹手术，可行患侧输卵管切除术；如果患者有生育要求，可以根据输卵管损伤情况行输卵管切开取胚术。

七、随诊要领

门诊患者复诊应对

1. 问诊 询问是否存在下腹隐痛，月经是否正常来潮，是否有生育要求以决定下一步治疗方案。

2. 查体要领 妇科检查了解子宫及附件区是否有压痛，B超检查了解盆腔是否有包块、积液，必要时监测血 β –HCG，除外持续性异位妊娠。

3. 治疗决策 有盆腔炎性疾病后遗症者积极治疗原发病；有生育要求者，可以进一步行输卵管造影等输卵管通畅检查。

八、人文关怀

1. 异位妊娠的主要病机是少腹血瘀证，多由气机阻滞，血行不畅而引起，疾病治疗过程中尤其应该注意患者的心理辅导，使之调畅气机，尤其有生育要求的患者会产生恐惧焦虑等不良情绪，应耐心讲解病情，坚定治疗信心。

2. 治疗期间要合理膳食，增加粗纤维食物的摄入，保障大便通畅。

3.叮嘱患者此次治疗结束后积极治疗盆腔炎性疾病后遗症等妇科炎症。

九、预后评估

异位妊娠如果能够及早诊断，经过中医药治疗或中西医结合保守治疗，一般预后较好。如果未及时诊治，已到破损期则必要时需要手术治疗，术后再辨证论治，帮助身体恢复，缓解局部粘连。有生育要求的患者继续中药口服并配合中药灌肠、理疗、针灸等外治法，预后较好。

十、病案举例

患者杨某，女，28岁。初诊日期：1975年8月23日。主诉：阴道出血54天未止。现病史：以往月经正常。7月1日经行淋漓不止，色暗有块。7月18日曾行诊断性刮宫术，病理诊断为"增殖期子宫内膜"。术后阴道出血仍淋漓不止，久治未愈至今已54天，服中药3剂后血止。10天后称下腹坠感，经某医院检查，发现子宫右前方有一鸭蛋大的包块。舌象：舌质暗红。脉象：弦缓。西医诊断：陈旧性宫外孕。中医辨证：气滞血瘀，癥结凝聚。治法：活血化瘀，消癥散结。方药：丹参五钱，赤芍三钱，桃仁二钱，乳香一钱，没药一钱，三棱三钱，莪术三钱，延胡索三钱，蒲黄三钱，五灵脂三钱。治疗经过：上方服7剂后，腹痛消失。内诊检查子宫右前包块仅有2厘米×1厘米×1厘米大小。又服3剂后，9月29日复查包块已完全消失。诸症消失。

（摘录《刘奉五妇科经验》）

第三节 胎漏、胎动不安

一、概述

妊娠期间，阴道有少量出血，时出时止，或淋漓不断，而无腰酸、腹痛、小腹下坠者，称"胎漏"，亦称"胞漏"或"漏胎"。妊娠期间出现腰酸、腹痛、小腹下坠，或伴有少量阴道出血者，称胎动不安。

胎漏、胎动不安是堕胎、小产的先兆，多发生在妊娠早期和妊娠中期。西医学的先兆流产和妊娠中晚期的前置胎盘出血，可参照本病辨证治疗。

二、临床诊断要领

（一）问诊要点

1.病史及诱因 详细询问婚育史。既往是否有胎漏、胎动不安病史；是否有堕胎、小产史；是否有人工流产、药物流产史；是否有精神创伤史、癥瘕病史、孕后不节房事史、过度劳累史、跌仆闪挫史等。询问本次发病的诱因。

2. 主要症状 阴道出血的量、色、质、持续时间，有无组织物排出；腹痛的性质、程度（隐痛、下坠或剧痛）、部位、加重及缓解因素；腰酸、腹部下坠情况。

3. 伴随症状 带下量、色、质情况；恶心呕吐及进食情况。

4. 月经情况 平素月经周期、经期、经色、经量、痛经情况；末次月经及末前次月经时间及具体情况。月经规律者根据末次月经计算停经时间，月经不规律者参考基础体温上升天数计算停经时间。

（二）查体要点

1. 望诊

（1）望面色 面色暗，眼眶暗黑，为肾虚证；面色㿠白，多为气血亏虚证；面色红赤，多为血热证。

（2）望舌 舌淡暗、苔白，为肾虚之象；舌质淡、苔薄白，为气血两虚之象；舌红、苔黄而干，为实热之象；舌红、少苔，为虚热之象；舌暗或有瘀斑，为血瘀之象。

（3）望阴道出血 阴道少量出血，色淡暗，为肾虚之象；阴道少量出血，色淡红、质稀薄，为气血虚弱之象；阴道少量出血，色鲜红或深红，质稠，为实热；阴道少量出血，色鲜红，质稀，为虚热；阴道不时出血，色暗红，夹血块，为血瘀之象。

2. 切诊 脉沉滑尺弱，为肾虚之象；脉滑无力，为气血两虚之象；脉滑数或弦数，为实热之象；脉细数，为虚热之象；脉弦滑或沉弦，为血瘀之象。

3. 妇科检查 子宫颈口未开，子宫大小与停经月份相符。

（三）辅助检查选择

1.HCG、P、E_2 血 HCG 于受精后第 7 天可检测到，以后每 1.7 日～2 日上升 1 倍，8 周～10 周达到高峰，后迅速下降至峰值的 10%。妊娠时血清孕酮水平随孕期增加而稳定上升，妊娠 6 周内主要来自卵巢黄体，妊娠中晚期主要由胎盘分泌。孕 12 周内，孕酮水平低，早期流产风险高。先兆流产时，孕酮值若有下降趋势有流产的可能。

2.B 超 提示宫内妊娠，可见完整妊娠囊，或有原始心管搏动，或有胎心音或胎动存在，或伴有绒毛膜下出血。

（四）诊断要点

1. 病史 有停经史。

2. 症状 胎漏为妊娠期间出现阴道少量出血，时出时止，或淋漓不断，而无腰酸、腹痛、小腹坠胀。胎动不安为腰酸、腹痛、小腹下坠，或伴有阴道少量出血。

3. 血 HCG 及 B 超检查 有助于明确诊断。

（五）辨证要点

1. 辨虚实 根据腰酸、腹痛、小腹下坠的性质和程度，以及阴道流血的量、色、质及舌质、脉症、全身症状，以分虚实，积极对应安胎治疗。

2. 辨顺逆 若出血量少，腰腹痛和下坠感轻微，脉滑者，则胎元未损，宜安胎；若出血量多，腹痛加重，腰痛如折，阵阵下坠者，则已发展为胎堕难留，安之无益；若反复阴道出血，色暗，小腹冷痛，早孕反应消失，脉由滑转涩者，则为胎死不下之兆，应行进一步检查。

三、鉴别诊断

与堕胎、小产、胎死不下、激经、异位妊娠、葡萄胎（鬼胎）相鉴别。

1. 堕胎、小产 二者均为妊娠后出现腰酸、腹痛、阴道不规则出血等症状。堕胎、小产者胚胎或胎儿已死亡，子宫颈口或已扩张，有时可见胚胎组织堵塞于宫口，B超检查可见宫腔内妊娠囊下移或未见妊娠囊，或组织物残留。胎漏、胎动不安是以宫内活胎为前提，经治疗后可继续妊娠。

2. 胎死不下 二者均为妊娠后出现腰酸、腹痛、阴道不规则出血等症状。胎死不下者指胚胎或胎儿已经死亡，尚未从宫腔排出，B超检查无胎心、胎动。胎漏、胎动不安者B超检查提示宫内妊娠，可见胎芽、胎心。

3. 异位妊娠 二者均为妊娠后出现腹痛、阴道不规则出血等症状。异位妊娠者B超提示宫内未见妊娠囊，一侧附件区可见混合性包块。胎漏、胎动不安者B超提示宫内妊娠，宫内可见明确妊娠囊，宫外未见明显包块。

4. 葡萄胎（鬼胎） 二者均有停经、阴道不规则出血史。葡萄胎者妇科检查子宫一般大于孕周，血HCG异常升高，B超检查提示宫内未见妊娠囊或胎心搏动，宫内见"落雪状"或"蜂窝状"回声。胎漏、胎动不安者B超提示宫内早孕，宫内可见明确妊娠囊。

5. 激经 二者均有妊娠后阴道出血史。激经者阴道出血量少并有明显的周期性，至孕3个月后自行停止，通常不影响胚胎的生长发育，无须特殊治疗。胎漏、胎动不安者阴道出血没有规律周期性，时作时止，治疗不及时或可发展为堕胎、小产。

6. 各种原因所致的宫颈出血 如宫颈赘生物、急性炎症（急性宫颈炎）、宫颈上皮内瘤样病变、宫颈癌等，或有妊娠后阴道出血的情况，但妇科检查多可见宫颈活动性出血或赘生物接触性出血，必要时进一步行TCT检查或阴道镜下活检送病理检查，以进一步明确诊断。

四、危急状态辨识

阴道出血量大于既往月经量，或突然腹痛，或妊娠反应突然消失，应尽快就诊。

五、中医治疗

（一）治则治法

本病治疗以补肾固冲安胎为大法。依不同证型，采用固肾、益气、清热、化瘀等法。经治疗，若阴道出血迅速得到控制，腰酸腹痛症状好转，多可继续妊娠；若症状进一步加重，发展为胎殒难留则应下胎益母。治疗过程中若有他病，应遵循治病与安胎并举的原则。

（二）分证论治

1. 肾虚证

证候：妊娠期阴道少量出血，色淡暗；腰膝酸软，腹痛下坠；或曾屡孕屡堕，伴头晕耳鸣，小便频数，夜尿多；舌淡，苔白，脉沉滑尺弱。

治法：固肾安胎，佐以益气。

方药：寿胎丸（《医学衷中参西录》）加党参、白术。

菟丝子　桑寄生　续断　阿胶

加减：若小腹下坠明显，加黄芪、升麻；若阴道出血多，加山萸肉、椿根皮；若腰痛明显、小便频数或夜尿多，加杜仲、覆盆子、益智仁；若潮热盗汗、五心烦热，加女贞子、墨旱莲、枸杞子；若大便秘结，加生白术、桑椹子。

2. 气血虚弱证

证候：妊娠期阴道少量出血，色淡红、质稀薄；腰酸，小腹空坠而痛，神疲肢倦，面色㿠白，心悸气短；舌淡，苔薄白，脉滑无力。

治法：益气养血，固冲安胎。

方药：胎元饮（《景岳全书》）。

人参　白术　当归　白芍　熟地黄　杜仲　陈皮　炙甘草

加减：若气虚明显，小腹下坠，加黄芪、升麻；若纳呆、便溏，舌苔白腻、齿痕明显，加砂仁、山药。若阴道出血量多，加椿根皮、棕榈炭、山萸肉；若腰酸明显，可合寿胎丸。

3. 血热证

（1）实热证

证候：妊娠期阴道少量出血，色鲜红或深红，质稠；腰酸，小腹灼痛，伴渴喜冷饮，小便短黄，大便秘结；舌红，苔黄而干，脉滑数或弦数。

治法：清热凉血，固冲止血。

方药：阿胶汤（《医宗金鉴》）去当归、川芎。

黑栀子　侧柏叶　黄芩　白芍　熟地黄　阿胶　当归　川芎

（2）虚热证

证候：妊娠期阴道少量出血，色鲜红，质稀；腰酸，小腹灼痛，五心烦热，咽干少津，便结溺黄；舌红，少苔，脉细数。

治法：滋阴清热，养血安胎。

方药：保阴煎（方见月经过多）。

加减：若出血量多，加贯众炭、棕榈炭、生地黄、墨旱莲；若肝郁化火，加白芍、竹茹；若肝胃不和，恶心呕吐，加橘皮、竹茹、黄连。

4. 血瘀证

证候：宿有癥积，孕后常有腰酸，下腹刺痛，阴道不时出血，色暗红；或妊娠期不慎跌仆闪挫，或劳力过度，或妊娠期手术创伤，继之腰酸腹痛，胎动下坠或阴道少量出血；舌暗红，或有瘀斑，苔薄，脉弦滑或沉弦。

治法：活血化瘀，补肾安胎。

方药：桂枝茯苓丸（《金匮要略》）合寿胎丸（《医学衷中参西录》）去桃仁。

桂枝　芍药　桃仁　丹皮　茯苓

加减：若瘀而化热，加黄芩、地骨皮；若脾气亏虚，加党参、山药；若血虚血瘀，加当归、阿胶珠。

（三）其他疗法

可予中成药口服治疗。滋肾育胎丸：每次 5g，每日 3 次，淡盐水或蜂蜜水送服。适用于脾胃虚证。孕康口服液：每次 20mL，每日 3 次，口服。适用于肾气虚及气血虚弱者。

（四）辨治小结

胎漏、胎动不安的主要病机是冲任损伤、胎元不固。引起冲任损伤、胎元不固的常见病因病机有肾虚、血热、气血虚弱和血瘀。临床应首辨胚胎、胎儿是否存活，在整个治疗过程中都要动态观察病情变化。辨证要点主要抓住阴道出血、腰酸、腹痛、下坠四大主症，结合兼证、舌脉，分型论治。

六、西医治疗要点

胎动不安、胎漏与西医先兆流产临床关系最密切。其发病与胚胎因素、母体因素、父亲因素和环境因素等有关。黄体功能不全者可补充孕激素治疗，妊娠合并甲状腺功能减退者予补充甲状腺激素治疗，易栓症者予阿司匹林、低分子肝素抗凝治疗。

七、随诊要领

（一）门诊复诊

1. 复诊应对

（1）问诊　重点询问治疗后症状变化，包括主证变化，有无出现新的症状；问清用药情况，有无不良反应。

（2）查体要领　重点检查腹部及以往的阳性体征，以及舌象、脉象变化。

（3）辅助检查　血 HCG、P、E_2 水平，B 超妊娠囊、胎芽、胎儿、胎心情况。

（4）治疗决策　随访提示病情渐恢复者，维持原有治疗或减药治疗，并加强人文关怀。病情改善不明显或某些证候更加突出者，综合评估病情以决定是否需要收入院进一步诊治。

2. 收入院指征 经门诊治疗后复诊结果显示病情无明显改善者。

（二）出院后复诊

1. 问诊 重点询问出院后病情变化及出院医嘱执行情况，包括主证变化，有无出现新的症状、饮食起居情况等。

2. 查体要领 舌象、脉象变化。

3. 辅助检查 血 HCG、P、E_2 水平，B 超妊娠囊、胎芽、胎儿、胎心情况。

4. 治疗决策 病情渐恢复者，维持原有治疗或减药治疗，并加强人文关怀。

八、人文关怀

1. 卧床休息，禁止性生活，淋浴水温不宜过热、时间不宜过长。
2. 少食多餐，饮食有节，忌食辛辣刺激食物，忌用玫瑰花、山楂等活血动血之品。
3. 树立信心，平和心态，保持积极乐观的良好情绪。

九、预后评估

胎漏、胎动不安经积极治疗后，大多可继续正常妊娠，分娩健康胎儿。若安胎失败，则应尽快下胎益母，随后积极查找原因。若为父母遗传基因缺陷或胚胎基因缺陷等，非药物治疗所能奏效。若为其他病因应经药物治疗改善后，方可再次怀孕，以免滑胎的发生。

十、病案举例

吴某，女，37岁。2012年6月28日初诊。患者停经51天，阴道出血伴腰酸、腹痛10天。产育史：0-0-1-0。2011年2月孕10周稽留流产清宫1次。平素月经尚准，14岁初潮，经期5～6天，周期28～30天，量偏少，色暗红，偶有血块，轻微痛经，经前无乳胀等不适，经后感腰酸、神疲，平时白带无异常。末次月经2012年5月8日，经行如常。10天前见阴道出血，量少，咖啡色，伴腰骶酸坠，小腹隐痛，初以为经转，未重视。3天前自测尿妊娠试验阳性。昨外院彩超明确宫内妊娠，见胚芽及心搏。刻下：阴道出血10天未止，量少，色暗，腰酸，小腹坠痛，神疲乏力，稍恶心呕吐，胃纳、夜寐尚可，二便尚调。舌淡暗、略有齿印、苔薄黄，脉细滑，两尺触得。辨证脾肾两虚，胎元不固。治拟补肾益气，养血安胎。处方：太子参15g，黄芪15g，菟丝子12g，桑寄生12g，杜仲12g，女贞子12g，墨旱莲15g，苎麻根15g，南瓜蒂12g，桑海螵蛸各12g，仙鹤草15g，黄连3g，阿胶珠3g。14剂。常法煎服。2012年7月10日二诊：服药后阴道出血止，偶有腰酸，时有小腹隐痛，心烦易怒，纳呆欲呕，夜寐欠安，二便尚调。舌暗尖红、苔薄黄腻少津，脉细滑数，左大于右。辨证阴血不足，肝火偏旺。治拟清肝和胃，滋肾安胎。处方：生地黄 12g，淡芩 6g，白芍 12g，茯神 9g，夜交藤 18g，合欢皮 12g，苎麻根 9g，怀山药 12g，白术 6g，川续断 12g，桑寄生 12g，菟丝子 12g，南瓜蒂 12g，党参 9g。14 剂。2012 年 7 月 24 日三诊：无阴道出血，小腹坠胀，腰酸，纳平，略有恶心，寐安，小便调畅，大便不实。舌暗、略有齿印、苔薄黄腻，脉细滑数、尺弱。辨证素体脾肾不足，气血两虚。治拟健脾益肾，养血安胎。处方：党参 12g，白术 9g，怀山药 12g，白芍 12g，菟丝子 12g，桑寄生 12g，川续断 12g，制狗脊 12g，陈皮 6g，焦谷麦芽各 9g，南瓜蒂 12g。14 剂。随诊：妊娠 3 个月产科医院建卡，彩超检查胎儿发育良好，孕妇无不适。

第四节 堕胎、小产

一、概述

凡妊娠 12 周内，胚胎自然殒堕者，为"堕胎"。妊娠 12～28 周内，胎儿已成形而自然殒堕者，为"小产"，亦称"半产"。怀孕一月不知其已受孕而殒堕者，称为"暗产"。

堕胎、小产多由胎漏、胎动不安发展而来，也有直接发生堕胎、小产者，均以自然殒堕、势有难留为特点。

堕胎、小产分别相近于西医学的早期流产、晚期流产。两者均为自发性流产，人工流产不在本节讨论的范围。

二、临床诊断要领

(一) 问诊要点

1. 病史 有停经史，早孕反应。需详细询问婚育史，包括既往是否有堕胎、小产病史，是否有胎漏、胎动不安病史，是否有妊娠期热病史、外伤史等。

2. 主要症状 询问阴道出血量、持续时间，与腹痛之关系；腹痛的部位、性质；有无组织物排出。

3. 伴随症状 了解有无恶寒发热，带下有无异常，以及全身其他不适证候。

(二) 查体要点

1. 望诊 先望全身，观察患者神情有无烦躁、惊恐或平静，气息是否轻松平和或急促困难，体位是否自主或倦怠，对病情轻重缓急作出初步评估。

（1）望神志 精神不振、乏力气短，甚至神志昏迷，多为失血过多，阴血暴亡，阴阳离决，见于堕胎小产的危急状态。

（2）望面色 面色苍白，伴心悸气短，头晕目眩，多为气虚血瘀证。

（3）望舌　舌质紫暗、舌边尖有瘀点，多为血瘀证；舌淡紫，苔白，多为气虚血瘀证；唇舌淡白，多为阴血暴亡证。

2. 闻诊　患者语声低微、少言懒言、话语断续不连贯，为失血过多，气随血脱之象。

3. 切诊　常见的异常脉象有滑脉、涩脉，或脉沉细无力。脉微欲绝，为阴血暴亡，气随血脱之危候。

4. 妇科检查　见诊断要点。

（三）辅助检查选择

1. 妊娠试验　尿妊娠试验呈阳性、弱阳性或阴性；血中 β-HCG 呈进行性下降或恢复正常。

2. 超声检查　B超可见宫内妊娠囊下移或未见妊娠囊，或组织物残留。

3. 其他检查　大量失血后，血常规检查见血红蛋白、红细胞减少；如存在感染，血常规检查见白细胞及中性粒细胞百分比升高，C反应蛋白，血沉升高。

（四）诊断要点

1. 病史　有停经史；或曾有胎漏、胎动不安病史；或有妊娠期热病史、外伤史等。

2. 症状　妊娠28周内，或先出现阴道流血继而小腹疼痛，或先小腹疼痛继而阴道流血，且出血量及腹痛逐渐加重；或有羊水溢出，胎儿自然殒堕者。发生在妊娠12周内，诊为堕胎；发生在妊娠12～28周内，诊为小产。

3. 检查

（1）妇科检查　阴道出血量多，宫口已开大，或见羊水流出，或见胚胎组织堵塞于宫口，子宫大小与妊娠月份相符或略小，此属胎动欲堕，相当于西医学的难免流产；如有上述现象，再见到部分妊娠囊或胎儿已排出，仍有蜕膜组织或胎盘组织堵塞于宫口，子宫小于停经月份，此属堕胎、小产不全，相当于西医学的不全流产；若妊娠物全部排出，阴道出血逐渐减少或停止，子宫颈口略松弛，子宫明显小于妊娠月份或接近正常，此属堕胎、小产完全，相当于西医学的完全流产。

（2）辅助检查　尿妊娠试验、血清 β-HCG、B超、血常规等检查可协助明确诊断。

（五）辨证要点

1. 辨虚实　堕胎、小产主要根据阴道出血、腹痛、全身症状及舌脉，辨气血虚实。实者多指瘀血阻滞，虚者指气血亏虚。

2. 辨脉象　脉涩，为血瘀证；脉沉细无力，为气血亏虚证；脉微欲绝，为阴血暴亡，气随血脱之危候。

三、鉴别诊断

与胎漏、胎动不安、葡萄胎、异位妊娠相鉴别。

1.胎漏、胎动不安 胎漏、胎动不安者胚胎存活，B超检查提示宫内妊娠，或有原始心管搏动，或有胎心音，或有胎动存在；堕胎、小产者胚胎已死亡，B超检查可见宫腔内妊娠囊下移，胎心消失或未见妊娠囊，或见组织物残留。

2.葡萄胎 葡萄胎者妇科检查子宫体大而软，宫体大多超过停经月份，触及不到胎体。超声检查宫内无妊娠囊及胎儿，宫内见"落雪状"或"蜂窝状"回声。堕胎、小产者超声检查无上述征象，而可见宫腔内妊娠囊下移或未见妊娠囊，或组织物残留。

3.异位妊娠 异位妊娠者B超检查未见宫内妊娠，可见宫旁一侧包块或其内见妊娠囊。堕胎、小产者为宫内妊娠而自然殒堕，既往B超检查宫内可见妊娠囊。

此外，本病应与内、外科疾病所致的出血、腹痛相鉴别。

四、危急状态辨识

若堕胎、小产不全者，见有阴道大量出血不止、腹痛加剧、面色苍白、呼吸短促，甚或神志昏迷、四肢厥冷、大汗淋漓、目合口开，唇舌淡白、脉微欲绝等症状，此为阴血暴亡，气随血脱之危候，应尽快手术清除宫内残存物，必要时予补液、输血治疗，以防大量出血不止，阴血暴亡，阳无所附，出现"阴阳离决"之危象。

五、中医治疗

（一）治则治法

堕胎、小产的治疗原则是下胎益母。临证中一经确诊，应尽快终止妊娠，速去其胎，或行吸宫术或钳刮术，同时予中医辨证辅助治疗。

（二）分证论治

1.血瘀证（胎堕难留）
证候：多由胎漏、胎动不安发展而来。阴道流血增多，色红有块，小腹坠胀疼痛加剧，会阴逼胀下坠，或有羊水溢出；舌质正常或紫暗，舌边尖有瘀点，苔薄，脉滑或涩。
治法：祛瘀下胎。
方药：脱花煎（《景岳全书》）加益母草。
当归 川芎 红花 肉桂 川牛膝 车前子
加减：若腹痛阵作、血多有块者，酌加炒蒲黄、五灵脂；若肝气郁结、气滞血瘀，症见情志不舒、腹部胀痛者，可加延胡索、川楝子、乌药、郁金疏肝理气；若郁久化热，症见大便秘结、小便短赤、口渴喜饮者，可加炒栀子、黄芩、桑叶；若寒邪凝滞，症见下腹冷痛、怕冷者，可加桂枝、荔枝核。

2.气虚血瘀证（胎堕不全）
证候：胎殒之后，尚有部分组织残留于子宫，阴道流血不止，腹痛阵阵，甚至出血如崩；伴心悸气短，面色苍白，头晕目眩；舌淡紫，苔白，脉沉细无力。

治法：益气祛瘀。

方药：脱花煎（《景岳全书》）加人参、益母草、炒蒲黄。

加减：若气虚明显、气随血脱，可加生黄芪、山药，或合黄芪人参汤（《医略六书》）；若阴血亏虚、虚热内生，可加黄芩、地骨皮、青蒿；若心血亏虚、心神不宁，可加远志、炒枣仁。

（三）其他疗法

1. 中成药 益母草冲剂：每次 6g，每日 3 次，冲服。适用于不全流产者。

2. 针刺疗法 取穴合谷、中极、关元、三阴交等穴。适用于血瘀阻滞堕胎或小产者。

（四）重症辨治

若堕胎、小产不全者，见有阴道大量出血不止、腹痛加剧、面色苍白、呼吸短促，甚或神志昏迷、四肢厥冷、大汗淋漓、目合口开，唇舌淡白、脉微欲绝等症状，此为阴血暴亡，气随血脱之危候。当急以益气回阳固脱之法，予独参汤（《十药神书》）或参附汤（《校注妇人良方》），并在配合输血、补液、抗休克等急救措施的情况下，尽快采用吸宫术或钳刮术，清除宫腔内容物。术后预防感染，促进康复。

若在病程中出现发热，下腹疼痛拒按，阴道流血伴秽臭，多是反复感染邪毒所致，即现代医学所称之"流产后感染"，亦属严重。临证时当审慎，需全身抗感染治疗，尽快清宫，同时可用脱花煎加益母草、红藤、败酱草、蒲公英、紫花地丁、丹皮，口服。

（五）辨治小结

本病主要发病原因为肾气虚弱、气血不足、热病伤胎、跌仆伤胎。发病机理主要是冲任损伤，胎元受损或胎结不实，而致胚胎、胎儿自然殒堕，离宫而下。堕胎、小产既可作为一个独立的疾病，又可是他病（胎漏、胎动不安）发展的结局，还可成为他病（滑胎）发生的原因。辨证主要根据阴道出血、腹痛、全身症状及舌脉，辨气血虚实，并结合妇科检查、B 超等进行判断。治疗以下胎益母为原则。在发生堕胎、小产的过程中，必须严密观察殒堕经过，正确判断胚胎是否完全排出，有无不全流产。一经确诊，应尽快终止妊娠，速去其胎。或于严密观察中辨证用药下胎，或在严格消毒下行吸宫术或钳刮术，以防发生大量出血。若殒堕过程中，突然阴血暴下，出现气随血脱的危象，当迅速急救处理。

六、西医治疗要点

1. 难免流产 应及早排出胚胎及胎盘组织，必要时行刮宫术，清除宫内组织。应仔细核查刮出物，并送病理检查。晚期流产时出血较多，可予缩宫素促进子宫收缩。

2. 不全流产 应在输液、输血同时行刮宫术或钳刮术，并予抗生素预防感染。

3. 完全流产 症状消失，超声检查宫腔无残留物。如无感染，可不予特殊处理。

4. 流产合并感染 迅速控制感染，尽快清除宫内残留物。如为轻度感染或出血较多，可在静点抗生素同时行刮宫术；感染较严重而出血不多时，可用高效广谱抗生素控制感染后再行刮宫术。刮宫时可用卵圆钳夹出残留组织，忌用刮匙全面搔刮，以免感染扩散。严重感染性流产必要时行子宫切除术以去除感染源。

七、随诊要领

（一）门诊复诊

1. 复诊应对

（1）问诊 询问有无停经史、反复流产史、阴道出血量、出血持续时间、与腹痛之关系；腹痛的部位、性质；有无妊娠物排出。了解有无发热、阴道分泌物有无臭味，可协助诊断流产合并感染。

（2）查体要领 重点检查生命体征、妇科检查及舌象、脉象。

（3）治疗决策 治疗以下胎益母为原则。临证中须严密观察病程进展，及时进行妇科检查及 B 超检查。对胎堕不全者应尽快手术，清除宫内残存物。符合收入院指征者应及时住院诊治。

2. 收入院指征

（1）阴道出血量多、腹痛明显者。

（2）有唇舌淡白、脉微欲绝等重症危急状态。

（3）堕胎不全需紧急实施手术者。

（4）出现发热、流产后感染等严重情况者。

（二）出院后复诊

1. 问诊 术后腹痛及阴道出血情况，是否出现发热等感染表现。

2. 查体要领 必要时妇科检查、腹部查体，以及舌象、脉象检查。

3. 辅助检查 术后 1 周复查血 β-HCG 是否转阴，必要时复查 B 超。

4. 治疗决策 调养气血为主，查找堕胎、小产原因，并加强人文关怀。

八、人文关怀

嘱患者产后宜调情志、避风寒、慎起居、禁房事及盆浴，增加饮食营养以助调补气血。

九、预后评估

本病多由胎漏、胎动不安失治、误治发展而来。若胚胎或胎儿完全排出，出血量少，适当调养即可恢复。若胚胎或胎儿排出不全，出血量多，或发生晕厥，甚或阴血暴亡，出现阴阳离决之候，需紧急处理，尽快行清宫术，同时予输液、输血纠正休克，病可转安。若处理不当，可危及生命。

十、病案举例

管某，女，39 岁，已婚。患者怀孕 2 月余时，胎漏见红，连绵已有 9 日，乃来就诊，关于诊疗经过，现分析三个阶段于后。初诊：1957 年 7 月 21 日（胞漏下血阶段）。患者来述，近日腰酸腹痛，阴道流血，血块颇多，小腹坠胀，按脉浮滑无力，舌质淡红苔薄白。流血日数太多，胞胎已伤，恐难以保全，现防其大量出血。拟用健脾益血，补气固脱法。药用：归身炭 9g，黄芪 9g，白芍 9g，白术 9g，陈棕炭 9g，蒲黄炭 9g，仙鹤草 12g，熟地黄 12g，炒莲房 9g，蛤阿胶 9g，陈皮 6g。二诊：7 月 24 日（胎坠流血不止阶段）。头扎土布，精神疲乏，声称昨晚已有肉状血胞落下，现流血未停，头晕目眩，腰酸不舒，腹部尚有少许隐痛，按脉细软而稍带弦，舌质红苔薄。拟用补气血，祛残瘀法。药用：当归 6g，川芎 4.5g，大熟地 9g，焦白术 6g，白芍 6g，枸杞子 6g，杜仲 9g，续断 9g，茯苓 9g，淡远志 6g，仙鹤草 12g，陈皮 6g。三诊：7 月 27 日（调养阶段）。面色㿠白，精神倦怠，说话时语声低微，谓服药后流血已止，小腹部不再隐痛，四肢无力，渴欲睡眠，切脉细软，舌质红少苔。流血虽止，气血已亏，调养更宜注意。治用健脾胃，补气血法。药用：潞党参 9g，黄芪 6g，当归 6g，生熟地各 9g，五味子 4.5g，白芍 6g，蒲黄炒阿胶 9g，杜仲 9g，续断 9g，茯苓 9g，白术 6g，陈皮 6g。

（摘录《朱小南妇科经验选》）

第五节 胎死不下

一、概述

胎死胞中，历时过久，不能自行产出者，称为"胎死不下"，亦称"子死腹中"。

胎死不下是妇科临床常见病之一，在妊娠过程中，应动态观察早孕反应、胎动、脉象等，结合辅助检查，按时产检，若胎已死，当速下胎益母。

西医学之稽留流产及死胎可参照本病诊治。

二、临床诊断要领

（一）问诊要点

1.病因及诱因 胎死不下多因母病、子病及环境因素而发，问诊时应全面详尽地询问患者的既往史、个人史、婚育史及家族史。包括既往有无严重全身性疾病（如高血压病、糖尿病、心脏病、系统性红斑狼疮、甲状腺功能异常、生殖器官畸形），有无结核病史，有无妇科手术病史，孕期有无外伤史等；有无放射线、化学毒物、病毒等微生物接触史；有无不良孕产史，如自然流产、死胎、胎儿畸形等；家族有无重大遗传病、传染病或出生缺陷患儿。

2. 伴随症状 伴阴道流血日久、臭味，发热者，多属胎死不下，毒入血室。西医诊断应考虑宫内感染。

3. 月经史 既往月经规律与否，问清月经的周期、经期、月经血性状、行经前后伴随症状及末次月经，用以计算妊娠周数，同时对于辨证亦具有指导意义。

4. 妊娠反应及末次产检情况 仔细询问患者早孕反应出现、减轻或消失的时间，胎动出现、异常或消失的时间，末次产检的时间及记录，以推测胚胎停止发育或胎儿宫内死亡的时间。

（二）查体要点

1. 望诊

（1）望面色 面色苍白、萎黄，口唇淡白者多属气血虚弱，头面失养；面色青暗、黑斑，口唇青紫甚或有瘀斑者多属瘀血阻滞。

（2）望舌 舌淡，苔白，多属气血虚弱；舌质紫暗或有瘀斑瘀点多为瘀血阻滞。

（3）望阴道流血的性状 阴道流血色淡质稀，多属气血虚弱；色紫暗质黏稠，甚则夹有血块，多为瘀血阻滞。

2. 闻诊 胎死日久，秽气上逆者可见口气恶臭。

3. 切诊 胎死不下气血虚弱者脉细弱；瘀血阻滞者脉沉涩。

4. 妇科检查 患者取膀胱截石位，伴阴道流血者需常规消毒外阴。检查宫口未开，胎膜未破，宫颈外口或可见来自宫腔的活动性出血，子宫小于正常妊娠月份，若妊娠中晚期胎死不久，子宫大小可与妊娠月份相符。

（三）辅助检查选择

必要的辅助检查对于明确胎死不下的诊断和病因、指导治疗具有重要意义。

1. 妇科超声检查 妊娠囊为空囊、变形、囊周积液，胎心、胎动消失，胎死日久可见胎头颅骨重叠、颅板塌陷、颅内结构不清，胎盘肿胀，超声检查可以确诊胎死不下；对伴有子宫畸形等器质性病变者，可以明确病因。

2. 绒毛染色体检查及胎儿尸检 对于明确病因，排除胚胎、胎儿因素导致的胚胎停止发育、死胎具有指导意义。

3. 其他 血常规、凝血功能、血液生化检查、甲状腺功能、抗心磷脂抗体等免疫检查、优生五项。

（四）诊断要点

1. 有停经史，确认宫内妊娠，或有胎漏、胎动不安病史。妊娠早期可无明显症状，或早孕反应、乳房发胀等消失；中晚期则自觉胎动消失，子宫不再增大。

2. 若胎死日久，可出现口中恶臭，腰酸腹坠，阴道流血等症状。

3. 多有严重全身性疾病史，放射线、化学毒物接触史，不良孕产史，孕期外伤史等。

4. 妇科检查宫口未开，胎膜未破，宫颈外口或可见来自宫腔的活动性出血，子宫小于正常妊娠月份。

5. 妇科超声检查、凝血功能检查等辅助检查有助于明确诊断。

（五）辨证要点

1. 辨虚实 　虚者气血虚弱，无力运胎外出；实者瘀血阻滞，碍胎排出。虚证益气养血的同时，仍不忘下胎益母。

2. 辨脉象 　胎死不下者脉细弱，为气血虚弱之征；脉沉涩，为瘀血阻滞之象。

三、鉴别诊断

1. 胎漏 　妊娠早期胎死不下应与胎漏相鉴别。二者均表现为停经后阴道流血，妊娠试验阳性，B超检查提示宫内妊娠；但胎漏者早孕反应明显且持续，妇科检查子宫增大符合正常妊娠月份，B超检查提示胚胎存活。

2. 胎萎不长 　妊娠中晚期胎死不下应与胎萎不长相鉴别。胎死不下者多有胎漏、胎动不安病史，孕中期以后不见腹围、宫高增加，未觉胎动，或已觉胎动后胎动消失，B超检查无胎心、胎动；胎萎不长则以胎儿依然存活，而生长迟缓为主要特征，B超检查可见胎心、胎动，胎儿双顶径、股骨长度等径线测量小于正常妊娠月份。

四、危急状态辨识

胎死不下患者出现宫内感染、产后出血者，属危急之象，应紧急救治。

五、中医治疗

（一）治则治法

胎死不下虚证由气血虚弱，无力运胎外出所致，治当益气养血，活血下胎；胎死不下实证由瘀血阻滞，碍胎排出所致，治当活血祛瘀，行滞下胎。总之，本病主证分虚实两端，治以益气养血、活血祛瘀为主，遵从"下胎益母"的治疗大法，但须审慎用药，不宜概行峻攻猛伐，伤及孕妇正气。

（二）分证论治

1. 气血虚弱证

证候：胎死不下，小腹隐痛，或有冷感，或阴道流淡红色血水；面色苍白，头晕眼花，心悸气短，精神倦怠；舌淡，苔白，脉细弱。

治法：益气养血，活血下胎。

方药：救母丹（《傅青主女科》）。

人参　当归　川芎　益母草　赤石脂　荆芥穗

加减：若兼脘腹满闷，口出秽气，为脾虚湿困，合平胃散（《太平惠民和剂局方》）加减；若气虚甚者，酌加黄芪、桃仁、赤芍补气活血；若小腹冷痛甚者，加艾叶、小茴香、炮姜温经逐瘀下胎。

2. 瘀血阻滞证

证候：胎死不下，小腹刺痛或胀痛，或阴道流血，紫暗有块；面色青暗，口气恶臭；舌紫暗，脉沉涩。

治法：活血祛瘀，行滞下胎。

方药：脱花煎（方见堕胎、小产）。

加减：若兼不思饮食，心腹胁肋胀满刺痛，苔厚腻者，为湿瘀互结，合平胃散加芒硝以健脾除湿，行气下胎；若腹痛阵作，阴道下血量多夹有血块者，加炒蒲黄、五灵脂、延胡索、益母草祛瘀下胎止痛。

（三）重症辨治

胎死不下患者出现宫内感染、凝血功能障碍等，若不及时治疗，可危及生命。应予中西医结合治疗。

1. 胎死不下伴发宫内感染　给予抗生素抗感染，金刚藤胶囊、妇科千金片口服，中药四黄散外敷下腹部。

2. 胎死不下伴发凝血功能障碍　给予肝素治疗，人参注射液静脉滴注。

（四）辨治小结

胎死不下因气血失调，不能促胎外出而发病。病位在胞宫，与肝、脾、肾有关。证见虚实两端。辨证首当辨虚实，胎死不下虚证由气血虚弱，无力运胎外出所致，治当益气养血，活血下胎；实证由瘀血阻滞，碍胎排出所致，治当活血祛瘀，行滞下胎。遵照"下胎益母"的治疗大法，但须顾及孕妇正气，审慎用药，不宜概行峻攻猛伐。在辨证论治的基础上，结合现代诊疗技术，尤其是重症患者，需中西医结合治疗。

六、西医治疗要点

1. 药物治疗　妊娠早期的胚胎停止发育、稽留流产可应用米非司酮加米索前列醇促胚胎排出。

2. 手术治疗

（1）清宫术　妊娠早期的胚胎停止发育、稽留流产可选择清宫术或宫腔镜治疗，注意阴道流血情况，必要时使用抗生素预防感染。

（2）引产术　妊娠中期的稽留流产及宫内死胎一旦确诊需行引产术。制定个体化引产方案。引产后需注意子宫收缩情况，严密观察并预防产后出血，必要时使用抗生素预防感染。

术后根据患者年龄、生育要求等不同情况，必要时使用人工周期、短效避孕药、宫内节育器等预防宫腔粘连。

七、随诊要领

（一）门诊复诊

1. 复诊应对

（1）问诊　重点询问治疗后有无妊娠组织物排出，腹痛及阴道流血情况，有无出现新的不适症状。

（2）查体要领　重点检查胚胎及其附属物排出与否及舌脉象变化。

（3）治疗决策　随访结果提示胚胎及其附属物已完整排出，宫腔内无残留者，加强人文关怀，教育患者注意观察阴道流血情况及月经复潮，辨证施治，结合中医适宜技术综合治疗，促子宫复旧，经候如常。门诊治疗后妊娠组织物未排出或超声检查提示宫腔内有残留组织者，综合评估病情以决定是进一步门诊治疗还是收入院治疗。

2. 收入院指征

（1）确诊胎死不下需住院行清宫术或引产术者。

（2）患者有手术指征，无手术禁忌证。

（二）出院后复诊

胎死不下患者住院后多行清宫术或引产术等手术治疗，易并发子宫复旧不全、宫腔粘连等，因此，出院后需定期复诊随访。

1. 问诊　重点询问出院后阴道流血或恶露干净的时间，有无腹痛、发热；月经复潮情况：月经的期、量、色、质有无改变；有无出现新的病证、饮食起居情况等。

2. 查体要领　重点望面色、舌象、带下，切诊脉象，明确现症与出院时症见的变化等。行妇科检查及超声检查重点观察内外生殖器官的恢复情况。

3. 治疗决策　经住院治疗痊愈出院的患者，门诊随访结果正常者，继续加强人文关怀；出院后胎死不下病因持续存在或出现并发症的患者，在辨证论治的基础上，需结合中医适宜技术和现代诊疗手段综合治疗。

八、人文关怀

1. 畅情志。孕期避免惊恐、忧思、恚怒等强烈情志刺激致气血失调，胎死不下。

2. 调饮食。饮食有节，避免肥甘厚味，预防妊娠糖尿病，监测并控制体重、血脂、血压。

3. 适寒温。孕前及孕早期避免外感邪毒致胎元缺陷。

4. 慎起居。避免跌仆闪挫、登高持重、外力撞击腹部等诱发胚胎停止发育、死胎，进而导致胎死不下。

5. 强调孕前检查与孕前保健的重要性，戒除不良生活习惯，改善居处环境，尤其是既往有严重全身性疾病或不良孕产史的备孕女性需至专科咨询、评估及接受指导治疗。

6. 强调术后随访的重要性，积极预防并治疗宫腔粘连等并发症。

九、预后评估

本病早发现早处理，预后大多良好；若胎死日久不下，则易发宫内感染、凝血功能障碍、清宫术后或引产后出血，重者危及患者生命，或导致子宫内膜炎、宫腔粘连、闭经、不孕等晚期并发症。

十、病案举例

患者郝某，女，30岁。孕4个月时，用力过度致出血后胎儿死于腹中，认为可自行流出。但已近1个月仍未见排出，反觉小腹部下堕、发凉，乏力气短，口中有一种难闻之味。观其舌淡暗，苔腻，脉沉细无力。中医诊断为胎死不下，气血虚弱证。治以益气活血下胎。方用加参生化汤。药用：人参15g，当归25g，川芎15g，桃仁15g，炮姜10g，益母草30g，枳壳15g，川牛膝15g，红花25g，黑荆芥6g，红糖引。服上方3剂后，腹中疼痛加剧，阴道有黑色物质流出，伴有血块。此属胎儿蕴积体内日久所致，拟上方加水蛭15g，以加强逐瘀之力。二诊服上药2剂后，死胎已下，出血量不多，自服阿莫西林胶囊消炎，无其他不适。

（摘录《门成福妇科经验精选》）

第六节　滑　胎

一、概述

凡堕胎、小产连续发生3次或以上者，称为"滑胎"，亦称"数堕胎"。

滑胎是妇科临床常见病之一，治疗强调"预培其损"，重视孕前检查及孕前保健，探明并消除病因，孕后即予安胎治疗，避免屡孕屡堕、应期而堕。

西医学之复发性流产可参照本病诊治。

二、临床诊断要领

（一）问诊要点

1. 年龄　询问夫妻双方的年龄，一方或双方年龄较大，精气不足，可致胎元不健，屡孕屡堕；女性年龄 ≥ 35 岁者，或可因肾气渐虚，冲任不固，胎失所系而滑胎。

2. 月经 既往月经规律与否，问清患者月经的周期、经期，经血的多少、颜色及有无血块，行经前后伴随症状等。平素月经过少、后期、闭经，色暗淡质稀，伴经行泄泻者，多为肾虚；月经延后，色淡质稀，伴经行小腹绵绵作痛者，多为气血虚弱；月经过多或经期延长，色紫暗有块，经行下腹刺痛胀痛、乳房胀痛、头痛者，多为血瘀。

3. 流产史 问清既往堕胎、小产发生的次数及妊娠月份，对于明确诊断、查明病因具有重要价值。妊娠早期堕胎连续发生，多为虚证；妊娠中晚期小产连续发生多为实证，或孕母素有癥瘕，或先天禀赋不足，子宫宫颈发育异常。

4. 既往流产的病因 滑胎多因母病、子病及环境因素而发，问诊时应全面详尽地询问夫妻双方的既往史、个人史、婚育史及家族史。包括既往有无严重全身性疾病（如高血压病、糖尿病、心脏病、系统性红斑狼疮、甲状腺功能异常、精神病），患者有无易栓症病史，有无结核病史，有无宫颈锥切、盆腔手术病史；有无子宫畸形、子宫肌瘤、子宫内膜息肉，有无长期放射线、化学毒物、病毒等微生物接触史；有无房劳多产、宫腔操作或宫腔粘连病史；家族有无重大遗传病（如地中海贫血）、传染病或出生缺陷患儿。

（二）查体要点

1. 望诊

（1）望毛发 过早出现白发，阴毛、腋毛稀疏多属肾虚；头发干枯、发黄、易落多属气血虚弱。

（2）望面色 面色晦暗，目眶鼍黑，口唇暗淡者多属肾虚；面色苍白、萎黄，口唇淡白者多属气血虚弱；面色青暗、黑斑，口唇青紫甚或有暗斑者多属血瘀。

（3）望舌 舌质暗淡，苔白多为肾虚；舌淡，苔薄白，多属气血虚弱；舌质紫暗或有瘀斑瘀点多为血瘀。

（4）望带下 平素带下清稀如水样，多为肾虚；带下量多，色淡质稀，多属气血虚弱。

2. 闻诊 虚证多见语声低微、少气懒言；实证可见语声高亢、烦躁易怒。

3. 切诊 肾虚者脉沉弱；气血虚弱者脉细弱；瘀血者脉沉涩。

4. 妇科检查 了解子宫发育情况，查清有无子宫肌瘤、子宫畸形、宫颈松弛及盆腔包块等。

（三）辅助检查选择

必要的辅助检查对于明确滑胎的病因及指导治疗具有重要意义。

1. 影像学检查 妇科超声、磁共振成像、子宫输卵管造影可以明确有无子宫发育异常或生殖器官器质性病变导致滑胎。

2. 宫腹腔镜联合检查　可以明确有无宫腔粘连、子宫肌瘤尤其黏膜下肌瘤、纵隔子宫、子宫内膜息肉、盆腔包块等宫腔、盆腔内环境异常导致滑胎。

3. 绒毛染色体检查　可以明确病因，排除胎元因素导致的滑胎。

4. 其他　血常规、血型、凝血、血栓前状态检查、血液生化检查、甲状腺功能、封闭抗体、抗心磷脂抗体等免疫检查、性激素、优生五项、夫妻双方的染色体核型分析、生殖道衣原体/支原体检查、丈夫精液常规检查。

（四）诊断要点

1. 堕胎、小产连续发生 3 次或以上。

2. 可无明显症状，或有月经过少、闭经、月经后期、经期延长、经间期出血等月经病症状或带下病症状。

3. 多有严重全身性疾病史、子宫发育异常、宫腔粘连、家族遗传病病史等。

4. 妇科检查可见宫颈过短、陈旧性宫颈裂伤；子宫增大、有包块、压痛；双侧附件区增厚、包块、压痛。

5. 妇科影像学检查、宫腹腔镜联合检查、血液检查等辅助检查有助于明确诊断。

（五）辨证要点

1. 辨虚实　虚者肾气虚损，气血虚弱，胎失所养所系，屡孕屡堕；实者瘀阻冲任胞宫，胎元不固。

2. 辨脉象　滑胎者脉沉弱为肾虚之征；脉细弱为气血虚弱之征；脉沉涩为血瘀之象。

三、中医治疗

（一）治则治法

临证分清虚实两端，遵从"虚则补之，实则泻之，预培其损"的治疗原则，虚证治当益气养血、补肾固冲；实证治当祛瘀消癥，固冲安胎。

（二）分证论治

1. 孕前预培其损

（1）肾虚证

证候：屡孕屡堕，甚或应期而堕；月经过少、后期，甚或闭经，色暗淡质稀；精神萎靡，目眶暗黑，或面色晦暗，头晕耳鸣，腰酸膝软，小便频数；舌暗淡，苔白，脉沉弱。

治法：补肾益气固冲。

方药：补肾固冲丸（《中医学新编》）。

菟丝子　续断　巴戟天　杜仲　当归　熟地黄　鹿角霜　枸杞子　阿胶　党参　白术　大枣　砂仁

加减：若肾阳虚甚者，兼见畏寒肢凉，小腹冷感，性欲低下，带下清冷，舌暗淡，苔白滑，脉沉迟无力，治宜温肾壮阳，固冲安胎，方可用肾气丸（《金匮要略》）加菟丝子、杜仲、覆盆子、鹿角霜、金樱子；偏肾阴虚，兼见形体消瘦，颧红唇赤，心烦少寐，便结溲黄，舌体瘦小，舌质红，少苔，脉沉细数者，治宜清热养血固冲，方用保阴煎（《景岳全书》）加女贞子、菟丝子、桑寄生、墨旱莲、阿胶；若兼少气乏力懒言者，为脾肾两虚，加黄芪、人参、山药、紫苏梗健脾益气。

（2）气血虚弱证

证候：屡孕屡堕；月经延后，色淡质稀，伴经行小腹绵绵作痛；头晕眼花，神倦乏力，心悸气短，面色苍白；舌质淡，苔薄白，脉细弱。

治法：益气养血固冲。

方药：泰山磐石散（《景岳全书》）。

人参　黄芪　当归　续断　黄芩　川芎　白芍　山药　熟地黄　白术　炙甘草　砂仁　糯米

（3）血瘀证

证候：素有癥瘕伤胎，屡孕屡堕；月经过多或经期延长，色紫暗有块，或经行腹痛；时有少腹刺痛或胀痛，肌肤无华、甲错；舌质紫暗或有瘀斑，苔薄，脉细弦或涩。

治法：祛瘀消癥固冲。

方药：桂枝茯苓丸（方见胎漏、胎动不安）。

2. 孕后安胎　孕后畅情志，慎起居，调饮食，适劳逸，禁房事；立即参照"胎动不安"辨证安胎治疗。对于宫颈机能不全者，可在孕前或孕后行宫颈内口环扎术，配合补肾健脾，益气固脱治疗。务求治疗期限超过既往胚胎、胎儿自然殒堕的时间。

（三）其他疗法

滋肾育胎丸，适用于滑胎肾虚、脾肾两虚者，或用于孕前"预培其损"治疗，每次5g，每日3次。

（四）辨治小结

滑胎因冲任损伤，胎元不固而发病。病位在冲任、胞宫，与肝、脾、肾关系密切。排除夫妻双方非药物所能奏效的因素后，针对病因辨证论治。辨证首当辨虚实，滑胎虚证由肾气虚损，气血虚弱，冲任不充，胎失所养所系导致，治当益气养血，补肾固冲；实证由瘀血阻滞，冲任损伤，胎元不固导致，治当祛瘀消癥，固冲安胎。总之，本病证分虚实两端，遵从"虚则补之，实则泻之"的治疗原则，治以补肾固冲、益气养血、活血消癥为主。强调"预培其损"，经不调者，当先调经；若因他病而致滑胎者，当先治他病。一旦妊娠，应行安胎治疗。

四、西医治疗要点

1. 药物治疗 对于黄体功能不足的复发性流产患者，可给予孕激素保胎治疗；对于血栓前状态导致的复发性流产患者，给予低分子肝素、阿司匹林等抗凝治疗，用药期间注意监测肝功能、血小板及药物导致的出血倾向；对于患有严重的全身性疾病（如糖尿病、甲状腺功能异常等）且与复发性流产发病有因果关系者，应至专科咨询治疗。

2. 手术治疗

（1）宫腹腔镜手术 对于因子宫发育异常或生殖器官的器质性病变导致复发性流产者，如纵隔子宫、宫腔粘连、子宫肌瘤、子宫内膜息肉等可选择宫腔镜和／或腹腔镜治疗。

（2）宫颈内口环扎术 妊娠中期发生的复发性流产，检查提示宫颈机能不全者，可于妊娠 14 ～ 16 周行宫颈内口环扎术。

3. 免疫治疗 对于封闭抗体阴性的复发性流产患者，可行淋巴细胞经主动免疫治疗。采用患者丈夫或供血者的外周血淋巴细胞制成细胞悬液，于其前臂内侧行多点皮内注射，每月 1 次，每 3 次为 1 个疗程，治疗过程中注意复查，待封闭抗体阳性后可计划妊娠，如妊娠，再持续免疫治疗 3 次。

4. 辅助生殖技术 对于因亲代染色体异常，或某些家族遗传性疾病如地中海贫血引起的复发性流产患者，可以行体外受精 – 胚胎移植，植入前需胚胎遗传学诊断排查。

五、随诊要领

（一）门诊复诊

1. 复诊应对

（1）问诊 重点询问治疗后症状变化，有无出现新的症状；问清用药对一般情况的影响；问清患者经初治后对下一步治疗的期待与意愿，有没有需要解决的与滑胎相关的新问题。

（2）查体要领 重点检查以往的阳性体征的变化及舌脉象变化。

（3）治疗决策 随访结果提示病情逐渐恢复者，可以继续维持原有治疗一段时间以巩固疗效，加强人文关怀，教育患者戒除导致滑胎的个体化诱因，亦可以结合中医适宜技术综合治疗，进一步改善体质。若怀疑患者夫妻双方存在非药物所能奏效的导致滑胎的因素，综合评估病情后决定是否收入院诊治。

2. 收入院指征

（1）生殖器官发育异常或器质性病变导致滑胎，需住院手术治疗者。

（2）有严重的全身性疾病且与滑胎发病有因果关系，需住院治疗者。

（3）滑胎患者经治疗后再次妊娠，需住院安胎者。

（二）出院后复诊

患者多因生殖器官结构性病变或严重的全身性疾病导致滑胎而住院治疗，出院后有再次妊娠要求，因此，需定期复诊随访，预培其损，做到孕前调治，孕后安胎。

1. 问诊 重点询问出院后病情变化及出院医嘱执行情况，有无出现新的症状、月经情况、饮食起居等；有没有需要解决的与滑胎相关的新的临床问题。

2. 查体要领 重点望面色、舌象、带下，切诊脉象，明确现症与出院时症见的变化等。行妇科检查及影像学检查重点观察术后生殖器官的恢复情况。

3. 治疗决策 经住院治疗病情好转出院的患者，门诊随访结果提示病情逐渐恢复者，维持原有治疗或减药治疗，适当调整治疗重点，以促正常妊娠为原则，加强人文关怀，教育患者重视孕前检查与孕前保健，结合中医适宜技术综合治疗，使其阴阳气血和调，避免屡孕屡堕。

六、人文关怀

1. 畅情志。避免长期不良情志刺激致气血失调，冲任损伤，胎元不固。

2. 节饮食。饮食均衡，预防高血压病、糖尿病及高脂血症。

3. 适寒温。孕前及孕早期避免外感邪毒致胎元缺陷。

4. 慎起居。改善居处环境，避免放射线、化学毒物等暴露环境，戒除抽烟、酗酒、熬夜等不良生活习惯。

5. 强调孕前检查的重要性，尤其是既往有严重全身性疾病或家族遗传病的男女双方需至相关专科咨询、评估并接受指导治疗。

6. 强调孕前预培其损和孕后安胎系统治疗的重要性，尤其对于高龄女性，避免屡孕屡堕。

七、预后评估

滑胎患者，如因母体因素导致，经过孕前预培其损和孕后安胎系统治疗，一般预后良好；如因不良环境因素，如长期接触放射线、化学毒物等引起者，减少此类危险因素暴露，一般预后也良好；对于因某些家族遗传性疾病如地中海贫血引起者，可以进行体外受精－胚胎移植，植入前行遗传学诊断；对于因染色体异常，胎元不健而滑胎者，预后不良。

八、病案举例

陈某，女，36岁。1976年3月17日初诊。患者结婚7年余，前3年连续堕胎4次，每次怀孕两三个月后应期而堕，末次堕胎至今已4载，各项检查未发现异常，未复孕。月经量较多，色淡红有小血块，周期尚准，末次月经1976年2月25日，觉神疲体倦，腰酸痛，下腹坠胀，夜寐不安、多梦，胃纳欠佳。面色青白，上唇有暗斑，色淡红，苔微黄略腻，脉细滑。诊断：滑胎兼继发不孕（习惯性流产兼继发不孕），辨证为脾肾亏虚，治宜补肾健脾为主。药用：菟丝子 30g，桑寄生 25g，熟地 25g，淫羊藿 10g，狗脊 10g，党参 20g，白术 15g，炙甘草 9g。5 月 22 日二诊：间中服药已 2 月余，前症改善，续按上方加减。后续服药 3 月余。9 月 29 日五诊：停经 45 天，食后呕吐，胃纳尚可，下腹胀，神疲，腰酸，矢气频，大便干结，3 天一行，妊娠试验阳性，舌暗苔薄白，脉细弦滑。喜知有孕，嘱绝对禁止房事，注意休息，予以补肾健脾、益气安胎，拟寿胎丸加减，以防再次滑胎。药用：菟丝子 25g，桑寄生 20g，续断 15g，桑椹子 15g，党参 15g，茯苓 25g，陈皮 5g。10 月 20 日六诊：妊娠 2 个多月，腰酸，下腹坠痛，纳差，欲呕，身有微热，口苦，眠差，多梦，舌暗，尖稍红，苔微黄，脉细滑尺弱。审其脉症，肾虚夹有胎热，在前法基础上佐以清热安胎。后基本以寿胎丸合四君子汤加减化裁，胎元终得巩固，妊娠顺利，1977 年 5 月足月顺产一男婴，体重 3500g，母婴健康。

（摘录《中医妇科名家经验心悟》）

第七节 胎萎不长

一、概述

孕妇腹形小于相应妊娠月份，胎儿存活而生长迟缓者，称为"胎萎不长"。亦称"胎不长""妊娠胎萎燥"。

胎萎不长是产科临床常见病之一，其特点是妊娠中晚期后，腹形明显小于正常妊娠月份，B 超提示胎儿存活而生长缓慢。严重时可发生胎死腹中或过期不产。

西医学之胎儿生长受限可参照本病诊治。

二、临床诊断要领

（一）问诊要点

1. 病史及诱因 胎萎不长多因母体因素、胎儿因素及环境因素导致，问诊时应全面详尽地询问患者的既往史、个人史、婚育史及家族史。包括有无妊娠合并症（如高血压病、糖尿病、心脏病、肾炎、严重贫血、系统性红斑狼疮、甲状腺功能异常、营养不良），有无畸形子宫、子宫肌瘤、子宫腺肌病等；有无放射线、有毒物质、病毒等致病微生物接触史；孕妇个人及配偶有无抽烟、酗酒、吸毒等不良嗜好；本次妊娠有无情志刺激史，有无多胎妊娠及妊娠并发症，如妊娠期高血压疾病、妊娠剧吐；家族有无重大遗传病、传染病或出生缺陷患儿。

2. 伴随症状 妊娠中晚期伴胎动异常者（胎动频繁或减少），多属胞脉阻滞，胎失所养。西医诊断应考虑胎儿窘迫、胎儿缺氧。

3. 年龄 询问夫妻双方的年龄，一方或双方高龄（尤其孕妇年龄 ≥ 35 岁者），精血不足，胎元不健，胎失所养，可致胎萎不长。

4. 月经史 既往月经是否规律，问清月经的期、量、色、质，行经前后伴随症状及末次月经时间，用以计算妊娠月份，同时月经情况对于辨证亦具有指导意义。平素月经过少、月经后期减至闭经，色暗淡质稀，伴经行泄泻、小腹冷痛者，多为脾肾不足；月经延后，色淡质稀，伴经行小腹绵绵作痛者，多为气血虚弱；月经过多或经期延长，色紫暗有块，经间期出血，经行下腹刺痛胀痛、乳房胀痛、头痛者，多为血瘀。

（二）查体要点

1. 望诊

（1）望毛发 头发早白，阴毛腋毛稀疏多属脾肾不足；头发干枯发黄，易落多属气血虚弱。

（2）望面色 面色晦暗，口唇暗淡者多属脾肾不足；面色苍白无华、萎黄，口唇淡白者多属气血虚弱；面色青暗，口唇青紫甚或唇周有暗斑者多属血瘀。

（3）望舌 舌质淡，苔白多为脾肾不足；舌淡嫩，苔少，多属气血虚弱；舌质暗红或有瘀斑多为血瘀。

（4）望带下 带下清冷如水样，多为脾肾不足；带下量多，色白质稀，多属气血虚弱。

2. 闻诊 胎萎不长者虚证多见语声低微、少气懒言；实证可见语声高亢、烦躁易怒。

3. 切诊 胎萎不长脾肾不足者脉沉迟；气血虚弱者脉细滑弱；瘀血阻滞者脉弦滑或沉弦。

4. 产科检查 宫口未开，胎膜未破，宫高、腹围等明显小于正常妊娠月份。宫高、腹围连续 3 周测量均在第 10 百分位数以下，或胎儿发育指数小于 −3，或孕妇于妊娠晚期体重增长停滞、缓慢（以每周体重增长 0.5kg 为准）。

（三）辅助检查选择

必要的辅助检查对于明确胎萎不长的诊断和病因，指导治疗、判断预后具有重要意义。

1. 产科超声检查 超声胎儿生长测量时若胎儿头围与腹围比值、双顶径测量值小于正常同孕周平均值，而胎心、胎动正常，提示胎萎不长；超声检查羊水量与胎盘成熟度，对于指导治疗和预后有重要价值；对胎儿畸形、伴有子宫畸形及子宫器质性病变者，超声检查可以明确病因。彩色多普勒超声检查脐动脉 S/D 比值、子宫动脉血流可以评估是否存在胎盘灌注不良及胎萎不长的可能。

2. 羊水检查 对于明确病因，排除胎儿因素、宫内感染导致的胎萎不长具有指导意义；同时可用于判断胎儿肺成熟度。

3. 其他 血常规、血型、凝血、血栓前状态检查、血液生化检查、甲状腺功能、抗心磷脂抗体等免疫检查、胎盘内分泌激素、优生五项、夫妻双方的染色体核型分析、生殖道衣原体 / 支原体检查。

（四）诊断要点

1. 有停经史，或有胎漏、胎动不安、妊娠恶阻病史。妊娠中晚期后，孕妇腹形明显小于正常妊娠月份，胎儿存活而生长迟缓。

2. 若胎萎不长日久，将养失宜，可出现胎动频繁、胎动减少甚或消失、过期不产等症状。

3. 多有妊娠合并症和并发症，子宫结构性病变，放射线、有毒物质接触史，抽烟、酗酒、吸毒等不良嗜好，情志刺激史等。

4. 产科检查宫口未开，胎膜未破，孕妇腹围、宫高等小于正常妊娠月份。

5. 产科超声检查、羊水检查、血液检查等辅助检查有助于明确诊断。

（五）辨证要点

1. 辨虚实 胎萎不长虚者脾肾不足、气血虚弱，胎失所养；实者瘀血阻滞，冲任损伤，胎元失养。

2. 辨脉象 胎萎不长者脉沉迟为脾肾不足之征；脉细滑弱为气血虚弱之征；脉弦滑或沉弦为血瘀之象。

三、鉴别诊断

1. 羊水过少 妊娠中晚期两者均可表现为孕妇腹围及宫高等小于正常妊娠月份，但羊水过少者 B 超检查提示胎儿宫内生长发育正常，羊水指数 ≤ 5cm，与胎萎不长的胎儿发育偏小不同。

2. 胎死不下 妊娠中晚期胎萎不长应与胎死不下相鉴别。胎萎不长以胎儿依然存活，而生长迟缓为主要特征，B 超检查可见胎心、胎动，胎儿双顶径、股骨长度等径线测量小于正常妊娠月份；而胎死不下者则多有胎漏、胎动不安病史，孕中期以后不见腹围、宫高增加，未觉胎动或已觉胎动后胎动消失，B 超检查无胎心、胎动。

四、危急状态辨识

胎萎不长者发现无存活可能的胎儿先天畸形，胎儿缺氧，妊娠合并症、并发症加重，继续妊娠将危害母婴健康甚或生命者，应尽快救治，终止妊娠。

五、中医治疗

（一）治则治法

胎萎不长虚证由脾肾不足，气血虚弱，冲任不充，胎失所养导致，治当补肾健脾，益气养血；胎萎不长实证由瘀血阻滞，冲任损伤，胎元失养导致，治当祛瘀消癥，固冲养胎。总之，本病证分虚实两端，虚证为主，治疗重在养精血，益胎元；补脾胃，滋化源。若发现畸胎、死胎情况时，则应下胎益母。

（二）分证论治

1. 气血虚弱证

证候：孕母腹形小于相应妊娠月份，胎儿存活；身体羸弱，头晕心悸，少气懒言，面色萎黄或苍白；舌淡嫩，苔少，脉细滑弱。

治法：补益气血养胎。

方药：胎元饮（方见胎漏、胎动不安）。

加减：若兼腹胀，脘闷呕恶，不思饮食，苔厚腻者，为气滞，酌加紫苏梗、砂仁、佛手理气行滞养胎；若气血虚甚，濡养推动无力，兼见大便秘结者，加苎麻根、桑椹子、肉苁蓉润肠通便。

2. 脾肾不足证

证候：孕母腹形小于相应妊娠月份，胎儿存活；头晕耳鸣，腰膝酸软，纳少便溏，或形寒肢冷，手足不温，倦怠乏力；舌质淡，苔白，脉沉迟。

治法：补益脾肾养胎。

方药：寿胎丸（方见胎漏、胎动不安）合四君子汤（《太平惠民和剂局方》）。

人参　白术　茯苓　炙甘草

加减：若脾肾阳虚甚者，兼见小腹冷感，带下清冷如水样，五更泄泻，舌暗淡，苔白滑，脉沉迟无力，治宜温肾固冲，健脾养胎，酌加杜仲、覆盆子、鹿角霜、肉豆蔻、紫河车。

3. 血热证

证候：妊娠腹形小于妊娠月份，胎儿存活；口干喜饮，心烦不安，或颧赤唇红，手足心热，便结溺黄；舌质红，苔黄，脉滑数或细数。

治法：滋阴清热，养血育胎。

方药：保阴煎（方见月经过多）。

加减：若阴虚内热重者，可用两地汤加枸杞子、桑椹滋阴壮水以平抑虚火。

4. 血瘀证

证候：孕母腹形小于相应妊娠月份，胎儿存活，时有下腹胀痛或坠痛；肌肤无华；舌质暗红或有瘀斑，脉弦滑或沉弦。

治法：祛瘀消癥，固冲育胎。

方药：桂枝茯苓丸（方见胎漏、胎动不安）合寿胎丸（方见胎漏、胎动不安）。

（三）其他疗法

滋肾育胎丸，适用于胎萎不长肾虚、脾肾两虚者，每次 5g，每日 3 次。

（四）重症辨治

胎萎不长患者出现以下情况，应及时终止妊娠：①发现无存活可能的胎儿先天畸形。②治疗后胎萎不长（胎儿生长受限）无改善，胎儿停止生长 3 周以上。③胎盘提前老化，伴有羊水过少等胎盘功能低下表现。④无应激试验、胎儿生物物理评分及胎儿血流监测等提示胎儿缺氧。⑤妊娠合并症、并发症加重，继续妊娠将危害母婴健康甚或危及生命者。终止妊娠后可给予新生化颗粒口服，给予人参注射液静脉滴注。

（五）辨治小结

胎萎不长因胞脏虚损，胎失所养而发病。病位在冲任胞宫，与肝、脾、肾有关。证见虚实两端。辨证首当辨虚实，遵从"虚则补之，实则泻之"的治疗原则。虚证由脾肾不足，气血虚弱，冲任不充，胎失所养导致，治当补肾健脾，益气养血；实证由瘀血阻滞，冲任损伤，胎元失养导致，治当祛瘀消癥，固冲养胎。若发现畸胎、死胎情况时，则应下胎益母。

六、西医治疗要点

1. 一般治疗 均衡膳食，加强营养、吸氧、左侧卧位。

2. 药物治疗 给予母体静脉营养，补充氨基酸、能量合剂、葡萄糖以利于胎儿生长；改善子宫胎盘血供，硫酸镁、丹参注射液、低分子肝素、阿司匹林等有利于维持胎盘功能；糖皮质激素促胎肺成熟。

3. 产科处理 具有终止妊娠指征时需尽快终止妊娠，一般在妊娠 34 周左右考虑终止妊娠。

（1）阴道分娩 胎儿一般情况良好，胎儿成熟，胎盘功能正常，宫颈 Bishop 评分 ≥ 7 分，羊水量及胎位正常，无其他禁忌证者，可选择经阴道分娩；

（2）剖宫产 胎儿病情危重，产道条件欠佳，阴道分娩对胎儿不利，有剖宫产指征，应行剖宫产。

七、随诊要领

（一）门诊复诊

1. 复诊应对

（1）问诊 重点询问治疗后症状变化，包括主证变化，有无出现新的症状；问清用药对一般情况的影响；问清患者目前饮食起居情况、胎动情况及体重变化等，有没有需要解决的与胎萎不长相关的新问题。

（2）查体要领　检查以往的阳性体征变化及舌脉象，产科检查重点关注孕妇宫高、腹围、体重、胎心胎动、血压等变化，产科超声监测胎儿宫内生长发育、羊水、胎盘等情况。

（3）治疗决策　随访结果提示病情逐渐恢复、胎儿生长发育正常者，可以继续维持原有治疗一段时间以巩固疗效，加强人文关怀，教育患者戒除导致胎萎不长的个人不良嗜好，亦可以结合中医适宜技术综合治疗，进一步改善体质。若门诊治疗效果不明显或孕妇有终止妊娠的指征，综合评估病情后决定是否收入院进一步治疗。

2. 收入院指征

（1）确诊胎萎不长需住院治疗并严密动态监测胎儿宫内生长发育情况者。

（2）确诊胎萎不长需住院终止妊娠者。

（二）出院后复诊

胎萎不长患者出院后需继续严密监测胎儿宫内生长发育情况及妊娠合并症、并发症的转归，对于住院终止妊娠者易发生子宫复旧不全、宫腔粘连等并发症，因此，出院后需定期复诊随访。

1. 复诊应对

（1）问诊　重点询问出院后有无出现新的病证、饮食起居情况、胎动情况及体重变化等；对于住院终止妊娠者还应重点询问出院后恶露情况，产褥期内有无腹痛、发热，母乳喂养情况；月经复潮情况：月经的期、量、色、质有无改变。

（2）查体要领　重点望面色、舌象、带下，切诊脉象，明确现症与出院时症见的变化等。产科检查及产科超声检查监测胎儿宫内生长发育情况；妇科检查及超声检查重点观察内外生殖器官的复旧情况。

2. 治疗决策　经住院治疗病情好转出院的患者，门诊随访结果提示病情逐渐恢复者，维持原有治疗或减药治疗，严密监测胎儿宫内生长发育情况，加强人文关怀，教育患者正确自数胎动，按时产前检查，结合中医适宜技术综合治疗，使其阴阳气血和调，获得良好的妊娠结局。

八、人文关怀

1. 畅情志。孕期避免惊恐、忧思、恚怒等强烈情志刺激致气血失调，胎萎不长。

2. 节饮食。饮食均衡，避免恣食肥甘厚味，预防高血压病、糖尿病及高脂血症。

3. 适寒温。孕前及孕早期避免外感邪毒致胎元不健。

4. 慎起居。改善居处环境，避免放射线、化学毒物等暴露环境，戒除抽烟、酗酒、吸毒、熬夜等不良嗜好和不良生活习惯。

5. 强调孕前检查的重要性，尤其是既往有严重全身性疾病或家族遗传病的男女双方需至相关专科咨询、评估并接受指导治疗。

6.强调按时产检的重要性，定期产检，动态观测胎儿宫内生长发育情况。

九、预后评估

本病早发现早处理，胎儿可继续顺利正常发育生长，预后大多良好；若未及早诊治或调治不当，则会影响胎儿生长发育，甚至胎死腹中、早产或新生儿出生缺陷。

十、病案举例

祁某，女，35 岁。结婚 5 年不孕，经治已怀孕 7 个月，胎萎不长。初潮 15 岁，5 ~ 7 天 /30 ~ 40 天，量中偏少，色紫红，有小血块。妊娠早期出现恶心呕吐，饮食阻隔，通过调治而愈。就诊时，孕 29 周，腹围偏小，产前检查近 1 个月宫高仅增长 1cm，仍有腰酸腹胀，纳呆恶心，夜寐时好时差，时有矢气，神疲乏力，脉细滑带弦。诊断：胎萎不长（胎儿宫内发育迟缓）。中医辨证：患者素有月经不调，婚久经治方受孕，孕早期妊娠恶阻，为先天肾虚阴阳不和，脾胃气血亏虚，不能濡养胎儿。治宜健运脾胃，佐以养血安胎，补肾固宫，谨防早产。方用归芍六君子汤加减。丹参、白芍、白术、茯苓各 10g，党参 12g，竹茹、陈皮各 6g，山楂、省头草、广木香各 9g，黄连 3g，炒川断、桑寄生各 10g，服用 7 剂。腹胀矢气好转，腰酸亦轻，恶心呕吐亦轻，原方加入炒香谷芽 10g。服药后诸症有减，纳食仍不太馨，治疗还守原方进退，强健后天生化之源，前后服用 30 剂，胃纳逐步转佳，胎儿发育亦转佳，后足月生产一女婴，重 3kg。

（摘录《中医妇科理论与实践》）

第八节 子肿、子晕、子痫

子 肿

一、概述

妊娠中晚期，孕妇出现肢体面目肿胀者称为"子肿"。依据肿胀部位、性质及程度不同，分别又有"子气""皱脚""脆脚"等名称。

子肿是妊娠期常见病证之一，临床上应注意加以鉴别，以防以症代病，贻误了对病患本质的认识及病因治疗，严重者可致子晕、子痫。如妊娠七八月后，仅脚部浮肿，休息后自消，且无其他不适者，为妊娠晚期常见现象，可不必治疗。

西医学的妊娠期高血压疾病出现的水肿可参照本病论治。

二、临床诊断要领

（一）问诊要点

1. 病史及诱因　问清与起病相关因素，可因情志不畅、饮食不节而发，或因体质虚弱而诱发。因素体虚弱多为正虚，因情志不畅而发多为邪实。问诊时应根据起病特点全面而有重点地进行询问，并问清诱因与子肿起病或加重的时间关系，是诱发子肿还是加重子肿，诱因消除子肿是否可渐缓甚至消失。

2. 主要症状　子肿有皮薄，色白而光亮，按之凹陷难起者；有皮厚而色不变，压痕不显，随按随起者；有以面目浮肿为主者；亦有四肢浮肿，下肢尤甚等多种表现。

3. 伴随症状　伴脘腹胀满，气短懒言，口中淡腻，食欲不振，大便溏薄者，多属脾虚不运，水湿停聚。伴头晕耳鸣，腰酸无力，下肢逆冷，心悸气短，小便不利者，多属肾阳亏虚，水湿内停。伴头晕胀痛，胸胁胀满者，多属气机郁滞，湿气内停。

（二）查体要点

1. 望诊　先望全身，观察患者是否神情烦躁或平静淡漠，气息轻松平和或急促困难；体位是否自主或倦怠乏力；全身肿胀程度，对病情轻重缓急进行初步评估。

（1）望神志　精神不振、倦怠乏力，多为脾肾气虚。

（2）望面色　面色淡白或萎黄多属脾气虚弱；面色晦暗多属肾阳不足。

（3）望躯体　面浮肢肿，甚则遍身俱肿，皮薄光亮，按之凹陷者多属脾虚不运，水湿停聚；面浮肢肿，下肢尤甚者多为肾虚，气化失常，水湿内停；肢体肿胀，始肿两足，渐及于腿，皮色不变者，多为气机郁滞，升降失司，清阳不升，浊阴下滞。皮薄光亮者为水盛肿胀，皮肤粗厚多为湿郁肿胀。

（4）望舌　舌体胖，边有齿痕，舌苔白润或腻，多属脾肾阳虚，水湿内停；舌质暗红，苔白滑或腻，多属气机阻滞，湿气内停。

2. 闻诊　子肿患者语声低微、少言懒语，为脾气虚弱、肾气亏虚；患者语声高、烦躁易怒，多属气机郁滞。

3. 切诊

（1）切脉　常见的异常脉象有沉脉、缓脉、滑脉、弦脉、迟脉等。沉迟、缓滑而无力为虚，弦滑为实。

（2）按四肢　肢体肿胀，按之凹陷，下肢尤甚，按之没指，多为水肿，因脾肾亏虚所致；若肿胀按之压痕不显者，多为气肿，因气滞所致。

（三）辅助检查选择

妊娠合并慢性肾炎、妊娠合并心脏病、营养不良性水肿、低蛋白血症等也会有水肿的表现，注意体重、血压、尿蛋白、血红蛋白含量、肝肾功能等检测，及时发现水肿的原因。因此，适当选用辅助检查明确病因，对指导治疗有积极意义。

1.尿液检查 是一种最常用的无创伤性检查，具有诊断价值，检查简便快捷。注意是否有红、白细胞及管型。

2.血压测定 评估患者的血压范围，有无血压升高，也是诊断疾病、观察病情变化与判断治疗效果的一项重要内容。

3.B 型超声 了解有无畸胎、双胎、多胎及羊水情况。

4.心电图、心功能检查 可以协助明确有无心律失常。

5.其他 血液一般检查、肝肾功能检测、血液生化检查等。

（四）诊断要点

1. 主要特征为浮肿，一般在妊娠 20 周以后，多见于妊娠 32 周后，出现肢体、面目肿胀，常常由踝部开始，逐渐延至小腿、大腿、外阴、腹部及全身。

2. 若妊娠中晚期体表浮肿并不明显，而体重增加每周超过 0.5kg 或每月超过 2.0kg，要警惕隐性水肿。

3. 伴有头晕胀痛，耳鸣，胸胁脘腹胀满，气短懒言，食欲不振，腰酸无力，下肢逆冷等。

4. 常由情志刺激、劳倦过度、素体虚弱、过食生冷等原因诱发。

5. 可见有脉象弦、滑、沉、迟、缓等变化。

6. 尿液、血压、B 型超声、心电图、血液检查等有助于明确诊断。

（五）辨证要点

1.辨虚实 虚者指脾肾阳虚，实者多指气滞。辨证时，应分清虚实的多寡主次，虚实夹杂的特点，以指导治疗用药之主次。随诊辨证时应注意主证与兼证之变化。

2.辨水病和气病 病在有形之水者，皮薄色白而光亮，按之凹陷难起；病在无形之气者，皮厚而色不变，随按随起。

3.辨病位 病在脾者，以四肢周身、面目浮肿为主；病在肾者，面浮肢肿，下肢尤甚。

三、鉴别诊断

子肿应与妊娠合并严重贫血、羊水过多相鉴别。

1.妊娠合并严重贫血 孕前有贫血，或孕后加重，通过血常规、贫血三项等检查可确诊。

2.羊水过多 腹部胀满，行动不便，表情痛苦，或伴有压迫症状。产科检查发现子宫明显大于妊娠月份，胎位不清，胎心音遥远或听不清。B 超提示羊水过多。

四、危急状态辨识

密切监测母儿情况，持续评估血压，有无头痛、眼花、胸闷、腹部疼痛、胎动、阴道流血，以及尿量、孕妇体重变化，监测血尿常规、随机尿蛋白/肌酐、24小时尿蛋白定量、肝肾功能、凝血功能、胎心监护等指标，对症积极治疗，若病情持续进展至子痫前期，需入院进一步急救治疗。

五、中医治疗

（一）治则治法

子肿的治疗原则以利水化湿为主，脾虚者健脾利水，肾虚者温肾利水，气滞者理气化湿，并根据"治病与安胎并举"的原则，随证加入养血安胎之品。慎用温燥、寒凉、峻下、滑利之品，可择用中药皮类利水药，以免伤胎。

（二）分证论治

1. 脾虚证

证候：妊娠数月，面浮肢肿，甚则遍身俱肿，皮薄光亮，按之凹陷；脘腹胀满，气短懒言，口中淡腻，食欲不振，小便短少，大便溏薄；舌体胖嫩，边有齿痕，苔白润或腻，脉沉缓或缓滑。

治法：健脾益气，利湿消肿。

方药：白术散（《全生指迷方》）。

白术　茯苓　大腹皮　生姜皮　橘皮

加减：若肿势明显，酌加猪苓、泽泻、防己以利水消肿；食少便溏严重者，酌加山药、薏苡仁、扁豆、芡实以实脾利湿；气短懒言，神疲乏力重者，酌加人参、黄芪以补脾益气。

2. 肾虚证

证候：妊娠数月，面浮肢肿，下肢尤甚，按之没指；头晕耳鸣，腰酸无力，下肢逆冷，心悸气短，小便不利，面色晦暗；舌淡，苔白润，脉沉迟。

治法：补肾温阳，化气行水。

方药：济生肾气丸（《济生方》）。

熟地黄　山药　山茱萸　牡丹皮　茯苓　泽泻　桂枝　附子　车前子　牛膝

加减：若腰痛甚者，酌加杜仲、续断、桑寄生、菟丝子固肾强腰安胎；便溏加扁豆、莲子健脾利水；若水肿甚者，加桑白皮、大腹皮、生姜皮以助理气行水。

3. 气滞证

证候：妊娠数月，肢体肿胀，始肿两足，渐及于腿，皮色不变，压痕不显；头晕胀痛，胸胁胀满，饮食减少；舌暗红，苔白滑或腻，脉弦或滑。

治法：理气行滞，化湿消肿。

方药：正气天香散加减（《证治准绳》）。

香附 陈皮 乌药 甘草 干姜 紫苏

加减：若肝郁明显者，酌加柴胡、佛手疏肝理气；若肿势较重，腹胀纳呆者，加茯苓、白术、大腹皮健脾利水；若心烦口苦者，加苎麻根、黄芩以清热除烦安胎。

（三）其他疗法

1. 中成药

（1）五苓散 每次 1 袋，每日 3 次，口服。适用于脾虚证。

（2）济生肾气丸 大蜜丸，每次 1 丸，每日 2～3 次，口服。适用于肾阳虚证。

2. 针灸治疗 关元、阴陵泉、膀胱俞。脾虚者加脾俞、足三里，针用补法；肾虚加肾俞，针用补法，并可加灸；气滞加三焦俞，针用平补平泻法。

（四）辨治小结

子肿表现为妊娠中晚期孕妇肢体面目发生肿胀，可见于多种疾病，诊断时必须详细了解病史，仔细检查，明确病因。对于水肿伴有高血压或蛋白尿者要予以重视。子肿主要发生机制不外虚实两个方面，临证时应辨明虚实，辨证施治。子肿的治疗大法以利水化湿为主，脾虚者健脾除湿，利水消肿；肾阳虚者补肾温阳，化气行水；气滞者理气行滞，化湿消肿。由于"诸湿肿满，皆属于脾"，故水湿为病，其制在脾，临床重用白术，配以茯苓、防己等健脾利湿之品，可提高利水消肿之功效。临证注意利水不可太过，行气温阳不可太燥，有毒之品宜慎用，以免损伤胎元，同时要注意胎儿的生长状况。依据孕妇的体质、病情轻重缓急，确定先补后利，先利后补，或补利兼施。若补而不利，则中满湿盛；利而不补，肿胀虽消，但不能固本，常因脾土受克，肿胀又起，或影响胎儿的发育，以至胎萎不长。补应避免腻膈滞水，熟地、黄精、首乌、玉竹多为滋腻之品，并非补之常药。利应注意妊娠期用药禁忌，避免滑利、逐水、有毒之品伤及脾肾而碍胎。

六、西医治疗要点

妊娠水肿与西医临床关系最密切的是妊娠合并慢性肾炎、妊娠合并心脏病，其他有贫血、营养不良、甲减、低蛋白血症等病理因素。

1. 水肿的基础疾病是慢性肾炎、妊娠期高血压疾病时，孕期应加强监护，监测血压和尿常规、肾功能，监测胎儿宫内情况，根据病情选择降压、解痉、镇静等药物，可酌情使用扩容、利尿剂、促胎肺成熟药物。

2. 水肿的基础疾病是贫血、甲减等时，以病因治疗为主，包括纠正贫血、应用甲状腺素药物等。

3. 水肿的基础疾病为营养不良、低蛋白血症等病理因素时，以去除病理因素为主，包括加强营养，纠正低蛋白血症等，同时应治疗导致病理因素出现的原发病。

七、随诊要领

1. 复诊应对

（1）问诊　重点询问治疗后症状的变化，尤其是主症的改善情况，以及患者服用药物后的不适，刻下有否新的症状出现，患者经初治后对下一步治疗的期待与意愿，有没有需要解决的新问题。

（2）查体要领　重点检查以往的阳性体征变化，重点检查舌象、脉象变化。

（3）治疗决策　随访结果提示病情渐恢复者，维持原有治疗或减药治疗，加强人文关怀，告知患者注意产后情志、饮食等日常调节。病情改善不明显或水肿症状加重者，综合评估病情以决定是否需要收入院进一步诊治。

2. 收入院指征　经门诊治疗后复诊结果显示病情无明显改善或加重，为进一步明确妊娠水肿原因者。

八、预后评估

本病是孕妇多发病，其特点以面目、肢体肿胀为主，单纯性妊娠水肿预后良好。若肿胀严重并伴有高血压、蛋白尿，则或可发展为子晕或子痫。

九、病案举例

钱某，女，38岁，工人，已婚。患者来诊时，腹部膨大，面目浮肿，按脉沉紧，舌苔黄腻，已怀孕9个月。最近10日来开始浮肿，胸闷气急，饮食无味，内热心烦，小溲短少，大便溏薄，次数也较多，乃按其臂上皮肤，按处成一凹穴，久而不起。证属脾虚湿热，兼有内热之子肿。治用健脾利湿，束胎清热法。处方：黄芪9g，苍白术各4.5g，生地黄9g，焦山栀9g，淡子芩9g，青蒿6g，汉防己9g，新会陈皮9g，茯苓皮9g，地骨皮9g，炒枳壳4.5g，3剂，水煎服，每日1剂，早晚分服。服上方2剂后，小溲通畅，肿势顿减，因将临产期，旋即分娩而肿势全消。

（摘录《朱小南妇科经验选》）

子 晕

一、概述

妊娠期出现以头晕目眩，状若眩冒为主证，甚或眩晕欲绝者称为"子晕"。轻者，除血压升高外无明显自觉症状。重者，头晕目眩伴血压升高、面浮肢肿等症。

子晕若伴有视物模糊、恶心欲呕、头痛等，多为子痫先兆。及时正确地治疗妊娠眩晕是预防子痫发生的重要措施之一。

西医学的妊娠期高血压疾病、妊娠合并原发性高血压、妊娠合并贫血等引起的眩晕，可参照本病辨证治疗。

二、临床诊断要领

（一）问诊要点

1.病史及诱因 问诊时应根据起病特点，全面而有重点地进行询问，并问清诱因与子晕起病或加重的关系，是诱发子晕还是加重子晕，诱因消除，子晕是否可渐缓甚至消失。询问孕前有无高血压病史，孕后有无贫血，有无营养不良、双胎等。

2.主要症状 子晕有偶发而不持久，常发常消；有反复发而时轻时重；有偶发而合并诸症等多种表现。有诱因偶发，稍后可自行缓解者多病轻；病程久长，发作持续日久不解，或诸证杂参，虚实夹杂之证多病重；头晕目眩伴血压升高者病属危重。

3.伴随症状 伴有心中烦闷，颧赤唇红，口燥咽干，手足心热，甚或猝然昏倒者，多属阴虚肝旺。伴有头胀而重，面浮肢肿，胸闷欲呕，胸胁胀满，纳差便溏者，多属脾虚肝旺。伴有心悸健忘，少寐多梦，神疲乏力，气短懒言，面色苍白或萎黄者，多属气血虚弱。

（二）查体要点

1.望诊

（1）望神志 神疲乏力，多为气血虚弱。

（2）望面色 颧赤面红多属阴虚肝旺；面浮肢肿多属脾虚肝旺；面色苍白或萎黄多属气血虚弱。

（3）望舌 舌红苔少多属阴虚；苔白腻多属脾虚；舌淡多属气血虚。

2.闻诊 语声高、烦躁易怒，多属实热，为肝火旺；语声低微、少言懒语、话语断续不连贯，多属气血虚弱。

3.切诊 脉细数多属阴虚肝旺；脉弦滑多属脾虚肝旺；脉细弱多属气血虚弱。

（三）辅助检查选择

1.尿液检查 或可见蛋白尿，尿蛋白 ≥ 0.3g/24h 或随机尿蛋白 ≥ 3g/L。

2.血液检查 血常规检查、凝血功能检查以及血浆及全血黏度，了解血液有无浓缩和凝血功能有无异常。肝肾功能检查了解肝肾功。检查二氧化碳结合力有无异常。

3.眼底检查 了解视网膜动静脉管径比例，在血管痉挛时由正常的 2 : 3 变为 1 : 2，甚至 1 : 4，严重时出现眼底水肿、出血。

4.B 型超声检查 了解有无畸胎、双胎、多胎及羊水情况。

5.其他检查 心电图、血清电解质测定、脑血流图、内耳功能检查等可视病情而定。

（四）诊断要点

1. 妊娠中晚期，自觉头晕目眩。
2. 伴有视物昏花，甚至失明，常兼浮肿，小便短少等。
3. 常由情志刺激、劳倦过度、饮食不节等原因诱发。
4. 可见有脉象弦、细、数、滑、弱等变化。
5. 血压、尿常规、血液等检查有助于明确诊断。

（五）辨证要点

子晕以头晕目眩为主要特征，属本虚标实之证，辨证时应根据眩晕的特点、舌脉等，以辨别阴虚肝旺、脾虚肝旺或血虚肝旺之不同。阴虚肝旺者以头晕目眩耳鸣为主；脾虚肝旺者头晕头重目眩为主；血虚肝旺以头晕目眩、眼前发黑为主；还应注意检测水肿、蛋白尿、高血压异常程度，预估病情轻重。

三、鉴别诊断

主要与子痫、内耳性眩晕鉴别。

1. 子痫 妊娠晚期或临产期及新产后，突然发生眩晕倒仆，昏不知人，两目上视，牙关紧闭，四肢抽搐，全身强直，须臾醒，醒复发，甚昏迷不醒。妊娠眩晕者，神志尚清楚。辅助检查血压明显升高，蛋白尿，或有血小板减少、转氨酶升高、凝血功能障碍等。

2. 内耳性眩晕 又称梅尼埃病，以发作性眩晕，耳鸣及听力减退，伴有恶心呕吐、眼球震颤等为主要临床表现。可通过内耳功能检查来确诊。该病与妊娠的生理病理无直接联系。

四、危急状态辨识

妊娠眩晕持续不解，并出现子痫前驱症状，如抽搐、面部充血、口吐白沫、深昏迷，则为本病急症，需急诊处理，保持气道通畅，维持呼吸及循环功能的稳定，密切观察生命体征，控制抽搐、积极降压及其他对症治疗。

五、中医治疗

（一）治则治法

治疗以平肝潜阳为主，根据辨证选加育阴、健脾化湿、补益气血之品。慎用温阳助火之剂，以免助风火之邪。

（二）分证论治

1. 阴虚肝旺证

证候：妊娠中晚期，头目眩晕，耳鸣，视物模糊；心中烦闷，颧赤唇红，口燥咽干，手足心热，甚或猝然昏倒；舌红，苔少，脉弦细数。

治法：滋阴补肾，平肝潜阳。

方药：杞菊地黄丸（《医级》）加龟甲、牡蛎、石决明。

熟地黄 山药 山茱萸 茯苓 牡丹皮 泽泻 枸杞 菊花

加减：若热象明显者，酌加知母、黄柏滋阴泻火；若口苦心烦重，酌加黄芩、竹茹清热除烦；眩晕昏仆者，酌加钩藤、天麻镇肝息风。

2. 脾虚肝旺证

证候：妊娠中晚期，头晕眼花；头胀而重，面浮肢肿，胸闷欲呕，胸胁胀满，纳差便溏；舌红，苔白腻、脉弦滑。

治法：健脾利湿，平肝潜阳。

方药：半夏白术天麻汤（《医学心悟》）加白蒺藜、钩藤、石决明。

半夏 白术 天麻 茯苓 陈皮 甘草 生姜 大枣

加减：若肿甚加猪苓、泽泻以利湿消肿；若胸闷呕恶者，加旋覆花以降逆止恶；若头痛甚者，加蔓荆子、僵蚕、牡蛎，以祛风止痛。

3. 血虚肝旺证

证候：妊娠后期头晕目眩，眼前发黑，心悸健忘，少寐多梦，神疲乏力，气短懒言，面色苍白或萎黄，舌淡，脉细弱。

治法：调补气血。

方药：八珍汤（《正体类要》）加首乌、钩藤、石决明。

熟地黄 当归 白芍 川芎 人参 茯苓 白术 炙甘草

加减：若头晕眼花甚，加枸杞子、蔓荆子、菊花养血平肝；心悸、健忘者，加远志、龙眼肉养血定志；若少寐多梦，加酸枣仁、首乌藤养心安神。

（三）其他疗法

1. 中成药

（1）杞菊地黄口服液 每次 10mL，每日 2 次，适于阴虚肝旺证。

（2）加味逍遥丸 每次 6g，每日 2 次，适于脾虚肝旺证。

2. 针灸治疗

（1）耳针取穴 降压沟、神门、交感、心、枕，适用于轻证。

（2）体针取穴 太阳、风池、百会、悬钟。血虚证加气海、血海、足三里，针用补法；阴虚证加肝俞、肾俞，针用补法；脾虚证加内关、丰隆，针用平补平泻。

（四）辨治小结

子晕常见于妊娠中晚期，以头晕目眩，甚则昏眩欲厥为主要症状。可见于西医学的妊娠期高血压疾病等引起的眩晕。诊断时需详询病史，明确病因。子晕常为子痫前期表现，及时有效地进行治疗可控制和预防子痫的发作，必要时需配合西医治疗。子晕有轻重之分，气血虚弱型属轻证，阴虚肝旺、脾虚肝旺为重证，多是子痫的先兆症状，应引起足够重视。本病属本虚标实之证。针对其肝阳上亢，易于化火生风的病机特点，平肝潜阳为治疗之首要，以防其传变，酌情配以行气化痰、养血活血、利水消肿之品，忌用辛温香燥之品，以免重伤其阴，反助风火之邪。若血压增高者，可选用钩藤、石决明、白蒺藜等平肝潜阳。蛋白尿者，可加用生黄芪、芡实等健脾固肾涩精。

六、西医治疗要点

子晕与西医临床关系最密切的是妊娠高血压疾病、妊娠合并贫血。

1. 子晕的基础原发病是妊娠高血压疾病时，应结合孕妇症状、胎儿情况及相关理化检查，采取解痉、镇静、降压及适时终止妊娠等原则治疗。决定终止妊娠时，必须权衡孕妇及胎儿的风险。

2. 子晕的基础原发病是贫血时，以纠正贫血治疗为主，根据贫血病因不同，分别予以治疗，指导孕妇加强营养，定期进行产前检查。

七、随诊要领

1. 复诊应对

（1）问诊　重点询问治疗后症状的变化，尤其是主症的改善情况，以及患者服用药物后的不适，刻下有否新的症状出现，患者经初治后对下一步治疗的期待与意愿，有没有需要解决的新问题。

（2）查体要领　重点检查以往的阳性体征变化，重点检查舌象、脉象变化。

（3）治疗决策　随访结果提示病情渐恢复者，维持原有治疗或减药治疗，加强人文关怀，告知患者注意产后情志、饮食等日常调节。病情改善不明显或妊娠眩晕症状加重者，综合评估病情以决定是否需要收入院进一步诊治。

2. 收入院指征　经门诊治疗后复诊结果显示病情无明显改善或加重，为进一步明确妊娠眩晕原因者。

八、预后评估

本病若能及时、正确治疗预后大多良好；若失治或误治，病情进一步发展，可导致子痫，则影响母子安危。

九、病案举例

聂某，女，25岁，已婚。1978年3月24日初诊。患者素性易怒，现妊娠7个月，头晕目眩，肢麻擎动，烦躁不安，夜寐不实，目赤口苦，溲如茶水，大便燥，下肢微肿，舌红，苔黄微腻，脉象弦数有力，血压23.7/13.2kPa（180/100mmHg）。此系肝郁化火，扰乱心神，阴虚火炽，风阳上旋，乃欲发子痫之兆，亟须力挽狂澜之施，拟息风清热，安神除烦之法。处方：嫩钩藤15g，白蒺藜9g，明天麻4.5g，赤芍药、粉丹皮、女贞子各 9g，东白薇 15g，龙胆草、川黄连各 6g，首乌藤、云茯苓各 12g，炒枣仁 9g，天竺黄 6g，3 剂，水煎服，每日 1 剂，早晚分服。前方连服 2 剂，眩晕已减，肢擎渐平，烦闷臻止，夜寐尚安，唯大便不畅，脉弦滑略数，舌苔薄黄，血压21.1/12.0kPa（160/90mmHg），风阳得戢，病入坦途，前方既效，当镹而不舍。处方：嫩钩藤 15g，明天麻 4.5g，白蒺藜 9g，东白薇 15g，龙胆草 4.5g，淡条芩 9g，粉丹皮9g，女贞子、云茯苓各 9g，首乌藤、决明子各 9g，连服 7 剂，每日 1 剂，早晚分服，诸症悉已。血压 18.7/10.5kPa（140/80mmHg），停药后血压一直正常，届期举子，情况良好。

（摘录《哈荔田妇科医案医论选》）

子　痫

一、概述

妊娠晚期或临产前及新产后，突然发生眩晕倒仆，昏不知人，两目上视，牙关紧闭，四肢抽搐，全身强直，须臾醒，醒复发，甚至昏迷不醒者，称为"子痫"，又称"子冒""妊娠痫证"。

本病多数在重症妊娠眩晕的基础上发作，也可不经此阶段而突然发作。

西医学的妊娠高血压疾病中的子痫可参照本病辨证治疗。

二、临床诊断要领

（一）问诊要点

1.病史及诱因　问清与起病相关的因素，可因情志不畅、素体肝肾不足而发，或因脾胃虚弱，因孕重虚而诱发。因阴血聚下或阴血暴虚者多为虚；因七情内伤，肝郁化火，火盛动风，湿聚成痰，痰火交炽，蒙蔽清窍多为邪实。问诊时应根据起病特点全面而有重点地进行询问，并问清诱因与子痫起病或加重的时间关系，是诱发子痫还是加重子痫，诱因消除子痫是否可渐缓甚至消失。孕前是否有高血压史、肾病史、糖尿病史、高血压病家族史。

2.主要症状　若发生在妊娠晚期及临产前，为产前子痫；若发生在分娩过程中，即产时子痫。产后一般发生在 24 小时内，较少见，为产后子痫。

3.伴随症状　伴手足心热，颧赤息粗，多属阴虚阳亢，肝风内动。伴口流涎沫，面浮肢肿，息粗痰鸣，多属痰火内盛。

（二）查体要点

1.望诊　先望全身，对病情进行初步评估。

（1）望神志　猝然昏倒，双手紧握，牙关禁闭，或壮热神昏，多为邪实亢盛。

（2）望面色 两颧潮红多属阴虚阳亢，为阴虚火旺；面部浮肿多属肺脾功能失调，水液停聚。

（3）望舌 舌红苔黄腻多属实热，为痰火内蕴；舌绛少苔或无苔多属阴虚火旺、里热亢盛；舌红苔花剥多为阴虚。

2. 闻诊 子痫患者呼吸气粗、喉中痰鸣多属痰热。

3. 切诊 脉弦细而数或弦劲有力为肝风内动，脉弦滑而数为痰火上扰。

（三）辅助检查选择

选取适当的辅助检查，对于明确病因，指导治疗有积极意义。

1. 尿液检查 是一种具有诊断价值，简便快捷的检查。24 小时尿蛋白定量 ≥ 0.5mg 为异常，≥ 5g 时提示病情严重。

2. 血压测定 评估患者的血压范围，有无血压升高，也是诊断疾病、观察病情变化与判断治疗效果的一项重要内容。

3. 眼底检查 了解视网膜动静脉管径比例，在血管痉挛时由正常的 2：3 变成 1：2，甚至 1：4，严重时视网膜小动脉痉挛。

4.B 型超声 了解有无畸胎、双胎、多胎及羊水情况。

5. 血液生化检查 血常规、凝血功能检查，了解血液有无浓缩和凝血功能有无异常，有无贫血、低蛋白血症等疾病。肝肾功能检查了解肝肾功能有无异常，排除急慢性肾炎、肾病综合征等疾病。

6. 心电图、心功能检查 可以明确有无心律失常、心功能受损。

（四）诊断要点

1. 妊娠晚期，或临产时及新产后，突然眩晕倒仆，昏不知人，两目上视，牙关紧闭，四肢抽搐，腰背反张，须臾醒，醒复发，甚或昏迷不醒。

2. 伴头痛眩晕，手足心热，颧赤息粗，口流涎沫，面浮肢肿，息粗痰鸣，四肢抽搐，腰背反张，时作时止者。

3. 常由情志不畅、素体肝肾不足而发，或因脾胃虚弱，因孕重虚而诱发。

4. 可见有脉象弦、滑、细、数等变化。

5. 尿液、血压、B 型超声、心电图、血液等检查有助于明确诊断。

（五）辨证要点

1. 辨病情深重 子痫一旦发生，要充分注意昏迷与抽搐的发作程度与频率，治疗以清肝息风、安神定痉为主，因病情危急，需中西医结合抢救治疗。

2. 辨舌象 子痫患者舌红苔黄腻多属实热，为痰火内蕴；舌质绛苔花剥或无苔多属阴虚火旺、里热亢盛。

三、鉴别诊断

子痫主要与妊娠合并癫痫发作相鉴别。

癫痫患者既往有发作史；一般无高血压、水肿、蛋白尿等症状和体征；发作时突然出现意识丧失，抽搐开始即出现全身肌肉持续性收缩。子痫患者有高血压、水肿、蛋白尿；抽搐前有先兆，抽搐时初为面部等局部肌肉，以后波及全身，伴面部青紫，呼吸暂停 1 ～ 2 分钟。

四、危急状态辨识

子痫是产科的危、急、重症，严重威胁母婴生命安全。目前仍是孕产妇及围产儿死亡的重要原因之一。子痫若未及时抢救，可因肝阳上亢、风火相煽或痰火走窜脏腑、经络之间，以致出现昏迷不醒，呼吸困难，小便不利等症。如治疗不及时，可导致患者死亡，亦可因火热内灼胎儿，致胎儿宫内窘迫、死胎、死产。脉象散乱模糊者，当属病危之象。

五、中医治疗

（一）治则治法

子痫为产科危急重症，中医治疗原则以平肝息风，安神定痉，豁痰开窍为主。

（二）分证论治

1. 肝风内动证

证候：妊娠晚期，或临产时及新产后，头痛眩晕，突然昏仆不知人，两目上吊，牙关紧闭，四肢抽搐，腰背反张，时作时止，或良久不醒；手足心热，颧赤息粗；舌红或绛，苔无或花剥，脉弦细而数或弦劲有力。

治法：滋阴潜阳，平肝息风。

方药：羚角钩藤汤（《重订通俗伤寒论》）。

羚羊角　霜桑叶　川贝　生地　钩藤　菊花　茯神　白芍　生甘草　淡竹茹

加减：若喉中痰鸣，酌加竹沥、天竺黄、石菖蒲清热涤痰；若头痛目眩甚加天麻、夏枯草以平肝止眩；若兼视物不清者加草决明、白蒺藜、青葙子以清热平肝明目。

2. 痰火上扰证

证候：妊娠晚期，或临产时及新产后，头痛胸闷，突然昏仆不知人，两目上吊，牙关紧闭，口流涎沫，面浮肢肿，息粗痰鸣，四肢抽搐，腰背反张，时作时止；舌红，苔黄腻，脉弦滑而数。

治法：清热开窍，豁痰息风。

方药：半夏白术天麻汤（《脾胃论》）送服安宫牛黄丸（《温病条辨》）。

半夏白术天麻汤：黄柏　干姜　天麻　苍术　白茯苓　黄芪　泽泻　人参　白术　炒曲　半夏　橘皮

安宫牛黄丸：牛黄　郁金　水牛角　黄连　黄芩　栀子　朱砂　雄黄　冰片　麝香　珍珠　金箔衣

加减：若痰涎壅盛者加天竺黄、石菖蒲、竹沥、半夏以清热涤痰；若面红目赤，烦躁谵妄，小便短赤，心肝火旺者加龙胆草、焦栀子、黄连、竹叶，甚或水牛角以清泻心肝之火；如属产后子痫者可加太子参、熟地黄、枸杞子、当归以益气养血。

（三）其他疗法

1. 中成药

（1）安宫降压丸　每次1～2丸，每日2次，适于肝风内动证。

（2）安宫牛黄丸　每次1丸，每日2次，适于痰火上扰证。

2. 针灸治疗

（1）体针　水沟、后溪、风池。肝风内动证加肝俞、肾俞、太溪，均用补法；痰火上扰证加丰隆、行间、神门，均用泻法。神志昏迷加气海、涌泉；牙关紧闭加下关、颊车；头目眩晕加四神聪、印堂；抽搐不止加阳陵泉、曲泉；病在夜间发作加照海，白昼发作加申脉。

（2）耳针　肝、肾、神门、交感、降压沟、脑、耳背静脉。每次选2～3穴，毫针强刺激，每日1～2次，也可耳穴埋针。

（四）重症辨治

子肿、子晕（先兆子痫）、子痫，可视为同一疾病的不同阶段。对于子肿的中度或重度水肿患者，常伴有高血压和蛋白尿，甚至发生子痫者，根据血压情况，酌情加入平肝潜阳药。若血压持续上升，水肿不退，有头痛、眩晕症状者，速加镇静、息风、止痉药。子痫应防重于治，因其病程进展有明显阶段性，所以中医治疗重点在先兆子痫，以滋阴养血、平肝潜阳为法，防止子痫的发生。一旦发生子痫，患者若出现昏迷不醒，呼吸困难，小便不利等症，应收入重症监护病房，予心电监护，中西结合综合抢救治疗。

（五）辨治小结

本病主要病机是肝阳上亢，肝风内动；或痰火上扰，蒙蔽清窍。治疗以平肝息风，安神定痉为主。肝风内动者应养阴清热、平肝息风，痰火上扰者宜清热开窍、豁痰息风。临床诊治时应树立防重于治的思想，"上工治未病"，及时诊断与治疗子肿、子晕，预防子痫的发生和控制病情的发展。子痫病情发展迅速，病势危重，危及母子生命，应密切观察病情变化，尤其是孕妇全身情况、胎儿发育情况与胎盘功能，中西医结合积极救治，适时终止妊娠。

六、西医治疗要点

妊娠期高血压疾病的治疗目的是预防重度子痫前期和子痫的发生，降低母儿围产期发病率和死亡率，改善围产结局。治疗基本原则是休息、镇静、预防抽搐、有指征地降压和利尿、密切监测母儿情况，适时终止妊娠。应根据病情的轻重缓急和分类进行个体化治疗。

1. 妊娠期高血压 休息、镇静、监测母胎情况，酌情降压治疗。

2. 子痫前期 预防抽搐，有指征地降压、利尿、镇静，密切监测母胎情况，预防和治疗严重并发症，适时终止妊娠。

3. 子痫 控制抽搐，病情稳定后终止妊娠，预防并发症。

4. 妊娠合并慢性高血压 以降压治疗为主，注意预防子痫前期的发生。

5. 慢性高血压并发子痫前期 兼顾慢性高血压和子痫前期的治疗。

七、随诊要领

（一）门诊复诊

1. 复诊应对

（1）问诊 重点询问治疗后症状变化，包括主证变化，有无出现新的症状，水肿、眩晕或抽搐发作程度变化等；问清用药对一般情况的影响；问清患者孕期检查有无异常情况。

（2）查体要领 重点检查以往的阳性体征变化，重点检查舌象、脉象变化。

（3）治疗决策 随访结果提示病情渐恢复者，维持原有治疗或减药治疗，加强人文关怀，嘱患者注意避免与加重浮肿、眩晕有关的个体化诱因，改善体质。加强孕期检查。病情改善不明显或有些证候更加突出者，综合评估病情以决定是否需要收入院进一步诊治。

2. 收入院指征

（1）经门诊治疗后复诊结果显示病情无明显改善者。

（2）有基础器质性疾病且与子肿、子晕、子痫发病有因果关系。

（3）血压升高，头晕头痛者。

（4）水肿严重，尿少，胸闷气急，动则加重者。

（5）突然昏仆，不省人事，双手紧握，牙关紧闭，息粗痰鸣者。

（6）尿液检查有蛋白尿、高血压，病情变化迅速，发展为先兆子痫甚至子痫的患者。

（二）出院后复诊

经住院治疗的子肿、子晕患者，多由妊娠期高血压引发，因引起高血压原发病多为慢性疾患，不易根治，因此，具有病情多变之特点。

1. 问诊 重点询问出院后病情变化及出院医嘱执行情况，包括主证变化，有无出现新的症状、饮食起居情况等；有无需要解决的与子肿、子晕相关的新的临床问题。

2. 查体要领 重点望神志、望面色，诊查舌象、脉象变化，明确现症与出院时症见的变化等。

3. 治疗决策 经住院治疗病情好转出院的患者，门诊随访结果提示病情渐恢复者，维持原有治疗或减药治疗，适当调整治疗重点，侧重针对原发病的治疗，并加强人文关怀，嘱患者注意避免与加重子肿、子晕有关的个体化诱因，中西医结合，改善病证。

八、人文关怀

1. 定期产前检查，建立健全三级妇幼保健网，规范开展妊娠期、围生期保健工作。加强健康教育，使孕妇掌握孕期卫生基础知识，早期发现妊娠期高血压疾病。

2. 孕期加强产前检查次数，每次产检必须测血压、体重和尿常规，严密注意病情变化。

3. 积极治疗妊娠期高血压、水肿等，治疗过程中随时注意体重及血压变化，以及尿蛋白的检查。

4. 患者应保持精神乐观，情绪稳定，避免忧思、恼怒、惊恐刺激等不良刺激。避免外感六淫邪气，增强体质是预防本病的关键。生活作息要有规律，避免过度劳累。饮食有节，宜进食营养丰富而易消化吸收的食物，宜低脂、低盐饮食，忌烟酒、浓茶。鼓励坚持治疗，坚定信心。

5. 轻证可从事适当体力活动，以不觉劳累、不加重症状为度，避免剧烈活动。重者应住院卧床休息，及早发现变证、病情进展的先兆症状，做好急救准备。

九、预后评估

子肿、子晕、子痫，可视为同一疾病的不同阶段，子肿、子晕为中医药治疗的有效时期，应积极治疗，以期有较好的妊娠结局。若此时治疗不及时，病情进一步发展，可出现先兆子痫，稍有不慎，一触即发为子痫。子痫一旦发作，需中西医结合抢救，若治疗及时，处理得当，可控制抽搐，母子可能平安。子痫治不及时，可出现严重并发症，有可能出现胎死宫内、死产、新生儿死亡，以及产妇永久性高血压、肾损害、脑出血等，甚至危及产妇生命。

十、病案举例

晋某，女，31岁。因妊娠36周余，近一周头痛眩晕就诊。该患者婚后自然流产2次，现妊娠36周余，近一周头痛眩晕，如立舟车，视物不清，心烦不宁，口干，手足心热，突然神志不清，四肢抽搐，牙关紧咬，少许自还，舌红绛，无苔，脉弦滑有力。查：血压210/170mmHg，无蛋白尿，下肢轻度浮肿。诊断：子痫。证属素体阴虚，肝阳偏亢，肝风内动所致。治以滋阴清热，平肝息风之法。处方：羚羊角 5g（单煎频饮），生地黄 20g，怀牛膝 15g，石决明 20g，牡蛎 20g，龟甲 20g，白芍 20g，甘菊花 15g，钩藤 15g，黄芩 15g，木贼 20g，杜仲 20g，山茱萸 20g，麦冬 15g。3 剂，水煎服，每日 1 剂，早晚分服。二诊，服药后自觉诸症减轻，近两日未出现抽搐现象，血压 180/145mmHg，舌质红润，脉弦滑。处方：羚羊角 5g（单煎频饮），生地黄 20g，怀牛膝 15g，石决明 20g，牡蛎 20g，龟甲 20g，白芍 20g，甘菊花 15g，钩藤 15g，黄芩 15g，木贼 20g，杜仲 20g，山茱萸 20g，桑叶 15g，女贞子 15g。4 剂，水煎服，每日 1 剂，早晚分服。三诊：诸症消失，血压 135/90mmHg，接近平时血压，舌质正常，脉象滑利。告知停服汤剂，续用杞菊地黄丸 1 周，以巩固疗效。5 月 22 日自觉有动产现象，家属考虑患者属于大龄产妇，为确保安全，选择行剖宫产术，产下一男婴，母子平安。

（摘录《韩氏女科》）

附：妊娠期高血压疾病诊疗要点

一、概述

妊娠期高血压疾病是一种妊娠期特有的复杂的多器官损害的临床疾病，多见于妊娠 20 周以后，以高血压、水肿、蛋白尿等症状为主，严重时可出现抽搐与昏迷，甚至发生母婴死亡，多数病例的症状在分娩后消失。妊娠期高血压疾病包括妊娠期高血压、子痫前期、子痫、妊娠合并慢性高血压、慢性高血压并发子痫前期。

二、临床表现

妊娠期高血压疾病的病因及临床类型不同，其临床表现差异明显。最主要的临床表现为血压升高，可伴有蛋白尿和 / 或水肿。子痫是最严重的阶段，子痫抽搐进展迅速，可造成母儿死亡。

（一）症状

1. 血压升高　是妊娠期高血压疾病最主要的症状。除妊娠合并慢性高血压外，孕妇在未孕时或孕 20 周前的血压并不高，妊娠 20 周后血压开始升高至 ≥ 140/90mmHg。

2. 水肿　最初表现为体重的异常增加（隐形水肿），每周可超过 0.5kg；若体内积液过多，则导致临床可见的水肿，多由踝部开始，渐延及小腿、大腿、外阴部、腹部，按之凹陷。

3. 子痫前期　可出现感觉迟钝、混乱、头痛、眼花、视力下降、失明、恶心、胃区疼痛、呕吐及昏迷等。

4. 子痫　前驱症状短暂，表现为抽搐、面部充血、口吐白沫、深昏迷。随之深部肌肉僵硬，很快发展成典型的全身高张阵挛惊厥、有节律的肌肉收缩和紧张，持续

1 ~ 1.5 分钟，其间患者无呼吸动作。此后抽搐停止，呼吸恢复，但患者仍昏迷，最后意识恢复，但易激惹、烦躁。

（二）体征

1. 血压升高　血压开始升高至 ≥ 140/90mmHg。

2. 水肿　孕妇体重突然增加，其后逐渐出现水肿，多由踝部开始，渐延及至小腿、大腿、外阴部、腹部，按之凹陷。

三、诊断

1. 病史　注意询问妊娠前有无高血压、肾病、糖尿病、系统性红斑狼疮、血栓性疾病等病史，有无妊娠期高血压疾病家族史，了解患者此次妊娠后高血压、蛋白尿、头痛、视力模糊、上腹疼痛、少尿、抽搐等症状出现的时间和严重程度。

2. 高血压　除妊娠合并慢性高血压外，孕妇均表现为孕 20 周后的血压持续升高。若血压较基础血压升高 30/15mmHg，但低于 140/90mmHg，不作为诊断依据，但需严密观察。对首次发现血压升高者，应间隔 4 小时或以上复测血压。对于收缩压 ≥ 160mmHg 和 / 或舒张压 ≥ 110mmHg 的严重高血压，为观察病情指导治疗，应密切观察血压。

3. 水肿　体重异常增加是许多患者的首发症状。患者水肿的特点是自踝部逐渐向上延伸的凹陷性水肿，经休息不能缓解。

4. 尿蛋白检测　高危孕妇每次产检均应检测尿蛋白，尿蛋白检查应选中段尿，对可疑子痫前期孕妇应测 24 小时尿蛋白定量。

5. 血液检查　可有血液浓缩，血浆及全血黏度增加；如有凝血障碍时，主要为血小板减少，抗凝血酶下降；离子紊乱，尤其高钾血症危害大；测 CO_2 结合力，及时发现酸中毒。

6. 肝肾功能检查　尿酸增加；尿素氮及肌酐异常；多数患者谷丙转氨酶、总胆红素和碱性磷酸酶水平升高。

7. 眼底检查　眼底视网膜小动脉可以反映体内各主要器官小动脉的情况，以此了解疾病发展的严重程度。

8. 心电图检查　了解有无妊娠高血压病性心脏病之心肌损害及血清钾对心脏的影响。

9. 胎儿检查　胎儿超声检查、胎儿心电图、羊膜镜检查及胎儿成熟度检查等以判断胎儿的安危。

四、处理原则

治疗目的是控制病情、延长孕周、尽可能保障母儿安全。治疗原则主要为降压、解痉、镇静等；密切监测母儿情况；适时终止妊娠是最有效的处理措施。

1. 一般处理

（1）妊娠期高血压病和子痫前期患者可门诊治疗，重度子痫前期患者应住院治疗。

（2）应注意适当休息，保证充足的蛋白质和热量，不建议限制食盐摄入。

（3）保证充足睡眠，必要时可睡前口服镇静药。

2. 药物治疗　根据病情选择降压、解痉、镇静等药物，可酌情使用扩容药、利尿剂、促胎肺成熟药物。

3. 分娩时机和方式　子痫前期患者经积极治疗母儿状况无改善或者病情持续进展时，终止妊娠是唯一有效的治疗措施。分娩期间注意观察自觉症状变化，监测血压并继续降压治疗，监测胎心变化；积极预防产后出血；产时不可使用任何麦角新碱类药物。

4. 产后处理　妊娠期高血压病可延续至产后，但也可在产后首次发生高血压、子痫前期甚至子痫。当血压持续≥150/100mmHg 时建议降压治疗，当出现重度子痫前期和子痫时，降压的同时应使用硫酸镁。

5. 子痫处理

（1）一般急诊处理　子痫发作时需保持气道通畅，维持呼吸、循环功能稳定，密切观察生命体征，留置导尿管监测尿量等。避免声、光等刺激。预防坠地外伤、唇舌咬伤。

（2）控制抽搐　硫酸镁是治疗子痫及预防复发的首选药物。当患者存在硫酸镁应用禁忌或硫酸镁治疗无效时，可考虑应用地西泮、苯妥英钠或冬眠合剂控制抽搐。子痫患者产后需继续应用硫酸镁 24～48 小时。

（3）降低颅压　可以 20% 甘露醇 250mL 快速静脉滴注降低颅压。

（4）控制血压　脑血管意外是子痫患者死亡的最常见原因。当收缩压持续≥160mmHg，舒张压≥110mmHg 时要积极降压以预防脑血管并发症。

（5）纠正缺氧和酸中毒　面罩和气囊吸氧，根据动脉血气 pH、二氧化碳分压、碳酸氢根浓度等，给予适量 4% 碳酸氢钠纠正酸中毒。

（6）终止妊娠　一旦抽搐控制后即可考虑终止妊娠。

第九节　胎水肿满

一、概述

妊娠 5～6 个月后出现腹大异常，胸膈胀满，甚或遍身浮肿，喘不得卧者，称"妊娠肿满"，亦称在"子肿"。

本病常与胎儿畸形、多胎妊娠、巨大胎儿、妊娠合并症（如妊娠合并高血压、糖尿病、贫血）等因素有关。西医学的羊水过多可参照本病辨证治疗。

二、临床诊断要领

（一）问诊要点

1. 病史及诱因 问清与起病相关的因素，因劳累、思虑而发多为正虚，因抑郁愤怒，饮食不节而发多为邪实。问诊时应根据起病特点全面而有重点地进行询问，详细询问此次妊娠经过，产检情况，有无糖尿病、病毒感染史，或有无胎儿畸形、多胎妊娠史及母儿血型不合等。

2. 主要症状 问清起病缓急，胎水肿满急性起病者，妊娠 20～24 周，腹部胀大迅速，子宫数日内明显增大，且产生一系列压迫症状；但慢性起病尤为多见，子宫逐渐增大，患者多能适应，压迫症状不明显。

3. 伴随症状 伴神疲肢软，面色淡黄，食少腹胀者，多属脾虚失运，水湿留聚，浸淫胞中，发为胎水过多。伴胸膈胀满，甚则喘不得卧者，多属气机郁滞，水湿停聚，蓄积胞中。

（二）查体要点

1. 望诊 先望全身，观察患者呼吸平稳或急促困难，体位是否自主或倦怠乏力，对病情轻重缓急进行初步评估。

（1）望神志 精神不振、倦怠乏力、神疲肢软，多为脾虚；呼吸急促困难，喘不得卧，多为气滞。

（2）望躯体 腹部胀大，下肢及阴部水肿，甚或全身浮肿，腹部皮肤薄而亮，多为脾虚；腹大异常，肢体肿胀，皮色不变，多为气滞。

（3）望舌 舌淡苔白，为脾虚湿困之征；舌红苔白滑，为气滞湿阻之征。

2. 闻诊 语声高、烦躁易怒，多属实证；语声低微、少言懒语，多属虚证。胎心音遥远或听不清。

3. 切诊

（1）切脉 常见的异常脉象有沉缓和弦滑，沉缓为虚，弦滑为实。

（2）按腹部 腹形显著大于正常妊娠月份，皮肤张力大，有液体震颤感，胎位不清。肢体肿胀，按之凹陷，不能即起者，多为水肿，因脾虚所致；若肿胀按之凹陷，随手即起，按之压痕不显者，多为气肿，因气滞所致。

（三）辅助检查选择

产妇因糖尿病、病毒感染、严重贫血、胎儿畸胎、胎盘脐带病变、多胎妊娠及母儿血型不合等均可导致羊水过多。因此，适当选用辅助检查明确病因，对指导治疗有积极意义。

1.B 超检查是重要的辅助检查方法，不仅能测量羊水量，还可以了解胎儿情况，对诊断无脑儿及脑积水、脊柱裂等胎儿畸形和多胎妊娠有重要意义。

2. 胎儿染色体检查 通过羊水或脐带中胎儿细胞进行细胞或分子遗传学的检查，有助于了解染色体结构、数目有无异常。

3. 甲胎蛋白（AFP）测定 AFP 平均值超过同期正常妊娠平均值 3 个标准差以上，有助于临床诊断。

4. PCR 技术检测 胎儿是否感染弓形虫、单纯疱疹病毒、风疹病毒、巨细胞病毒等。

5. 母体血糖、糖耐量试验以排除妊娠期糖尿病；母体血型抗体滴度检查以排除母儿血型不合等。

（四）诊断要点

1. 孕中期腹大异常，胸膈胀满，腹部胀痛，甚或喘不得卧，发生紫绀，甚或下肢、外阴浮肿及静脉曲张。

2. 伴有食少腹胀，神疲肢软，面色淡黄或肢体肿胀，按之即起等。

3. 常由孕后饮食失调、情志抑郁等原因诱发。产妇多有糖尿病、病毒感染史，或有胎儿畸胎、多胎妊娠史，母儿血型不合等病史。

4. 可见有脉象沉、缓、弦、滑等变化。

5. 超声检查、胎儿染色体检查、甲胎蛋白测定、血糖及血型等检查有助于明确诊断。

（五）辨证要点

1. 辨虚实 胎水肿满证候特点以本虚标实证居多，虚者指脾胃虚弱，实者多指气机郁滞。同时还应根据肢体和腹皮肿胀的特征进行辨证，以区分水肿和气肿的不同。辨证时，应分清虚实以指导治疗用药。随诊辨证时应注意主证与兼证之变化。

2. 辨脉象 脉沉缓为虚证；脉弦滑者，多属实证。

三、鉴别诊断

需与多胎妊娠、巨大胎儿、葡萄胎等相鉴别，主要根据病史、产科临床检查、B超检查结果，即可鉴别。

四、危急状态辨识

胎水肿满若产妇自觉症状严重，如出现腹大异常，胸膈胀满，腹部胀痛，甚或喘不得卧，发生紫绀，甚或下肢、外阴浮肿及静脉曲张等，当属危急之象，应尽快送产科就诊，紧急救治。

五、中医治疗

（一）治则治法

本病治疗原则以利水除湿为主，本着治病与安胎并举的原则，佐以益气行气，使水行而不伤胎。若胎水肿满伴有胎儿畸形者，应及时终止妊娠，下胎益母。

（二）分证论治

1. 脾气虚弱证

证候：孕期胎水过多，腹大异常，腹部皮肤发亮，下肢及阴部水肿，甚或全身浮肿；食少腹胀，神疲肢软，面色淡黄；舌淡，苔白，脉沉缓。

治法：健脾渗湿，养血安胎。

方药：当归芍药散（《金匮要略》）去川芎，或鲤鱼汤（《备急千金要方》）。

当归芍药散：当归　白芍　川芎　茯苓　白术　泽泻

鲤鱼汤：鲤鱼　白术　白芍　当归　茯苓　生姜

加减：若喘息不得卧者，加杏仁、苏叶宣肺平喘；尿少甚至尿闭者加车前子、泽泻利尿消肿；兼畏寒肢冷者，酌加黄芪、桂枝以温阳化气行水。

2. 气滞湿阻证

证候：孕期胎水过多，腹大异常，胸膈胀满，甚则喘不得卧，肢体肿胀，按之压痕不显；舌红苔白滑，脉弦滑。

治法：理气行滞，利水除湿。

方药：茯苓导水汤（《医宗金鉴》）去槟榔。

茯苓　槟榔　猪苓　砂仁　木香　陈皮　泽泻　白术　木瓜　大腹皮　桑白皮　紫苏叶

加减：腹胀甚者，酌加枳壳理气消胀满；喘甚不得卧者，酌加桑白皮泻肺行水，下气定喘；下肢肿甚者，酌加防己除湿消肿。

（三）其他疗法

中成药

（1）五皮丸　每次 9g，每日 2 次，温开水送服。适用于气滞湿阻证。

（2）五苓散　每次 4.6g，每日 2 次，温开水送服。适用于脾气虚弱证。

（四）重症辨治

胎水肿满患者若出现胸膈胀满，甚或遍身浮肿，喘不得卧等，若不及时抢救治疗，可危及生命。应收入病房，予中西结合综合治疗。

（五）辨治小结

胎水肿满以水湿无制，水渍胞中而发病。病位在胞宫，与脾、肝有关。可由脾失健运，或肝气不舒，气机郁滞，水湿停聚，蓄积胞中而发，多为本虚标实证。虚证即脾胃虚弱；实证即气滞湿郁。辨证首当辨胎儿是否正常，再辨虚实，同时结合现代诊疗技术明确患者发病的原因。治应健脾渗湿，养血安胎或理气行滞，利水除湿，病症兼治。对于糖尿病等引起的胎水肿满，要积极治疗原发疾病，对症处理。若伴有胎儿畸形者，应及时终止妊娠。

六、西医治疗要点

羊水过多常与胎儿疾病（染色体或基因异常、胎儿肿瘤、胎儿代谢性疾病等）有关，同时还与多胎妊娠、巨大胎儿、孕妇合并症（如妊娠合并高血压、糖尿病、贫血、母儿血型不合）等因素有关，可由胎盘脐带病变导致，也有原因不明的特发性羊水过多。

1.羊水过多合并胎儿畸形者，通过超声检查及羊水甲胎蛋白测定后，应及时终止妊娠。

2.羊水过多合并多胎妊娠、巨大胎儿时，若胎儿正常，可予低盐饮食、减少孕妇饮水量、必要时服用利尿剂和镇静剂的治疗。若症状严重无法忍受子宫内张力、孕周小、胎肺不成熟者，可考虑经腹进行羊膜囊穿刺放羊水，引流出部分羊水，也可以服用前列腺素合成酶抑制剂治疗。

3.积极治疗妊娠合并症，从而达到治疗羊水过多的目的。

（1）羊水过多合并妊娠期糖尿病或糖尿病时，需要控制孕妇过高的血糖，即以病因治疗为主，通过对孕妇进行控制饮食等生活方式的干预，血糖控制不理想者推荐应用胰岛素。同时加强孕期胎儿监护，包括胎儿生长发育情况、胎儿成熟度、胎儿－胎盘功能检测等。

（2）羊水过多合并妊娠合并高血压时，以控制病情、延长孕周、尽可能保障母儿安全为目的。治疗包括休息、镇静、监测母胎情况，必要的解痉、降压、利尿，应用糖皮质激素促胎肺成熟治疗等。

（3）羊水过多合并母儿血型不合时，以病因治疗为主，可行血浆置换、胎儿输血等治疗。

七、随诊要领

（一）门诊复诊

1.复诊应对

（1）问诊　重点询问治疗后症状变化，包括主证变化，有无出现新的症状，发作频度变化等；问清用药对一般情况的影响；定期孕期检查有无异常情况。

（2）查体要领 重点检查以往的阳性体征变化，重点检查腹围、舌象、脉象变化。

（3）治疗决策 随访结果提示病情渐恢复者，维持原有治疗或减药治疗，加强人文关怀，嘱患者注意避免加重胎水肿满的个体化诱因，中西医结合治疗，改善病证。病情改善不明显或有些证候更加突出者，综合评估病情以决定是否需要收入院进一步诊治。

2.收入院指征

（1）经门诊治疗后复诊结果显示病情无明显改善者。

（2）有产科合并症且与胎水肿满发病有因果关系。

（3）腹大异常，胸膈胀满，甚则喘不得卧，肢体肿胀者。

（4）超声检查提示胎儿异常或者胎儿正常，但是症状较重者。

（二）出院后复诊

经住院治疗的胎水肿满患者，多为慢性羊水过多，不易根治，因此，具有反复加重，病情多变之特点。

1.问诊 重点询问出院后病情变化及出院医嘱执行情况，包括主证变化，有无出现新的症状、饮食起居情况等；有无需要解决的与胎水肿满相关的新的临床问题。定期产检有无异常。

2.查体要领 重点望神志、望形体，闻胎心率，诊查腹围、舌象、脉象变化，按肌肤以及肿胀情况，明确现症与出院时症见的变化等。

3.治疗决策 经住院治疗病情好转出院的患者，门诊随访结果提示病情渐恢复者，维持原有治疗或减药治疗，适当调整治疗重点，侧重针对原发病的治疗，强调产检重要性，并加强人文关怀，嘱患者注意避免加重胎水肿满的个体化诱因，中西医结合治疗，改善病证。

八、人文关怀

1.情志调畅，饮食有节及避免外感六淫邪气，增强体质等是预防本病的关键。

2.胎水肿满患者应保持精神乐观，情绪稳定，坚持治疗，坚定信心。应避免惊恐刺激及忧思恼怒等。生活作息要有规律。饮食有节，宜进食营养丰富而易消化吸收的食物，宜低脂、低盐饮食，忌烟酒、浓茶。孕期应少食生冷，防止脾胃损伤而水湿停聚。注意休息。

3.轻证可从事适当体力活动，以不觉劳累、不加重症状为度，避免剧烈活动。重症胎水肿满应卧床休息，还应及早发现变证以及病情进展的先兆症状，做好急救准备。

4.孕期患糖尿病、贫血及低蛋白血症，容易诱发羊水过多，应积极防治。

5.加强孕期健康宣教，指导定期产检。

九、预后评估

胎水肿满，胎儿无畸形，症状较轻者，经治疗多能维持妊娠至足月；症状严重，或有妊娠合并症者，可能易出现胎盘早剥、胎膜早破及产后出血，早产及围生儿死亡率增高；羊水过多合并胎儿畸形者，应及时终止妊娠。

十、病案举例

沙某，女，37岁，已婚。2002年3月7日初诊。主诉：妊娠24周，腹大如鼓。患者妊娠已24周，腹部胀大，下肢及外阴水肿尤甚，全身浮肿，胸膈满闷，呼吸气促，神疲倦怠，四肢发凉，小便短少，头晕心悸，喘息不能平卧。舌质淡胖，舌苔白，脉象沉滑无力。诊断：胎水肿满（羊水过多）。中医辨证：脾阳虚证。治法：温阳健脾，利水消肿。方药：千金鲤鱼汤加减。鲤鱼1条，白术、生姜、白芍各10g，当归、云茯苓各15g。6剂，水煎服。服6剂后，腹水减轻，又服6剂，水肿及腹水消。

（摘录《弥氏妇科传薪录》）

附：羊水过多诊疗要点

一、概述

妊娠期间羊水量超过2000mL者，称羊水过多。多数孕妇羊水量增加缓慢，在生长时期内形成，称慢性羊水过多；少数孕妇羊水在数日内迅速增加，称急性羊水过多。

二、临床表现

（一）症状

1.急性羊水过多 妊娠20～24周，腹部胀大迅速，子宫数日内明显增大，且产生一系列压迫症状。孕妇自觉腹部胀痛，行走不便，表情痛苦，呼吸困难，甚至发绀，不能平卧，仅能端坐，进食减少，便秘。

2.慢性羊水过多 羊水在数周内缓慢增多，出现较轻微压迫症状或无症状，孕妇仅感腹部增大较快。

（二）体征

1.急性羊水过多 产检见腹部膨胀，有振水感，腹壁变薄，皮下静脉显露，腹部可有触痛，下肢、外阴或腹部静脉曲张。

2.慢性羊水过多 产检见子宫逐渐增大，张力大，皮肤发亮、变薄，液体震颤感明显，胎位不清，胎心音遥远或听不清。

三、诊断

1. 病史。羊水过多的诊断应从详尽采集病史入手。孕中晚期，羊水量缓慢或骤然增多，腹部增大较快，甚至产生一系列压迫症状。让患者客观描述发生症状时的感受，病史通常能提供对诊断有用的线索：①此次妊娠经过，产检情况，有无糖尿病、病毒感染史，或有无胎儿畸形、多胎妊娠史，以及母儿血型不合等病史，并问清起病或加重的时间、浮肿的程度。②羊水过多的诱发因素，烟、酒、咖啡、运动及精神刺激等。③羊水过多发生的时间、程度。

2. 羊水过多对患者及胎儿造成的影响，产生的症状。

3. 体格检查，子宫显著大于妊娠月份，胎位不清或易变动，胎心音遥远或听不清。

4. 超声检查是重要的辅助检查方法，不仅能测量羊水量，同时可了解胎儿情况，有无畸形。检查羊水最大暗区垂直深度（AFV）或羊水指数（AFI）。羊水最大暗区垂直深度 ≥ 8cm 诊断为羊水过多，其中 8 ~ 11cm 为轻度羊水过多，12 ~ 15cm 为中度羊水过多，> 15cm 为重度羊水过多。羊水指数 ≥ 25cm 诊断为羊水过多，其中 25 ~ 35cm 为轻度羊水过多，36 ~ 45cm 为中度羊水过多，> 45cm 为重度羊水过多。

5. 相关实验室检查及理化检测，羊水甲胎蛋白测定、血糖检查、孕妇血型，以及胎儿染色体检查。

四、处理原则

1. 病因治疗　针对引发羊水过多的原发病及病理因素进行治疗，是关键性治疗措施。若羊水过多合并胎儿畸形应及时终止妊娠。若羊水过多，胎儿正常，应根据羊水过多的程度与胎龄决定处理方法。

2. 一般治疗　低盐饮食，减少孕妇饮水量，必要时服用利尿剂及镇静剂，每周复查羊水指数及胎儿生长情况。

3. 药物治疗　可予前列腺素合成酶抑制剂治疗。

4. 羊膜穿刺减压　症状严重者必要时可考虑经腹行羊膜囊穿刺放羊水。

5. 分娩期处理　严密观察产程进展，防止脐带脱垂，增强宫缩，预防产后出血。

第十节　妊娠身痒

一、概述

妊娠身痒是孕妇在妊娠期间出现与妊娠相关的以周身皮肤瘙痒难忍，甚则夜寐难安，或皮肤有抓痕血痂等为主要临床表现的一种病证。

妊娠期间导致孕妇出现与妊娠有关的皮肤瘙痒症状的疾病很多，其中母体症状虽有轻有重，但对胎儿有一定影响，因此，一定要在临床上加以鉴别，以免贻误了对病患本质的认识未及时治疗。

西医学所称的妊娠期合并皮肤病内容较丰富，其中"妊娠合并荨麻疹""妊娠期肝内胆汁淤积症""妊娠瘙痒症"等引起的全身瘙痒，可参阅本节论治。风疹、妊娠疱疹、疱疹样脓疱病等可导致宫内感染、致畸，甚至威胁孕妇及胎儿生命，不属本节讨论范围。若仅外阴瘙痒亦不属本病讨论范畴，具体治疗参照"阴痒"节。

二、临床诊断要领

（一）问诊要点

1.病史及诱因　问清与起病相关的内伤或外感因素，可因外感风热，湿热蕴结，郁于肌表；或血虚，血瘀，营卫不和，肌肤失荣而诱发。问诊时应根据起病特点，全面而有重点地进行询问，并问清诱因，与妊娠瘙痒起病或加重的时间关系，是诱发瘙痒还是加重瘙痒，诱因消除瘙痒是否可渐缓甚至消失。

2.主要症状　瘙痒有偶发而不持久，常发常消；有反复发作而时轻时重；有偶发而合并诸症等多种表现。有诱因偶发，稍后可自行缓解者多病轻，邪实为多；病程久长，发作持续日久不解，或诸症掺杂，病有宿疾，虚实夹杂之证为多。有以皮肤干燥伴局部红疹或隆起风团为主要表现，亦有仅感身体瘙痒而无皮肤病变，瘙痒以躯干、手脚掌、下肢为主，甚至遍布全身，夜间尤甚并随妊娠进程逐步加重。

3.伴随症状　伴有口渴，发热，微恶寒，多属外感。伴有夜寐不安，头晕眼花，心悸怔忡，面色萎黄，多属血虚。伴有遇热加重，头晕纳呆，四肢倦怠，胸脘痞闷，口干不欲饮，口苦，或皮肤发黄，多属湿热蕴结。伴皮肤干燥，夜间或劳累后瘙痒加剧，腰酸，夜尿多，眼眶黑，多属肝肾不足，营卫失调。

（二）查体要点

1.望诊　先进行整体望诊，观察患者瘙痒部位，以及皮肤抓痕血痂情况，皮肤、巩膜有无黄染，对病情轻重缓急进行初步评估。

（1）望神志　神疲乏力，气短懒言，多为气血亏虚。

（2）望面色　面色萎黄或㿠白多为血虚；面色暗多为血瘀；颜面或皮肤发黄多为湿热蕴结。

（3）望舌　舌尖红，苔薄黄多属外感风热；舌质淡，苔薄白多属血虚；舌质紫有瘀点，多属血瘀；舌质红，苔黄腻，多属湿热蕴结；舌淡暗苔白，多属营卫不调。

（4）望皮肤　身体出现大小不一的风团疹，上半身尤甚，疹块色红，剧痒，遇热则痒增，得冷则减，局部有灼热感多为风热；皮肤有疹或无疹，疹色淡红，日轻夜甚，或劳累后加重，若抓破皮肤流血而无原发皮损者，多为血虚；腹壁及大腿内侧瘙痒为甚，抓破后有血溢皮损，或夜间劳累后瘙痒更甚者，多为营卫不和；若皮肤瘙痒，遇热加重甚至皮肤发黄者，多为湿热蕴结。

2. 闻诊 患者语声高，多为实证；语声低微，少言懒语，多为虚证。

3. 切诊 常见的异常脉象有浮脉、细脉、弦脉、涩脉、濡脉等。脉浮为表证；细者，为血虚之证；脉弦或涩者，一般多血瘀之证；濡脉多为湿邪为病。

（三）辅助检查选择

1. 血清胆酸 血清胆酸浓度增高是早期诊断肝内胆汁淤积症最敏感的生化指标。

2. 肝功能测定 门冬氨酸转氨酶（AST）和丙氨酸转氨酶（ALT）均有轻到中度升高，部分病人胆红素轻度升高，产后肝功能能恢复正常，不遗留肝损害。

3. 肝脏超声 用以了解患者的肝脏结构，以排除孕妇有无肝胆系统基础病。

（四）诊断要点

1. 发生在妊娠期的皮肤瘙痒，可有或无皮肤病变，局部红疹或隆起风团，瘙痒以躯干、手脚掌、下肢为主，甚至全身，夜间尤甚并随妊娠进程逐步加重。

2. 伴有口渴，发热，恶寒，头晕眼花，心悸怔忡，腹胀，心烦，胸脘痞闷，夜寐不安等，或可伴有皮肤或巩膜黄染。

3. 常有过敏性体质，或过食鱼虾，或有妊娠肝内胆汁淤积症病史。

4. 血清学、病毒学检查以及超声等检查有助于明确诊断。

（五）辨证要点

1. 辨虚实 妊娠身痒证候特点有虚实之分，病因不同，伴随症状各异。虚者多为脏腑虚弱，气血不足，实者多为瘀血、气滞、淫邪致营卫失和。辨证时应分清虚实，结合孕妇妊娠期生理特点，以指导治疗用药。随诊辨证时应注意主证与兼证之变化。

2. 辨脉象 妊娠身痒脉浮者，为外感风热之证；脉细尺弱者，为阴亏血虚，肝肾不足之证；脉涩或弦者，为瘀血阻滞之证；脉弦、濡而数者，为湿热内蕴之证。

三、鉴别诊断

本病需与风疹、妊娠疱疹、疱疹样脓疱病等疾病相鉴别，因为这类疾病不仅在妊娠期出现瘙痒症状，更会引起胎儿畸形。同时也需与病毒性肝炎鉴别。

1. 风疹 是由风疹病毒引起的全身发疹性疾病。典型症状为发热，耳后和枕骨下淋巴结肿大，1～2天内身上起小红斑丘疹，但不累及手掌、足底，1～2天内身热红疹消退，同时有皮肤瘙痒，临床不难鉴别。

2. 妊娠疱疹 是与妊娠有密切关系的皮肤病，表现为红色荨麻疹样斑块，以及红斑基底上及临近处出现疱疹或环行分布的小水疱。

3. 疱疹样脓疱病 是妊娠期最严重的皮肤病，在炎性红斑的基底上直接出现脓疱，大小不一，在旧病灶边缘重新发生新脓疱，脓疱融合成痂皮，最后痂皮剥脱而慢慢愈合。

4. 传染性肝炎 传染性肝炎有病毒性肝炎接触史，其厌食、乏力、恶心症状明显，但瘙痒不明显，实验室检查肝功能损害明显，乙肝则 HBSAg 阳性，肝穿刺见肝细胞坏死，炎性浸润，汇管区扩大等，而妊娠身痒多以妊娠期瘙痒为主，严重时会出现肝功能异常。

四、危急状态辨识

妊娠期肝内胆汁淤积症容易引发胎儿急性缺氧及死胎，一方面加强胎儿监护，另一方面建议妊娠 37 ～ 38 周引产，积极终止妊娠。

五、中医治疗

（一）治则治法

本病总的治疗原则是养血祛风。但病因不同，治法亦不同，因于外感风热者宜养血疏风，清热止痒；因于血虚者宜养血祛风止痒；因于血瘀者宜养血活血，化瘀止痒；因于湿热者宜清热，除湿止痒；因于营卫不和者，宜调补冲任，养血祛风。

（二）分证论治

1. 外感风热证

证候：妊娠期间全身皮肤瘙痒，出现抓痕或血痂；口渴，发热，微恶寒；舌尖红，苔薄黄，脉浮滑。

治法：养血疏风，清热止痒。

方药：消风散（《外科正宗》）去苍术、石膏、木通、胡麻仁。

当归 生地黄 防风 蝉蜕 知母 苦参 荆芥 牛蒡子 甘草 木通 苍术 胡麻仁 石膏

加减：若风胜者，加金银花、薄荷、浮萍疏风清热；热盛者，去当归，加黄芩、丹皮清热凉血；若由食物过敏所致可加紫苏、莱菔子、茵陈等。

2. 血虚证

证候：妊娠期间周身皮肤干燥瘙痒，有疹或无疹，疹色淡红，日轻夜甚，或劳累后加重；也有全身剧痒难忍，坐卧不安，抓破皮肤流血而无原发皮损者，夜寐不安，头晕眼花，心悸怔忡，面色萎黄；舌质淡，苔薄白，脉细滑。

治法：养血祛风止痒。

方药：当归饮子（《证治准绳》）加蝉蜕、牛蒡子。

当归 川芎 白芍 生地 防风 白蒺藜 荆芥 何首乌 黄芪 甘草

加减：若手足心热，口燥咽干明显者，酌加元参、知母、地骨皮养阴清热；若烦躁不安，夜间尤甚，加龙齿、山萸肉、桑椹子；若咽干口燥，加麦冬、玄参、南北沙参以养阴生津。

3. 血瘀证

证候：妊娠期间全身皮肤瘙痒，腹胀或心烦；舌质紫有瘀点，脉涩或弦滑。

治法：养血活血，化瘀止痒。

方药：桃红四物汤（《医宗金鉴》）加何首乌、丹参。

桃仁　红花　当归　熟地　白芍　川芎

4. 湿热蕴结证

证候：妊娠期间全身皮肤瘙痒，遇热加重，甚则剧痒难忍，抓破后有渗水；或伴皮肤、巩膜黄染，头晕纳呆，四肢倦怠，胸脘痞闷，口干不欲饮，口苦，或伴腹胀便溏，食欲不振；舌质红、厚腻苔或黄腻，脉弦滑而数或濡滑数。

治法：清热除湿止痒。

方药：茵陈蒿汤（《伤寒论》）加苍术、茯苓、泽泻、白鲜皮、苦参。

茵陈　栀子　大黄

加减：若湿阻气机，见脘腹胀满明显，加枳壳、木香、苏梗以理气行滞，顺气安胎；若兼胎萎不长者，酌加菟丝子、续断、当归以益肾养血安胎；若瘙痒剧烈，心烦寐劣，加入黄连、莲子心以清心除烦。

5. 营卫不调证

证候：妊娠中晚期身痒以腹壁及大腿内侧为甚，抓破后血溢皮损，皮肤干燥，夜间或劳累后瘙痒加剧；腰酸，眼眶黑；舌淡暗，苔白，脉细滑尺弱。

治法：补冲任，调营卫。

方药：四物汤合桂枝汤（《伤寒论》）加首乌、桑寄生、地肤子。

四物汤：当归　生地　川芎　桂枝　芍药　甘草　生姜　大枣

桂枝汤：桂枝　芍药　甘草　大枣　生姜

加减：若头晕耳鸣，瘙痒剧烈加白蒺藜、乌豆衣；夜尿多加山萸肉、覆盆子；瘙痒难忍，夜寐不安者，加白鲜皮、珍珠母、夜交藤止痒宁心安神。

（三）其他疗法

1. 中成药

（1）祛风地黄丸　大蜜丸，每次1丸，每日2次，适用于血虚证。

（2）精黄片　每片0.23g，每次3片，每日3次，适用于湿热蕴结证。

2. 外治法

（1）选用苦参、川椒、明矾等水煎洗澡，日洗2次，连洗数天。

（2）地肤子30g，炉甘石60g。入水中煮取200mL，然后浸炉甘石备用。用脱脂棉球蘸药汁擦痒处，每日数次，可抑制瘙痒。

（四）重症辨治

妊娠身痒患者若瘙痒严重，胎儿监护有异常，应收入院，予中西医综合治疗，必要时行相应产科处理。

（五）辨治小结

妊娠身痒有因感受风、湿、热之邪，客于皮肤肌表，气血不和而致病；或因孕后血虚生风化燥，肌肤失于濡养而发病。病位在皮肤肌表，与脾、肾、肝、肺有关。本病有虚实之分，虚证主要是脏腑虚弱，气血失和；实证主要是瘀血、气滞、感受淫邪，营卫不和。妊娠身痒既要审证求因，又要结合西医检查辨病，二者有机结合，稳妥处理。治疗期间须时时顾护胎儿，注意治病与安胎并举，以免损伤胎元。要根据孕后阴血聚下以养胎，阴血偏虚的妊娠生理特点，时刻注意养血。正所谓"治风先治血，血行风自灭"，阴血充足，血行正常，则无化燥生风之弊，但养血润燥不宜过于滋腻，祛风达表不宜过于发散，散湿消疹不宜过于香燥。还要注意健脾疏肝，使脾气健运，气机调畅。尤其对于妊娠期肝内胆汁淤积症（ICP）患者，须加强产前监护，谨防胎儿发生异常情况。

六、西医治疗要点

1. 妊娠身痒的基础原发病是妊娠期肝内胆汁淤积症时，以积极治疗原发病，缓解瘙痒、黄疸等母体症状，改善肝功能，降低血胆汁酸浓度，延长孕周，改善围产儿结局与预后为主，包括降胆汁酸药物治疗，应用保肝药及相应的产科处理等措施。临证重点是胎儿宫内安危的监护。

2. 妊娠身痒的基础原发病为其他妊娠期特异性皮肤病（妊娠合并荨麻疹及妊娠瘙痒症）等，以去除病理因素为主，可选用抗组胺类药物、镇静剂（可能产生畸形故应慎用）、钙剂和维生素C，病情严重，症状不能控制者可短期内服用皮质激素。可选用含有止痒剂的炉甘石洗剂、皮质激素软膏外用，同时应监测胎儿宫内情况。

七、随诊要领

（一）门诊复诊

1. 复诊应对

（1）问诊　重点询问治疗后症状变化，包括主症变化，有无新的症状，发作频率等，孕妇孕期检查有无异常情况。

（2）查体要领　重点检查既往阳性体征的变化，如瘙痒部位的抓痕血痂等，以及舌象、脉象变化。

（3）治疗决策　随访结果提示病情渐恢复者，维持原治疗方案或减药治疗，加强人文关怀，嘱患者注意避免加重瘙痒的个体化诱因，综合治疗，改善体质。病情改善不明显或有些证候加重者，综合评估病情以决定是否需要收入院进一步诊治。

2. 收入院指征　经门诊治疗后复诊结果显示病情无明显改善或病情加重者。

（二）出院后复诊

1.问诊 重点询问出院后病情变化及出院医嘱执行情况，包括主证变化，有无出现新的症状，饮食起居情况等，有无需要解决的与妊娠瘙痒相关的新的临床问题。

2.查体要领 重点望神志、望面色，望四肢躯干，诊查舌象、脉象变化，明确现症与出院时症见的变化等。

3.治疗决策 经住院治疗病情好转出院的患者，门诊随访结果提示病情渐恢复者，维持原有治疗或减药治疗，适当调整治疗重点，侧重针对原发病因的治疗，并加强人文关怀，嘱患者注意避免加重瘙痒的个体化诱因，结合治疗，改善体质。

八、人文关怀

加强健康教育，提高患者对疾病的认识和重视，帮助患者树立信心，避免过度焦虑，学会自我监测病情，如自己计数胎动等。加强产前检查的宣教，知道定期产检，了解赴医院就诊的时机。孕妇在孕期饮食应清淡而富于营养，纠正血虚，以增强机体抗病能力，勿食燥热油腻辛辣刺激之品，以免湿热内生。避免外感风热；保持精神愉快，心情舒畅以维护气血调畅；衣物要宽松、透气。尽量避免搔抓皮肤，以免感染邪毒，经久不愈。

九、预后评估

本病轻症可不药而愈，重者则应内服及外用药同时治疗，一般预后良好。若为湿毒蕴结型则病情较重，预后不良，可影响胎儿正常生长发育，导致胎萎不长，甚则死胎或死产。

十、病案举例

江某，女，28岁。孕将6周，遍身瘙痒难忍，夜分尤甚，不能安寐，皮肤抓痕累累，曾服西药，已近一旬，未见好转，伴有小便短赤，纳少心烦，便艰，眼目微黄。舌质红苔薄腻，脉细弦略滑。肝功能测定：谷氨酸氨基转氨酶 66U/L，黄疸指数 7U/L，总胆红素 13.6μmol/L，尿胆红素阳性。无肝炎接触史，诊断为妊娠期肝内胆汁淤积症。曾流产2次，小产1次，小产前亦出现皮肤瘙痒。此乃湿热熏蒸，内侵肝胆，外渍肌肤。治宜清热利湿，分消内外。药用：绵茵陈15g，黑栀子4.5g，炒苍术6g，淡黄芩4.5g，生川军4.5g，萆草15g，紫草9g，豨莶草12g，白鲜皮12g，土茯苓15g，生地黄9g。4月14日患者二诊，服药5天皮肤瘙痒略减，溲频色黄，大便欠实。脉弦滑，苔薄质红。原法续进。原方加水牛角30g（先煎）。先后服药12剂，皮肤瘙痒显著减轻，夜能入寐，眼目黄染亦退，溲清纳可，再续服上药1周后，肝功能及尿胆红素复查，均恢复正常。随访：足月顺产一男婴。

（摘录《蔡氏女科经验选集》）

附：妊娠期肝内胆汁淤积症诊疗要点

一、概述

妊娠期肝内胆汁淤积症（intrahepatic cholestasis of pregnancy，ICP）是妊娠期特有的并发症，以妊娠晚期皮肤瘙痒，血中肝酶、胆汁酸水平升高及围产儿不良结局增加为临床特点。

二、临床表现

肝内胆汁淤积症的病因及临床类型不同，其临床表现差异明显。皮肤瘙痒是其早期表现，数日至数周后出现黄疸，严重瘙痒会引起产妇失眠，情绪变化，易引起早产、胎儿窘迫、死胎、死产等。

（一）症状

1.皮肤瘙痒 常是首发症状，轻重程度不一，通常最先出现于手掌和脚掌，然后逐渐延至下肢、上肢、后背、前胸、腹部及颜面。以夜间瘙痒明显，往往于产后数小时或数日消退。

2.黄疸 常发生于瘙痒症状后数日至数周或同时发生，黄疸发生率约20%，产后数日内自行消退。

3.其他表现 四肢可见抓痕，少数孕妇可有恶心、呕吐、食欲缺乏、腹痛、腹泻、轻微脂肪痢等非特异性症状。

（二）体征

四肢可见抓痕、皮疹，巩膜及皮肤轻度黄染，严重者皮下有瘀点；肝大但质地软，有轻压痛。

三、诊断

1.病史 妊娠期肝内胆汁淤积症的诊断应从详尽采集病史入手。让患者客观描述发生症状时的感受。病史通常能提供对诊断有用的线索：①妊娠期肝内胆汁淤积症发生是否与女性激素有关，如双胎妊娠、卵巢过度刺激或既往服用复方避孕药物等。②孕妇是否有ICP家族发生史及前次妊娠发病史。③ICP发生有无诱发因素。④瘙痒发作的频繁程度、起止方式，瘙痒与黄疸的关系。⑤瘙痒对患者造成的影响，产生症状或存在潜在预后意义。⑥孕期产检情况及胎儿状况。

2.体格检查 除检查皮疹、巩膜有无黄染，还应注意有无皮下瘀点，肝脏是否肿大，有无触痛，胎儿胎心、胎动情况。

3.化验检查 包括血清胆酸测定、肝功能测定，其中血清胆酸明显高于正常是早期诊断最敏感的生化指标。

4. 肝脏彩超　无特征性改变，仅对排除孕妇有无肝胆系统基础病有意义。

四、处理原则

针对缓解瘙痒症状，恢复肝功能，降低血清胆酸水平，减轻对胎儿的危害，改善妊娠结局进行治疗，是关键性治疗措施。

1. 药物治疗　予以降胆酸药物、抗组胺类药物、保肝治疗等改善瘙痒症状，同时还可配合低分子右旋糖酐、丹参注射液等通过改善微循环进而缓解症状。

2. 产科处理　选择恰当的分娩时机和方式最终获得良好的围产结局至关重要。加强孕期监护，加强胎儿监护，定期进行胎盘功能检查和无应激试验，临产后注意胎心变化。适时终止妊娠（以剖宫产为宜），产后给予宫缩剂预防产后出血。

第十一节　妊娠小便不通

一、概述

妊娠期间，孕妇素体虚弱导致胎气下坠，迫及膀胱，以致水道不利，而出现小便不通，甚至小腹拘急胀痛，心烦不得卧者，称"妊娠小便不通"，又称"转胞"或"胞转"。常见于妊娠中晚期。

西医学的妊娠合并尿潴留可参照本病辨证治疗。

二、临床诊断要领

（一）问诊要点

1. 病史及诱因　起病多因内伤因素，可由肾虚或气虚无力举胎，压迫膀胱，致膀胱不利，水道不通，溺不得出。了解有无多胎妊娠、糖尿病、巨大胎儿等情况。

2. 主要症状　多发生在妊娠中晚期，以小便不通、小腹胀满疼痛等为主要症状。

3. 伴随症状　伴腰膝酸软、畏寒肢冷，或小便频数量少者多为肾虚证；伴神疲倦怠、短气懒言、头重眩晕者多为气虚证。

（二）查体要点

1. 望诊

（1）望形神　精神不振，面色少华，形体偏胖，肉松皮缓，下肢肿胀，坐卧不安，多为肾虚证；神疲倦怠，坐卧不安，少气懒言，动则乏力气短，多为气虚证。

（2）望面色　面黑，暗淡无光，多为肾虚；面色㿠白，多为气虚。

（3）望舌　舌淡苔薄润，多属肾虚；舌淡苔薄白，多属气虚。

2.闻诊　妊娠小便不通以虚证居多，患者多语声低微。

3.切诊　肾虚，则脉象沉细；气虚，则脉象虚缓。

（三）辅助检查选择

1.尿常规检查　基本正常。

2.B超检查　显示有尿液潴留。

（四）诊断要点

1.妊娠期间，小便频数，点滴量少，甚或闭而不通，小腹拘急疼痛，坠胀难忍。多见于妊娠中晚期。

2.小便虽频数量少，但排尿时无刺痛灼热感，可与子淋相区别。

3.气虚之人常有先天禀赋不足，或后天疾病、饮食失节、过劳伤脾等病史，或多胎妊娠、胎体过大等情况；肾虚之人除有先天不足之外，更有后天损耗，如婚育不节、屡孕屡堕、久病伤肾等病史。

4.尿常规、B超等检查有助于明确诊断。

（五）辨证要点

本病以小便不通为主，伴腰膝酸软、畏寒肢冷者，多属肾虚；伴神疲倦怠、头重眩晕者，多属气虚。

三、鉴别诊断

妊娠小便不通应与妊娠小便淋痛、急性肾盂肾炎等鉴别。

1.妊娠小便淋痛　妊娠小便淋痛可见于妊娠各个时期，以妊娠期间小便淋沥涩痛为主，尿常规见红细胞、白细胞及少量蛋白，而妊娠小便不通常见于妊娠中晚期，以妊娠期间小便不通、小腹胀痛为主，尿常规正常，超声可见膀胱尿潴留。

2.急性肾盂肾炎　急性肾盂肾炎以突发高热、寒战，或低热，伴尿频、尿急、尿痛等膀胱刺激症状，以及头痛、恶心、呕吐等全身症状。肾区叩痛。血白细胞增多，尿沉渣见白细胞或脓细胞。尿培养和血培养可有助鉴别。

四、危急状态辨识

妊娠小便不通造成患者小腹胀痛难忍，严重时可导致膀胱破裂，需立即施行导尿术紧急处置。

五、中医治疗

（一）治则治法

治疗本着"急则治其标，缓则治其本"的原则，以补气升提助膀胱气化为主，不可妄用通利之品，以免影响胚胎。

（二）分证论治

1. 肾虚证

证候：妊娠期间，小便不通，或频数量少；小腹胀满而痛，坐卧不安，腰膝酸软；舌淡，苔薄润，脉沉细无力。

治法：温肾助阳，化气行水。

方药：肾气丸（方见经行浮肿）去丹皮、附子，加巴戟天、菟丝子。

加减：若肾阳亏虚，命门火衰，畏寒肢冷甚者，可酌加肉桂、紫河车温肾助阳；腰膝酸软甚者可加杜仲、补骨脂补肾益气、强壮筋骨；溺蓄胞中，小腹胀满疼痛甚者，可加薏苡仁、黄芪、白术利水渗湿。

2. 气虚证

证候：妊娠期间，小便不通，或频数量少；小腹胀急疼痛，坐卧不安，面色㿠白，神疲倦怠，头重眩晕；舌淡，苔薄白，脉虚缓。

治法：补中益气，导溺举胎。

方药：益气导溺汤（《中医妇科治疗学》）。

党参 白术 白扁豆 茯苓 桂枝 升麻 桔梗 通草 乌药

加减：若神疲、乏力、气虚甚者可加黄芪、山药益气升提；小腹胀急疼痛甚者，可加泽泻、猪苓、黄芪利水渗湿，健脾益气。

（三）其他疗法

1. 中成药

（1）金匮肾气丸　每次9g，每日2次，口服，适用肾阳虚证。

（2）补中益气丸　每次6g，每日3次，口服，适用气虚证。

2. 针灸

主穴取气海、膀胱俞（双）、阴陵泉（双），灸关元，配穴取大椎、足三里（双）。强刺激，留针15～20分钟，每隔1～2分钟捻转一次。出针后可加用电灸或艾灸，直至皮肤呈轻度充血为止。

3. 贴敷法

（1）车前草200g，滑石粉30g。车前草捣烂取汁，调滑石粉，外涂脐四周，涂药直径约13cm，每日换药1次。（《妇人大全良方》）

（2）冬葵子、滑石、栀子各5g，葱汁适量。将上述三药压粉，在葱汁中调药粉如

膏状，外敷脐部，常规法固定，每日换药 1 次。(《济阴纲目》)

（3）葱白 15 根（连须），田螺 5 个（去壳），食盐 15g。将 3 味药共捣如膏备用，取药膏贴于患者脐上，纱布覆盖，胶布固定，每隔 12 小时换药 1 次，通常敷药 1 ～ 2 次小便即可畅通。(《全国中草药汇编》)

（四）辨治小结

妊娠小便不通表现为妊娠期间小便不通，饮食如常，小腹胀急，心烦不得卧。临床虽不多见，但中药治疗效果较好。通过病史、临床表现、尿常规或 B 超等可明确诊断，但需排除泌尿系统结石、肿瘤等病变。妊娠小便不通为本虚标实证，临床上有气虚、肾虚之分，治疗以补气升提、温肾通阳、助膀胱气化为主，不可妄用通利之品，以免犯虚虚之戒，影响胚胎。若小便胀痛难忍，可本着急则治其标、缓则治其本的原则，采用导尿术等法以救其急，待病情缓解，再调理善后。

六、西医治疗要点

妊娠小便不通与西医临床关系最密切的是妊娠合并尿潴留，根据患者临床症状和意愿可选择中药治疗、导尿术等治疗方法。临床应给予仔细评估，包括详细的病史，体格检查和尿动力学检查，寻找可能的病因。间歇导尿是妊娠尿潴留的管理所必需的。孕妇的手术治疗应慎重选择，临床干预需要基于仔细评估的个体化方法。

七、随诊要领

（一）门诊复诊

1. 复诊应对

（1）问诊　重点询问治疗后症状变化，包括主证变化，有无出现新的症状等；问清用药对一般情况的影响；问清患者经初治后对下一步治疗的期待与意愿，有无需要解决的与妊娠小便不通相关的新问题。

（2）查体要领　重点检查以往的阳性体征的变化，舌象及脉象变化。

（3）治疗决策　随访结果提示病情渐恢复者，维持原有治疗或减药治疗，加强人文关怀，嘱患者注意避免加重妊娠小便不通的个体化诱因，可结合中医适宜技术综合治疗，改善体质。病情改善不明显或有些证候加重者，综合评估病情以决定是否需要收入院进一步诊治。

2. 收入院指征

（1）经门诊治疗后复诊结果显示病情无明显改善者。

（2）有基础器质性疾病且与妊娠小便不通发病有因果关系。

（3）尿潴留症状加重需反复进行导尿术者。

（4）膀胱和尿道及子宫肿物引起的尿潴留，组织学证明其是恶性肿瘤或者不能保守治疗者。

（二）出院后复诊

1. 问诊 重点询问出院后病情变化及出院医嘱执行情况，包括主证变化，有无出现新的症状，饮食起居情况等；有无需要解决的与妊娠小便不通相关的新的临床问题。

2. 查体要领 重点望形神、望面色，诊查舌象及脉象变化，明确现症与出院时症见的变化等。

3. 治疗决策 经住院治疗病情好转出院的患者，门诊随访结果提示病情渐恢复者，维持原有治疗或减药治疗，适当调整治疗重点，侧重针对原发病的治疗，并加强人文关怀，嘱患者注意避免加重妊娠小便不通的个体化诱因，结合中医适宜技术综合治疗，改善体质。

八、人文关怀

1. 妊娠期生理性因素引起的小便不通，一般无须特殊处理，嘱患者不要过于紧张。
2. 妊娠期间注意避免憋尿，可取仰卧高臀位，缓解先露部对膀胱的压迫。
3. 导尿期间禁食辛辣食材，注意预防感染。

九、预后评估

本病在临床较少见，属急证，通过对症处理可迅速缓解，但易反复。孕后勿强忍小便，孕后小便不通者，可取仰卧高臀位，缓解先露部对膀胱的压迫。若小便不通时间长，尿潴留过多，使用导尿法排出尿液时，应注意控制速度，不可过急，以免引起患者昏厥或出现血尿。

十、病案举例

李某，女，28岁。因孕3个月，排尿困难9天，伴尿潴留来诊。患者孕3个月余，2008年8月22日患呼吸道感染，外院予以青霉素治疗，8月25日起出现排尿困难，现在省妇幼保健院住院治疗，保留导尿，拔除导尿管后仍小便不能自解，遂又导尿治疗。刻下：排尿困难，无阴道出血，无腰酸，小便略胀，恶心不适，纳少，咳嗽阵作，咳痰量少，难以咳出，无发热，便秘，4~5天一行，出汗多。中医诊断：转胞，属脾虚气陷夹有湿热。治疗拟补气健脾，和胃降浊，佐以清利膀胱。补中益气汤加滋肾丸加减。药用：黄芪15g，党参15g，白术15g，茯苓10g，升麻6g，广陈皮6g，炒竹茹6g，炒黄柏6g，泽泻10g，乌药6g，六一散10g（包煎），桔梗6g，7剂。二诊：2008年9月9日：服用上药后，9月5日尿管拔除，小溲能解。B超：单胎，顶臀径74.8mm，胎心搏动好。刻下：孕3个月，小便已通，略有淋漓不净，有排不净之感，咳嗽偶作，痔疮出血，便秘，恶心欲吐稍缓，纳食偏少，腰略酸，舌红苔腻，脉细滑带濡。宜益气开阳，清热利湿，仍为补中益气汤加滋肾丸加减。处方：黄芪15g，党参15g，白术10g，茯苓10g，炙升麻6g，陈皮6g，竹茹10g，炒黄柏6g，炙知母6g，肉桂5g，地榆炭10g，杜仲10g，泽泻10g，7剂。

（摘录《坤壶撷英——夏桂成妇科临证心悟》）

第十二节 妊娠小便淋痛

一、概述

妊娠期间，由于肾虚或膀胱湿热，导致气化失常，出现尿频、尿急、淋沥涩痛者，称为"妊娠小便淋痛"，亦称"子淋"。

西医学的妊娠合并尿道炎、膀胱炎、肾盂肾炎等泌尿系统感染的疾病可参照本病辨证治疗。

二、临床诊断要领

（一）问诊要点

1. 病史及诱因 问清与起病相关的内伤或外感因素，可因机体正气不足，风寒湿热之邪内侵，或七情、房事、饮食所伤，以致膀胱郁热，气化失司。孕前可有尿频、尿急、淋沥涩痛的病史或不洁性生活史。

2. 主要症状 妊娠期间出现尿频、尿急、淋沥涩痛，甚则点滴而下、小腹坠胀疼痛等症。

3. 伴随症状 伴午后潮热、手足心热、大便干结者，多为阴虚津亏证；伴心烦易怒、渴喜冷饮，甚则口舌生疮者多为心火偏亢证；伴口苦口腻、渴喜冷饮、胸脘痞闷者，多为湿热下注证。

（二）查体要点

1. 望诊

（1）望形神 精神不振，形体偏瘦，皮肤干涩多为阴虚津亏；躁扰不宁，坐卧不安，面赤心烦，多为心火上炎；形体偏胖，肉松皮缓，坐卧不安，多为湿热下注。

（2）望面色 颧赤唇红，多属阴虚津亏；满面通红者，多属心火偏亢；面黄虚浮者，多属湿热下注。

（3）望舌 舌红苔少或无苔，多属阴虚津亏；舌红生疮苔薄黄，多属心火偏亢；舌红苔黄腻，多属湿热。

2. 闻诊 妊娠小便淋痛以热证居多，患者多语声较高，心烦易怒。

3. 切诊 阴虚津亏，则脉象细数；心火偏亢，则脉象滑数；湿热下注，则脉象滑濡数。

（三）辅助检查选择

尿常规检查见红细胞、白细胞或少量蛋白；尿培养和血培养可明确致病菌。

（四）诊断要点

1. 妊娠期间出现尿频、尿急、淋沥涩痛，甚则点滴而下、小腹坠胀疼痛等症，甚或腰痛。
2. 孕前可有尿频、尿急、淋沥涩痛的病史或不洁性生活史。
3. 尿液常规可见红、白细胞及蛋白尿，中段尿培养有细菌生长，可有助于明确诊断。

（五）辨证要点

妊娠小便淋痛辨证中根据尿频、尿痛的情况，其病程的长短情况等结合兼证、舌脉可辨别虚实。虚热者小便淋沥不爽，量少，色淡黄；实热者小便艰涩刺痛，尿短赤。

三、鉴别诊断

妊娠小便淋痛应与妊娠小便不通、妊娠遗尿等鉴别。

1. 妊娠小便不通 妊娠小便不通以妊娠期间小腹拘急，尿液潴留为特征，无灼热疼痛，尿常规基本正常，B超检查显示有尿液潴留。妊娠小便淋痛以妊娠期间尿频、尿急、尿痛为特征，尿常规多为异常。

2. 妊娠遗尿 妊娠遗尿以妊娠期间尿失禁而尿液自行排出为主，无尿急尿痛，尿常规检查基本正常。妊娠小便淋痛以妊娠期间尿频、尿急、尿痛为特征，尿常规多为异常。

四、中医治疗

（一）治则治法

治疗大法以清润为主，不宜过于通利，以免损伤胎元。必须予以通利者，应佐以固肾安胎之品。

（二）分证论治

1. 阴虚津亏证

证候：妊娠期间小便频数，淋沥涩痛，量少色黄；午后潮热，手足心热，大便干结，颧赤唇红；舌红，苔少或无苔，脉细数。

治法：滋阴清热，润燥通淋。

方药：知柏地黄丸（方见经间期出血）。

加减：若潮热显著者，酌加麦门冬、五味子、地骨皮滋阴清热；尿中带血者，酌加女贞子、旱莲草、小蓟滋阴清热，凉血止血；大便秘结甚者，可加火麻仁、生地黄润肠通便。

2. 心火偏亢证

证候：妊娠期间，小便频数，艰涩刺痛，尿短赤；面赤心烦，渴喜冷饮，甚则口舌生疮；舌红，苔薄黄，脉滑数。

治法：清心泻火，润燥通淋。

方药：导赤散（《小儿药证直诀》）加麦门冬、玄参。

生地黄 甘草梢 木通 淡竹叶

加减：小便热痛甚者，酌加黄芩、栀子以清热解毒；尿中带血者，酌加地榆、大小蓟以凉血止血；心火偏亢，心神被扰，心烦不寐者可酌加栀子、黄连、生甘草清心泻火。

3. 湿热下注证

证候：妊娠期间，小便频数，尿色黄赤，艰涩不利，灼热刺痛；口苦咽干，渴喜冷饮，胸闷食少，带下黄稠量多；舌红，苔黄腻，脉滑濡数。

治法：清热利湿，润燥通淋。

方药：加味五淋散（《医宗金鉴》）。

黑栀子 赤茯苓 当归 白芍 黄芩 甘草梢 生地黄 泽泻 车前子 木通 滑石

加减：若热盛毒甚者，酌加金银花、野菊花、蒲公英、紫花地丁清热解毒；尿中带血者，酌加大小蓟、侧柏叶、地榆以凉血止血；湿热甚者，加薏苡仁、苍术健脾燥湿。

（三）其他疗法

1. 知柏地黄丸，每次9g，每日2次，口服。
2. 宁泌泰，每次3片，每日3次，口服。
3. 清淋颗粒，每次10g，每日3次，开水泡服。

（四）辨治小结

子淋表现为妊娠期间出现小便频数、淋沥涩痛等症状，中药治疗子淋不良反应少，疗效满意。通过临床表现、尿常规或中段尿培养即可确诊。子淋以热证居多，心火偏亢、阴虚火旺、湿热下注等证常见。

五、西医治疗要点

妊娠小便淋痛与西医临床关系最密切的是妊娠合并尿道炎、膀胱炎、肾盂肾炎等泌尿系统感染的疾病，根据患者病情和意愿可选择中药治疗、抗生素治疗等治疗方法。抗生素的选择应考虑对细菌敏感、对胎儿安全的原则，同时，治疗时间需要达到足够疗程。治疗期间应密切观察病情变化，并早期进行干预治疗，防止其他并发症的发生。

六、随诊要领

（一）门诊复诊

1. 复诊应对

（1）问诊　重点询问治疗后症状变化，包括主证变化，有无出现新的症状等；问清用药对一般情况的影响；问清患者经初治后对下一步治疗的期待与意愿，有无需要解决的与妊娠小便淋痛相关的新问题。

（2）查体要领　重点检查以往阳性体征的变化及舌象、脉象变化。

（3）治疗决策　随访结果提示病情渐恢复者，维持原有治疗或减药治疗，加强人文关怀，嘱患者注意避免加重妊娠小便淋痛的个体化诱因，结合中医适宜技术综合治疗，改善体质。病情改善不明显或有些证候加重者，综合评估病情以决定是否需要收入院进一步诊治。

2. 收入院指征

（1）经门诊治疗后复诊结果显示病情无明显改善者。

（2）出现高热、呼吸困难等症状。

（3）急性肾盂肾炎或伴肺水肿、成人型呼吸窘迫综合征等并发症。

（二）出院后复诊

1. 问诊　重点询问出院后病情变化及出院医嘱执行情况，包括主证变化，有无出现新的症状，饮食起居情况等；有无需要解决的与妊娠小便淋痛相关的新的临床问题。

2. 查体要领　重点望形神、望面色，诊查舌象及脉象变化，明确现症与出院时症见的变化等。

3. 治疗决策　经住院治疗病情好转出院的患者，门诊随访结果提示病情渐恢复者，维持原有治疗或减药治疗，适当调整治疗重点，侧重针对原发病的治疗，并加强人文关怀，嘱患者注意避免加重妊娠小便淋痛的个体化诱因，结合中医适宜技术综合治疗，改善体质。

七、人文关怀

1.情志调畅，饮食有节，节制性生活，适时添加衣物，增强体质亦是预防本病的关键。

2.注意休息，卧床时多取左侧卧位，减少子宫对输尿管的压迫。

3.多饮水，每日保持尿量达 2000mL 以上。

4.积极去除易导致妊娠小便淋痛发生的各种高危因素，如肾结石、阴道炎等。

八、预后评估

子淋是常见的妊娠并发症，如能及时正确治疗预后较好，本病治疗不及时或不彻底易致邪气久稽，缠绵难愈，应予以足够重视。严重者可出现高热、寒战，甚至可由高热引起流产、早产，如果反复发作，可发展成慢性肾盂肾炎，必要时需中西医结合治疗。

九、病案举例

刘某，女，28岁。因妊娠 5 个月，尿频、尿急、淋沥涩痛半月来诊。半月前感觉排尿不畅，初不介意，继则加重，小便频数，艰涩不爽而酸痛，色黄，大便干燥，食欲欠佳，夜眠不安，易发烦躁。舌苔白，根部发黄，脉象滑数。中医诊断子淋，乃热郁膀胱，津液亏少，气化不行所致，宜用清热通淋，调气润燥以治。处方：川萆薢 6g，天麦冬各 6g，生地 10g，酒条芩 6g，南花粉 10g，草梢 3g，炒枳壳 6g，火麻仁 12g，山栀 5g，台乌药 6g，益智仁 5g，茯苓 10g，川石韦 6g。二诊：服药 2 剂，尿频大减，尿时仍有涩痛之感，大便已通，眠食转佳，原方去火麻仁，加淡竹叶 5g。

（摘录《施今墨临床经验集》）

第十三节　妊娠咳嗽

一、概述

妊娠期间，咳嗽不已，称为"妊娠咳嗽"，亦称"子嗽""子咳"。

妊娠咳嗽既是独立性的病证，又是妊娠合并肺系多种疾病的一个症状。妊娠咳嗽的发生、发展与妊娠期母体内环境的特殊改变有关。若咳嗽剧烈或久咳不已，可损伤胎气，甚可导致堕胎、小产。

西医学妊娠合并慢性支气管炎、肺炎等，可参照本病辨证治疗。

二、临床诊断要领

（一）问诊要点

1. 病史及诱因　问清妊娠月份、胎儿情况及产检情况，并问清孕前是否有慢性咳嗽史或孕后贪凉饮冷史，是否有劳累、情志异常等诱因。

2. 主要症状　妊娠期间，出现咳嗽不已，干咳无痰或少痰；或咳嗽痰多，胸闷气促，甚则喘不得卧；或咳嗽不已，咳痰不爽，痰液黄稠。

（二）查体要点

1. 望诊

（1）望神志　精神疲惫，多属脾虚中阳不振。

（2）望面色　面色红赤，多属痰火内盛。

（3）望痰色　痰中带血，多属阴虚肺燥，肺络受损；痰多色白，多属脾虚痰饮；咳痰黄稠，多属痰火犯肺。

（4）望舌　舌质红，苔少，多属阴虚内热；舌质淡舌体胖，苔白腻，多属脾虚痰饮内停；舌质偏红，苔黄腻，多属痰火内盛。

2. 闻诊

（1）听胎心音　妊娠20周后用听诊器经孕妇腹壁能听到胎儿心音，胎心率120～160次/分。

（2）听咳嗽声　咳而声低气怯，多属虚证；咳而洪亮有力，多属实证；咳声轻微短促，多属阴虚肺燥；咳声重浊，痰出咳减，多属痰热内盛。

3. 切诊　脉细滑数，为阴虚肺燥；脉濡滑，为脾虚痰饮内盛；脉弦滑而数，为痰火犯肺。

（三）辅助检查选择

血常规、痰培养等检查。胸部X线摄片或胸部CT有助于本病的诊断及鉴别诊断，但放射线可能对胎儿造成伤害，故应权衡利弊施行。

（四）诊断要点

1. 妊娠期间，咳嗽不已，甚或胸闷气促，不得平卧。

2. 孕前有慢性咳嗽史或孕后有贪凉饮冷史。

3. 血常规、痰培养等检查有助于明确诊断。

（五）辨证要点

1. 辨虚实　妊娠咳嗽辨证时根据咳嗽的特征，有无咳痰及痰的质地、颜色，同时结合兼证、舌脉辨其虚实，证候特点多为虚实夹杂。

2. 辨病位 病位主要在肺，关系到脾，主要病机为阴虚肺燥、脾虚痰饮、痰火犯肺导致肺失宣降而致咳嗽。

三、鉴别诊断

妊娠咳嗽应与抱儿痨相鉴别。抱儿痨孕前多有痨病史，临床表现为久咳不愈，形体消瘦，潮热盗汗，痰中带血，可行结核菌素试验加以鉴别，必要时行胸部 X 线摄片或胸部 CT 辅助诊断。

四、中医治疗

（一）治则治法

妊娠咳嗽治疗以清热润肺，化痰止咳为主，重在治肺，兼顾治脾。因本病发生在妊娠期间，须遵循治病与安胎并举的原则，治咳兼顾胎元，必要时加用安胎之药，慎用降气、豁痰、滑利之品。

（二）分证论治

1. 阴虚肺燥证

证候：妊娠期间，咳嗽不已，干咳无痰或少痰，甚或痰中带血；口燥咽干，手足心热；舌红，苔少，脉细滑数。

治法：养阴润肺，止咳安胎。

方药：百合固金汤（《医方集解》）。

百合 熟地黄 生地黄 麦冬 玄参 当归 白芍 贝母 桔梗 生甘草

加减：若咳嗽带血严重者，酌加侧柏叶、墨旱莲养阴清热止血；若颧红潮热，手足心热甚者，酌加地骨皮、白薇滋阴清热；若伴大便干结者，酌加肉苁蓉、胡麻仁润肠通便。

2. 脾虚痰饮证

证候：妊娠期间，咳嗽痰多，胸闷气促，甚则喘不得卧；神疲纳呆，舌质淡胖，苔白腻，脉濡滑。

治法：健脾除湿，化痰止咳。

方药：六君子汤（《校注妇人良方》）。

党参 白术 茯苓 甘草 半夏 陈皮 生姜 大枣

加减：若胸闷痰多甚者，加紫菀、苏梗、枇杷叶以宽胸顺气，化痰止咳；若形寒肢冷兼寒者，加丁香、豆蔻以温中化痰；若神疲乏力重者，加黄芪、山药以健脾益气。

3. 痰火犯肺证

证候：妊娠期间，咳嗽不已，咳痰不爽，痰液黄稠；面红口干，胸闷烦热；舌质偏红，苔黄腻，脉弦滑而数。

治法：清热降火，化痰止咳。

方药：清金化痰汤（《杂病广药》引《医学统旨》）。

黄芩 栀子 桑白皮 麦冬 知母 橘红 茯苓 瓜蒌仁 贝母 桔梗 甘草

加减：若痰火甚，咳逆不得卧者，加知母、青蛤壳；若痰中带血，加仙鹤草、蒲黄炭；若纳食不香，脘痞不舒，加陈皮、炒谷芽、炒麦芽。

（三）其他疗法

中成药

（1）川贝枇杷冲剂 1次3g，1日3次，口服，用于风热证。

（2）百合固金丸 1次6g，1日2次，口服，用于阴虚肺燥证。

（四）辨治小结

妊娠咳嗽病位在肺，治疗与一般内科咳嗽相同，但必须注意顾护胎元，不宜使用滑利、燥热、活血、有毒之品。

五、西医治疗要点

妊娠咳嗽与西医临床关系最密切的是妊娠合并慢性支气管炎、肺炎。结合血常规、痰培养明确致病菌，根据病菌种类及药敏结果选择用药。如有缺氧等症状给予吸氧和对症处理。

六、随诊要领

（一）门诊复诊

1. 复诊应对

（1）问诊 询问治疗后症状变化及用药对一般情况的影响；患者经初治后对下一步治疗的期待与意愿。

（2）查体要领 重点检查阳性体征变化及舌象、脉象，特别注意产科检查的结果。

（3）治疗决策 随访提示病情渐复者，维持原治疗或减药，同时加强人文关怀，患者注意避免诱因。病情改善不明显或症状加重者，综合评估病情以决定是否需收入院进一步诊治。

2. 收入院指征

（1）经门诊治疗后复诊结果显示病情无明显改善甚至加重者。

（2）出现腰酸、腹痛、阴道出血、小腹下坠等胎漏、胎动不安症状者。

（二）出院后复诊

1. 问诊　出院后病情变化及医嘱执行情况，包括主证变化，有无新的症状、饮食起居等。

2. 查体要领　重点诊查舌象、脉象变化，肺部听诊，明确现症与出院时见症的变化等。

3. 治疗决策　经住院治疗病情好转出院的患者，门诊随访提示病情渐复者，维持治疗或减药治疗，并注意加强人文关怀。

七、人文关怀

1. 避免外感，增强体质是预防妊娠咳嗽的关键。

2. 调畅情志，情绪稳定，避免惊恐刺激及忧思恼怒。

3. 注重孕期保健，劳逸有度。

4. 饮食宜清淡有节、易消化吸收并富含营养。

八、预后评估

本病经过适当的治疗和休息，一般预后良好。若久咳不已，或失治、误治，或原有流产甚至复发性流产病史患者，病情进一步发展，损伤胎气，可导致胎漏、胎动不安，甚至堕胎、小产。

九、病案举例

虞某，女，26岁。停经53天，咳嗽3年加重2周，阴道出血1天。末次月经1月20日，停经33天，查HCG阳性，诊断早孕。患者3年前无明显诱因出现咳嗽，服用中西药治疗（具体不详），效果欠佳。1天前阴道开始少量出血，伴腰痛。现患者咳嗽频作，入夜尤甚，少痰咽痒，胸闷头痛，畏寒，小便黄，大便可。舌淡红，苔薄白，脉细滑。中医诊断：妊娠咳嗽，阴虚肺燥，感受外邪。治法：养阴润燥，宣肺祛邪，止咳安胎。方药：止嗽散加减。紫苏叶4.5g，白前6g，前胡6g，杏仁9g，桔梗6g，生甘草6g，沙参15g，山药15g，桑叶9g。8剂后咳嗽已愈，阴道再未出血，诸症亦减轻，但口干喜饮，大便干结，舌淡红，苔薄白，脉细滑，改服滋阴养血、补肾固胎之品。

（摘录《黄绳武妇科经验集》）

各 论

第八章 产后病

产妇在产褥期内发生与分娩或产褥有关的疾病，称为"产后病"。从胎盘娩出至产妇全身各器官（除乳腺外）恢复至孕前状态的一段时期，称为"产褥期"，一般需6～8周，产后7日内，称为"新产后"。

常见的产后病有产后血晕、产后痉证、产后发热、产后腹痛、产后恶露不绝、产后身痛、产后自汗盗汗、产后大便难、产后小便异常（产后小便不通、产后小便淋痛）、产后乳汁异常（缺乳、乳汁自出）及产后情志异常等。古代医家对产后常见病和危重症概括为"三病""三冲""三急"。前人所说的产后"三冲"，与西医产科的"羊水栓塞"有相似之处，应为产时危急重症。

产后病的病因病机，可以概括为四个方面：一是亡血伤津。由于分娩用力、出汗、产创出血，导致阴血暴亡，虚阳浮散，易致产后血晕、产后痉证、产后发热、产后大便难、产后小便淋痛等。二是元气受损。由于产时用力耗气，或产程过长、耗气更甚，或失血过多、气随血耗，或产后操劳过早，导致气虚失摄，冲任不固，易致产后发热、产后恶露不绝、产后自汗、产后小便不通、产后乳汁自出等。三是瘀血内阻。分娩创伤，脉络受损，血溢脉外，离经成瘀；产后百脉空虚，起居不慎，寒热入侵，寒凝血瘀或热灼成瘀；元气亏虚，运血无力，血滞成瘀；情志所伤，气机不畅，气滞成瘀；胞衣残留，瘀血内阻，败血为病。其易致产后血晕、产后发热、产后腹痛、产后恶露不绝、产后身痛、产后情志异常等。四是外感六淫或饮食房劳所伤。产后元气受损，气血俱伤，腠理疏松，卫表不固，所谓"产后百节空虚"，稍有不慎或调摄失当，便可发生产后痉证、产后发热、产后腹痛、产后恶露不绝、产后身痛等。总之，产后病以"虚""瘀"居多，故形成了产后"多虚多瘀"的病机特点。

产后病的诊断，在辨证论治基础上，还须根据新产的生理、病理特点注意"三审"，即先审小腹痛与不痛，以辨恶露有无停滞；次审大便通与不通，以验津液之盛衰；再审乳汁的行与不行和饮食多少，以察胃气的强弱。必要时配合妇科检查及辅助检查，进行全面综合分析，才能作出正确诊断。

产后病的治疗原则：应根据亡血伤津、元气受损、瘀血内阻、多虚多瘀的特点，本着"勿拘于产后，亦勿忘于产后"的原则，结合病情进行辨证论治。具体治法有补虚化瘀、益气固表、清热解毒、调理肾肝脾等。补虚化瘀以补益气血为主，佐以化瘀，使瘀去血生；益气固表，以补肺健脾为主，佐以调和营卫，使卫气固、腠理实；清热解毒，以清泄产后邪毒感染为主，佐以凉血化瘀，使邪毒无法深入营血；调理肾肝脾，佐以调和气血，以恢复肾肝脾之功能，使气血充盈、调顺。掌握补虚不滞邪、攻邪不伤正的原则，勿犯虚虚实实之戒。选方用药，必须兼顾气血。行气勿过于耗散，化瘀勿过于攻逐；寒证不宜过用温燥，热证不宜过用寒凉；解表不过于发汗，攻里不过于削伐。同时应掌握产后用药"三禁"，即禁大汗以防亡阳，禁峻下以防亡阴，禁通利小便以防亡津液。此外，对产后急危重症，如产后血晕、产后痉证、产后发热等，须及时明确诊断，必要时中西医结合救治。

产后病的调护：居室宜寒温适宜，空气流通，阳光充足；衣着宜温凉合适，厚薄得当，以防受凉或中暑；饮食宜清淡，富含营养，容易消化，不宜过食生冷、辛辣、肥腻和煎炒之品；注意劳逸结合，以免耗气伤血；保持心情舒畅，以防情志致病。产后百日内不宜交合，以防房劳所伤；保持外阴清洁，以防邪毒滋生。

第一节 产后血晕

一、概述

产妇分娩后突然头晕眼花，不能起坐，或心胸满闷，恶心呕吐，痰涌气急，心烦不安，甚则神昏口噤，不省人事，称为"产后血晕"，又称"产后血运"。产后血晕多发生在产后数小时内，属急危重症之一，若救治不及时，往往危及产妇生命。

西医学的产后出血和羊水栓塞，可参照本病辨证治疗。

二、临床诊断要领

（一）问诊要点

1. 病史与诱因 详细了解患者既往月经的色、质、量，行经时的伴随症状及生育史，既往是否有慢性消耗性疾病、严重贫血、血小板减少、凝血功能异常、子宫肌瘤、子宫畸形、子宫发育不良、子宫壁损伤（子宫瘢痕、多次妊娠分娩、剖宫产或人工流产等）、妊娠合并心脏病、妊娠高血压、前置胎盘、胎盘剥离不全或剥离后滞留、胎盘嵌顿、胎盘植入或胎盘残留、产后宫缩乏力，以及临产后过度使用麻醉剂、镇静剂、子宫收缩抑制剂及缩宫素等危险因素，生产时是否有精神过度紧张、难产、急产、滞产等。

2. 主要症状 分娩后24小时内阴道出血的量、色及凝固情况。胎儿娩出后立即出现阴道流血，色鲜红，应考虑软产道损伤；胎儿娩出后数分钟出现阴道出血，色暗红，应考虑胎盘因素；胎盘娩出后阴道流血较多，应考虑子宫收缩乏力，或胎盘、胎膜残留；胎儿或胎盘娩出后阴道持续流血，且血液不凝固，应考虑凝血功能障碍；失血导致的临床表现明显，伴阴道疼痛而流血不多，应考虑隐匿性软产道损伤，如阴道血肿。

3. 伴随症状 询问是否有突然出现的头晕眼花、面色苍白、冷汗淋漓、心悸喘促、胸腹胀痛、脉搏细数、恶心呕吐、不能起坐、神昏口噤或晕厥，甚则不省人事等症状。

（二）查体要点

1. 望诊 先望全身，观察患者恶露的量质色，面色苍白或者紫暗，目闭口开或牙关紧闭，手撒肢冷或两手固握，心悸愦闷或心腹胀痛，冷汗淋漓等，对产后血晕之虚实辨证。

（1）望神志　神志昏迷，多为脱证；神明不守，烦躁昏厥，多为闭证。

（2）望面色　面色苍白、舌淡少苔，为脱证；面色唇色均紫暗，为闭证。

（3）望舌　舌淡少苔，多为脱证；舌紫暗，多为闭证。

2. 切诊　脉微欲绝或浮大而虚，为脱证；脉细涩为闭证。

3. 产科检查　检查胎盘、胎膜是否完整，子宫收缩情况，有无产伤及程度，弄清阴道出血情况的来源，观察恶露的量、色、质。

4. 全身检查　检查体温、脉搏、呼吸、血压、心电图、心肺功能、意识状态等。

（三）辅助检查选择

1. 血常规、凝血功能（凝血酶原时间、纤维蛋白原定量、纤维蛋白降解产物、D-二聚体等）有助于诊断。

2. 血 β-HCG 有助于排除胎盘残留及产后滋养细胞肿瘤；病原菌及药敏试验有助于有效选择广谱抗生素。

3. 辅助检查包括：

（1）B 超可了解子宫大小、宫腔有无残留物及子宫切口愈合情况。

（2）宫腔刮出物或切除子宫标本应送病理检查。

（3）血压、心电图、心脏功能、胸部影像学检查等可辅助诊断。

（四）诊断要点

1. 病史　发病在分娩后的数小时之内，多胎妊娠，羊水过多，滞产，产时失血过多，妊娠合并心脏病，妊高征等，有助于本病的诊断。

2. 症状　主要表现为头晕目眩，不能起坐，或昏厥，不省人事，心胸满闷，恶心呕吐，痰涌气急，甚则昏迷不醒。

3. 检查

（1）产科检查　胎盘、胎膜是否完整，子宫收缩情况，以及软产道有无损伤，都需要明确。

（2）实验室检查　血常规，凝血酶原时间，纤维蛋白原定量，以及其他有关凝血功能的实验检查，有助于本病的诊断。

（五）辨证要点

1. 辨虚实　产后血晕，首当根据晕厥的特点、恶露的多少、有无胸腹胀痛的临床表现辨其虚实，虚者为脱证，实者为闭证。

2. 脱证　多见于产时、产后大出血，面色苍白，冷汗淋漓，心悸愦闷，甚者昏厥，目闭口开，手撒肢冷。

3. 闭证　多见恶露量少或不下，面唇紫暗，心腹胀痛，神昏口噤，两手握拳。

三、鉴别诊断

产后血晕应与产后子痫相鉴别，两者都发生于新产之际，症急势危。产后子痫者产前每有肢体、面目浮肿，头晕目眩，以及高血压、蛋白尿等病史可参。产后血晕以晕厥、不省人事、口噤、昏迷不醒为特征；而产后子痫以抽搐、昏迷为主症。二者虽均可出现神志不清，但产后子痫有典型抽搐，可资鉴别。

四、危急状态辨识

产妇若在胎儿娩出后立即出现阴道出血，色鲜红，则为软产道裂；若胎儿娩出后数分钟后出现阴道出血，色暗红，则为胎盘因素；胎儿娩出后阴道流血较多、量大，或阵发性，为子宫收缩乏力或胎盘、胎膜残留，胎儿娩出后阴道持续流血，且血液不凝固，为凝血功能障碍；失血表现明显，伴阴道疼痛，但是外出血不多，考虑隐匿性产道损伤，如阴道血肿；出现头晕、面色苍白、烦躁不安、皮肤湿冷、脉搏细数、血压下降、脉压缩小等为低血容量休克表现。

以上情况，属于急危重症，应尽快采取急救措施。

五、中医治疗

（一）治则治法

血虚气脱者，以益气固脱为主；瘀阻气闭者，以行血逐瘀为主。本病无论虚实都属急危重症，均须及时救治，必要时进行中西医结合抢救，以免延误病情，危及产妇生命。

（二）分证论治

1. 血虚气脱证

证候：产时或产后失血过多，突然晕眩，面色苍白，心悸愦闷，甚则昏不知人，眼闭口开，手撒肢冷，冷汗淋漓；舌淡无苔，脉微欲绝或浮大而虚。

治法：益气固脱。

方药：参附汤（《校注妇人良方》）。

人参 附子

加减：若阴道下血不止，加黑芥穗、姜炭以收涩止血；若患者神志昏迷，无法口服药物时，可行鼻饲；待患者神志清醒后，应大补气血，方用当归补血汤（《医理真传》）。

2. 瘀阻气闭证

证候：产后恶露不下，或下亦甚少，少腹疼痛拒按，突然头晕眼花，不能起坐，甚则心下急满，气粗喘促，痰涌气急，神昏口噤，不省人事，两手握拳，牙关紧闭，面色青紫；唇舌紫暗，脉涩。

治法：行血逐瘀。

方药：夺命散（《妇人大全良方》）加当归、川芎。

　　　没药　血竭

加减：若兼胸闷呕哕者，加半夏、胆南星以降逆化痰。

（三）其他疗法

针刺治疗：取印堂、人中、涌泉等穴；艾灸百会。实证者不宜针刺。

（四）重症辨识

对产后血晕昏迷不醒者，可先用针灸或熏鼻促醒，同时采用中西医结合的方法积极迅速治疗，尽快促其苏醒，以免延误病情。待病情稳定后再行辨证论治，切勿在昏迷中强灌中药，以免误吸入气管发生意外。

产后出血量大，胎盘植入面积大或穿透性胎盘植入状态，宫缩乏力经药物、填塞、按压后仍有活动性出血，应积极实施抢救，必要时尽早行次全子宫或全子宫切除术；若凝血功能障碍，发生 DIC，应按照 DIC 处理；若发生失血性休克，及时快速补充血容量，防治进一步心、肾等损伤。

（五）辨治小结

产后血晕属产后危急重症，以产妇分娩后，突然头晕目眩，甚或神志不清为特点。首当辨其虚实，分清脱证、闭证。如属产后出血，应尽快查明出血原因，有针对性地给予治疗，以达到迅速止血的目的。

产后出血是导致产妇死亡的首位原因。由于出血量多，阳气暴脱，稍有延误，则可危及产妇生命；即使挽回生命，亦可因血气虚衰，而致产后缺乳、闭经，或因产妇的抵抗力削弱，易继发产褥感染。如病情较轻，及时处理，多能痊愈；若产时发生羊水栓塞，引发急性肺栓塞、过敏性休克、DIC、肾衰竭等，则死亡率高，预后不良。

六、西医治疗要点

1.产后血晕与西医临床关系最密切的是产后出血和羊水栓塞。

2.产后血晕的基础原发病是子宫收缩乏力导致产后出血，应使用缩宫药物、按压等方法加强宫缩，或通过子宫缝合、纱条或空腔球囊宫腔填塞、血管栓塞等方法止血。

3.产后血晕的基础原发病是胎盘因素导致产后出血时，若胎儿娩出后疑有胎盘滞留，立即行宫腔检查，若胎盘已剥离则应立即取出胎盘；若胎盘粘连，可试行徒手剥离胎盘后取出；若胎盘剥离困难疑有胎盘植入，停止剥离，根据患者出血情况及胎盘剥离面积行保守治疗或者子宫切除术。其中保守治疗适用于孕产妇一般情况良好，无活动性出血，胎盘植入面积小，子宫收缩好，出血量少者；子宫切除则用于有活动性出血，病情加重或恶化，穿透性胎盘植入者。

4.产后血晕的基础原发病是软产道损伤导致产后出血时，应彻底止血，缝合裂伤。软产道血肿，应切开血肿、清除积血，彻底止血、缝合。

5.产后血晕的基础原发病是凝血功能障碍导致产后出血时，应尽快补充凝血因子，并纠正贫血休克。若发生DIC按照DIC处理。

6.产后血晕的基础原发病是失血性休克时，应密切观察生命体征，保暖、吸氧、呼救，及时快速补充血容量，防治心、肾衰竭。

7.产后血晕的基础原发病是羊水栓塞时，治疗原则是维持生命体征和保护器官功能。一旦怀疑羊水栓塞，立即按羊水栓塞急救流程实施抢救。如保持气道通畅、维持血流动力学稳定、抗过敏、纠正凝血功能障碍、全面监测生命体征、防止感染、防治器官功能衰竭等措施，出现凝血功能障碍时，应果断快速实施子宫切除术。

8.产后出血导致产后血晕，还应积极预防感染，给予大剂量广谱抗生素，并根据临床实际情况掌握好输血指征，输血要及时合理。

七、随诊要领

（一）住院患者

产后出血及羊水栓塞的产妇，很多没有高危因素，因此难以预测；产后突然大量出血易得到重视和早期诊断，而缓慢持续少量出血和血肿易被忽视。

1.复诊应对

（1）望诊　重点观察患者精神、神志、情绪状态、面唇舌色的变化，予心电监护监测心率、血压、呼吸、氧饱和度等，动态记录观察。

（2）查体要领　询问有无胸腹不适，观察阴道出血量、质、色等，面、眼睑、唇舌颜色，听诊心肺，检查宫底高度、膀胱充盈度，及早发现出血和休克。

2.治疗决策　根据产妇既往病史、临床表现、辅助检查等，若提示病情较轻、预后良好者，继续维持生命体征，氧饱和监测、吸氧、出血量、出入量等常规处理，予子宫按摩促进宫缩，正确、合理、安全使用宫缩剂及止血剂等治疗；结合中医药治疗，改善预后；加强人文关怀，减少紧张、恐慌、焦虑等情绪对病情的不良影响。病情改善不明显或证情加重者，综合评估病情以决定是否进一步行急救或手术治疗。

（二）出院后复诊

1.复诊应对　询问产妇精神、饮食、营养、喂养状态，会阴伤口愈合、恶露、乳汁、二便及全身不适症状情况，若出现产后发热、产后小便不通、产后小便淋痛、产后汗证、产后腹痛、产后身痛、产后恶露不绝、产后缺乳、产后乳汁自出、产后抑郁、产后血劳等病证，可予中药审因论治。

2.治疗决策　以四诊为基础，进行八纲脏腑气血辨证，依据产后生理、病因病机的特点，重视产后三审，合理运用益气养血止血的方法进行诊治。

八、人文关怀

1.产前指导孕妇加强围产合理膳食、锻炼等，预防及治疗贫血，对有可能发生产后出血的高危人群进行定期随访，制定防治措施。

2.产时密切观察产程进展，以增加产妇顺利分娩的信心，指导产妇正确用力及放松，防止产程延长。

3.产后出血多发生在产后2小时内，故胎盘娩出后，密切监测生命体征，包括血压、脉搏、阴道流血量、子宫高度、膀胱充盈情况，及早发现出血和休克。鼓励产妇排空膀胱，与新生儿早接触、早吸吮，以便能反射性引起子宫收缩，减少出血量。

4.消除焦虑和恐慌，有效疏导，减少不良心理因素。

5.为产妇提供一个温馨安静的病室环境，如悬挂暖色系的窗帘等，消除产妇对病房的不适感。

6.分娩后，医护人员需告知产妇及家属各种注意事项，指导产妇进行子宫复原锻炼，合理饮食，嘱禁房事等，定期到院复查。

九、预后评估

产后出血是导致产妇死亡的首位原因。由于出血量多，阳气暴脱，稍有延误则可危及产妇生命；即使挽回生命，亦可因血气虚衰而致产后缺乳、闭经，或因产妇的抵抗力削弱，易继发产褥感染。如病情较轻，及时处理，多能痊愈。

十、病案举例

黄某，女，26岁，已婚。1978年3月27日初诊。足月产后2小时，出血量较多，眩晕，心慌气短，面色苍白，大汗淋漓，肢冷不温；舌质淡，少苔，脉浮大而虚。渐神志不清，血压60/40mmHg。中医诊断为产后血晕。辨证：失血过多，心神失养，神不内守，虚阳外溢。治以回阳救逆，兼以止血。方药：参附汤加味。用药：人参10g，炮附子10g，姜炭10g，黑地榆15g。水煎服。同时采用中西医结合的方法，快速静脉扩容、输血，纠正休克。治疗3个小时后，血压100/70mmHg，休克得到纠正。本证气虚血脱当属急症、危症，必须采用中西医结合方法救治，方能达到快速固脱的目的，否则疗效迟缓，延误病情。

（摘录《门成福妇科经验精选》）

第二节　产后痉病

一、概述

产褥期内，产妇突然发生四肢抽搐，项背强直，甚则口噤不开，角弓反张，称为"产后痉证"，又称"产后病痉""产后痉风"。产后痉证为新产三病之一，可因阴血虚而发病，亦可因产创、感染邪毒而发病。感染邪毒而痉者，为产后"破伤风"，是产后危急重症之一。

西医学的产后手足搐搦症、产后破伤风，可参照本病辨证治疗。

二、临床诊断要领

（一）问诊要点

1.病史及诱因　素体是否血虚阴亏，产时、产后是否发生失血过多，复多汗出；或接生、护理不慎，产褥用品不洁，产创感染等病史。

2.症状　产后是否出现过突然口角搐动，四肢抽搐，项背强直，牙关紧闭，角弓反张，面色苍白；或呈苦笑面容，发热恶寒等症状。

（二）查体要点

1.望诊　望全身，观察患者精神意识状态、形体姿态、面色等，对病情轻重缓急、虚实进行初步评估。

（1）望神志　精神不振、倦怠乏力、少气懒言，多为气血不足；精神萎靡、反应迟钝、目无光泽、动作迟缓，多为精亏神衰。见于亡血病重状态。

（2）望面色　面色淡白无华或萎黄，伴唇、舌、爪甲色淡者，多属于气血亏虚或失血过多。

（3）望舌　少苔或无苔，舌色比正常浅淡，白色偏多，红色偏少，为淡白舌，为气血两虚；舌体全白无血色为枯白舌，属于脱血夺气；舌苔薄白，舌色如常，为新感疾病，未见明显变化。

2.闻诊　语声低微而气短不续，或沉默懒言多为气血不足之虚证；烦躁多言或胡言乱语或牙关紧闭不语为实证。

3.切诊　脉虚细无力，为阴血不足之证；脉浮大而弦，为毒邪感染、风动之证。

4.产科检查　阴道流血增多，或见软产道损伤。体温可升高。

（三）辅助检查选择

血常规、血钙、宫腔分泌物细菌培养等可协助诊断。

（四）诊断要点

1. 病史 有素体阴血亏虚，产时或产后出血过多，复多汗出；或接生不慎，护理不洁，有开放性损伤感染等病史。

2. 症状 产后出现四肢抽搐，项背僵直，甚至牙关紧闭，角弓反张。

3. 检查

（1）产科检查 阴道流血增多。

（2）实验室检查 血常规、血钙、细菌培养等可协助诊断。

（五）辨证要点

根据发病原因、临床特点辨其虚实。产后四肢抽搐，牙关紧闭，面色苍白者，属于阴血亏虚证；若四肢抽搐，项背强直，牙关紧闭，角弓反张，苦笑面容者，属感染邪毒证。

三、鉴别诊断

1. 产后子痫 分娩前即有水肿、高血压、蛋白尿，以抽搐昏迷为主，双目上视，全身强直。

2. 癫痫 既往有癫痫发作史，发出尖叫声，突然仆到，抽搐，不省人事，口吐白沫。

四、危急状态辨识

感染邪毒的产后破伤风，为产后危急重症之一，病情变化迅速，若不及时处理，常可危及产妇生命。破伤风感染发作期出现典型症状：全身或者局部肌肉强直性痉挛和阵发性抽搐。

1. 肌肉强直性痉挛 首先从头面部位开始，进而延展至躯干、四肢。患者开始感到咀嚼不便，咀嚼肌紧张、疼痛，然后出现张口困难，牙关紧闭；面部肌群痉挛，形成苦笑面容；颈项肌痉挛，强直，头略向后仰，不能做点头动作，咽喉部肌肉痉挛，可引起吞咽和呼吸困难；背腹肌痉挛时，腰部前凸，头和足后屈，呈角弓反张状；膈肌和肋间肌痉挛可出现呼吸困难，甚至窒息；膀胱括约肌痉挛可引起排尿困难，甚至尿潴留。

2. 阵发性抽搐 在肌肉持续性痉挛的基础上发生的，轻微的刺激，如声、光、震动、饮水、注射等均可诱发。每次发作可持续数秒到十分钟不等。发作时面色苍白、口唇紫绀、呼吸急促、口吐白沫、流涎、磨牙，头频频后仰，四肢抽搐不止，全身大汗淋漓，表情非常痛苦。强烈肌肉痉挛和抽搐有时肌肉断裂、出血，甚至发生骨折、脱位和舌咬伤等。

破伤风感染后期因长期肌肉痉挛和频繁抽搐，消耗大量体力，水、电解质紊乱或酸中毒，可使全身衰竭而死亡，或因呼吸肌麻痹引起窒息，心肌麻痹甚至休克、心搏骤停而危及生命。

五、中医治疗

（一）治则治法

治疗总以"息风镇痉"为主。阴血亏虚者，以养血息风为主；感染邪毒者，以解毒镇痉为要。注意不可过用辛温之品，以防伤津，变生他疾。

（二）分证论治

1. 阴血亏虚证

证候：产后出血过多，突然发痉，头项强直，四肢抽搐，牙关紧闭，面色苍白或萎黄；舌淡红，少苔或无苔，脉虚细无力。

治法：滋阴养血，柔肝息风。

方药：三甲复脉汤（《温病条辨》）加天麻、钩藤、石菖蒲。

阿胶　白芍　鳖甲　龟甲　牡蛎　麦冬　干地黄　火麻仁　炙甘草

加减：若阴道出血不止者，加党参、黄芪益气摄血，山茱萸敛阴止血；汗出过多者，加浮小麦、山茱萸、麻黄根收敛止汗。

2. 邪毒感染证

证候：产后头项强痛，发热恶寒，牙关紧闭，口角抽动，面呈苦笑，继而项背强直，角弓反张；舌质淡红，苔薄白，脉浮大而弦。

治法：解毒镇痉，理血祛风。

方药：玉真散（《外科正宗》）加僵蚕、蜈蚣。

白附子　天南星　天麻　羌活　防风　白芷

加减：若邪毒内传攻心，病情急重，伴高热不退，抽搐频繁发作者，应当中西医结合抢救，控制抽搐。

（三）其他疗法

针刺：取大椎、百会、阳陵泉、合谷、人中、曲池、颊车、风府等穴，采取强刺激手法，轮换针刺以控制抽搐。

（四）重症辨治

患者需要隔离护理，尽量减少外界刺激，保持安静，及时处理伤口，予破伤风抗毒素或破伤风免疫蛋白肌注。患者发生肌肉强直性痉挛、阵发性抽搐、惊厥，长期肌肉痉挛和频繁抽搐导致大量体力消耗，水、电解质紊乱或酸中毒，应及时予抗痉挛、抗感染、营养支持等处理。发生心肺功能衰竭时，可予呼吸机支持；发生呼吸困难、痉挛时间长或者发生窒息者应尽早行气管切开。

（五）辨治小结

产后痉证，目前临床较少见，多发生于产后 24 小时后至产后数日内，以突发四肢抽搐、项背强直，甚者口噤不开、角弓反张为特征。本病有虚实、轻重之分。轻者乃产后阴血亏虚，筋脉失养，治以滋阴养血，柔肝息风。重者乃产后破伤风，由于产后本虚，邪毒入侵，直窜经脉所致，病势急危，中医治以解毒镇痉，理血祛风，可内服中药，配合针灸等治疗。同时，必须采用中西医结合救治，以免贻误病情，导致产妇死亡。

六、西医治疗要点

产后痉病与西医临床关系最密切的是手足搐搦症、产后破伤风。

1. 产后痉病的基础原发疾病是手足搐搦症时，应该结合甲状旁腺超声，维生素 D、血钙、血磷、血镁、甲状旁腺素（PTH）、碱性磷酸酶水平及血气分析等，明确手足搐搦的病因，针对病因进行治疗。若出现喉痉挛、惊厥，则应该紧急处理。

2. 产后痉病的基础原发疾病是破伤风感染时，应立即注射破伤风抗毒素或破伤风免疫球蛋白，彻底清创暴露伤口，不可缝合，并用氧化剂如高锰酸钾、双氧水等溶液冲洗；同时行血液或脓液细菌培养及药敏试验，有助于明确病菌的种类，以指导抗生素的使用。对于重症产妇，应行隔离，保持环境安静，避免光、声、振动，注意口腔及皮肤的护理，防治重症患者发生窒息，可在上下牙之间放置橡皮开口器，预防舌咬伤，随时吸出口腔分泌物，注意营养的摄入。

七、随诊要领

（一）门诊复诊

1. 复诊应对

（1）问诊　重点询问治疗后症状发作情况、新发症状等；问清用药对一般情况的影响；问清患者经初治后对下一步治疗的期待与意愿，有无需要解决的与产后痉病相关的新问题。

（2）查体要领　重点检查以往的阳性体征变化及心肺、神经系统检查，重点检查舌象、脉象变化。

（3）治疗决策　随访结果提示病情渐恢复者，维持原有治疗或减药治疗，加强人文关怀，教育患者注意饮食、作息、情志的调节。病情改善不明显或有些病情加重、症状突出者，综合评估病情以决定是否需要收入院进一步诊治。

2. 收入院指征

（1）经门诊治疗后复诊、复查结果显示病情无明显改善甚至进一步加重者，出现喉痉挛、惊厥、肌肉强直性抽搐等。

（2）有基础器质性疾病或功能性疾病且与产后痉病有密切关系；破伤风感染患者。

（二）出院后复诊

经住院治疗的产后痉病患者，属于甲状旁腺基础疾病或破伤风感染的，前者需要药物治疗，定期随访复查相关指标及时调整用药；产妇破伤风感染后缺乏后续的主动免疫，只能通过被动免疫进行治疗，必要的随访利于及早发现破伤风的病情控制情况、并发症的情况。

1. 复诊应对

（1）问诊 重点询问出院后病情变化及出院医嘱执行情况，包括主证变化，有无出现新的症状、饮食起居情况等，有无需要解决的与痉病相关的新的临床问题。

（2）查体要领 重点望神志、望面色，诊查舌象、脉象变化，明确现症与出院时症见的变化等。

2. 治疗决策 经住院治疗病情好转出院的患者，门诊随访结果提示病情渐恢复者，维持原有治疗或减药治疗，适当调整治疗重点，侧重针对原发病的治疗，并加强人文关怀；若出现病情反复发作，及时完善相关检查，明确进一步诊治。

八、人文关怀

1. 调畅情志，保持环境安静、舒适、温暖，避免光、声、振动等对产妇的刺激，减轻生活中的应激压力，及时进行情绪及心理疏通。

2. 密切观察产妇肢体活动是否异常，及时发现痉病发作症状，及时对症处理。

九、预后评估

产后痉证有轻重之分，若属阴血亏虚，病情较轻，经治疗多可痊愈；若为感染邪毒之产后破伤风，发作时病势险急，难以速效，其发生发展过程甚为迅速，若不及时治疗，常可危及产妇生命，死亡率高，预后不良。

十、病案举例

黄某，女，36岁。一向禀赋不足，分娩后第2天，神疲，少言或不言，手指不时蠕动，饮食少近，3天无大便，小便短少。诊见体质瘦弱，面色萎黄，皮肤不润，手指时或蠕动，问之答或不答，舌淡，脉虚细。证属新产血虚，筋脉失养，神呆不振，虚风内动之变，拟养血、息风、安神之法为治。药用：归身18g，白芍9g，麦冬12g，肉苁蓉15g，炙龟甲24g，钩藤9g，石菖蒲5g，益母草9g。水煎服，每日1剂。上方连服3剂，大便得通，手指蠕动次数减少。药既对症，二诊守上方去肉苁蓉，继服3剂，手指已不蠕动，神志清醒，后用人参养荣汤加减以善其后。

（摘录《班秀文妇科医论医案选》）

第三节 产后发热

一、概述

产后发热是指产褥期内，出现发热持续不退，或低热持续，或突然高热寒战，并伴有其他症状者。

由于产时气血骤虚，阳气浮越，感染邪毒，正邪交争，而出现产后 10 天内发热，伴有腹痛及阴道分泌物的色、质、量、气味异常变化，称产后感染发热。

产后 1 ~ 2 日内，由于产妇阴血骤虚，营卫暂时失于调和，常有轻微发热，不兼有其他症状者，属生理性发热，一般能在短时间内自退，亦有在产后 3 ~ 4 日泌乳期间有低热，俗称"蒸乳"，也非病态，在短期内会自然消失。

本病以产后发热持续不退，且伴有小腹疼痛或恶露异常为特点，可见于西医学的产褥感染、产褥中暑、产褥期上呼吸道感染等。产褥感染严重者常可危及产妇生命，应当引起高度重视。

二、临床诊断要领

（一）问诊要点

1. 病史及诱因 问清与起病相关的因素，可因素体虚弱，营养不良，孕期贫血，孕晚期不禁房事；分娩产程过长，胎膜早破，产后出血，剖宫产、助产手术及产道损伤或胎盘、胎膜残留，消毒不严，产褥不洁等；或产时、产后当风感寒，不避暑热，或情志不畅等而诱发。因情志、外感、瘀血内阻而发多为实，因素体虚弱、产后出血而发多为虚。

2. 主要症状 寒战高热多属感染邪毒；恶寒发热多属外感；低热不退多属血虚发热；寒热时作多属血瘀发热。

3. 伴随症状 伴小腹疼痛拒按，恶露初时量多，继则量少，色紫暗，质如败酱，其气臭秽，心烦不宁，口渴喜饮，小便短赤，大便燥结者，多属感染邪毒。西医诊断应考虑产褥感染等。伴头痛身痛，鼻塞流涕，咳嗽，无汗者，多属外感风寒。西医诊断应考虑上呼吸道感染等。伴微汗或汗出恶风，头痛，咳嗽或有黄痰，咽痛口干，口渴，恶露正常者，多属外感风热。西医诊断应考虑上呼吸道感染等。伴恶露不下，或下亦甚少，色紫暗有块，小腹疼痛拒按者，多属血瘀证。西医诊断应考虑胎盘、胎膜残留等。伴头晕眼花，心悸少寐，恶露或多或少，色淡质稀，小腹绵绵作痛，喜按者，多属血虚。西医诊断应考虑各种原因的产后贫血导致发热等。

（二）查体要点

1. 望诊 先望全身，观察患者神情烦躁或平静淡漠，气息轻松平和或急促，体位是否辗转或倦怠乏力，对病情轻重缓急进行初步评估。

（1）望神志 精神不振、倦怠乏力、少气懒言、头晕眼花，多为血虚；精神烦躁、心烦，多为感染邪毒。

（2）望面色 满面通红多属感染邪毒；面色淡白、萎黄多属气血不足。

（3）望舌 舌红苔黄而干，多属感染邪毒；舌淡苔薄白，多属外感风寒；舌红苔薄黄，多属外感风热；舌紫暗，或有瘀点瘀斑，苔薄，多属瘀血内阻；舌淡红苔薄白，多属血虚。

（4）望恶露 恶露初时量多，继则量少，色紫暗，质如败酱，其气臭秽多属感染邪毒；恶露不下，或下亦甚少，色紫暗有块，多属血瘀；恶露或多或少，色淡质稀，多属血虚。

2. 闻诊 患者语声高、烦躁易怒，多属热毒之邪内扰；患者语声低微、少言懒语，多属气血亏虚。

3. 切诊

（1）切脉 脉数有力，多属感染邪毒之候；脉浮紧，为外感风寒之候；脉浮数，多属外感风热之候；脉弦涩有力，多属血瘀之候；脉细弱，多属血虚之象。

（2）按腹部 小腹疼痛拒按，多属感染邪毒；小腹绵绵作痛。多属血虚；小腹疼痛拒按，块下痛减，多属血瘀。

4. 妇科检查 如外阴、阴道、宫颈创面或伤口感染，可见局部红肿、化脓或伤口裂开、压痛，脓血性恶露，气臭；若出现子宫内膜炎或子宫肌炎，则子宫复旧不良、压痛、活动受限；若炎症蔓延至附件及宫旁组织，检查时可触及附件增厚、压痛或盆腔肿物，表现出盆腔炎性疾病和腹膜炎的体征。

（三）辅助检查选择

1. 血液检查 血常规检查可见白细胞计数及中性粒细胞升高；血培养可发现致病菌，并进行药敏试验。检测血清 C 反应蛋白 > 8mg/L（速率散射浊度法），有助于早期诊断产褥感染。

2. 宫颈分泌物检查 分泌物检查或培养可发现致病菌，并进行药敏试验。

3. B 型超声检查 有助于盆腔炎性肿物、脓肿的诊断。

4. CT、磁共振检查 能对感染形成的包块、脓肿及静脉血栓的定位和定性进行协助诊断。

（四）诊断要点

1. 产褥期内，出现发热持续不退，或低热持续，或突然高热寒战，并伴有其他症状者。

2. 应与淋证、乳痈等所致发热相鉴别。

3. 必要时进行妇科检查，血、尿常规检查，宫颈分泌物培养等，以明确感染部位及致病菌。

（五）辨证要点

1. 辨虚实 产后发热虚实轻重有别，虚者指素体阴血不足，产后失血过多所致的血虚；实者多指外感邪毒，外感风寒、风热，血瘀之类。临证应根据发热的特点、恶露、小腹痛等情况及伴随的全身症状，综合分析明辨。

2. 辨脉象 脉数有力，多属感染邪毒之候；脉浮紧，为外感风寒之候；脉浮数，多属外感风热之候；脉弦涩有力，多属血瘀之候；脉细弱，多属血虚之象。

3. 辨原发病 产后发热可见于多种疾病，如以产褥感染为基础者，多属感染邪毒，正邪交争所致；如以上呼吸道感染为基础者，多见于产后元气虚弱，卫阳失固，腠理不实，风寒袭表，正邪交争，或风热之邪袭表，热郁肌腠，卫表失和；如以产后胎盘、胎膜残留等为基础者，多属产后瘀血内阻，营卫不通，阴阳失和；若以产时、产后大出血为基础者，多属产后亡血伤津，阴血骤虚，阳无所依，虚阳越浮于外。

4. 辨轻重缓急 产后发热是产褥期出现的以发热为主的病证，其中感染邪毒证，相当于西医的产褥感染，属于危急重症。若正不胜邪，热入营血，高热不退，心烦汗出，斑疹隐隐，舌红绛，苔黄燥，脉弦细数者，可见于产褥感染的脓毒血症；若热入心包，持续高热，神昏谵语，甚则昏迷，面色苍白，四肢厥冷，脉微欲绝，热深厥深，可见于败血症、感染性休克，临床要注意辨识，若失治、误治，病情传变，可危及生命。

三、鉴别诊断

主要与产后淋证、产后乳痈、产后痢疾、伤食发热鉴别。

1. 产后淋证 主要表现为尿频、尿急、尿痛，可有发热，或伴小腹疼痛等症，尿常规检查可见红、白细胞。

2. 产后乳痈 表现为乳房局部红肿热痛，或有硬块，甚至破溃化脓，可触及腋下肿大压痛的淋巴结。

3. 产后痢疾 临床表现为大便次数增多，里急后重，脓血便，可有腹痛、肛门灼热等。大便常规检查可见红细胞、白细胞或脓细胞。

4. 伤食发热 有饮食不节史，常伴胸脘饱闷，或作痛、嗳腐恶食，或吞酸、吐泻。妇科检查无体征。

四、危急状态辨识

产后发热，尤其感染邪毒证属产后发热的危急重症，若高热不退，心烦汗出，斑疹隐隐，甚至神昏谵语，或者昏迷，面色苍白，四肢厥冷者，当属危急之象，应紧急救治。

五、中医治疗

（一）治则治法

总以扶正祛邪、调气血、和营卫为主。感染邪毒者，宜清热解毒，凉血化瘀；外感风寒者，宜扶正解表，疏邪宣肺；外感风热者，宜辛凉解表，肃肺清热；外感暑热者，宜清暑益气，养阴生津；血瘀发热者，宜活血化瘀，清热解毒；血虚发热者，宜补血益气，养阴清热。

（二）分证论治

1. 感染邪毒证

证候：产后发热恶寒，或高热寒战，小腹疼痛拒按，恶露初时量多，继则量少，色紫暗，质如败酱，其气臭秽；心烦不宁，口渴喜饮，小便短赤，大便燥结；舌红，苔黄而干，脉数有力。

治法：清热解毒，凉血化瘀。

方药：解毒活血汤（《医林改错》）加金银花、黄芩。

连翘　葛根　柴胡　枳壳　当归　赤芍　生地黄　红花　桃仁　甘草

加减：若高热不退，烦渴汗多，尿少色黄，脉虚大而数，为热入气分，耗气伤津之候，应于上方加入石膏、北沙参、石斛或配合白虎加人参汤（《伤寒论》），以清热养阴生津。若症见壮热不退，下腹胀痛，痛而拒按，恶露不畅，秽臭如脓，苔黄而燥，脉弦数，此乃热毒与瘀血互结胞中阳明腑实。治宜清热解毒，化瘀通腑。方用大黄牡丹皮汤（《金匮要略》）加蒲公英、败酱草、连翘。若正不胜邪，热入营血，高热不退，心烦汗出，斑疹隐隐，舌红绛，苔黄燥，脉弦细数，治宜清营解毒，凉血养阴，方用清营汤（《温病条辨》）加蒲公英、败酱草、紫花地丁以增清热解毒之功。若热入心包，持续高热，神昏谵语，甚则昏迷，面色苍白，四肢厥冷，脉微欲绝，热深厥深，治宜凉血解毒，清心开窍。方用安宫牛黄丸（《温病条辨》）或紫雪丹（《温病条辨》）。若产后1～2周寒战、高热反复发作，见下肢肿胀发硬、皮肤发白、下肢及足底疼痛与压痛，甚者痛不可着地，舌暗，脉弦，可按"脉痹"论治，此为热毒、瘀阻与湿邪留滞经脉肌肤，治宜清热解毒、活血化瘀、祛湿通络，方选抵挡汤（《金匮要略》）合四妙勇安汤（《验方新编》）加减。

2. 外感证

（1）外感风寒证

证候：产后恶寒发热；头痛身痛，鼻塞流涕，咳嗽，无汗；舌淡，苔薄白，脉浮紧。

治法：养血祛风，散寒解表。

方药：荆穗四物汤（《医宗金鉴》）加苏叶。

荆芥穗　防风　川芎　当归　白芍　熟地

（2）外感风热证

证候：产后发热，微汗或汗出恶风；头痛，咳嗽或有黄痰，咽痛口干，口渴，恶露正常，无下腹痛；舌红，苔薄黄，脉浮数。

治法：辛凉解表，疏风清热。

方药：银翘散（《温病条辨》）。

金银花　连翘　竹叶　荆芥穗　牛蒡子　薄荷　桔梗　淡豆豉　甘草　芦根

加减：若外邪客于少阳之半表半里，症见往来寒热，胸胁痞满，口苦，咽干作呕，舌苔薄白，脉弦，治宜和解表里，方用小柴胡汤（《伤寒论》）。若外感暑热者，症见身热多汗，口渴心烦，倦怠乏力，舌红少津，脉虚数，治宜清暑益气，养阴生津，方用清暑益气汤（《温热经纬》），并迅速改善居处环境，降温通风。若咽喉肿痛者，酌加板蓝根、大青叶、射干、马勃清热解毒，祛痰利咽；大便干燥者，酌加黄芩、瓜蒌、玄参清肺热，润肠通便；目赤、头眩加桑叶、菊花疏散风热，清肝明目。

3. 血瘀证

证候：产后乍寒乍热，恶露不下，或下亦甚少，色紫暗有块，小腹疼痛拒按；舌紫暗，或有瘀点瘀斑，苔薄，脉弦涩有力。

治法：活血祛瘀，和营除热。

方药：生化汤（《傅青主女科》）加牡丹皮、丹参、益母草。

当归　川芎　桃仁　炮姜　炙甘草

加减：若恶露臭秽，感染外邪，酌加银花、连翘清热解毒；神疲乏力，气短懒言，酌加黄芪、党参健脾益气；小腹胀痛明显，酌加枳壳、广木香、延胡索行气止痛；瘀块留滞，腹痛明显者，酌加蒲黄、五灵脂、延胡索祛瘀止痛。

4. 血虚证

证候：产时产后失血过多，身有微热；头晕眼花，心悸少寐，恶露或多或少，色淡质稀，小腹绵绵作痛，喜按；舌淡红，苔薄白，脉细弱。

治法：养血益气，和营退热。

方药：八珍汤（方见经行头痛）加枸杞子、黄芪。

熟地黄　当归　白芍　川芎　人参　白术　茯苓　炙甘草

加减：若血虚阴亏者，症见午后热甚，两颧红赤，口渴喜饮，小便短黄，大便秘结，舌嫩红，脉细数，治宜滋阴养血清热，方用加减一阴煎（《景岳全书》）加白薇。若偏气虚，见气短懒言，神疲自汗，面色不华，舌淡、苔薄白，脉虚细。治宜补中益气，和营退热，方用补中益气汤。若少寐多梦者，酌加酸枣仁、远志、合欢皮养心安神。

（三）其他疗法

1. 中成药

（1）妇科千金片 每次 4 片，每日 2 次，口服。适用于湿热瘀阻证。

（2）加味生化颗粒 每次 1 袋（10g），每日 3 次，温水冲服。适用于血瘀证。

（3）八珍益母丸 每次 6g，每日 2 次，口服。适用于气血虚弱兼有瘀滞证。

2. 中药保留灌肠 赤芍 30g、龙葵 10g、三棱 15g、莪术 15g、蒲公英 25g、丹参 30g、丹皮 15g、细辛 3g、生甘草 15g。浓煎至 150mL，保留灌肠，每天 1 次。适用于邪毒感染证。

3. 针刺治疗 针刺人中、合谷、涌泉穴，配内关、少商穴；灸百会、关元、神阙穴。

（四）重症辨治

感染邪毒所致的产后发热，是产科危急重症，若治疗不当或延误治疗可使病情进一步发展，邪毒内传，热入营血，或热陷心包，甚则发展至热深厥脱危重之候。此时，应参照"产褥感染"，积极进行中西医救治。

1. 热入营血 治宜解毒清营，凉血养阴。清营汤（《温病条辨》）加味，或用清开灵注射液滴注，以清热解毒、醒神开窍。

2. 热入心包 治宜凉血托毒，清心开窍。清营汤送服安宫牛黄丸（《温病条辨》）或紫雪丹（《温病条辨》），或醒脑静点滴。

3. 热深厥脱 急当回阳救逆，方用独参汤、生脉散（《内外伤辨惑论》）或参附汤，或用参附注射液肌内注射或静注，回阳救逆，益气固脱。此时病情复杂，势急症重，必须根据病情，配合西医治疗，给予足够的抗生素或皮质激素，纠正电解质紊乱，抗休克。若有盆腔脓肿，切开引流。当病情稳定后，应检查原因，及时处理。

（五）辨治小结

产后发热，虚实轻重有别，临证应根据发热的特点、恶露、小腹痛等情况及伴随的全身症状，综合分析明辨。若高热寒战，持续不退，恶露紫暗秽臭，小腹疼痛拒按，心烦口渴，舌红苔黄，脉数有力，多属感染邪毒；若恶寒发热，头痛身痛，苔薄白，脉浮，为外感发热；如正值盛夏炎热季节，高热多汗，口渴心烦，体倦少气，为中暑发热；寒热时作，恶露量少，色暗有块，小腹疼痛拒按，舌紫暗，脉弦涩，属血瘀发热；若低热不退，恶露量少，色淡，腹痛绵绵，头晕心悸，舌淡，苔薄白，脉细数，乃血虚发热。

针对产后"多虚多瘀"的特点，治疗以调气血、和营卫为主。感染邪毒者当属重症、危症，须采用中西医结合方法积极救治。治疗时要时时照顾正气，以扶正为主，但不可不辨病情，片面强调补虚，而忽视外感和里实之证，致犯虚虚实实之戒，时时遵循"勿拘于产后，勿忘于产后"的原则。用药时不能不分寒热虚实而妄投辛温滋腻之品，以致闭门留寇；或妄投活血逐瘀之品，以伤正气。清热勿过于苦寒，疏风勿过于发散，化瘀勿过于攻破。对于感染邪毒者，其证危急且重，必须采用中西医结合治疗。

六、西医治疗要点

产后发热注意纠正患者全身情况，增强全身抵抗力，根据发热的病因对症治疗。

1. 产后发热因胎盘胎膜残留，有效抗感染的同时清除宫腔内残留物。

2. 产后发热因会阴伤口或腹部切口感染及时行切口引流术；疑盆腔脓肿可经腹或后穹隆切开引流。

3. 产后发热因子宫感染、急性盆腔结缔组织炎、输卵管炎、盆腔腹膜炎，需应用抗生素，根据细菌培养及药敏试验，选择有效抗生素。若子宫感染严重，经治疗无效，炎症继续扩展，出现不能控制的出血、败血症或脓毒血症时，应及时行子宫切除术，清除感染源，抢救患者生命。

4. 产后发热因血栓静脉炎，应用大量抗生素同时，可加用肝素钠。用药期间监测凝血功能。

七、随诊要领

（一）门诊复诊

1. 复诊应对

（1）问诊　重点询问治疗后症状变化，包括主证变化，有无出现新的症状、伴随症状等，问清用药对一般情况的影响。

（2）查体要领　重点检查以往的阳性体征变化。

（3）治疗决策　随访结果提示病情渐恢复者，维持原有治疗或减药治疗，加强人文关怀，教育患者注意避免与加重产后发热的个体化诱因，结合中医适宜技术综合治疗，改善体质。病情改善不明显或有些证候更加突出者，综合评估病情以决定是否需要收入院进一步诊治。

2. 收入院指征　经门诊治疗后复诊结果显示病情无明显改善或加重者，或盆腔感染严重、严重贫血等。

（二）出院后复诊

经住院治疗的产后发热患者，多病情变化迅速、病情严重，需注意随访，了解病情的改善。

1. 复诊应对

（1）问诊　重点询问出院后病情变化及出院医嘱执行情况，包括主证变化，有无出现新的症状，饮食起居情况等。有无需要解决的与产后发热相关的新的临床问题。

（2）查体要领 重点望神志、望面色，切腹部，诊查舌象、脉象变化，明确现症与出院时症见的变化等。

2. 治疗决策 经住院治疗病情好转出院的患者，门诊随访结果提示病情渐恢复者，维持原有治疗或减药治疗，并加强人文关怀，教育患者注意避免与加重产后发热的个体化诱因，结合中医适宜技术综合治疗，改善体质。

八、人文关怀

1. 孕期保健，注意均衡营养，增强体质，孕晚期应禁房事及盆浴。
2. 产褥期应避风寒，慎起居，保持外阴清洁，严禁房事，以防外邪入侵。

九、预后评估

产后发热的预后由于病因不同而各异。若属血虚、血瘀、外感发热者，病情较缓，积极合理有效治疗，很快即可痊愈。中暑发热，病势较急，若治不及时，可致阴阳离决，危及生命。感染邪毒发热是产后发热中的危急重症，及时治疗抢救，可痊愈。若失治、误治，以致邪毒内传，热入营血，逆传心包，甚则热深厥脱，可危及生命，预后不良，即使抢救成功，亦可造成多器官功能损伤而成产后虚损。

十、病案举例

王某，女，25岁。已婚。2013年4月5日初诊。因产后7日，发热3天就诊。患者7日前经会阴侧切足月分娩一子，产程顺利，近3日忽觉发烧，有时体温高达39℃，恶露淋漓，血量忽多忽少，色黑如败酱，有污臭气味，小腹疼痛拒按，口干苦，喜冷饮，面色红赤，大便干燥，小便色赤而短。舌质红，苔黄腻，脉洪数。体温38.5℃。妇科检查：外阴侧切处略显红肿，宫颈光滑，阴道内可见暗红色血迹，有臭味，黏膜充血，触及子宫压痛明显，活动受阻，左侧附件增厚，右侧附件正常。血常规：红细胞$3.8×10^{12}$/L，白细胞$12×10^9$/L，中性粒细胞86%，淋巴细胞14%。中医诊断：产后发热，感染邪毒证。治以清热解毒，活血化瘀。选方五味消毒饮合失笑散加减。药用：金银花20g，野菊花15g，紫花地丁30g，鱼腥草30g，蒲公英30g，桃仁10g，赤芍10g，丹皮10g，玄参10g，麦门冬10g，黄柏6g，甘草6g，失笑散12g（包煎）。3剂，水煎服，1日1剂，凉服。服药后诸症均减，但体温高于正常（37.8℃），恶露少许，略有气味，按前方出入，去化瘀利湿之品，加红藤20g，贯众炭12g。续服5剂。服药后恶露已净，体温、血常规恢复正常，续用八珍汤善后。

（摘录《中医妇科学教学病案精选》）

附：产褥感染诊疗要点

一、概述

产褥感染是指分娩及产褥期生殖道受病原体侵袭，引起局部或全身感染。分娩24小时以后的10日内，每日测量体温4次，间隔时间4小时，有2次体温 ≥ 38℃（口表）。

二、临床表现

（一）症状

发热、疼痛、异常恶露为产褥感染三大主要症状。

（二）体征

1. 外阴、阴道、宫颈创面或伤口感染，可见局部红肿、化脓或伤口裂开、压痛，脓性分泌物。
2. 子宫内膜炎或子宫肌炎，则子宫复旧不良，压痛明显。
3. 炎症蔓延至附件及宫旁组织，检查时可触及附件增厚、压痛，炎性包块或脓肿，
4. 炎症扩散形成盆腔腹膜炎，下腹部明显压痛、反跳痛。

三、诊断

1. 病史 详细询问病史及分娩全过程，对产后发热者，首先考虑为产褥感染，再排除引起产褥病的其他疾病。

2. 全身及局部检查 仔细检查腹部、盆腔及会阴伤口，确定感染部位和严重程度。

3. 辅助检查 B超、CT、磁共振等手段，能够对感染形成的炎性包块、脓肿、进行定位及定性诊断。血清C反应蛋白 > 8mg/L，有助于早期诊断感染。

4. 确定病原体 通过宫腔分泌物、脓肿穿刺物、后穹隆穿刺物进行细菌培养和药物敏感试验，必要时进行血培养和厌氧菌培养。病原体抗原和特异性抗体检测可以作为快速确定病原体的方法。

四、处理原则

1. 支持疗法 加强营养并补充足够维生素，增强全身抵抗力，纠正水、电解质失衡。病情严重或贫血者，多次少量输新鲜血或血浆，以增加抵抗力。取半卧位，利于恶露引流或使炎症局限于盆腔。

2. 切开引流 会阴伤口或腹部切口感染及时行切口引流术，疑盆腔脓肿可经腹或后穹隆切口引流。

3.胎盘胎膜残留处理　有效抗感染同时，清除宫腔内残留物。患者急性感染伴发高热，应有效控制感染和体温下降后，再彻底刮宫，避免因刮宫引起感染扩散和子宫穿孔。

4.应用抗生素　未能确定病原体时，应根据临床表现及临床经验，选用广谱高效抗生素。然后依据细菌培养和药敏试验结果，调整抗生素种类和剂量，保持有效血药浓度。中毒症状严重者，短期加用肾上腺皮质激素，提高机体应激能力。

5.肝素治疗　血栓静脉炎，应用大量抗生素同时，可加用肝素钠。用药期间监测凝血功能。

6.手术治疗　子宫感染严重，经积极治疗无效，炎症继续扩展，出现不能控制的出血、败血症或脓毒血症时，应及时行子宫切除术，清除感染源，抢救患者生命。

第四节　产后腹痛

一、概述

产后腹痛是指产妇在产褥期，发生与分娩或产褥有关的小腹疼痛，又称"儿枕痛"。

产后腹痛有生理性与病理性的区别：生理性产后腹痛于产后 1～2 日出现，持续 2～3 日自然消失，一般不需治疗；若腹痛阵阵加剧，难以忍受，或腹痛绵绵，疼痛不已，影响产妇的康复，则为病理性产后腹痛，应予治疗。

西医学的产后宫缩痛可参照本病辨证治疗。

二、临床诊断要领

（一）问诊要点

1.病史与诱因　产后腹痛好发于经产妇，可有难产、胎膜早破、产时产后出血过多、情志不遂及感寒等病史。

2.主要症状　产后腹痛有不荣则痛与不通则痛之虚实两端，腹部隐隐作痛，喜温喜按多为虚证，以冲任血虚，胞脉失养所致；腹部刺痛或冷痛、拒按，多为实证，以瘀血阻滞胞宫所致。

3.伴随症状

（1）伴恶露色淡质稀，头晕心悸者，多为素体虚弱，复因产时、产后失血过多，因产重虚，冲任血虚，胞脉失养所致。

（2）伴恶露色暗有块，胸胁胀痛者，多为产后情志不畅，肝气郁结，气滞血瘀，瘀血阻滞冲任、胞宫所致。

（3）伴恶露色暗有块，四肢不温者，多为产后感寒，血为寒凝，胞脉失于温煦，气血运行不畅所致。

（二）查体要点

1. 望诊 先望全身，观察患者神态，对病情轻重缓急进行初步评估。再观察面色、舌象。产后腹痛患者面色苍白，舌质淡，苔薄白者多为血虚；面色青白，舌质紫暗者多有瘀滞。

2. 闻诊 从产后腹痛患者的语声高低与语气中亦可辅助评估患者的病情轻重缓急。语声高或正常，病情多轻、缓；语声低微或因疼痛而语声断续不连贯，病情多重、急。

3. 切诊 产后腹痛患者的脉象是辨证虚实的重要依据。脉象细弱者为虚，脉象沉紧或弦涩者为实。

4. 体格检查 应注意腹部有无压痛、反跳痛及肌紧张，有无移动性浊音，注意子宫复旧情况，是否有缩复不全。

5. 妇科检查 应注意恶露的量、色、质、气味有无异常；有无伤口感染；宫颈口有无组织物嵌顿；盆腔有无触痛包块。

（三）辅助检查选择

1. 实验室检查 必要时行血常规检查了解有无继发贫血，行分泌物培养排除产褥感染可能。

2.B 超检查 了解子宫腔内有无胎盘、胎衣残留及子宫复旧情况。

3. 其他检查 必要时进行腹部 MRI 检查、腹部平片检查等排除腹腔其他脏器疾病。

（四）诊断要点

1. 病史 好发于经产妇，可有难产、胎膜早破、产后出血等病史。

2. 症状 表现为分娩一周以上，小腹疼痛仍不消失，或产后不足一周，但小腹阵发性疼痛加剧，或伴有恶露异常。

3. 体格检查 可有子宫缩复不全。

4. 妇科检查 同前。

5. 辅助检查 必要时行血常规检查、分泌物培养，排除产褥感染可能；B 超检查了解子宫复旧情况。

（五）辨证要点

1.产褥期妇女均可能发生腹痛，应详细询问患者病史以及伴随症状，结合腹部检查、妇科检查、B 超、血常规等检查以明确诊断。

2.产后腹痛的主要病机是气血运行不畅，不荣则痛或不通则痛。因此对产后腹痛的辨别，关键是辨其虚实，而虚实的辨别又以腹痛性质为辨别重点，一般实痛拒按，虚痛喜按，同时结合恶露的色质与全身症状及舌脉的变化以辨虚实。

3.重视患者禀赋、体质、情志因素及其他病史等情况。

三、鉴别诊断

产后腹痛应与产褥感染腹痛、伤食腹痛、产后下痢、产后淋证、产后肠痈等鉴别。

1.产褥感染腹痛 患者有恶露异常及伤口感染病史。腹痛持续不减而拒按，伴高热寒战，恶露臭秽。血常规白细胞升高，分泌物培养、妇科检查、B超检查等可资鉴别。

2.伤食腹痛 患者有饮食失节史。疼痛部位多在胃脘部，伴有嗳腐吞酸，食欲不振，大便或秘结，或溏滞不爽等消化道症状。恶露可无改变。

3.产后下痢 患者疼痛部位在脐周，腹部绞痛，伴有发热，下痢脓血，里急后重。妇科检查多无明显异常。大便常规可见多量红、白细胞。

4.产后淋证 患者以尿频、尿急、尿痛为主症，伴有小腹疼痛。妇科检查多无明显异常。尿常规可见红、白细胞。

5.产后肠痈 患者以转移性右下腹疼痛为主症，按之即痛，可伴见恶寒发热、恶心呕吐。妇科检查多无明显异常或右侧附件区压痛。血常规提示白细胞增高，腹部检查及阑尾区B超检查可资鉴别。

四、危急状态辨识

产后腹痛患者，若因胎盘、胎衣残留所致，属本病的急症，当迅速以手术清除宫内残留物。

五、中医治疗

（一）治则治法

本病的治疗当以补血化瘀，调畅气血为主，虚者补而调之，实者通而调之，气充血畅，胞脉流通则腹痛自除。

（二）分证论治

1.气血两虚证
证候：产后小腹隐隐作痛数日不止，喜揉喜按，恶露量少，色淡红，质稀无块；面色苍白，头晕眼花，心悸怔忡，大便干结；舌质淡，苔薄白，脉细弱。
治法：补血益气，缓急止痛。
方药：肠宁汤（《傅青主女科》）。

当归　熟地黄　阿胶　人参　山药　续断　麦门冬　肉桂　甘草

加减：若血虚津亏便秘较重者，去肉桂，加肉苁蓉、火麻仁润肠滋液通便；若腹痛兼有下坠感，为血虚兼气不足，加黄芪、白术益气升提；若腹痛喜热敷，畏寒肢冷者，加吴茱萸、艾叶、小茴香温阳行气，暖宫止痛。

2. 瘀滞子宫证

证候：产后小腹疼痛，拒按，得热痛缓；恶露量少，涩滞不畅，色紫暗有块，块下痛减；面色青白，或伴胸胁胀痛；舌质紫暗，苔薄，脉沉紧或弦涩。

治法：活血化瘀，温经止痛。

方药：生化汤（《傅青主女科》）加乌药、延胡索、川楝子。

当归　川芎　桃仁　炮姜　炙甘草

加减：若小腹冷痛、绞痛较甚者，加小茴香、吴茱萸以增温经散寒之功；若小腹胀痛较重，加香附、乌药、枳壳增强理气行滞之功；若伴胸胁胀痛，加郁金、柴胡以疏肝理气止痛；若恶露紫暗，血块多，块出痛减，说明瘀滞较甚，加五灵脂、炒蒲黄以增化瘀止痛之效。

对于本证患者，若为胎盘、胎衣残留所致，服上方未效者，可行清宫术，刮出物送病理，以明确诊断，术后再予生化汤加减补虚化瘀。

3. 寒凝血瘀证

证候：产后小腹冷痛，得热痛减，不喜揉按；恶露量少，色紫暗有块，面色青白，四肢不温；舌质暗淡，苔白，脉沉紧。

治法：温经散寒，化瘀止痛。

方药：少腹逐瘀汤（《医林改错》）。

肉桂　小茴香　干姜　当归　川芎　蒲黄　五灵脂　没药　延胡索

加减：若患者小腹冷痛、绞痛较甚者，加肉桂、小茴香、吴茱萸以增温经散寒之功；若恶露紫暗，血块多，块出痛减，瘀滞较甚者，加五灵脂、炒蒲黄以增化瘀止痛之效；产后气血大伤，若患者伴气短乏力、神疲肢倦，需加黄芪、党参等益气补虚之品以扶正祛瘀。

（三）中成药

1. 补血益母颗粒，每次 12g，每日 2 次，开水冲服。适用于血虚夹瘀证。

2. 生化丸，每次 9g，每日 3 次，温开水送服。适用于气滞血瘀证。

（四）辨治小结

1. 产后腹痛有虚实两端，虚以血虚为主，实以血瘀为主。对本病的治疗当本着虚者补而调之，实者通而调之的原则遣方用药。

2. 根据产后"多虚多瘀"的特点，药贵平和，以平为期，注意把握补虚与祛瘀的关系。补虚勿过于滋腻，以免涩滞气血；逐瘀勿过于攻伐，忌用攻下破血之品，以免损伤正气。

3.治疗产后腹痛的过程中需注意阴血损伤的程度，兼顾津液及胃气。

六、西医治疗要点

1.缓解疼痛　延胡索乙素片 60 ～ 100mg，必要时用。

2.结合病因针对性治疗　若经检查有胎盘、胎衣残留者，当迅速以手术清除宫内残留物。

七、随诊要领

（一）门诊复诊

1.复诊应对

（1）问诊　重点询问治疗后症状的变化，尤其是主症的改善情况，以及患者服用药物后的不适，刻下有否新的症状出现，患者经初治后对下一步治疗的期待与意愿，有无需要解决的新问题。

（2）查体要领　重点检查以往阳性体征的变化，重点检查舌象、脉象变化。

（3）治疗决策　随访结果提示病情渐恢复者，维持原有治疗或减药治疗，加强人文关怀，告知患者注意产后情志、饮食等日常调节。病情改善不明显或腹痛症状加重者，综合评估病情以决定是否需要收入院进一步诊治。

2.收入院指征　经门诊治疗后复诊结果显示病情无明显改善或加重，为进一步明确产褥期腹痛原因者。

（二）出院后复诊

1.复诊应对

（1）问诊　重点询问出院后病情变化及出院医嘱执行情况，包括主证变化，有无出现新的症状，饮食起居情况等。有无需要解决的与产后相关的新的临床问题。

（2）查体要领　重点检查以往阳性体征的变化，重点检查舌象、脉象变化。

2.治疗决策　经住院治疗病情好转出院的患者，门诊随访结果提示病情渐恢复，维持原有治疗或减药治疗，并加强人文关怀，告知患者注意产后情志、饮食等日常调节。

八、人文关怀

1.情志调畅，饮食有节及避免外感六淫邪气是预防本病的关键。产妇在产后应消除恐惧与精神紧张，注意产后保暖，切忌饮冷受寒。

2.注意观察子宫缩复情况，注意子宫底高度及恶露变化，及时进行产后复查。

九、预后评估

产后腹痛为产后常见病，经积极治疗后大多能痊愈。若失治误治，瘀血日久而成瘀热；或瘀血不去，新血不生，血不归经致产后恶露淋漓不尽；或因虚而痛，腹痛影响脾胃，气血生化乏源，而致虚虚之弊，变生他症。

十、病案举例

王某，女，31岁，已婚。因产后10日，小腹疼痛不止为主诉就诊。患者于10日前足月顺产一女婴，产程顺利，产后小腹即有疼痛，至今未消失。刻下症见小腹疼痛拒按，得热痛缓；恶露量少，色紫暗有块。舌质暗，脉沉涩。腹部柔软，无明显压痛。妇检：阴道通畅，宫颈口闭，子宫底位于耻骨联合上方。B超提示子宫增大，宫腔少量液性暗区，双侧附件区未见明显异常。中医诊断产后腹痛，瘀滞子宫证，治以活血化瘀，温经止痛，选方生化汤加味。药用：当归15g，川芎6g，桃仁10g，炮姜10g，炙甘草10g，益母草15g，乌药10g，延胡索15g。每日1剂，分2次温服。患者服药2剂后，阴道下得瘀块一团，色黑，腹部疼痛缓解。

第五节 产后恶露不绝

一、概述

产后血性恶露持续10天以上，仍淋漓不尽者，称为"产后恶露不绝"，又称"产后恶露不尽""产后恶露不止"。

西医学因产后子宫复旧不全、胎盘胎膜残留、子宫内膜炎所致晚期产后出血，以及中期妊娠引产、人工流产、药物流产后表现为恶露不尽者，均可参照本病辨证治疗。

二、临床诊断要领

（一）问诊要点

1. 病史与诱因 产后恶露不绝患者多体质素弱；或产时感邪、操作不洁；或产程过长、胎盘胎膜残留、产后子宫复旧不良等病史。

2. 主要症状 恶露指产后经阴道排出的血液、坏死蜕膜等组织，包括血性恶露和浆液恶露。血性恶露含大量血液，色鲜红，量多，有时有小血块、坏死蜕膜及少量胎膜，通常持续3～4日。其后出血逐渐减少，转变为浆液恶露。浆液恶露色淡红，有较多坏死蜕膜组织、宫腔渗出液、宫颈黏液，少量红细胞及白细胞，且有细菌。通过询问恶露的量、色、质、气味以辨别寒热虚实，若恶露量多，色淡，质稀，无臭气者，多为气虚；若恶露量较多，色红或紫，黏稠而臭秽者，多为血热；若恶露淋漓量少，或突然量多，色暗有块者，多为血瘀。

3.伴随症状

（1）伴精神倦怠，四肢无力，气短懒言，小腹空坠者，多为素体气虚，复因产时气随血耗，或产后操劳过早，劳倦伤脾，中气不足，冲任不固，血失统摄所致。

（2）伴口燥咽干，面色潮红者，多为素体阴虚，因产亡血伤津，营阴更亏，阴虚内热；或产后感受热邪；或因情志不遂，肝郁化热，热扰冲任，迫血妄行所致。

（3）伴小腹疼痛拒按，块下痛减者，多为产后胞宫、胞脉空虚，寒邪乘虚而入，寒凝血瘀；或七情内伤，气滞血瘀，瘀阻冲任，血不归经所致。

（二）查体要点

1.望诊　先望全身，观察患者神态、面色、舌象，若患者神疲倦怠，面色㿠白，舌淡者，多为气虚；若患者面色潮红，舌红者，多为血热；若舌紫暗，或有瘀点者，多为血瘀。

2.闻诊　从产后恶露不绝患者的语声高低可辅助评估患者的虚实，语声高或正常，多实证；语声低微或气短懒言者，多虚证。恶露无臭气者，多为虚证；恶露臭秽者，多为实证。

3.切诊　产后恶露不绝患者的脉象也是辨证虚实的依据之一。脉象缓弱、细而无力者为虚，脉象弦涩者为实。

4.妇科检查　子宫复旧不良者，可见子宫较同期正常产褥子宫大而软，或伴压痛；胎盘残留者，有时可见胎盘组织堵塞于子宫颈口处。

（三）辅助检查选择

1.血常规及凝血功能检测　了解有无继发贫血、炎症改变，排除凝血功能障碍。

2.B超检查　了解子宫复旧情况及有无胎盘、胎膜残留。

3.血HCG测定　可排查有无胎盘、蜕膜残留，并除外滋养细胞肿瘤。

4.诊断性刮宫　刮出宫内容物送病理检查以进一步诊断。

（四）诊断要点

1.病史　体质素弱，或产时感邪、操作不洁，或产程过长、胎盘胎膜残留、产后子宫复旧不良等病史。

2.临床表现　产后血性恶露逾10天仍淋漓不止，或有恶臭味，若迁延不愈，日久继发贫血则伴有倦怠乏力、头晕心悸等症状；继发感染则恶露气味臭秽，伴有发热、腹痛等症状。

3.妇科检查　同前。

4.辅助检查　凝血功能检测排除凝血功能障碍；血常规检测了解有无继发贫血、

炎症改变；B超检查了解子宫复旧情况及有无胎盘、胎膜残留；血HCG测定排查有无胎盘、蜕膜残留，并除外滋养细胞肿瘤；必要时诊断性刮宫，刮出宫内容物送病理检查以进一步诊断。

（五）辨证要点

1. 产后恶露不绝是产后常见病，病因病机有气虚、血热、血瘀的不同。或因气虚冲任不固，血失统摄；或因血热伤冲任，迫血妄行；或因瘀血内阻，血不归经。发病机制主要为胞宫藏泻失度，冲任不固，气血运行失常，临证应详细询问患者病史及恶露特点、伴随症状，结合体格检查、妇科检查及辅助检查等以明确诊断。

2. 辨证应以恶露的量、色、质、气味为重点，并结合伴随症状辨别寒、热、虚、实。如恶露量多，色淡，质稀，无臭气者，多为气虚；色红或紫，黏稠而臭秽者，多为血热；色暗有块，小腹疼痛者，多为血瘀。

三、鉴别诊断

产后恶露不绝应与子宫黏膜下肌瘤、凝血障碍性疾病、胎盘部位滋养细胞肿瘤等所致的出血相鉴别。

1. 子宫黏膜下肌瘤　孕前即有黏膜下子宫肌瘤，产后表现为阴道出血淋漓不尽，妇科检查示子宫增大或B超提示有黏膜下肌瘤。

2. 凝血障碍性疾病　原有凝血障碍性疾病，如血小板减少症、再生障碍性贫血等，多数在妊娠前即存在，可通过血液检查明确诊断。

3. 胎盘部位滋养细胞肿瘤　本病继发于足月产、流产、葡萄胎后，表现为不规则阴道出血，常伴有贫血、子宫均匀增大或不规则增大，血β-HCG和人胎盘催乳素（HPL）轻度升高。B超检查、诊断性刮宫有助于诊断。

四、危急状态辨识

对产后恶露不绝必须尽快明确病因，予以针对性治疗。若出血过多可致昏厥，应积极抢救。

五、中医治疗

（一）治则治法

治疗应遵循虚者补之、热者清之、瘀者攻之的原则分别施治，并随证选加相应止血药以达标本同治。

（二）分证论治

1. 气虚证

证候：产后恶露过期不止，量多，色淡红，质稀，无臭味；面色㿠白，精神倦怠，四肢无力，气短懒言，小腹空坠；舌淡，苔薄白，脉缓弱。

治法：益气摄血固冲。

方药：补中益气汤（方见月经先期）。

人参 黄芪 甘草 当归 陈皮 升麻 柴胡 白术

加减：本证为气虚统摄无权，冲任不固所致，若恶露量多不止，加阿胶、艾叶、乌贼骨养血止血；若伴腰膝酸软，头晕耳鸣者，加菟丝子、金樱子、续断、巴戟天等补肝肾，固冲任；若血块较多，加三七、炒蒲黄活血止血。

2. 血热证

证候：产后恶露过期不止，量较多，色鲜红，质黏稠；口燥咽干，面色潮红；舌红苔少，脉细数无力。

治法：养阴清热，凉血止血。

方药：保阴煎（方见月经过多）。

生地黄 熟地黄 黄芩 黄柏 白芍 山药 续断 甘草

加减：本证为产后营阴耗损，虚热内生，或气郁化热，或感热邪，热扰冲任，迫血妄行所致，若恶露较多，色红，加煅牡蛎、地榆以固涩止血；若恶露臭秽伴小腹痛，加忍冬藤、败酱草清热通络止痛；若兼乳房、少腹胀痛，心烦易怒，恶露夹血块者，丹栀逍遥散加生地、旱莲草、茜草疏肝清热、凉血止血。

3. 血瘀证

证候：产后恶露过期不止，淋漓量少，或突然量多，色暗有块，或伴小腹疼痛拒按，块下痛减；舌紫暗，或有瘀点，苔薄，脉弦涩。

治法：活血化瘀，理血归经。

方药：生化汤（《傅青主女科》）。

当归 川芎 桃仁 炮姜 炙甘草

加减：本证为瘀血阻滞冲任，新血不得归经所致，若血瘀较重，加益母草、茜草、三七、蒲黄以加强活血化瘀之力；若兼口干咽燥，舌红，脉弦数者，加地榆、黄柏以清热止血；若气虚明显，伴小腹空坠者，加党参、黄芪补气摄血；若瘀久化热，恶露臭秽，口干咽燥，加紫草、马齿苋、蒲公英清热化瘀；若为胞衣残留者，视具体情况，可行清宫手术，并配合中西药物治疗。

（三）中成药

1.加味生化颗粒，每次1袋（10g），每日3次，温水冲服。适用于血瘀证。

2.葆宫止血颗粒，每次1袋（15g），每日3次，温水冲服。适用于血热证。

（四）辨治小结

1.产后恶露不绝主要病机为冲任失固，气血运行失常，临床表现有气虚、血热、血瘀的不同，在治疗用药方面，针对恶露不绝虚中夹实、瘀热互见的病理，施以益气、化瘀、清热为主的治法。

2.产后患者多虚多瘀，临床治疗本病时，补虚不可过于固摄，以防血止留瘀；祛瘀禁用破血之品，以恐动血耗血；清热不可过用苦寒，以慎苦寒伤阳，血被寒凝而致瘀血难化。

3.产后 10 天，血性恶露仍淋漓不尽，临床应视为异常，需积极治疗。恶露不净，出血日久易致失血耗气，无力排瘀，胎盘、蜕膜残留可致宫腔粘连；若败血留滞，瘀而化火，可致产后发热，加剧病情进展，甚或导致大出血引起晕厥。

4.对胎盘、胎膜、蜕膜残留所致的恶露不绝，需尽快行清宫术，术后给予抗生素及子宫收缩剂，刮出物送病理检查以明确诊断。

5.若产后血性恶露淋漓不断 2 ～ 3 个月以上，尚需进一步通过血 HCG、B 超、诊刮病理等相关检查排除滋养细胞肿瘤。

六、西医治疗要点

1.少量或中等量出血，应给予广谱抗生素、子宫收缩剂及支持疗法。

2.进一步明确原因，针对病因采取相应的治疗措施。

（1）胎盘、胎膜、蜕膜残留者，需在备血、建立静脉通路后尽快行清宫术。

（2）合并子宫内膜炎者，合理使用抗生素。

（3）疑剖宫产切口裂开，需剖腹探查。

（4）软产道损伤者，彻底止血并按解剖层次缝合。

七、随诊要领

（一）门诊复诊

1.复诊应对

（1）问诊　重点询问治疗后恶露的变化，以及患者服用药物后的不适，刻下有否新的症状出现，患者经初治后对下一步治疗的期待与意愿，有无需要解决的新问题。

（2）查体要领　重点检查以往阳性体征的变化，以及舌象、脉象变化。

（3）治疗决策　随访结果提示病情渐恢复者，维持原有治疗或减药治疗，加强人文关怀，告知患者注意休息、情志调畅，注意起居摄生等日常调节。病情改善不明显或身痛症状加重者，综合评估病情以决定是否需要收入院进一步诊治。

2.收入院指征　经门诊治疗后复诊结果显示病情无明显改善或加重，病程已持续日久，为进一步明确产后恶露不绝原因者，或需要进行清宫手术者。

（二）出院后复诊

1.复诊应对

（1）问诊　重点询问出院后病情变化及出院医嘱执行情况，包括主证变化，有无出现新的症状、饮食起居情况等；有无需要解决的与产后恶露不绝相关的新的临床问题。

（2）查体要领 重点检查以往阳性体征的变化，重点检查舌象、脉象变化。

2.治疗决策 经住院治疗病情好转出院的患者，门诊随访结果提示病情渐恢复者，维持原有治疗或减药治疗，并加强人文关怀，告知患者注意产后起居摄生等日常调理。

八、人文关怀

1.加强早期妊娠检查及孕期营养调护，提倡住院分娩。

2.胎盘娩出后，必须仔细检查胎盘胎膜是否完整，有无副叶胎盘。如发现有宫腔残留，应立即清宫。

3.产后注意适当休息，注意产褥卫生，避免感受风寒。增加营养，不宜过食辛燥之品。提倡做产后保健操。

九、预后评估

本病有轻重之分，若及时治疗，大多预后良好，可治愈。若治不及时，出血日久可导致贫血，如有胎盘胎膜残留，可继发感染，严重者可因出血过多而昏厥，应积极抢救。对于产后出血淋漓不止，达2～3个月者，应高度警惕滋养细胞疾病，宜进行相关检查。

十、病案举例

王某，女，35岁。产后恶露不净20余天。刻下：恶露量时多时少，色暗有块，小腹时感疼痛拒按，时感坠痛，舌紫暗，边稍瘀斑，脉沉涩。妇科检查：外阴发育正常，阴道见血污，宫颈光滑，宫体前位，正常稍大，双附件正常。彩超示子宫较正常产褥期同期之子宫大、宫内无残留物。血常规检查：血红蛋白96g/L。中医诊断产后恶露不绝，血瘀证，治以活血化瘀，理血归经。选方生化汤加减：当归10g，丹参15g，桃仁6g，炮姜10g，黄芪30g，党参15g，益母草15g，炒蒲黄10g（包煎），马鞭草10g，茜草10g，川断10g，三七粉3g(冲服)，白芍15，炙甘草6g。每日1剂，分2次温服，5剂后恶露基本干净。

附：晚期产后出血诊疗要点

一、概述

分娩24小时后，在产褥期内发生的子宫大量出血，称为晚期产后出血。以产后1～2周发病最常见，亦有迟至产后6周发病者。阴道流血少量或中等量，持续或间断；亦可表现为急骤大量流血，同时有血凝块排出。产妇多伴有寒战、低热，且常因失血过多导致严重贫血或失血性休克。

二、临床表现

1. 症状

（1）阴道流血　胎盘胎膜残留、蜕膜残留引起的阴道流血多在产后10日发生。胎盘附着部位复旧不良常发生在产后2周左右，可以反复多次阴道流血，也可突然大量阴道流血。剖宫产子宫切口裂开或愈合不良所致的阴道流血多在术后2～3周发生，常常是子宫突然大量出血，可导致失血性休克。

（2）腹痛和发热　常合并感染，伴发恶露增加、恶臭。

（3）全身症状　继发性贫血，严重者因失血性休克危及生命。

2. 体征　子宫复旧不佳，可扪及子宫增大、变软，宫口松弛，有时可触及残留组织和血块；伴有感染者，子宫明显压痛；剖宫产切口裂开，宫颈内有血块，宫颈外口松，有时可触及子宫下段明显变软，切口部位有凹陷或凸起；滋养细胞肿瘤患者，有时可于产道内发现转移结节。

三、诊断

1. 病史　若为阴道分娩，应注意产程进展及产后恶露变化，有无反复或突然阴道流血病史；若为剖宫产，应了解手术指征、术式及术后恢复情况。

2. 临床表现　分娩24小时后，在产褥期内发生的子宫大量出血，具体临床表现同前。

3. 辅助检查

（1）血常规　了解贫血和感染情况。

（2）超声检查　了解子宫大小、宫腔有无残留物及子宫切口愈合情况。

（3）病原菌和药敏试验　选择有效广谱抗生素。

（4）血 β-HCG测定　有助于排除胎盘残留及产后滋养细胞肿瘤。

（5）病理检查　宫腔刮出物或切除子宫标本应送病理检查。

四、处理原则

1. 少量或中等量阴道流血　应给予广谱抗生素、子宫收缩剂及支持疗法。

2. 疑有胎盘、胎膜、蜕膜残留或胎盘附着部位复旧不全　在静脉通道输液、备血及准备手术的条件下刮宫，操作应轻柔，以防子宫穿孔。刮出物应送病理检查，以明确诊斯，术后继续给予抗生素及子宫收缩剂。

3. 疑剖宫产子宫切口裂开　仅少量阴道流血也应住院，给予广谱抗生素及支持疗法，密切观察病情变化；若多量阴道流血，可行剖腹探查。若切口周围组织坏死范围小、炎症轻微，可行清创缝合及髂内动脉、子宫动脉结扎止血或行髂内动脉栓塞术。若组织坏死范围大，酌情行低位子宫次全切除术或子宫全切术。

4. 肿瘤引起的阴道流血　应进行相应处理。

第六节 产后身痛

一、概述

产妇在产褥期内，出现肢体关节酸痛、麻木、重着者，称"产后身痛"，亦称"产后关节痛""产后遍身疼痛""产后痹证""产后痛风"，俗称"产后风"。

西医学因风湿、类风湿引起的产褥期关节痛，产后坐骨神经痛，多发性肌炎等病可参照本病辨证论治。

二、临床诊断要领

（一）问诊要点

1. 病史及诱因 了解患者产时、产后的出血情况，产后起居摄生情况，以及既往病史。产后身痛多见于患者产时、产后血去过多，或产褥期汗出过多，或当风感寒，或居处环境潮湿阴冷，或有痹证史。

2. 主要症状 产后身痛有筋脉关节失于濡养与筋脉关节痹阻之虚实两端。肢体关节酸痛、麻木，或见腰膝、足跟疼痛者多为虚证，为产时失血过多，或素体肾虚，产伤肾之精血，筋脉失养所致；肢体关节刺痛，屈伸不利，按之痛甚或遍身疼痛，项背不舒，关节不利者多为实证，为产后瘀血稽留、脉络郁阻，或产后摄生不慎，风寒湿邪乘虚内侵，阻痹气血所致，若痛处游走无定处，以风邪偏盛，若冷痛剧烈，以寒邪偏盛，若关节肿胀、重着，以湿邪偏盛。

3. 伴随症状

（1）伴头晕心悸者，多为产时失血过多，百骸空虚，血虚失于濡养所致。

（2）伴头晕耳鸣，夜尿多者，多为素体肾虚，因产伤肾气，耗伤精血，肾之精血亏虚，失于濡养所致。

（3）伴恶露量少色暗，或小腹疼痛拒按者，多为产后多瘀，恶露不畅，瘀血稽留肌肤、经络、骨节之间，脉络郁阻，气血运行不畅所致。

（4）伴汗出恶风畏寒者，多为产后失血耗气，腠理不密，百骸空虚，摄生不慎，风寒湿邪乘虚内侵，稽留于肌肤、经络、关节之间，阻痹气血运行所致。

（二）查体要点

1. 望诊 先望全身，观察患者神态、步态，对病情轻重缓急进行初步评估。若表情痛苦，行走困难，病情偏重，若表情正常，行动自如，病情偏轻。再观察面色、舌象，产后身痛患者面色萎黄，舌质淡者多为血虚。

2. 闻诊 从产后身痛患者的语声高低与语气中亦可辅助评估患者的病情轻重缓急。语声高或正常，病情多轻、缓；语声低微或因疼痛难忍而呻吟，病情多重、急。

3. 切诊 产后身痛患者的脉象是辨证虚实的重要依据。脉象细弱或沉细者为虚，脉象弦涩或浮紧者为实。

4. 体格检查 可见痛处关节活动受限，或关节肿胀，按之疼痛。病久不愈者可见肌肉萎缩，关节变形。

（三）辅助检查选择

1. 实验室检查 血常规、血钙、红细胞沉降率、抗溶血性链球菌"O"、类风湿因子等。

2. 影像学检查 必要时可行疼痛部位的 X 线检查。

（四）诊断要点

1. 病史 产时或产后出血过多，或产后起居不慎，感受风寒，或居处环境潮湿阴冷，或有痹证史。

2. 症状 产褥期间出现肢体关节酸楚、疼痛、麻木、重着，甚至关节肿胀、活动不利；或痛处游走不定，或关节刺痛，或腰腿疼痛。本病多突发，常见于冬春严寒季节分娩者。

3. 体征 同前。

4. 辅助检查 红细胞沉降率、抗溶血性链球菌"O"均正常。必要时，进一步行血钙、类风湿因子及疼痛部位的 X 线检查可协助诊断及鉴别诊断。

（五）辨证要点

1. 产褥期妇女均可能出现肢体关节酸痛、麻木、重着，应详细询问患者病史及伴随症状，结合体格检查、实验室检查、影像学检查等以明确诊断。

2. 产后百脉空虚，气血不足为产后身痛发病的重要内在因素，风寒湿之邪乘虚而入，为其外在因素。本病的主要病机为产后气血虚弱，经脉失养，"不荣则痛"；或风寒湿之邪乘虚而入，经脉痹阻，"不通则痛"。因此，对产后身痛的辨别，关键是辨其虚实，而虚实的辨别又以身痛特点为主要依据，同时结合伴随症状及舌脉的变化以辨虚实。肢体酸痛、麻木者，多属虚证；疼痛游走不定者，为风；冷痛而得热痛减者，多寒；重着而痛者，多湿；若疼痛较重，痛有定处，屈伸不利，属血瘀；若产后腰酸，足跟疼痛，伴头晕耳鸣，属肾虚。

3. 重视患者禀赋、体质及其他病史等情况。

三、鉴别诊断

产后身痛应与痹证、痿证等鉴别。

1. 痹证 产后身痛的外感证与痹证的发病机理相近，临床表现也相类似。不同点在于本病只发生在产褥期，与产褥生理有关，痹证则任何时候均可发病，若产后身痛日久不愈，迁延至产褥期后，则不属本病，当属痹证论治。

2. 痿证 二者症状均在肢体关节。产后身痛以肢体关节疼痛、重着、屈伸不利为特点，有时亦兼麻木不仁或肿胀，但无瘫痪的表现，痿证则以肢体痿弱不用、肌肉瘦削为特点，肢体关节一般不痛。

四、中医治疗

（一）治则治法

本病的治疗当以养血益气补肾为主，兼以活血通络、祛风止痛。养血之中，应佐以理气通络之品以标本同治；祛邪之时，当配养血补虚之药以祛邪而不伤正。

（二）分证论治

1. 血虚证
证候：产后遍身酸痛，肢体麻木，关节酸楚；面色萎黄，头晕心悸；舌淡，苔薄白，脉细无力。
治法：补血益气，通络止痛。
方药：黄芪桂枝五物汤（《金匮要略》）。
黄芪　桂枝　白芍　生姜　大枣
加减：若遍身酸痛明显，加秦艽、当归、丹参、鸡血藤以养血活血，通络止痛；若关节疼痛较重兼有外邪者，加威灵仙、羌活、独活以疏风活络止痛；若上肢疼痛为主，加桑枝宣络止痛；下肢疼痛加怀牛膝补肝肾、强筋骨，引药下行。若头晕乏力较重，加大黄芪用量，加党参、白术以补气生血。

2. 血瘀证
证候：产后遍身疼痛，或关节刺痛，屈伸不利，按之痛甚；恶露量少色暗，或小腹疼痛拒按。舌紫暗，苔薄白，脉弦涩。
治法：养血活络，行瘀止痛。
方药：身痛逐瘀汤（《医林改错》）。
川芎　桃仁　秦艽　红花　甘草　羌活　没药　当归　香附　五灵脂　牛膝　地龙
加减：若遍身疼痛，屈伸不利较重，加毛冬青、忍冬藤、益母草、木瓜以化瘀活络止痛；若痛处不温，加姜黄、桂枝以温经散寒止痛；若恶露不畅，加炮姜、益母草、泽兰以温经活血通络；若小腹疼痛较重，加生蒲黄、元胡以化瘀止痛。

3. 外感证
证候：产后遍身疼痛，项背不舒，关节不利，或痛处游走不定，或冷痛剧烈，恶风畏寒，或关节肿胀、重着，或肢体麻木；舌淡，苔薄白，脉浮紧。

治法：养血祛风，散寒除湿。

方药：独活寄生汤（《备急千金要方》）。

独活 桑寄生 细辛 肉桂 防风 秦艽 杜仲 怀牛膝 当归 白芍 干地黄 川芎 人参 茯苓 甘草

加减：若关节疼痛恶风，游走不定者，加羌活祛风通络；若关节重着麻木明显者，酌加苍术、土茯苓、木瓜以除湿通络；若关节冷痛明显，加川乌以散寒止痛；若关节疼痛，活动不利者，加青风藤、伸筋草、络石藤以宣络止痛。

4.肾虚证

证候：产后腰膝、足跟疼痛，艰于俯仰，头晕耳鸣，夜尿多；舌淡暗，苔薄，脉沉细弦。

治法：补肾填精，强腰壮骨。

方药：养荣壮肾汤（《叶天士女科证治》）。

当归 川芎 独活 肉桂 防风 杜仲 续断 桑寄生 生姜

加减：若腰膝酸痛明显，加熟地黄、秦艽、山茱萸以补肾填精止痛；若夜尿频多，加桑螵蛸、金樱子、覆盆子以补肾摄精；若腰膝冷痛较重，加狗脊、鹿角霜以温补肾阳。

（三）中成药

1.益母草冲剂 每次 1～2 包，每日 2 次，温水送服。适用于血瘀证。

2.黄芪注射液 每次 4mL，每日 2 次，肌内注射。治气血虚损产后身痛。

3.人参再造丸 每次 3g，每日 2 次，能益气补血、舒筋活络，从而调治产后身痛。

（四）辨治小结

1.产后身痛以内伤气血为主，而兼风寒湿瘀，临床表现多为本虚标实，治疗当以养血益气补肾为主，兼活血通络、祛风止痛。

2.产后身痛与一般痹证不同，因产后气血俱虚，纵有外感也不可峻投风药，应以调理气血为主，稍佐宣络之品。

3.结合产后气血亏虚的特点，治疗用药时注意把握补虚与祛邪的关系。补虚勿过于滋腻，以免涩滞气血，养血之中，应佐以理气通络之品；祛邪勿过于攻伐，以免损伤正气，祛邪之时，当配养血补虚之药以祛邪而不伤正。

五、西医治疗要点

1.避免劳累。

2.注意补钙。

3.针对病因治疗，适当辅以非甾体抗炎药。

六、随诊要领

（一）门诊复诊

1. 复诊应对

（1）问诊　重点询问治疗后症状的变化，尤其是主症的改善情况，以及患者服用药物后的不适，刻下有否新的症状出现，患者经初治后对下一步治疗的期待与意愿，有无需要解决的新问题。

（2）查体要领　重点检查以往阳性体征的变化，以及舌象、脉象变化。

（3）治疗决策　随访结果提示病情渐恢复者，维持原有治疗或减药治疗，加强人文关怀，告知患者注意休息、保暖，注意起居摄生等日常调节。病情改善不明显或身痛症状加重者，综合评估病情以决定是否需要收入院进一步诊治。

2. 收入院指征　经门诊治疗后复诊结果显示病情无明显改善或加重，病程已持续日久，为进一步明确产后身痛原因者。

（二）出院后复诊

1. 复诊应对

（1）问诊　重点询问出院后病情变化及出院医嘱执行情况，包括主证变化，有无出现新的症状，饮食起居情况等。有无需要解决的与产后身痛相关的新的临床问题。

（2）查体要领　重点检查以往阳性体征的变化，重点检查舌象、脉象变化。

2. 治疗决策　经住院治疗病情好转出院的患者，门诊随访结果提示病情渐恢复者，维持原有治疗或减药治疗，并加强人文关怀，告知患者注意产后起居摄生等日常调理。

七、人文关怀

1. 居室宜寒温适宜，空气流通，阳光充足。

2. 衣着需温凉合适，以防外感风寒。

3. 饮食宜清淡，富含营养而易消化；切忌饮冷受寒，避免居住在寒冷潮湿的环境。

4. 不宜力役劳作，宜劳逸结合，以免耗气伤血。

5. 产后百日内，不宜交合，勿为房劳所伤。

6. 心情宜轻松舒畅，慎勿悲恐抑郁太过，以防情志伤人。

八、预后评估

产后身痛若及时治疗，预后佳。如果失治、误治，日久不愈，正气愈虚，经脉气血瘀阻愈甚，转虚实夹杂之证，可致关节肿胀不消，屈伸不利，僵硬变形，甚则肌肉萎缩，筋脉拘紧，可致痿痹残疾。

九、病案举例

李某，女，28岁。产后20天，肢体关节疼痛近1周。患者足月顺产一男，1周前因不慎受寒，周身酸痛，痛处不定，恶风怕冷，面白无华，舌淡，苔薄白，脉浮紧。中医诊断产后身痛，外感风寒证，治以养血祛风，散寒除湿，选方独活寄生汤加减。药用：独活15g，羌活15g，桑寄生15g，当归15g，白芍15g，熟地15g，川芎12g，生黄芪30g，细辛3g，桂枝10g，鹿角霜15g（先煎），防风10g，杜仲15g，怀牛膝15g。每日1剂，分2次温服，7剂后身痛症状明显减轻。

第七节　产后自汗、盗汗

一、概述

产妇于产后涔涔汗出，持续不止，动则益甚者，称为"产后自汗"；若寐中汗出湿衣，醒来自止者，为"产后盗汗"，二者一般分别见之，亦可并见，统称为产后汗证。

新产后的产妇汗出较多，尤以进食、活动及睡眠时为著，是由于产时耗气伤津，气血骤虚，营卫失和，腠理不密所致，可在数天后营卫自调而缓解，此为生理性汗出，不作病论。

二、临床诊断要领

（一）问诊要点

1. 病史与诱因　询问患者平素体质情况，以及有无结核、贫血等慢性病史。产后汗证多见于素体气虚或营阴素亏者。

2. 主要症状　产后汗证有气虚阳气不固与阴虚内热外迫的不同，若产后汗出过多，不能自止，动则加剧，为产后自汗，多为产后伤血，气随血耗，腠理不密，卫阳不固所致；若产后睡中汗出，甚则湿透衣衫，醒后即止，为产后盗汗，多为因产伤血，营阴耗损，阴虚内热，热迫汗出所致。

3. 伴随症状

（1）伴恶风身冷，倦怠乏力者，多为气虚阳衰所致。

（2）伴口燥咽干，头晕耳鸣，五心烦热，腰膝酸软者，多为阴虚内热所致。

（二）查体要点

1. 望诊　先望全身，观察患者神态、面色、舌象，若患者神疲倦怠，面色㿠白，舌质淡苔薄白者，多为气虚；若患者面色潮红，舌质红苔少者，多为阴虚。

2. 闻诊 若患者气短懒言，多为气虚之象；若患者语声高亢，多为阴虚内热之象。

3. 切诊 产后汗证患者的脉象可辅助辨别气虚与阴虚。脉象细弱者为气虚，脉象细数者为阴虚。

（三）辅助检查选择

根据临床具体情况可选择结核菌素试验、肺部 X 线，抗溶血性链球菌 "O"、红细胞沉降率、类风湿因子、甲状腺功能测定等检查排除相关疾病。

（四）诊断要点

1. 病史 注意询问患者平素体质情况，有无结核、贫血等慢性病史。

2. 症状 产后出汗量过多或持续时间长。产后自汗者，白昼汗多，动则益甚；产后盗汗者，寐中汗出，醒后自止。

3. 检查 产后盗汗疑有肺结核者，应进行肺部 X 线检查。

（五）辨证要点

1.产后汗证以产后出汗量多和持续时间长为特点，根据出汗发生时间之不同可以分自汗和盗汗。应详细询问患者病史、症状特点以明确诊断。

2.产后汗证多由素体虚弱，产后耗气伤血，气虚腠理不密；或阴血骤虚，阳气外越，迫津外泄而致。白昼汗多，动则尤甚为气虚自汗；寐中出汗，醒后即止为阴虚盗汗。因此，对产后汗证的辨别，主要以汗出特点为主要依据，同时结合伴随症状及舌脉的变化以辨气虚与阴虚。

3.重视患者禀赋、体质及其他病史等情况。

三、鉴别诊断

产后汗证应与产后发热、中暑等所致的出汗相鉴别，应结合病史、病情缓急、有无发热等进行鉴别诊断。

1. 产后发热 以高热多汗、汗出热退为特征，起病急，病程短。产后汗证为汗出过多而无发热。

2. 产后中暑 产时正值炎热酷暑之季，感染暑邪，以突发高热、汗出、神昏，甚则躁扰抽搐为特征。产后汗证无明显季节性，无发热及神志改变。

四、中医治疗

（一）治则治法

本病的治疗有气虚与阴虚的不同，气虚者，治以益气固表，和营止汗；阴虚者，治以益气养阴，生津敛汗。

（二）分证论治

1. 气虚证

证候：产后汗出过多，不能自止，动则加剧；时有恶风身冷，气短懒言，面色㿠白，倦怠乏力；舌质淡，苔薄白，脉细弱。

治法：益气固表，和营止汗。

方药：黄芪汤（《济阴纲目》）。

黄芪　白术　防风　熟地黄　煅牡蛎　白茯苓　麦门冬　大枣　甘草

加减：本证为产后伤血，气随血耗，腠理不密，卫阳不固所致，若汗出过多，可加浮小麦、麻黄根、五味子以固涩敛汗；若头晕心悸，唇甲苍白者，加党参、何首乌、阿胶以益气养血；若汗出后恶风明显，周身酸楚，可加苏叶、荆芥以疏风解表。

2. 阴虚证

证候：产后睡中汗出，甚则湿透衣衫，醒后即止；面色潮红，头晕耳鸣，口燥咽干，渴不思饮；或五心烦热，腰膝酸软；舌质红，苔少，脉细数。

治法：益气养阴，生津敛汗。

方药：生脉散（《内外伤辨惑论》）。

人参　麦冬　五味子

加减：本证为因产伤血，营阴耗损，阴虚生内热，热迫汗出所致，若汗出较多，加煅牡蛎、浮小麦、山萸肉、糯稻根以固涩敛汗；若口燥咽干甚者，加石斛、玉竹以生津滋液；若五心烦热甚者，加白薇、地骨皮、生地黄、栀子以滋阴清热除烦；若失眠多梦者，酌加远志、五味子、竹叶清心安神。

（三）辨治小结

1. 产后自汗、盗汗因虚所致，前者主要责之于气虚，后者主要责之于阴虚。临床治疗时，针对病因或补气或滋阴，并宜酌加敛汗之品，标本兼治，以收良效。

2. 基于气与津互根互生的生理关系，治疗自汗时，勿忘佐以补津化气之品；治疗盗汗时，勿忘佐以补气生津之物，以达"阴中求阳、阳中求阴"相得益彰之效。

3. 心主血，汗为心之液，血汗同源，治汗要治血，治血要治心。此外，肾藏精而主五液，治汗不忘肾。心肾并治，则阴血来复，阳气宁谧，水火相济，血足神宁，其汗亦自止。因此，治疗本病注重心肾。

五、随诊要领

产后汗证患者，一般只需在门诊进行治疗。复诊应对如下：

1. 问诊　重点询问治疗后症状的变化，尤其是主症的改善情况，以及患者服用药物后的不适，刻下有否新的症状出现，患者经初治后对下一步治疗的期待与意愿，有无需要解决的新问题。

2.查体要领 重点检查舌象、脉象变化。

3.治疗决策 随访结果提示病情渐恢复者，维持原有治疗或减药治疗，加强人文关怀，注意起居摄生等日常调节。

六、人文关怀

1.居室宜寒温适宜，空气流通，阳光充足。

2.衣着需温凉合适，以防外感风寒或中暑。

3.饮食宜清淡，富含营养而易消化；勿过食生冷辛辣和肥腻煎炒之品，以防内伤脾胃。

4.不宜力役劳作，宜劳逸结合，以免耗气伤血。

5.产后百日内，不宜交合，勿为房劳所伤。

6.心情宜轻松舒畅，慎勿悲恐抑郁太过，以防情志伤人。

七、预后评估

产后自汗、盗汗及时治以补虚敛汗，预后良好。若汗出不止应预防气随津脱，变生他疾。汗出不止伤阳，导致脾肾阳虚而形寒肢冷、腰膝酸软；汗出太过伤阴，导致筋脉失养而发抽搐、肢麻。对于长期盗汗者，应借助胸片等检查，除外结核病变。

八、病案举例

王某，女，24岁。产后汗出不止10天，动则尤甚。患者于10天前顺产一女婴，分娩过程顺利，出血不多，无结核、风湿、甲亢等疾病病史及相关症状。刻下：汗出不止，动则尤甚，倦怠乏力，语声低微，面色㿠白，舌质淡，苔薄白，脉细弱。中医诊断产后自汗，气虚证，治以益气固表，和营止汗，选方黄芪汤加减。药用：黄芪20g，白术15g，防风10g，党参15g，煅牡蛎30g（先煎），麦门冬10g，白芍15g，五味子6g，浮小麦30g，糯稻根12g。每日1剂，分2次温服，服药5剂后汗出明显改善。

第八节 产后大便难

一、概述

由于分娩时失血伤津，肠道失于濡润，出现大便艰涩，数日不解，或排便时干燥疼痛，难以排出，称为产后大便难。

西医学的产后便秘可参照本病辨证治疗。

二、临床诊断要领

（一）问诊要点

1.病史与诱因 问清与起病相关的素体、产时、产后因素，可因滞产或难产，产时、产后失血过多，或汗出过多，或素体气虚、血虚，大便困难。问诊时应根据起病特点全面而有重点地进行询问，并问清诱因与大便难的起病或加重的关系。

2.主要症状 大便干燥，艰涩难下或大便不坚，努责难解者，多属虚证；脘腹胀满，大便燥结不下，多属实证。

3.伴发病症

（1）伴心悸少寐，肌肤不润，面色萎黄者，多为血虚津伤，肠道失于濡润。

（2）伴神倦乏力，气短汗多者，多为气虚大肠传送无力。

（3）伴身微热，脘腹胀满疼痛，或时有矢气臭秽，口臭或口舌生疮者，多为食热内结，糟粕壅滞，肠道阻塞。

（二）查体要点

1.望诊

（1）望神志 精神不振、倦怠乏力、少气懒言，多为气虚中阳不振。

（2）望面色 面色萎黄，多为血虚不能外荣于头面肌；两颧潮红，多为阴虚虚热上浮于面。

（3）望舌 舌淡，苔薄白，多属气虚或血虚；口舌生疮，舌红，苔黄或黄燥，多属阳明腑实。

2.闻诊 患者语声低微、少言懒语，多属脾肺气虚；矢气臭秽，口臭，多属阳明腑实。

3.切诊

（1）脉诊 脉细弱或缓弱多属气虚或血虚；脉弦数，多属阳明腑实。

（2）触诊 腹软无压痛，或可触及肠型。

（3）肛门指检 无阳性体征。

（4）妇科检查 无异常。

（三）辅助检查选择

1.粪便常规未见异常。

2.腹部平片未见异常。

（四）诊断要点

1.分娩后大便间隔延长，大便干燥难解，一般饮食如常。

2.一般发病较缓慢，应与其他疾病引起的便秘相鉴别。

（五）辨证要点

1.辨气血 大便干燥，艰涩难下者，多属阴血亏虚；大便不坚，努责难解者，多属气虚。

2.辨虚实 根据产后血虚津亏的特点，本病虚多实少，虚者指气虚或阴虚，实者指阳明腑实，辨证时，应分清虚实的多寡主次，虚实夹杂的特点，以指导治疗用药之主次。

3.辨脉象 脉细弱或缓弱，属虚证；脉弦数，属实证。

三、鉴别诊断

内外科疾病所致者，多伴腹痛、呕吐、纳差或发热等，与本病单纯之大便艰涩不畅有别。主要需与痔疮、肠梗阻鉴别。

1.痔疮 以无痛性、间歇性便血，大便疼痛，直肠坠痛，肿物脱出，肛门分泌物，肛门瘙痒为主症；孕前有痔疮病史，孕后或产后加重。检查示肛门有阳性体征。

2.肠梗阻 肠梗阻表现为腹痛、呕吐、腹胀，排气与排便停止。检查示腹部膨胀，听诊腹部闻及肠鸣音亢进呈高调金属音，亦可肠鸣音减弱或消失，见肠型或蠕动波。本病有滞产或难产，产时、产后失血过多，产后饮食如常，大便数日不解，或艰涩难出等病史。

四、中医治疗

（一）治则治法

针对产后血虚津亏的特点，血虚者，以养以润；气虚者，以补以行；腑实者，通补兼施。不宜妄行苦寒通下，徒伤中气。

（二）分证论治

1.血虚津亏证
证候：产后大便干燥，数日不解，或解时艰涩难下，腹无胀痛；饮食正常，或伴心悸少寐，肌肤不润，面色萎黄；舌淡，苔薄白，脉细弱。

治法：滋阴养血，润肠通便。

方药：四物汤（方见异位妊娠）加肉苁蓉、柏子仁、火麻仁。

加减：若产后数日不解大便，解时艰涩，大便坚结，伴颧赤咽干，五心烦热，脘中痞满，腹部胀满，小便黄赤，舌质红，苔薄黄，脉细数，为阴虚内热证，治以滋阴清热，润肠通便，用两地汤合麻子仁丸；若精神倦怠，气短乏力者，酌加白术、黄芪以益气；口燥咽干者，酌加玄参、麦门冬、玉竹、石斛以养阴润燥。

2.脾肺气虚证
证候：产后大便数日不解，或努责难出；神倦乏力，气短汗多；舌淡，苔薄白，脉缓弱。

治法：补脾益肺，润肠通便。

方药：润燥汤（《万氏妇人科》）。

人参　甘草　枳壳　槟榔　当归　生地黄　火麻仁　桃仁

加减：若大便秘结难解者，重用白术、生何首乌以益气润肠通便；若气虚下陷者，加升麻、党参；若气虚不固，气短汗出者，加五味子、浮小麦。

3. 阳明腑实证

证候：产后大便艰结，多日不解；身微热，脘腹胀满疼痛，或时有矢气臭秽，口臭或口舌生疮；舌红，苔黄或黄燥，脉弦数。

治法：通腑泻热，养血通便。

方药：玉烛散（《儒门事亲》）。

熟地黄　当归　白芍　川芎　大黄　芒硝　甘草

加减：阳明腑实伴脘腹胀甚者，加鸡内金、佛手、枳壳；心烦口臭、口疮者，加黄芩、栀子、竹叶；若大便秘结难解，脘腹痞满胀痛，拒按者，加芒硝、大黄釜底抽薪、急下存阴。

（三）其他疗法

1. 中成药　麻仁丸每日2次，每次5g，吞服。适用于血虚津亏证。

2. 针刺治疗　实秘者，取中脘、足三里、内关等穴，针刺行泻法；虚秘者，取膈俞、肝俞、天枢等穴，针刺行补法。

3. 直肠用药　开塞露每次1～2支，肛门注入。

（四）辨治小结

妇科产后多虚多瘀，产后大便难为营血津液亏虚，肠燥失润，或气虚传导无力所致，临证治疗时以养血润肠为主，或佐以滋阴，或佐以益气，如有腑实便燥，对苦寒峻泻之品，需慎用，以免更伤阴血。一旦大便通畅，应立即停止，再辨证改用他药。同时，要注意产伤的护理，以免会阴肿胀影响产妇排便。

五、西医治疗要点

防止产后大便难的发生，关键要注意饮食调养，要多饮水，多食清淡新鲜蔬菜，少食辛辣、煎炒、炙煿之品；产后应早期起床活动；同时养成每日定时排便之习惯。便秘明显，结合开塞露，每次1～2支，肛门注入促进排便。

六、随诊要领

门诊患者复诊应对：

1. 问诊　重点询问治疗后症状变化，包括主证变化，有无出现新的症状；问清用药对一般情况的影响；问清患者经初治后对下一步治疗的期待与意愿，有无需要解决的与大便难相关的新问题。

2. 查体要领 重点检查以往阳性体征的变化，重点检查舌象、脉象变化。

3. 治疗决策 随访结果提示病情渐恢复者，维持原有治疗或减药治疗，加强人文关怀，教育患者注意避免与加重大便难有关的个体化诱因，结合中医适宜技术综合治疗，改善体质。病情改善不明显或有些证候更加突出者，综合评估病情以调整治疗方案。

七、人文关怀

1. 情志调畅，饮食有节及避免外感六淫邪气，增强体质等是预防本病的关键。

2. 大便难患者应保持精神乐观，情绪稳定，坚持治疗，坚定信心。注意饮食调养，要多饮水，多食清淡新鲜蔬菜，少食辛辣、煎炒、炙煿之品。

3. 产后鼓励产妇应早期起床活动。

八、预后评估

产后大便难是新产三病之一，要注意饮食、生活习惯的调养，预后良好。如控制不佳可继发肛肠疾病。

九、病案举例

廖某，女，24岁。1969年9月23日初诊。产后旬余，恶露未净，大便秘结，7日未行，胸腹胀满，纳少泛恶，口干欲饮，舌边尖红，苔薄黄，极腻，脉象细数。中医诊断产后大便难，阴虚火旺证。治拟滋阴生津，泻热通幽法。药用：油当归、天门冬各9g，火麻仁15g，肉苁蓉12g，黑芝麻、黑桑椹各15g，紫厚朴6g，香佩兰、炒枳壳各9g，炒神曲9g，鸡内金9g，番泻叶4.5g（另包后下，便泻后去此味），野党参12g。2剂，水煎服。二诊（9月30日）：前方共服4剂，肠道得润，大便自通，唯仍脘闷腹胀，泛恶纳呆，身倦无力。舌淡红，苔薄黄，根腻已退，脉细。改拟健脾胃，运中州，滋阴液，以复其损。药用：野党参12g，云茯苓9g，香佩兰、炒枳壳各6g，紫厚朴、砂仁米各4.5g，干佛手4.5g，焦三仙各6g，天门冬9g，黑芝麻12g，3剂，水煎服。三诊（10月17日）：上方续服6剂，头晕乏力已除，恶露已净，大便间日一行，初硬后溏，胸腹略宽，纳谷亦增，时或泛恶腹胀，小溲不利。此脾胃升降不利，湿气难免壅滞，转予调理脾胃，兼以快脾利湿。药用：紫厚朴、广陈皮各6g，清夏9g，淡竹茹6g，云茯苓、香佩兰、杭白芍、香稻芽、福泽泻各9g，远志肉9g，车前子、冬葵子各12g（同布包）。3剂，水煎服。嘱药后改服丸剂，上午服麻仁滋脾丸一剂，晚服归脾丸一剂，连服10天，以资巩固。

（摘录《哈荔田妇科医案医话选》）

第九节 产后小便异常

产后小便不通

一、概述

新产后产妇发生排尿困难，小便点滴而下，甚或闭塞不通，小腹胀急疼痛者，称为"产后小便不通"，又称"产后癃闭"。本病多发生于产后3日内，亦可发生在产褥期中，以初产妇、滞产及手术助产后多见，为产后常见病。

西医学的产后尿潴留可参照本病辨证治疗。

二、临床诊断要领

（一）问诊要点

1. 病史与诱因 问清与起病相关的素体因素或产时、产后相关因素。因素体虚弱，或产时耗气伤血，或新产后忧思劳累过度而发多为虚证；因素性抑郁或滞产而发多为实证。问诊时应根据起病特点全面而有重点地进行询问，并问清诱因与产后小便不通起病或加重的时间关系。

2. 主要症状 产后小便不通，小便胀急疼痛或尿色略混浊带血丝。

3. 伴发病症

（1）伴精神萎靡，气短懒言，倦怠乏力，面色少华者，多属肺脾气虚，膀胱气化不利。

（2）伴腰膝酸软，面色晦暗者，多为肾阳不足，膀胱气化不利。

（3）伴情志抑郁，或胸胁乳房胀痛，烦闷不安者，多属肝郁气滞，膀胱气化不利。

（4）伴乍寒乍热者，多属瘀血阻滞，气机不畅，膀胱气化不利。

（二）查体要点

1. 望诊

（1）望神志 精神萎靡，倦怠乏力，多为气虚中阳不振；烦躁不安，多为肝气郁滞，失其条达。

（2）望面色 面色少华多属气虚清阳不升；面色晦暗多属肾虚失养。

（3）望舌 舌淡苔薄白，多属气虚或肾阳虚；舌淡红，苔薄白，多属气滞；舌暗，苔薄白，多属血瘀。

2. 闻诊 产后小便不通患者气短懒语，多属气虚，为肺脾两虚。

3.切诊

（1）腹部触诊 下腹部膨隆，膀胱充盈，可有触痛。

（2）脉诊 脉缓弱或沉细无力，多为虚；脉弦或沉涩，多为实。

（三）辅助检查选择

尿常规检查多无异常。

（四）诊断要点

1.新产后产妇发生排尿困难，小便点滴而下，甚或闭塞不通，小腹胀急疼痛者。

2.尿常规未见明显异常。

（五）辨证要点

1.辨虚实 虚者指肺脾肾虚，实者多指气滞、瘀血之类。辨证时，应分清虚实的多寡主次，虚实夹杂的特点，以指导治疗用药之主次。随诊辨证时应注意主证与兼证之变化。

2.辨脉象 脉缓弱或沉细无力，多为虚证；脉弦或沉涩，多为实证。

三、鉴别诊断

本病应与小便生成障碍和其他因素导致的小便不通相鉴别。

1.小便生成障碍的主症为产后无尿或少尿，腹软无胀急疼痛，膀胱不充盈，行导尿术无尿液排出。

2.泌尿系结石的主症为产后无尿或少尿，伴或不伴尿道刺激症状或尿血或肿瘤，采用B超、泌尿系统造影或膀胱镜、CT、MRI等检查明确诊断。

四、危急状态辨识

患者产后出现小便闭塞不通，小腹胀急疼痛明显，造成膀胱过度膨胀可致破裂，当以导尿。

五、中医治疗

（一）治则治法

以"通利小便"为治疗原则，虚者补气温阳以化之，实者疏利决渎以通之。

（二）分证论治

1.气虚证
证候：产后小便不通，小便胀急疼痛；精神萎靡，气短懒言，倦怠乏力，面色少华；舌淡，苔薄白，脉缓弱。

治法：益气生津，宣肺行水。

方药：补气通脬饮（《沈氏女科辑要》）。

黄芪　麦门冬　通草

加减：若兼多汗，咽干口渴者，加沙参、生地黄、葛根等生津益肺；若兼腰膝酸软者，加杜仲、巴戟天、桑寄生、续断补肾壮腰膝；若兼神疲乏力，精神萎靡，加党参、黄芪健脾益气。

2. 肾虚证

证候：产后小便不通，小便胀急疼痛，坐卧不宁；腰膝酸软，面色晦暗；舌淡，苔白，脉沉细无力，尺脉弱。

治法：补肾温阳，化气利水。

方药：济生肾气丸（方见子肿、子晕、子痫）。

加减：若兼腰痛甚者，加巴戟天、杜仲、续断补肾强腰；兼小腹下坠者，加黄芪、党参、升麻益气温阳；若小便不利，腹胀明显，加瞿麦、滑石通利小便。

3. 气滞证

证候：产后小便不通，小腹胀痛；情志抑郁，或胸胁乳房胀痛，烦闷不安；舌淡红，苔薄白，脉弦。

治法：疏肝理气，行水利尿。

方药：木通散（《妇科玉尺》）。

枳壳　槟榔　木通　滑石　冬葵子　甘草

加减：若心烦不安，加柴胡、香附疏肝理气；若乳房内有结块，加橘核、莪术、穿山甲（现用代用品，下同）散结通络；若少腹胀痛，延胡索、乌药理气止痛。

4. 血瘀证

证候：产程不顺，产时损伤膀胱，产后小便不通或点滴而下，尿色略混浊带血丝；小腹胀满刺痛，乍寒乍热；舌暗，苔薄白，脉沉涩。

治法：养血活血，祛瘀利尿。

方药：加味四物汤（《医宗金鉴》）。

熟地黄　白芍　当归　川芎　蒲黄　桃仁　川牛膝　木香　瞿麦　滑石　木通　甘草梢

加减：若瘀滞较甚，小腹胀痛，加香附、乌药理气行滞；若恶露不畅，血块较多，块下痛减，加失笑散、延胡索化瘀止痛；伴气短乏力，加黄芪、党参健脾益气。

（三）其他疗法

1. 针刺治疗　取足三里、气海、阴陵泉、三阴交、中极、关元、肾俞等穴。

2. 推拿疗法　掌揉小腹或推拿关元穴。

3. 敷贴法　以盐炒热敷于下腹部或神阙穴。

4. 灌肠治疗 枳实、厚朴、生大黄等水煎取汁，保留灌肠。

5. 热熨疗法 盐葱炒热，热熨肚脐及小腹部。

（四）重症辨治

产后小便不通患者若出现排尿困难，闭塞不通，小腹胀急疼痛，当以导尿治疗。

（五）辨治小结

产后多虚，临证治疗以补元温阳、化气行水为主，不可滥用通利之品，以免伤正。

六、西医治疗要点

产后应鼓励产妇尽早自解小便，排尿困难者，应消除产妇紧张怕痛心理，多饮水，鼓励产妇坐起排尿。可用温开水冲洗外阴及尿道口周围诱导排尿。下腹部按摩或放置热水袋，刺激膀胱肌肉收缩。必要时导尿治疗。

七、随诊要领

（一）门诊复诊

1. 复诊应对

（1）问诊 重点询问治疗后症状变化，包括主证变化，有无出现新的症状等；问清用药对一般情况的影响；问清患者经初治后对下一步治疗的期待与意愿，有无需要解决的与产后小便不通相关的新问题。

（2）查体要领 重点检查以往阳性体征的变化，重点检查舌象、脉象变化。

（3）治疗决策 随访结果提示病情渐恢复者，维持原有治疗或减药治疗，加强人文关怀，鼓励患者克服紧张心理，结合中医适宜技术综合治疗。病情改善不明显或有些证候更加突出者，综合评估病情以决定是否需要收入院进一步诊治。

2. 收入院指征

（1）经门诊治疗后复诊结果显示病情无明显改善者。

（2）患者小便闭塞不通，小腹胀急疼痛，查体下腹部膨隆，膀胱充盈，触痛明显。

（二）出院后复诊

经住院治疗的产后小便不通患者，大部分预后较好。

1. 复诊应对

（1）问诊 重点询问出院后病情变化及出院医嘱执行情况，包括主证变化，有无出现新的症状，情志、饮食起居情况等。有无需要解决的与产后小便不通相关的新的临床问题。

（2）查体要领 重点望神志、望面色，诊查舌象、脉象变化，明确现症与出院时症见的变化等。

2. 治疗决策 经住院治疗病情好转出院的患者，门诊随访结果提示病情渐恢复者，维持原有治疗或减药治疗，适当调整治疗重点，侧重针对原发病的治疗，并加强人文关怀，鼓励患者建立信心。

八、人文关怀

1. 情志调畅，饮食有节及避免产后过劳，增强体质等是预防本病的关键。

2. 产后小便不通患者应保持精神乐观，情绪稳定，坚持治疗，坚定信心。应避免抑郁及忧思恼怒等。生活作息要有规律。

3. 注意外阴卫生，避免感染。

九、预后评估

本病经及时治疗后，预后良好。若延治，膀胱过度膨胀可致破裂，或肌肉失去张力而难以恢复，膀胱积尿过久，易感染邪毒致产后尿淋，严重影响产妇生活及产褥期恢复。

十、病案举例

阚某，女。初诊时间：1959 年 6 月 29 日。初产妇，产后 9 天，自产后起即小便不利，经多次努力后，始能排出，腹胀腰痛，大便干结，眠差，舌苔白腻，脉象细弦。中医诊断产后小便不通。三焦为决渎之官，膀胱为州都之府，今三焦膀胱同病，于是气化失宣，水道不利。治以疏利三焦，温通膀胱。药用：当归 9g、柴胡 4.5g、川芎 4.5g、白术 9g、茯苓 9g、炙甘草 3g、制香附 6g、小茴香 3g、橘皮 3g。3 剂，水煎服。另：肉桂末 2.7g、沉香末 1.8g、琥珀末 6g。3 味相和，分 6 包，日 2 次，每次 1 包。二诊：7 月 1 日。服药后小便较通，下腹尚胀，腰酸，便干，恶露多色红，自汗少寐，乳汁不多，胃纳不振，舌苔薄白中微黄，脉象细弦。治以养血疏肝，通利膀胱。药用：当归 9g、川芎 6g、炙甘草 3g、制香附 6g、小茴香 3g、橘皮 3g、茯苓 9g、桃仁 6g、姜黄 3g、泽泻 9g、木通 3g、小麦 9g。2 剂，水煎服。另：肉桂末 2.4g，琥珀末 3.6g。2 味相和，分 4 包，早晚各服 1 包。服上药 2 剂后，小便得到畅通。

（摘录《钱伯煊妇科医案》）

产后小便淋痛

一、概述

产后出现尿频、尿急、淋沥涩痛等症状称"产后便淋痛"，又称"产后淋""产后溺淋"。西医学的产褥期泌尿系感染可参照本病辨证治疗。

二、临床诊断要领

（一）问诊要点

1. 病史与诱因 问清与起病相关的体质因素或产时、产后相关因素。因素体肾虚，或产时耗气伤血而发多为虚证，因素性抑郁或摄生不慎，外阴不洁，或多次导尿消毒不严，或产时不顺，阴部创伤而发多为实证。问诊时应根据起病特点全面而有重点地进行询问，并问清诱因与产后小便淋痛起病或加重的时间关系。

2. 主要症状 产后出现尿频、尿急、淋沥涩痛，是否伴有腹痛等症状。

3. 伴发病症

（1）伴口渴不欲饮，心烦者，多属湿热下注膀胱。

（2）伴五心烦热，腰膝酸软，头晕耳鸣者，多为阴虚火旺，移热膀胱，气化失常。

（3）伴情志抑郁或心烦易怒，小腹胀满，甚或两胁胀痛，口苦咽干，大便干结者，多属肝郁化火，移热膀胱，气化失司。

（二）查体要点

1. 望诊

（1）望神志 精神萎靡，倦怠乏力，多为虚证；烦躁不安，多为肝气郁滞证。

（2）望面色 面部潮热多属虚火内热；面红耳热多属实热。

（3）望舌 舌红，苔黄腻，多属实证；舌红，少苔，多属虚证。

（4）望小便 小便涩痛，尿黄赤色深，多属实证；小便短涩，淋沥灼痛，多属虚证。

2. 切诊

（1）脉诊 脉滑数或弦数多为实；脉细数多为虚。

（2）妇科检查 外阴伤口愈合不良，尿道口、阴道口充血。

（三）辅助检查选择

1. 尿常规检查可见白细胞、脓细胞，甚则红细胞。

2. 尿细菌培养可见致病菌。

（四）诊断要点

1. 产后出现尿频、尿急、淋沥涩痛。

2. 与产后小便不通相鉴别。

（五）辨证要点

1. 辨虚实 虚者指肺脾肾虚，实者多指气滞、瘀血之类。辨证时，应分清虚实的多寡主次，虚实夹杂的特点，以指导治疗用药之主次。随诊辨证时应注意主证与兼证之变化。

2.辨脉象 脉缓弱或沉细无力，多为虚证；脉弦或沉涩，多为实证。

三、鉴别诊断

产后小便淋痛应与尿血、尿浊相鉴别。

1.尿血 尿血者以小便出血，尿色红赤为特点，尿常规检查红细胞多，甚至满视野，但无尿痛感。产后小便淋痛则尿意频急、淋沥涩痛。

2.尿浊 尿浊者产后小便混浊，色白如泔浆，但无排尿淋沥涩痛感。

四、危急状态辨识

产后小便淋痛患者若出现高热，当结合西医抗感染治疗。

五、中医治疗

（一）治则治法

本病以热证、实证居多，临证以清热通淋为主，根据虚实不同，实则清利，虚则补益。但鉴于产后多虚多瘀的特点，清热不可过于苦寒，除湿不宜过于通利，补虚不忘化瘀。

（二）分证论治

1.湿热蕴结证

证候：产时不顺，产后突感小便频急，淋沥不畅，灼热刺痛，小腹疼痛胀急，尿黄赤或混浊；口渴不欲饮，心烦；舌红，苔黄腻，脉滑数。

治法：清热利湿通淋。

方药：加味五淋散（方见妊娠小便淋痛）加益母草。

加减：若热伤胞络，尿色红赤者，加小蓟、地榆、白茅根、益母草、墨旱莲以清热利尿止血；若口舌生疮、心烦者，加竹叶以清心除烦；若小便混浊者，加萆薢、菖蒲以分清泌浊；若肝经郁热，口苦便干，心烦易怒者，加龙胆草、茵陈以清肝泻热；若口渴引饮，舌红少津者，加知母、玉竹、石斛以养阴生津。

2.肾阴亏虚证

证候：产后小便频数淋沥，尿道灼热疼痛，尿少，尿色深黄；五心烦热，腰膝酸软，头晕耳鸣；舌红，少苔，脉细数。

治法：滋肾养阴通淋。

方药：知柏地黄丸（方见经间期出血）加猪苓、川牛膝。

加减：若虚火内盛，潮热明显者，加地骨皮、生地黄、玄参以滋阴清热；心烦少寐者，加酸枣仁、柏子仁以滋阴安神，交通心肾；尿中带血者加白茅根、小蓟等以清热凉血止血。

3. 肝经郁热证

证候：产后小便艰涩而痛，余沥不尽，尿色红赤；情志抑郁或心烦易怒，小腹胀满，甚或两胁胀痛，口苦咽干，大便干结；舌红，苔黄，脉弦数。

治法：疏肝清热通淋。

方药：沉香散（《医宗必读》）。

沉香　石韦　滑石　瞿麦　冬葵子　当归　王不留行　赤芍　白术　甘草

加减：若小腹胀满，胸胁胀痛明显者，加青皮、柴胡、枳壳以疏肝理气止痛；若恶露日久不止，小腹疼痛者，加益母草、炒蒲黄、五灵脂以化瘀止痛；若伴乳汁自出，质地浓稠，乳房胀硬疼痛，加丹栀逍遥散清肝敛乳。

（三）其他疗法

针刺治疗，取穴中极、三阴交、阴陵泉、膀胱俞，针刺行泻法，不宜灸。适用于湿热瘀结之产后小便淋痛。

（四）重症辨识

产后小便淋痛患者若出现发热，尿常规检查白细胞、红细胞数值高甚至有脓细胞，或血象偏高，当及时抗感染治疗。

（五）辨治小结

临床辨证治疗时，以通为主，但不可滥用通利之品；另外，应当酌情选用滋阴之品以防过利伤阴，更耗气伤津。尚须注意产后多虚多瘀的特点，清热不可过于苦寒，除湿不宜过于通利，补虚不忘化瘀，免犯虚虚实实之戒。

六、西医治疗要点

注意孕期与产褥期卫生，保持外阴清洁，预防感染湿热之邪。积极治疗产后小便不通，若确需导尿，必须严格无菌操作。尿常规检查白细胞、红细胞数值高甚至有脓细胞，伴有发热，当及时抗感染治疗。

七、随诊要领

（一）门诊复诊

1. 复诊应对

（1）问诊　重点询问治疗后症状变化，包括主证变化，有无出现新的症状，发作频度变化等；问清用药对一般情况的影响；问清患者经初治后对下一步治疗的期待与意愿，有无需要解决的与产后小便淋痛相关的新问题。

（2）查体要领　重点检查以往阳性体征的变化，重点检查排尿情况、舌象、脉象变化。

（3）治疗决策　随访结果提示病情渐恢复者，维持原有治疗或减药治疗，加强人文关怀，鼓励患者克服紧张心理，结合中医适宜技术综合治疗。病情改善不明显或有些证候更加突出者，综合评估病情以决定是否需要联合西医治疗。

2. 收入院指征

（1）经门诊治疗后复诊结果显示尿频、尿急、尿痛症状无明显改善者。

（2）伴有高热，血常规、尿常规考虑感染严重者。

（二）出院后复诊

1. 复诊应对

（1）问诊　重点询问出院后病情变化及出院医嘱执行情况，包括主证变化，有无出现新的症状、饮食起居情况等。有无需要解决的与产后小便淋痛相关的新的临床问题。

（2）查体要领　重点望神志、望面色，诊查舌象、脉象变化，明确现症与出院时症见的变化等。

2. 治疗决策　经住院治疗病情好转出院的患者，门诊随访结果提示病情渐恢复者，维持原有治疗或减药治疗，并加强人文关怀，鼓励患者建立信心，注意外阴卫生，避免再次感染。

八、人文关怀

1. 情志调畅，饮食有节及避免产后过劳，增强体质等是预防本病的关键。
2. 注意外阴卫生，避免感染。

九、预后评估

本病预后与证型和病情的轻重有关，一般初起证轻，多易治愈，但少数病重者，可热入营血，出现高热等证，治疗不及时可日久不愈或反复发作。

十、病案举例

李某，女，28 岁，已婚。因顺产后 7 天，尿频尿急 2 天就诊。患者产后摄生不洁，2 天前出现尿频尿急，伴灼热刺痛，小腹疼痛胀急，尿红赤，心烦口渴，舌红，苔黄腻，脉滑数。尿常规提示白细胞（+++）。中医诊断产后小便淋痛，湿热蕴结证，治以清热利湿通淋，选方加味五淋散加减。药用：栀子 6g，茯苓 10g，当归 10g，白芍 10g，黄芩 10g，甘草梢 6g，生地黄 10g、车前子 10g，萆薢 6g。每日 1 剂，分 2 次温服。服上药 3 剂后，小便得到畅通。

（摘录《传统方剂处方集》）

第十节　产后乳汁异常

缺　乳

一、概述

产后缺乳系气血不足，不能生乳，或肝郁气滞，乳络不通，导致产妇在哺乳期乳汁甚少或全无，产后乳汁不行。

本病的特点是产妇哺乳期完全无乳或乳汁甚少，不足以喂养婴儿。多发生在产后2～3天至半个月内，也可发生在整个哺乳期。

西医学产后缺乳、泌乳过少等可参照本病辨证治疗。

二、临床诊断要领

（一）问诊要点

1.病史及诱因　问清与起病相关的素体因素或产时、产后耗气伤血及情志因素等。因素体虚弱，或脾胃虚弱，或耗伤气血而发多为正虚，因情志而发多为实证。问诊时应根据起病特点全面而有重点地进行询问，并问清诱因与缺乳起病或加重的时间关系，是诱发缺乳还是加重缺乳，诱因消除缺乳是否可渐缓甚至消失。

2.主要症状　乳汁清稀多为虚证；乳汁浓稠多为实证。乳房柔软无胀感，多为虚证；乳房胀硬、疼痛多为实证。

3.伴发病症

（1）伴面色少华，倦怠乏力，神疲食少者，多属气血虚弱证。

（2）伴胸胁胀满，情志抑郁，食欲不振者，多属肝郁气滞证。

（二）查体要点

1.望诊

（1）望神志　精神不振、倦怠乏力、少气懒言，多为气血不足；精神抑郁，多为肝气郁结。

（2）望舌　舌质淡，苔薄白，多属气血虚弱证；舌质红，苔薄黄，多属肝郁气滞证。

（3）望乳汁　乳汁清稀，多属气血虚弱证；乳汁浓稠，多属肝郁气滞证。

2.闻诊　缺乳患者语声高、烦躁易怒，多属实证；患者语声低微、少言懒语，多属虚证。

3. 切诊

（1）脉诊　脉细弱为气血虚弱所致；脉弦或弦数，为肝郁所致。

（2）乳房触诊　乳腺发育正常，乳房柔软，不胀不痛，多属虚证；乳房胀硬疼痛，多属实证。

（三）辅助检查选择

乳腺超声排除乳腺疾病。

（四）诊断要点

1. 产后排出的乳汁量少，甚或全无，不够喂养婴儿。

2. 乳房检查松软，不胀不痛，挤压乳汁点滴而出，质稀；或乳房丰满，乳腺成块，挤压乳汁疼痛难出，质稠。

3. 排除因乳头凹陷和乳头皲裂造成的乳汁壅积不通，哺乳困难。

（五）辨证要点

1. 辨虚实　缺乳有虚实两端。如乳汁清稀，乳房柔软，属虚证，多为气血虚弱；若乳汁浓稠，乳房胀硬疼痛，属实证，多为肝郁气滞。

2. 辨脉象　脉细弱者，为虚证；脉弦或弦数者，为实证。

三、鉴别诊断

本病应与乳痈相鉴别。

乳痈有初起乳房红、肿、热、痛，恶寒发热，继之化脓成痈等特征。

四、中医治疗

（一）治则治法

治疗以调理气血，通络下乳为主。虚者补益气血，实者疏肝解郁，均宜佐以通乳之品。

（二）分证论治

1. 气血虚弱证

证候：产后乳少，甚或全无，乳汁清稀，乳房柔软，无胀感；面色少华，倦怠乏力，神疲食少；舌质淡，苔薄白，脉细弱。

治法：补气养血，佐以通乳。

方药：通乳丹（《傅青主女科》）。

人参　黄芪　当归　麦冬　木通　桔梗　猪蹄

加减：气血虚弱证常兼食少便溏，可加炒白术、茯苓、炒扁豆健脾渗湿；若头晕心悸者，可加阿胶、白芍、何首乌养血安神；若胸胁胀满，嗳气不舒者，加柴胡、橘叶、佛手疏肝理气。

2.肝郁气滞证

证候：产后乳少，甚或全无，乳汁浓稠，乳房胀硬、疼痛；胸胁胀满，情志抑郁，食欲不振；舌质正常，苔薄黄，脉弦或弦数。

治法：疏肝解郁，通络下乳。

方药：下乳涌泉散（《清太医院配方》）。

柴胡　青皮　当归　白芍　川芎　生地黄　天花粉　白芷　穿山甲　王不留行漏芦　通草　桔梗　甘草

加减：肝郁气滞证常兼乳房胀痛甚，可加橘络、丝瓜络、香附以增理气通络、行气止痛之效；乳房胀硬疼痛，局部有热感，触之有块者，加蒲公英、夏枯草、赤芍、路路通以清热散结通络；若乳房红肿掣痛，伴高热恶寒，或乳房结块有波动感者，应按"乳痈"诊治。

（三）其他疗法

1.中成药　补血生乳颗粒，每次4g，每日2次，温开水冲服。适用于气血虚弱证。下乳涌泉散，每次1袋（30g），水煎2次，煎液混合后分2次口服。适用于肝郁气滞证。

2.针灸治疗　主穴：膻中、乳根。配穴：少泽、天宗、合谷。

3.局部熏洗　局部用橘皮煎水外敷乳房，或用热水、葱汤熏洗乳房，以宣通气血。

4.饮食疗法

（1）猪蹄2只，通草24g，同炖，去通草，食猪蹄饮汤。

（2）生黄芪30g、当归9g，炖猪蹄。

（3）鸡血藤、红枣、桑寄生煎水代茶饮。

（四）辨治小结

缺乳属于产后病，勿忘产后多虚多瘀的特点，注意补虚与祛邪的关系。用药不宜攻伐太过，滋补不可过于温热滋腻厚味。在治疗中还应注意产妇恶露情况。产后恶露为胞宫中的余血浊液，与冲任气血相关，产后恶露过多可影响乳汁的化生，故要同时治疗。

五、西医治疗要点

产后调理很重要，从饮食、情志、劳逸方面注意；还需注意乳房护理，哺乳前可用温毛巾擦拭乳头、乳房；产后半小时内开始哺乳，以刺激泌乳。

六、随诊要领

门诊患者复诊应对:

1. 问诊 重点询问治疗后症状变化,包括主证变化,有无出现新的症状等;问清用药对一般情况的影响;问清患者经初治后对下一步治疗的期待与意愿,有无需要解决的与缺乳相关的新问题。

2. 查体要领 重点检查以往阳性体征的变化,重点检查乳房、乳汁、舌象、脉象变化。

3. 治疗决策 随访结果提示病情渐恢复者,维持原有治疗或减药治疗,加强人文关怀,教育患者注意避免与加重缺乳有关的个体化诱因,结合中医适宜技术综合治疗,改善体质。病情改善不明显或有些证候更加突出者,综合评估病情以决定是否调整治疗方案。

七、人文关怀

1. 增强体质等是预防本病的关键。

2. 缺乳患者应情志调畅,饮食有节及劳逸结合。保持精神乐观,情绪稳定,坚持治疗,坚定信心。应避免惊恐刺激及忧思恼怒等。生活作息要有规律。饮食有节,宜进食营养丰富而易消化吸收的食物。

八、预后评估

本病无论虚实,预后均较好。若治疗及时,脾胃功能、气血津液恢复正常,则乳汁可下;但若身体虚弱,虽经治疗,乳汁无明显增加或先天乳腺发育不良"本生无乳者",则疗效不佳;若肝气郁滞,乳汁壅滞,经治疗乳汁仍然排出不畅,化热成脓,可发展为乳痈。

九、病案举例

赵某,26 岁。1971 年 9 月 13 日初诊。足月初产,出血较多,复因不善调摄,情怀失畅,致产后乳少难下,质亦清稀,而乳无胀痛。伴面色苍白,头晕目眩,体倦无力,肌肤不润,胃纳不佳,大便溏薄,脘痞不畅,舌淡苔白,脉象细弦等症。中医诊断缺乳,此系气血虚弱,兼有郁滞,治宜两补气血,疏郁通乳。药用:炙黄芪、野党参、秦当归、天花粉各 12g,麦冬、炒白术各 9g,生麦芽 15g,王不留行、钟乳石各 12g,净漏芦 9g,穿山甲 6g,方通草 3g,另用猪蹄一对,煎汤代水煎药 5 剂。嘱服药后 3 小时左右以湿热毛巾敷两乳,并轻轻按揉,以助乳腺通畅。二诊:9 月 19 日。上方服后,乳汁倍增,胃纳亦馨,大便趋常,头晕神疲亦有好转。唯睡眠欠佳,偶有心慌,拟两调心脾,佐以通乳。方用炙黄芪、野党参、秦当归、炒枣仁、夜交藤、女贞子各 12g,云茯苓、远志肉各 9g,生麦芽 21g,香佩兰、净漏芦各 9g,王不留行 12g,

广陈皮 6g，3 剂，水煎服。服上方后，乳流如涌，诸症悉解。嘱其饮食调理，不需服药。

（摘录《哈荔田妇科医案医话选》）

乳汁自出

一、概述

产后乳汁自出是由于气虚不能固摄，或肝火内积，迫乳汁外溢，导致产后乳汁未经婴儿吸吮而不断自然流出者。若乳母身体健壮，气血旺盛，乳汁充沛，乳房饱满，由满而溢，或断乳之时乳汁难断而自出者，均不属病态。

西医学产后溢乳可参照本病辨证治疗。

二、临床诊断要领

（一）问诊要点

1.病史与诱因 问清与起病相关的素体因素及产前、产时、产后等因素。因素体虚弱，或脾胃虚弱，或耗气伤血，或饮食劳倦而发多为虚证；因情志而发多为实证。问诊时应根据起病特点全面而有重点地进行询问，并问清诱因与乳汁自出起病或加重的时间关系，是诱发还是加重乳汁自出，诱因消除乳汁自出是否可渐缓甚至消失。

2.主要症状 乳汁清稀多为虚证；乳汁浓稠多为实证。乳房柔软无胀感，多为虚证；乳房胀硬疼痛多为实证。

3.伴发病症

（1）伴面色少华，神疲乏力者，多属气虚失摄。

（2）伴胸胁胀满，情志抑郁或烦躁易怒，口苦咽干，便秘尿黄，多属肝经郁热。

（二）查体要点

1.望诊

（1）望神志 精神不振、倦怠乏力、少气懒言，多为气虚不摄；情志抑郁或烦躁易怒，多为肝经郁热。

（2）望舌 舌质淡，苔薄白，多属气虚证；舌质红，苔薄黄多属肝经郁热证。

（3）望乳汁 乳汁清稀，多属气虚失摄证；乳汁浓稠，多属肝经郁热证。

2.闻诊 烦躁易怒，多属实证；语声低微、少言懒语，多属虚证。

3.切诊

（1）脉诊 脉细弱为气虚失摄所致；脉弦数，为肝经郁热所致。

（2）乳房触诊 乳腺发育正常，乳房柔软，不胀不痛，多属虚证；乳房胀硬疼痛，多属实证。

（三）辅助检查选择

乳腺超声排除乳腺疾病。

（四）诊断要点

1.不在哺乳时，乳汁不经婴儿吮吸或挤压而自然流出。
2.流出的乳汁一般乳白色或黄白色，乳房无结块。
3.乳汁分泌过多，婴儿食量有限，而乳汁流出者不作病论。

（五）辨证要点

1. 辨虚实　乳汁自出有虚实两端。如乳汁清稀，乳房柔软，属虚证，多为气虚失摄；若乳汁浓稠，乳房胀硬疼痛，属实证，多为肝经郁热。
2. 辨脉象　脉细弱者，为虚证；脉弦或弦数者，为实证。

三、鉴别诊断

本病应与乳痈相鉴别。
乳痈有初起乳房红、肿、热、痛，恶寒发热，继之化脓成痈等特征。

四、中医治疗

（一）治则治法

本病治法，虚者，宜补气摄乳；实者，宜清热敛乳。

（二）分证论治

1. 气虚失摄证
证候：产后乳汁自出，量少，质清稀，乳房柔软无胀感；面色少华，神疲乏力；舌质淡，苔薄白，脉细弱。
治法：补气养血，佐以固摄。
方药：补中益气汤（方见月经先期）加芡实、五味子。
加减：若多汗，咽干口渴，加沙参、麦冬、葛根生津益肺；若头晕心悸，加阿胶、何首乌养血宁心；若腰膝酸软，加杜仲、续断补肾益气。

2. 肝经郁热证
证候：产后乳汁自出，量多，质稠，乳房胀痛；胸胁胀满，情志抑郁或烦躁易怒，口苦咽干，便秘尿黄；舌质红，苔薄黄，脉弦数。
治法：疏肝解郁，清热敛乳。
方药：丹栀逍遥散（方见月经先期）去生姜，加生地黄、夏枯草、生牡蛎。
加减：若脘腹胀满，加鸡内金、佛手、枳壳理气和胃；心烦失眠，加夜交藤、紫贝齿、莲子心清心安神宁心；若口舌生疮，心烦者，加淡竹叶清心除烦。

（三）其他疗法

1. 针灸治疗　取膻中、气海、少泽、乳根、膈俞、行间固摄止乳。加足三里、脾俞、胃俞、肺俞、心俞补脾益气、固摄止乳，针用补法加灸，适用于气血两虚证；加太冲、中都、期门、肝俞、肩井、足临泣以疏肝解郁止乳，针灸并用，针用泻法，适用于肝经郁热证。

2. 饮食疗法

（1）麦芽蝉衣汤，麦芽 60g、蝉衣 6g，白糖适量。水煎去渣，入白糖，日服 3～4 次。

（2）山楂神曲饮，山楂 10g、神曲 10g，红糖适量。山楂、神曲煎汤去渣，入红糖，分 3 次服完。

（四）辨治小结

本病临床辨证时应注意乳汁量、质及乳房柔软或胀痛等要点。治疗以敛乳为主。虚证以补气为主，养血为辅，但补血不宜过于滋腻，以防碍胃伤脾；实者疏肝清热，凉血敛乳。

五、西医治疗要点

产后调理很重要，从饮食、情志、劳逸方面注意；还需注意乳房护理，若溢出为血性液，乳房有块者，应警惕乳癌。

六、随诊要领

门诊患者复诊应对：

1. 问诊　重点询问治疗后症状变化，包括主证变化，有无出现新的症状；问清用药对一般情况的影响；问清患者经初治后对下一步治疗的期待与意愿，有无需要解决的与乳汁自出相关的新问题。

2. 查体要领　重点检查以往阳性体征的变化，重点检查乳房、乳汁、舌象、脉象变化。

3. 治疗决策　随访结果提示病情渐恢复者，维持原有治疗或减药治疗，加强人文关怀，教育患者注意避免与加重乳汁自出有关的个体化诱因。病情改善不明显或有些证候更加突出者，综合评估病情以决定是否需要进一步检查排除乳腺疾病。

七、人文关怀

1. 增强体质是预防本病的关键。

2. 乳汁自出患者应保持精神乐观，情绪稳定，坚持治疗，坚定信心。应避免惊恐刺激及忧思恼怒等。生活作息要有规律。饮食有节，宜进食营养丰富而易消化吸收的食物。

3. 产后宜穿戴宽大胸罩，使乳房不受任何挤压。

八、预后评估

本病一般预后良好，及时治疗，加强营养，多可痊愈。但若溢出为血性液，乳房有块者，应警惕乳癌。

九、病案举例

张某，女，30岁，已婚。因顺产后20天，乳汁自溢2天就诊。患者产后精神抑郁，1周前多次与家人吵架，2天前出现乳汁自出，量多，质稠，伴胸胁胀满，口苦咽干，舌质红，苔薄黄，脉弦数。中医诊断乳汁自出，肝经郁热证，治以疏肝解郁，清热敛乳，选方丹栀逍遥散加减。药用：牡丹皮10g、山栀6g、白术10g、柴胡6g、当归10g、茯苓10g、甘草5g、芍药10g、夏枯草10g、生牡蛎15g，每日1剂，分2次温服。3日后患者乳汁自出症状明显减轻。

（摘录《实用妇科方剂学》）

附：回乳

若产妇不欲哺乳，或产妇体质虚弱，或因病不宜授乳，或已到断乳之时，可予回乳。常用方法如下：

1. 炒麦芽 60 ～ 120g，水煎代茶饮。
2. 免怀散（《济阴纲目》）。红花、赤芍、当归尾、川牛膝水煎服，连服 3 ～ 7 剂。
3. 芒硝 120g 装于布袋，排空乳汁后，敷于乳部（暴露乳头），扎紧，待湿后更换。

第十一节　产后情志异常

一、概述

产后情志异常是因产后失血耗气，营血不足，心神失养；或情志所伤，肝失疏泄，气血逆乱，上扰神明；或瘀血停滞，败血上冲，扰乱心神，引起产妇在产褥期出现精神抑郁，沉默寡言，情绪低落，或心烦不安，失眠多梦，或神志错乱，狂言妄语等临床表现的一种病证。

西医学的产褥期精神障碍可参照本病辨证治疗。

二、临床诊断要领

（一）问诊要点

1. 病史及诱因　本病应首先询问产妇既往有无精神障碍病史及家族史，有无不良分娩史,本次发病是否为首次发病,产时或产后是否有大出血情况,有无惊恐、忧虑、愤怒等情志刺激因素,以及产妇是否有内科合并症,如甲状腺功能低下、糖尿病、高血压等。

2. 主要症状 产后情志异常发生在产后何时,在何时逐渐加重,持续多久。有偶发而不持久,常发常消;有反复发作而时轻时重;有偶发而合并诸症等多种表现。

3. 伴随症状 伴神疲乏力,面色苍白或萎黄,恶露量多,多属心血不足,心神失养。伴胸胁乳房胀痛,善太息,恶露量或多或少,色紫暗,有血块,多属肝气郁结,肝血不足,魂失潜藏。伴小腹疼痛,拒按,面色晦暗,恶露不下,或下而不畅,色紫暗,有血块,多属瘀血停滞,败血上攻,扰乱心神。

（二）查体要点

1. 望诊

（1）望神志 精神抑郁,沉默寡言,情绪低落,悲伤欲哭,心神不宁,为心血不足,心神失养;心情抑郁,或心烦易怒,心神不安,为肝郁胆虚,魂不归藏;若抑郁寡欢,默默不语,神思恍惚,或神志错乱,狂言妄语,如见鬼神,喜怒无常,哭笑无常,狂躁不安,甚则打人毁物,弃衣而走,登高而歌,为瘀血攻心,蒙蔽清窍。

（2）望面色 面色苍白或萎黄为血虚气弱,肌肤失养;面色晦暗为瘀血内阻。

（3）望舌象 舌质淡苔薄白,为血虚之征;舌质紫暗有瘀斑,为血瘀之征。

（4）望恶露 恶露量多,色淡质稀为血虚之征;恶露量或多或少,色紫暗,有血块为肝郁之征;若恶露不下,或下而不畅,色紫暗,有血块,为血瘀之征。

2. 闻诊 患者语声低微,默默不语,多为心血不足,心神失养;善太息,为肝郁气滞,气机失畅;语声高,烦躁易怒,狂言妄语,如见鬼神,喜怒无常,哭笑不休,为败血成瘀,瘀攻于心,心神失常。

3. 切诊 脉细弱为血虚之征,脉弦或弦细为肝郁之征,脉涩为血瘀之征。

4. 妇科检查 了解盆腔有无器质性变化。

（三）辅助检查选择

1. 全身检查 了解产妇身体的整体情况及精神、神志状态,有无内科合并症。

2. 辅助检查 可进行血常规、血压、甲状腺功能、血糖、血雌孕激素、盆腔B超等检查。

（四）诊断要点

1. 在产褥期出现精神抑郁,沉默寡言,情绪低落,或心烦不安,失眠多梦,或神志错乱,狂言妄语等临床表现。

2. 伴有失眠多梦,健忘心悸,恶露异常改变等。

3. 常由产后或产时出血过多,不良分娩史,惊恐,忧虑,愤怒等情志刺激因素等诱发。

4.可见有脉象细、弱、弦、涩、滑等变化。

5.血常规、血压、甲状腺功能、血糖、血雌孕激素等检查有助于明确诊断。

（五）辨证思要

1.辨虚实 产后情志异常应辨明虚实分而治之。其证候特点多为虚实夹杂，虚者指脏腑气血阴阳亏虚，实者多指瘀血、气滞之类。辨证时，应分清虚实的多寡主次，虚实夹杂的特点，以指导治疗用药之主次。随诊辨证时要注意主证与兼证之变化。

2.辨脉象 产后情志失常脉细弱为血虚之征；脉弦或弦细为肝郁之征；脉弦或涩为瘀血之征。

3.辨脏腑 辨证之时需注意心、肝、脾及血瘀致郁等特点。由于心者，易心悸胆怯或心中烦乱，坐卧不宁，夜不成寐；发于肝者，易情绪不宁或烦躁易怒，胸闷善叹息，数欠伸；涉及脾者，易多思善虑，愁眉苦脸，不思饮食，神疲乏力；因于瘀者，多见头痛、腹痛或胸胁刺痛，疼痛固定不移。

三、鉴别诊断

主要与产后神经衰弱、产后胃肠神经功能紊乱、产后抑郁综合征和产后抑郁性精神病鉴别。

1.产后神经衰弱 产后神经衰弱主要表现为失眠、多梦、记忆力下降及疲乏等，经充分休息，可较快恢复。

2.产后胃肠神经功能紊乱 产妇在精神紧张后，多有腹泻症状，可伴有乏力、汗出等，但无其他精神活动异常。

3.产后抑郁综合征 多发生于产后7天以内，以产后3日内发病居多，主要表现为短暂的阵发哭泣及忧郁状态，病情轻、病程短。

4.产后抑郁性精神病 多发生于产后2周，有精神分裂症状，如语言行为混乱，妄想、躁狂、幻觉、有自杀行为等。

四、危急状态辨识

产后出现严重精神抑郁，神志痴呆，喃喃自语，哭笑不休，默默无常，或神志错乱，狂躁妄动，胡言乱语，打人毁物者，当属危急之象，应尽快送专科就诊。

五、中医治疗

（一）治则治法

产后情志异常应重视产后多虚多瘀及气血变化的特点，细辨其情志异常的不同证候，结合全身症状及舌脉，以别其阴阳虚实之不同，辨明在气在血，分而治之。治疗以调和气血，安神定志为主，虚者补益心神，实者镇惊开窍。由心失所养，神明不守所致者，治当养血滋阴，补心安神。因产后情志所伤或突受惊恐，加之产后血虚，肝血不足，肝不藏魂，魂不守舍者，治当疏肝解郁，镇静安神。因瘀血停滞，败血上攻，扰乱心神者，治当活血化瘀，镇静安神。表现为虚实夹杂时，当根据虚实之多少，攻补兼施，或以攻邪为主，或以扶正为主。

（二）分证论治

1. 心血不足证

证候：产后精神抑郁，沉默寡言，情绪低落，悲伤欲哭，心神不宁，失眠多梦，神疲乏力，心悸健忘，面色苍白或萎黄，恶露量多，舌质淡，苔薄白，脉细弱。

治法：养血滋阴，补心安神。

方药：天王补心丹（方见绝经前后诸证）。

加减：若失眠明显者，加柏子仁、龙齿等养心安神定志之品。气短乏力较甚，乃气虚为重，加太子参、黄芪以益气生血；若伴头晕目眩为血虚肝阳上亢，加白芍、白蒺藜。

2. 肝气郁结证

证候：产后心情抑郁，或心烦易怒，心神不安，夜不入寐，或噩梦纷纭，惊恐易醒；恶露量或多或少，色紫暗，有血块；胸胁乳房胀痛，善太息；舌淡红，苔薄，脉弦或弦细。

治法：疏肝解郁，镇静安神。

方药：逍遥丸（方见月经先后无定期）加夜交藤、合欢皮、磁石、柏子仁。

加减：若大便燥结者加大黄、郁李仁，以润肠通便；五心烦热者加丹皮、栀子，清热凉血；呕恶痰涎者加半夏。

3. 血瘀证

证候：产后抑郁寡欢，默默不语，神思恍惚，失眠多梦；或神志错乱，狂言妄语，如见鬼神，喜怒无常，哭笑不休；恶露不下，或下而不畅，色紫暗，有血块，小腹疼痛，拒按，面色晦暗；舌质紫暗，有瘀斑，苔白，脉弦或涩。

治法：活血化瘀，镇静安神。

方药：癫狂梦醒汤（《医林改错》）加龙骨、牡蛎、酸枣仁。

桃仁 赤芍 柴胡 香附 青皮 陈皮 大腹皮 桑白皮 苏子 木通 半夏 甘草

加减：若兼有热结，大便燥艰，加入大黄、炒枳实以清热通便；若瘀结较甚者，加入五灵脂、琥珀粉，以活血散瘀，必要时加入地鳖虫；若兼夹痰浊者，加入制苍术、陈胆星、炙橘红以化痰。

（三）其他疗法

1. 中成药

（1）天王补心丹　大蜜丸，每次 1 丸，每日 2 次，口服。适用于心血不足证。

（2）逍遥丸　大蜜丸，每次 1 丸，每日 2 次，口服；水丸，每次 6～9g，每日 1～2 次，口服。适用于肝气郁结证。

2. 针灸治疗

（1）取肝俞、肾俞、关元、气海、三阴交等穴，用补法并加艾灸。适用于心血不足证。

（2）取肝俞、心俞、内关、神门、三阴交等穴，用泻法。适用于肝气郁结证。

3. 心理治疗　建立良好、融洽的家庭环境氛围，给予患者足够的社会支持和重视。了解患者的心理状态和个性特征，设身处地为患者着想，循循善诱，缓解其精神压力。必要时配合使用其他心理治疗方法。

（四）重症辨治

产后情志异常以症状经过多样性为特点，若产妇出现一过性精神错乱或谵妄状态，甚至出现自伤、自杀行为，或有对孩子造成器质性危害倾向，应及时救治。

（五）辨治小结

产后情志异常是因心神失其所养，情志失其常度而发病，与产褥期"多虚多瘀"生理特点密切相关。其病位在心，与脾、肾、肝、肺有关。虚证主要是气、血、阴、阳亏损，心神失养；实证主要有气滞、血瘀扰动心神。辨证需辨明虚实及在气在血，分而治之。治宜调和气血，安神定志，还须配合心理治疗。

六、西医治疗要点

西医治疗应包括心理治疗和药物治疗。

1. 心理治疗。分娩与产后精神疾病的发生有关，所以通过心理咨询解除致病的心理因素，对产妇给予关心和照顾，调整好家庭中的各种关系，解除患者的心理负担是治疗的关键。

2. 尽量选用副作用小的抗抑郁症药物和镇静药。

3. 电休克（ETC）治疗用于急性抑郁者。

七、随诊要领

（一）门诊复诊

1. 复诊应对

（1）问诊　重点询问治疗后症状变化，包括主证变化，有无出现新的症状，发作频度变化等；问清用药对一般情况的影响；有无出现其他导致疾病发生的诱因。

（2）查体要领　重点检查以往阳性体征的变化，重点检查舌象、脉象变化。

（3）治疗决策　随访结果提示病情渐恢复者，维持原有治疗或减药治疗，加强人文关怀，教育患者注意避免与加重产后情志异常有关的个体化诱因，结合中医适宜技术综合治疗，改善体质。病情改善不明显或有些证候更加突出者，综合评估病情以决定是否需要收入院进一步诊治。

2. 收入院指征

（1）经门诊治疗后复诊结果显示病情无明显改善者。

（2）有基础器质性疾病且与疾病发病有因果关系。

（3）严重精神抑郁，神志痴呆，哭笑不休或神志错乱，狂躁妄动，胡言乱语，打人毁物者。

（二）出院后复诊

产后情志异常患者，由于相关诱因不能完全去除，因此具有病情反复，病情多变之特点。

1. 复诊应对

（1）问诊　重点询问出院后病情变化及出院医嘱执行情况，包括主证变化，有无出现新的症状，饮食起居情况等。有无出现其他导致疾病发生的诱因。

（2）查体要领　重点望神志、望面色，诊查舌象、脉象变化，明确现症与出院时症见的变化等。

2. 治疗决策　经住院治疗病情好转出院的患者，门诊随访结果提示病情渐恢复者，维持原有治疗或减药治疗，适当调整治疗重点，侧重针对诱因的治疗，并加强人文关怀，教育患者注意避免与加重发病有关的个体化诱因，结合中医适宜技术综合治疗，改善体质。病情改善不明显或有些证候更加突出者，综合评估病情以决定是否需要收入专科进一步诊治。

八、人文关怀

产后情志异常的发生，受到社会因素、心理因素及妊娠因素的影响。因此，增加对孕妇的精神关怀、了解孕妇的生理特点和性格特点，及时窥触致病的心理因素、社会因素，以及在孕期和分娩过程中，给予孕产妇更多关心爱护，对于预防产后情志异常具有积极意义。

1. 加强围生期保健，普及有关妊娠、分娩常识，减轻孕妇的恐惧心情，完善自我保健。

2. 对有精神疾患家族史的孕妇，应定期密切观察，避免一切不良刺激，给予更多关爱、指导。

3. 对于既往有异常分娩史的产妇，应向她们说明原因，用友善的语言，给予她们更多关心，鼓励她们增加自信心。

4.在分娩过程中，医护人员要充满爱心和耐心，尤其对产程长、精神压力大的产妇更需要耐心解释分娩过程。

5.对产妇给予关心和照顾，调整好家庭中的各种关系，营造和谐的家庭氛围，指导养成良好的睡眠习惯。

6.医生和病人建立良好关系，取得病人信任，解除病人心理负担，给病人创造良好的生活环境，使病人心情舒畅，精神愉快，促进身心早日康复。

九、预后评估

本病初起，经过药物及心理治疗，预后良好。若治不及时，产妇可出现自杀倾向或杀害婴儿，影响夫妻关系及整个家庭。本病再次妊娠约有20%复发率，其第二代的认知能力可能受一定影响。

十、病案举例

周某，29岁。因产后抑郁2周就诊。患者平时月经规则，3月5日引产。患者平时急躁易怒，此次引产术后10余日，恶露已净，猝遭惊恐，自觉头目昏胀，耳窍失聪，胸闷心悸，胆怯难寐，继而抽搐阵作，神昏语乱，急往外院求治，虽肌注镇静催眠剂，症情有所缓减，唯须臾又发。今诊时症情如上，泛恶痰涎。舌质暗红，舌苔薄黄，脉滑稍数。妇科检查：阴道畅，宫颈轻糜，宫体中位，略大，两侧（－）。B超示子宫附件无异常。中医诊断：产后抑郁。辨证为阴血亏虚，肝阳上亢所致。治以养阴疏肝，重镇潜阳之法。药用：珍珠母30g（先煎）、青龙齿20g（先煎）、麦门冬12g、生地黄15g、紫丹参15g、石决明30g（先煎）、广郁金12g、炙远志6g、陈胆星10g。每日1剂，分2次温服。7天后患者神志转清，呕恶亦平，唯口干咽燥，汗出肉惕，惊悸身热，苔薄舌暗红。此痰浊化而阴未复，风火相煽之势未能静息，再予潜阳填阴，镇固奇经治疗。药用：紫贝齿24g（先煎）、龟甲30g、山茱萸12g、钩藤20g（后下）、生熟地黄各12g、天麦冬各10g、牡蛎30g（先煎）、炒白芍10g、柏子仁15g。三诊时诸症渐平，唯时有夜寐不宁，用六味地黄丸缓调，巩固疗效。后随访：余症除，情绪平稳。

（摘录《上海名老中医医案精选》）

附：产后抑郁诊疗要点

一、概述

产后抑郁是产妇在产褥期由于神经内分泌和精神因素两方面因素导致的以情绪不稳定、轻度躁狂、易怒、哭泣、疲劳和惶惑为常见临床特征的疾病。患者多在产后10天内出现抑郁，发病高峰为产后第5天。

二、临床表现

产后抑郁的临床表现复杂多样，异质性较大，主要分为核心症状群、心理症状群和躯体症状群三个方面。

（一）症状

1. 核心症状群 主要包括情感低落、兴趣和愉快感丧失、导致劳累感增加和活动减少的精力降低。这是关键症状，诊断时至少应包括上述 3 个症状中的两个。

2. 心理症状群 常见的有焦虑、集中注意和注意的能力降低、自我评价和自信降低、自罪观念和无价值感、认为前途暗淡悲观、自杀或伤婴的观念或行为、强迫观念及精神病性症状（主要指幻觉、妄想等）。

3. 躯体症状群 常见的躯体症状有：睡眠障碍、食欲及体质量下降、性欲下降。非特异性的躯体症状：常见的主诉包括头痛、腰背痛、恶心、口干、便秘、胃部烧灼感、肠胃胀气等。

（二）体征

神经系统检查无明显阳性体征。

三、诊断

产后抑郁诊断主要建立在对症状学（横断面）与病程（纵向）的分析之上，缺乏客观性的躯体、实验室或影像学检查作为依据。迄今为止，尚无特异性检查项目。

1. 病史 产后抑郁的诊断应从详尽采集病史入手。让患者客观描述发生症状时的感受。病史通常能提供对诊断有用的线索：①既往有无精神障碍病史及家族史。②有无不良分娩史。③此次妊娠是否有内科合并症，如甲状腺功能低下、糖尿病、高血压等。④分娩产时或产后是否有大出血。⑤产后抑郁的诱发因素，如有无惊恐、忧虑、愤怒等精神刺激。⑥本次发病是否为首次发病。⑦产后抑郁失常发作的频繁程度、起止方式。

2. 体格检查 如妊娠合并内科疾病，可能有甲状腺功能低下、高血压或贫血等体征，神经系统检查无异常。

3. 常用心理评估量表 最常用的是爱丁堡孕产后抑郁量表（EPDS）、产后抑郁筛查量表（PDSS）、医院焦虑抑郁量表（HADS）等。

四、处理原则

产后抑郁的主要治疗方法是药物治疗、心理治疗和物理治疗。已有众多循证医学证据显示，综合治疗的效果优于任何一种单一治疗。

1. 分级治疗原则 轻度抑郁发作可以首选单一心理治疗，但产妇必须被监测和反复评估，如果症状无改善，就必须要考虑药物治疗；中度以上的抑郁发作应该进行药物治疗或药物联合心理治疗，并建议请精神科会诊；若为重度抑郁发作并伴有精神病性症状、生活不能自理或出现自杀及伤害婴儿的想法及行为时，务必转诊至精神专科医院。

2. 药物治疗 所有的精神科药物均会渗入乳汁，婴儿通过母乳接触药物后对发育的远期影响尚不清楚。原则上尽量避免在哺乳期用药，若必须在哺乳期用药，应采取最小有效剂量，如选择性 5－羟色胺再摄取抑制剂或其他抗抑郁药等，以及抗焦虑药和镇静催眠药物、抗精神病药、情感稳定剂、雌激素等。

3. 心理治疗 疗效最肯定的心理治疗方法为人际心理治疗（IPT）及认知行为治疗（CBT）。

4. 物理疗法 最常用的物理疗法为改良电痉挛治疗（MECT）及重复经颅磁刺激（rTMS）。

5. 其他疗法 其他，如运动疗法、光疗、音乐治疗、饮食疗法等也被用来辅助治疗。

各论

第九章　妇科杂病

凡不属经、带、胎、产疾病，而又与女性的解剖、生理、病理特点密切相关的妇科疾病，称为妇科杂病。包括不孕症、癥瘕、阴挺、阴痒、阴疮、盆腔炎性疾病、子宫内膜异位症、子宫腺肌病及多囊卵巢综合征等。

妇科杂病的病因病机复杂，与禀赋薄弱、感受外邪、房劳多产和情志内伤等导致脏腑功能失常，气血失调，冲任、胞宫、胞脉、胞络直接或间接损伤有关。临床应根据病史、症状、体征、舌象及脉象等，结合妇科检查和必要的辅助检查以明确诊断。

妇科杂病的治疗重在调补脏腑，调理气血，调治冲任、胞宫，且身心兼调，内外兼治。常用治法有补肾、疏肝、健脾、养血益气、活血祛瘀、消癥散结、除湿化痰、清热解毒及外用杀虫止痒等。

第一节 不孕症

一、概述

女子未避孕，性生活正常，与配偶同居 1 年而未孕者，称为不孕症。不孕症可有多种分类，原发性不孕与继发性不孕是临床目前最常用的分类方式。从未妊娠者为原发性不孕，《备急千金要方》称为"全不产"；有过妊娠者为继发性不孕，《备急千金要方》称为"断绪"。

西医学之不孕症可由排卵障碍、输卵管因素及免疫因素等所致，均可参照本病辨证治疗。

二、临床诊断要领

（一）问诊要点

1. 病史及诱因

（1）年龄 女性年龄是影响生育力和妊娠结局的独立危险因素。随着年龄的增加，不孕症的发生率也逐渐升高。20～25 岁女性不孕症发生率约为 6%，25～30 岁为 9%，30～35 岁约为 15%，35～40 岁约为 30%，40～45 岁约为 64%。

（2）婚史 询问婚姻情况，包括结婚（再婚）年龄、婚次、配偶年龄及健康状况；了解性生活情况，包括同居时间、性生活频率等。

（3）孕产史 孕次及妊娠结局（如足月顺产、早产、难产、剖宫产、自然流产、人工流产、异位妊娠、葡萄胎等）；末次妊娠的时间和结局；孕期有无妊娠病；产后出血多少，恶露量、色、质、气味和哺乳情况。此外，还需了解避孕或绝育措施及使用时间。

（4）月经史 详细询问月经情况。包括初潮年龄、月经周期、经期、经量、经色、经质、气味，末次月经日期，伴随月经周期出现的症状，如乳房胀痛、腹痛、腹泻、头痛、腰痛等。

（5）既往史　与不孕有关的既往病史，尤其是妇科疾病、内分泌疾病、血液病、高血压、肝病、阑尾炎等，以及腹部、子宫、宫颈、会阴等部位的手术史及药物过敏史。尤需注意有无结核、甲状腺疾病、糖尿病及盆腹腔手术史。

（6）家族史及个人史　了解患者的家族成员有无遗传病或具有家族发病倾向的病证、传染病等（如地中海贫血、糖尿病、高血压、肿瘤、结核病等）；此外，患者的生活和工作环境，出生地与居处，环境的变迁，饮食、烟酒等嗜好。

2. 主要症状　未避孕，性生活正常，同居1年或曾孕育后未避孕1年而未孕。

3. 伴发病症

（1）伴初潮延迟，月经不调或停闭者，多属肾虚。西医诊断应考虑排卵障碍。

（2）伴形体肥胖，月经不调，甚或闭经者，多为痰湿内阻。西医诊断应考虑多囊卵巢综合征。

（3）伴月经不调，色紫黑，有血块，痛经，少腹疼痛，或肛门坠胀不适者，多属瘀滞胞宫。西医诊断应考虑盆腔炎性疾病后遗症、子宫内膜异位症等。

（二）查体要点

1. 望诊

（1）望形体　形体消瘦者，多为肾阴亏虚；形体肥胖者，多为痰湿内阻。

（2）望面色　面色晦暗，或面颊有暗斑者，多为肾气不足。

（3）望舌　舌淡，苔薄白，多属气虚或阳虚；舌淡或舌红，少苔，多为阴虚；舌淡胖，苔白腻，多属痰湿内阻；舌质紫暗或有瘀斑，多属瘀滞胞宫。

（4）望乳房　观察两侧乳房对称性，乳房隆起情况，乳头有无溢液，皮肤有无其他改变，可以了解第二性征发育情况。

（5）望阴户、阴道　观察阴户、阴道的形态、色泽与带下情况。若阴道如螺、纹之状，或阴户呈鼓、角之形，均属先天畸形。

2. 闻诊　情志抑郁，善太息，或烦躁易怒，多属肝气郁结；胸闷呕恶，多属痰湿内阻。

3. 切诊　脉沉细，两尺尤甚，多属肾气不足，冲任虚衰；脉沉迟，多属肾阳虚；脉细或细数，多属肾阴亏虚，冲任血海匮乏或阴虚内热；脉弦，多属肝气郁结；脉滑，多属痰湿内阻；脉弦涩，多属瘀血内阻，阻滞胞宫。

（三）辅助检查选择

不孕症是一种生育障碍状态，可由多种原因导致。通过夫妇双方全面检查，寻找病因，是诊断不孕症的关键。

1. 卵巢功能检查　了解排卵及黄体功能状态。包括基础体温测定、B超监测排卵、子宫颈黏液结晶检查、子宫内膜活检、血清生殖内分泌激素测定等。

2. 输卵管通畅试验 常用输卵管通液术、子宫输卵管碘油造影术及子宫输卵管超声造影术。

3. 免疫因素检查 包括生殖相关抗体，如抗精子抗体、抗子宫内膜抗体等。

4. 宫腔镜检查 了解宫腔情况，诊断宫腔粘连、黏膜下肌瘤、内膜息肉、子宫畸形、子宫内膜炎等。

5. 腹腔镜检查 用于盆腔情况的诊断，直接观察子宫、输卵管、卵巢有无病变或粘连，直视下可行输卵管亚甲蓝通液，了解输卵管通畅度，且检查与治疗可同时进行，可行腹腔镜盆腔粘连分离术、子宫内膜异位病灶电灼术、子宫肌瘤剔除术等。

（四）诊断要点

1. 育龄妇女结婚 1 年以上，夫妇同居，配偶生殖功能正常，不避孕而未能受孕者，为原发不孕。曾有孕产史，继又间隔 1 年以上，不避孕而未怀孕者，称为继发不孕。

2. 排除生殖系统的先天性生理缺陷和畸形。

（五）辨证要点

1. 辨病 排卵障碍性不孕多责之于肾虚，涵盖的病种有异常子宫出血、多囊卵巢综合征、高催乳素血症、未破裂卵泡黄素化综合征及卵巢早衰等，证型有肾虚血瘀、肾虚痰湿及肾虚肝郁；输卵管性不孕以"瘀"立论，可由气滞、湿热、寒凝等所致；免疫性不孕以肾虚为本，痰瘀互结为标。

2. 辨证 不孕症辨证需审脏腑、冲任、胞宫之病位，辨气血、寒热、虚实之变化。重视辨病与辨证相结合。

三、中医治疗

（一）治则治法

不孕症治疗以温养肾气，调理气血为主，还须情志舒畅，房事有节，择"的候"而合阴阳，以利于受孕。

（二）分证论治

1. 肾气虚证

证候：婚久不孕，月经不调或停闭，量多或少，色淡暗质稀；腰酸膝软，头晕耳鸣，精神疲倦，小便清长；舌淡，苔薄白，脉沉细，两尺尤甚。

治法：补益肾气，调补冲任。

方药：毓麟珠（《景岳全书》）。

当归 熟地黄 白芍 川芎 人参 白术 茯苓 炙甘草 菟丝子 杜仲 鹿角

霜 川椒

加减：若经来量多者，加阿胶、炒艾叶固冲止血；若经来量少不畅者，加丹参、鸡血藤活血调经；若心烦少寐者，加柏子仁、夜交藤养心安神；若腰酸腿软者，加续断、桑寄生补肾强腰；若头晕耳鸣甚者，加枸杞子、女贞子补肾益精血。

2. 肾阳虚证

证候：婚久不孕，初潮延迟，月经后期，量少，色淡质稀，甚至停闭，带下量多，清稀如水；腰膝酸冷，性欲淡漠，面色晦暗，大便溏薄，小便清长；舌淡，苔白，脉沉迟。

治法：温肾助阳，调补冲任。

方药：温胞饮（《傅青主女科》）。

巴戟天 补骨脂 菟丝子 肉桂 附子 杜仲 白术 山药 芡实 人参

加减：若小便清长，夜尿多者，加益智仁、桑螵蛸补肾缩小便；若小腹冷甚者，加淫羊藿、紫石英温肾散寒；若性欲淡漠者，加鹿茸、肉苁蓉填精益髓；若失眠健忘者，加柏子仁、酸枣仁养血安神；血肉有情之品如紫河车、龟甲等，具补肾阴阳，通补奇经之效，可适时加味。

3. 肾阴虚证

证候：婚久不孕，月经先期，量少，色红质稠，甚或闭经，或带下量少，阴中干涩；腰酸膝软，头晕耳鸣，形体消瘦，五心烦热，失眠多梦；舌淡或舌红，少苔，脉细或细数。

治法：滋肾养血，调补冲任。

方药：养精种玉汤（《傅青主女科》）。

当归 白芍 熟地黄 山茱萸

加减：若胁肋隐痛，两目干涩者，加女贞子、旱莲草柔肝养阴；面色萎黄，头晕眼花者，加龟甲、紫河车填精养血；五心烦热，午后潮热者，加地骨皮、牡丹皮、知母滋阴清热；大便干结者，加生地黄、玄参润肠通便；若咽干口渴，加麦冬、石斛养阴生津。

4. 肝气郁结证

证候：婚久不孕，月经周期先后不定，量或多或少，色暗，有血块，经行腹痛，或经前胸胁、乳房胀痛；情志抑郁，或烦躁易怒；舌淡红，苔薄白，脉弦。

治法：疏肝解郁，理血调经。

方药：开郁种玉汤（《傅青主女科》）。

当归 白芍 牡丹皮 香附 白术 茯苓 天花粉

加减：若痛经较重者，加延胡索、生蒲黄、山楂化瘀止痛；心烦口苦者，加栀子、夏枯草清泄肝热；胸闷纳少者，加陈皮、砂仁健脾和胃；经前乳房胀痛明显者，加橘核、青皮、玫瑰花理气行滞；腰骶酸痛者，加桑寄生、续断补肾强腰。

5. 痰湿内阻证

证候：婚久不孕，月经后期，甚或闭经，带下量多，色白质黏；形体肥胖，胸闷呕恶，心悸头晕；舌淡胖，苔白腻，脉滑。

治法：燥湿化痰，理气调经。

方药：苍附导痰丸（方见月经后期）。

加减：若带下量多者，加芡实、金樱子固涩止带；胸闷气短者，加瓜蒌、石菖蒲宽胸利气；心悸者，加远志祛痰宁心；月经后期、闭经者，加丹参、泽兰养血活血通经；纳呆便溏者，加山药、扁豆以健脾燥湿。

6. 瘀滞胞宫证

证候：婚久不孕，月经后期，量或多或少，色紫黑，有血块，可伴痛经；平素小腹或少腹疼痛，或肛门坠胀不适；舌质紫暗，边有瘀点，脉弦涩。

治法：活血化瘀，止痛调经。

方药：少腹逐瘀汤（方见痛经）。

加减：若小腹冷痛者，加吴茱萸、乌药温经散寒；经血淋漓不止者，加茜草、三七粉化瘀止血；下腹结块者，加鳖甲、炮山甲散结消癥；带下量多，加苍术、白术以利湿止带；胸胁胀痛者，加郁金、柴胡以疏肝理气止痛。

（三）其他治疗

1. 中成药

（1）五子衍宗丸，每次 6g，每日 2 次，口服。适用于肾气虚证。

（2）右归丸，每次 1 丸，每日 3 次，口服。适用于肾阳虚证。

（3）六味地黄丸，每次 6g，每日 2 次，口服。适用于肾阴虚证。

（4）逍遥丸，每次 9g，每日 2 次，口服。适用于肝气郁结证。

（5）二陈丸，每次 6g，每日 2 次，口服。适用于痰湿内阻证。

（6）少腹逐瘀丸，每次 1 丸，每日 2 次，口服。适用于瘀滞胞宫证。

2. 针灸治疗　对排卵障碍所致不孕症，应用针灸促进卵泡发育及排卵。体针取关元、中极、三阴交、子宫、气海、足三里等穴，随症加减；灸法以艾灸为主，取神阙、关元等为主穴。

（四）辨治小结

不孕症的主要病机为肾气不足，冲任气血失调。肾虚与肝郁是不孕症的常见病机特点，瘀血与痰湿是常见的病理产物，且互为因果。作为多种疾病的结局，不孕是生殖健康的不良事件，病因复杂，临床表现纷繁多样，可由多囊卵巢综合征、子宫内膜异位症、高催乳素血症及盆腔炎性疾病后遗症等妇科疾病导致，亦与多种内、外科疾病密切相关。需详问病史，认真查体，明辨病因，分析病位。临床还要重视男方因素，提倡夫妇同诊。

中医药治疗不孕症特色鲜明，强调"调经种子"，调经之法，重在补肾疏肝，调理气血，祛痰除湿；并要注意个体化治疗，异病同治，同病异治，辨其虚实，因人施治。

注重局部与整体相结合，形成了特色鲜明的临证思路与治疗方案，突出体现于两点：一是病证结合治疗。中医辨证与西医辨病相结合，加强治疗针对性。二是中西结合治疗。关键在于把握结合治疗的切入点，如中西医联合诱导排卵能提高临床妊娠率且降低副反应；宫腹腔镜联合中药治疗子宫内膜异位症及输卵管性不孕症；中医药联合辅助生殖技术亦展现出良好的应用前景，对高龄不孕、反复种植失败等困扰助孕技术的瓶颈问题亦积累了较丰富的临床经验。

情怀不畅则冲任不充，冲任不充则胎孕不受，古有"嫉妒不孕"之说。不孕症是影响夫妇双方身心健康的医学与社会问题。患者求子心切，常合并心理疾患，辅以心理治疗，建立良好的医患合作关系，可提高受孕率。

四、西医治疗要点

1. 一般治疗　加强锻炼，增强体质，保持良好乐观的生活态度。对于肥胖、消瘦、有不良生活习惯或环境接触史的患者需首先改变生活方式。宣教性生活知识，帮助患者了解排卵规律，调节性生活频率和时机以增加受孕机会。

2. 纠正盆腔器质性病变

（1）输卵管病变　输卵管成形术适用于输卵管周围粘连、远端梗阻和轻度积水，可通过腹腔镜下输卵管造口术、周围粘连松解术和输卵管吻合术等，恢复输卵管及周围组织正常解剖结构，改善通畅度和功能。

（2）子宫病变　对于子宫黏膜下肌瘤、较大的肌壁间肌瘤、子宫内膜息肉、宫腔粘连和纵隔子宫等，若显著影响宫腔形态，建议手术治疗。

（3）卵巢肿瘤　对非赘生性卵巢囊肿或良性卵巢肿瘤，有手术指征者，可考虑手术予以剥除或切除；性质不明的卵巢肿块，应先明确诊断，必要时行手术治疗。

（4）子宫内膜异位症　可通过腹腔镜进行诊断及治疗，但对于复发性内异症或卵巢功能明显减退的患者应慎重选择手术时机。中重度患者术后辅以药物治疗 3～6 个周期后，可尝试 3～6 个月自然受孕，如仍未妊娠，需积极行辅助生殖技术助孕。

（5）生殖器官结核　活动期应先行规范的抗结核治疗，药物作用期及药物敏感期需避孕。对于盆腔结核导致的子宫和输卵管后遗症，可在评估子宫内膜情况后决定是否行辅助生殖技术助孕。

3. 诱导排卵　适用于排卵障碍性不孕，常用药物包括氯米芬、来曲唑、HMG 及 HCG 等。

4. 辅助生殖技术　包括人工授精、体外受精 - 胚胎移植及其衍生技术等。具备正常发育的卵泡、正常范围的活动精子数目、健全的女性生殖道结构，至少一条通畅输卵管的不孕症夫妇，可以实施人工授精治疗。体外受精 - 胚胎移植的适应证为输卵管性不孕、子宫内膜异位症、男性因素不育症、排卵异常及不明原因不孕症，经规范治疗未孕的患者。

五、随诊要领

（一）门诊复诊

1. 复诊应对

（1）问诊 询问患者夫妇性生活情况，治疗后症状变化，包括主证变化，有无出现新的症状等；问清用药对一般情况的影响；问清患者经初治后对下一步治疗的期待与意愿。

（2）查体要领 检查以往阳性体征的变化，重点检查舌象、脉象变化。

（3）治疗决策 随访结果提示病情渐复者，维持原有治疗。加强人文关怀，必要时结合针刺、艾灸等中医适宜技术综合治疗，改善体质。对排卵障碍所致不孕症，应用针灸促进卵泡发育及排卵。

2. 收入院指征 符合输卵管、子宫、卵巢病变及子宫内膜异位症诊断且符合手术指征的不孕症患者。

（二）出院后复诊

1. 复诊应对

（1）问诊 重点询问出院后病情变化及出院医嘱执行情况，包括主证变化，有无出现新的症状，饮食起居情况等，以及需要解决的与不孕症相关的新的临床问题。

（2）查体要领 望神志、面色，诊查舌象、脉象变化，明确现症与出院时症见变化等。

2. 治疗决策 经住院治疗的患者，有自然妊娠期待者，门诊随访积极药物治疗并给予备孕指导，加强人文关怀。如3～6个月仍未妊娠，建议行辅助生殖技术助孕。

六、人文关怀

1. 不孕症患者盼子心切，需调畅情志，给予心理疏导。
2. 饮食有节，避免外感六淫邪气，增强体质。
3. 生活作息有规律。忌烟酒、浓茶。
4. 注意生活调摄，给予性生活指导。

七、预后评估

不孕症的预后与患者年龄、病史、病因及病程关系较为密切。年龄较轻、病因单一、病程短者疗效较好；年龄偏大、病因复杂、病程长者疗效欠佳。

八、病案举例

王某，女，32岁。1976年4月5日初诊。结婚4年多未孕。一向月经不调，周期

35～50 日不等，量或多或少，末次月经 3 月 10 日。经期少腹胀痛及腰酸。经北京、广州西医院诊断为多囊卵巢综合征，并使用克罗米芬治疗。经推荐，要求中医治疗。舌嫩红少苔，脉沉细。检查：外阴发育正常，未产式，阴毛较粗而密，阴道可容二指。宫颈光滑，子宫大小正常，中位。左侧可扪及卵巢增大如荔枝样。左乳晕有一黑毛约 4cm，足毛较多。诊断：①不孕症。②月经后期。治以补肾养血，行气调经。用药：菟丝子 30g，熟地黄 20g，当归 15g，川芎 10g，党参 15g，枳壳 12g，怀牛膝 15g，淫羊藿 10g，肉苁蓉 15g，枸杞子 15g。嘱每次月经净后服，每日 1 剂，分 2 次温服，连服 10 剂。以上方为基础，选用乌药、香附、首乌、川楝子、白芍等适当加减化裁。经过半年治疗，月经周期已基本恢复正常，30～35 日一周期，经量中等，持续 5～6 日。仍嘱继续服药调治，按上方以桑椹子、金樱子、黄精、女贞子等出入其间。1977 年 2 月怀孕，孕后 2 个月，曾因房事引起少量阴道流血的先兆流产症状，经治疗后胎元得以巩固，至年底安然产下一女婴，母女健康。

（摘录《罗元恺妇科经验集》）

第二节　癥　瘕

一、概述

癥瘕是指妇女小腹内的结块，伴有或胀，或痛，或满，并常致月经或带下异常，甚至影响其生育的疾病。

癥与瘕，虽然都是结块的一类病证，但其性质不同。癥者，坚硬成块，固定不移，痛有定处，病属血分；瘕者，积块不坚，推之可移，痛无定处，病属气分。由于癥瘕的产生，常先气聚成瘕，日久则血瘀成癥，二者不易分开，故古今多以癥瘕并称。

西医学之女性内生殖器官良性肿瘤、女性盆腔炎性疾病后遗症、子宫内膜异位症、陈旧性宫外孕等可参照本病辨证治疗。

二、临床诊断要领

（一）问诊要点

1. 病史及诱因　问清与起病相关的内伤或外感因素，可因机体正气不足，风寒湿热之邪内侵，或七情、房事、饮食所伤，脏腑功能失调，致体内气滞、瘀血、痰湿、湿热等病理产物聚结于冲任、胞宫、胞脉，久而聚以成癥瘕。有情志抑郁，经行产后感受外邪，月经不调，带下异常等病史，亦有部分患者无明显病史。既往史、个人生活史、婚育史等情况，有助于进行诊断及鉴别诊断。

2. 主要症状　主要症状即为妇人月经的改变，包括月经周期、经期，月经的量、色、质，经行伴随症状。妇人可有异常子宫出血，如月经量多或经期延长等；或有异常带下；或有小腹胀满，或疼痛，或经期小腹疼痛等；亦有部分患者无明显症状。

3. 伴随症状 伴胸胁胀闷、乳房胀痛者多为气滞血瘀证；伴形寒肢冷、手足不温者多为寒凝血瘀证；伴胸脘痞闷、困倦乏力者多为痰湿瘀结证；伴神疲乏力、气短懒言者多为气虚血瘀证；伴腰膝酸软、小便清长者多为肾虚血瘀证；伴身热烦渴、心烦不宁者多为湿热瘀阻证。

（二）查体要点

1. 望诊

（1）望形神 精神抑郁、形体瘦弱者多为气滞血瘀；精神不振、喜静懒动者多为寒凝血瘀；精神不振、形体偏胖、肉松皮缓者多为痰湿瘀结；精神不振、倦怠嗜卧者多为气虚血瘀；精神不振或伴下肢肿胀者多为肾虚血瘀；烦躁不安、形体偏胖者多为湿热瘀阻。

（2）望面色 癥瘕多为血瘀，可见面色晦暗、肌肤不润。面色青紫者多为气滞；面色淡青者多为寒凝；面黄虚浮者多为痰湿；面色无华者多为气虚；面黑暗淡者多为肾虚；满面通红多为湿热。

（3）望舌 癥瘕多为血瘀，可见舌质暗，边见瘀点或瘀斑。舌苔白腻，多属痰湿；舌苔薄白，多属气虚或气滞；舌红苔黄腻，多属湿热；舌苔白润，多属肾虚。

2. 闻诊 善太息者，多属气滞；患者语声低微、气言懒语，多属气虚。

3. 切诊 癥瘕患者，大多血瘀，脉象多涩。兼气滞则脉象偏弦，兼寒凝则脉象偏紧，兼痰湿或湿热则脉象偏滑，兼气虚则脉象偏细，兼肾虚则脉象偏沉。

4. 妇科检查 可扪及包块，质地或硬或软，推之活动或不移，可有压痛。

（三）辅助检查选择

1. 影像学检查 对子宫肌瘤、子宫腺肌病、子宫内膜异位症、子宫恶性肿瘤、卵巢肿瘤、输卵管肿瘤、异位妊娠等，B型超声、CT、MRI等影像学检查有助于诊断。

2. 腹腔镜检查 对盆腔内包块有助于诊断，通过病理检查可明确诊断。

3. 宫腔镜检查 对宫腔内肿块有助于诊断，通过活检有助于确定肿块性质。

4. 肿瘤标记物检查 对肿物性质有助于诊断，良性肿物一般正常或轻度升高，恶性肿瘤可见明显升高。

5. 宫颈细胞学检查 排除宫颈相关恶性病变。

（四）诊断要点

1. 月经改变为最常见的症状，表现为月经量多或经期延长，不规则流血，或有异常带下，或有小腹胀满，或疼痛，或经期小腹疼痛等。甚者可引起不孕。

2. 全身症状可出现尿频、排尿障碍、尿潴留、便秘等。

3.有情志抑郁，经行产后感受外邪，月经不调，带下异常等病史。

4.妇科检查或腹部检查时可扪及包块，质地或硬或软，推之活动或不移，可有压痛。

5.B超、CT、MRI、腹腔镜、宫腔镜等检查可协助诊断。血清肿瘤标记物检查、宫颈细胞学检查等有助于诊断。

（五）辨证要点

1. 辨善恶　即辨癥瘕之良恶性。良性癥瘕一般生长缓慢，质地较软，边界清楚，活动良好，恶性癥瘕一般生长较快，质地坚硬，边界不清，并伴消瘦、腹水等。

2. 辨虚实　即辨虚实的属性，实邪多属瘀、痰、寒、湿、热等。一般包块固定、质硬、痛有定处，舌质暗或有瘀点者属瘀；包块质地软，舌淡苔腻者属痰；小腹冷痛，喜温者属寒；带下色黄，舌苔黄腻者属湿热。虚者以气虚、肾虚为多见，一般小腹空坠，气短懒言属气虚；腰膝酸软，夜尿频多属肾虚。

一般而言，癥瘕发病初期以邪实为主，中期以邪实正虚为主，后期则以正虚为主；在疾病发展中，邪可以伤正，虚可以致实。

三、鉴别诊断

癥瘕应与妊娠子宫、陈旧性宫外孕、子宫畸形、妊娠滋养细胞疾病、内生殖器官恶性肿瘤等鉴别。

1. 妊娠子宫　育龄妇女有停经史，盆腔检查子宫均匀增大变软。尿或血HCG测定及盆腔B超检查予以确诊。

2. 陈旧性宫外孕　多有停经史，出现不规则阴道出血、腹痛、昏晕，宫颈举痛，宫旁可触及包块，压痛，子宫大小与停经月份不符，B超提示一侧附件区可见实质性包块。

3. 子宫畸形　双角子宫或双子宫畸形往往有多次流产或早产史，残角子宫畸形可出现经血潴留以致发生痛经，子宫输卵管造影、盆腔彩超及宫腹腔镜检查可以明确诊断。

4. 妊娠滋养细胞疾病　可表现为停经后阴道流血。子宫增大，并可形成黄素囊肿，表现为盆腔包块。盆腔B超检查、HCG测定、诊断性刮宫等可确诊。

5. 内生殖器官恶性肿瘤　较小的肿块多无不适，也有表现为异常子宫出血或异常阴道排液，或偶有患侧下腹沉坠或牵痛的感觉。恶性肿瘤一般生长较快，短期内可出现全身症状，如衰弱、发热、食欲不振等。影像学检查（超声检查、CT及MRI检查、淋巴管造影）、腹水细胞学检查、肿瘤标记物测定（CA125、AFP、HCG、CEA、LDH）、性激素测定、流式细胞仪细胞DNA测定、诊断性刮宫等有助于诊断。对临床难以定性的盆腔肿块，腹腔镜检查可通过病理学或细胞学检验定性。

四、危急状态辨识

癥瘕中有子宫肌瘤、子宫腺肌病患者，常因月经量多造成中重度贫血，需积极采取中西医结合治疗，必要时可采取手术方法。卵巢囊肿蒂扭转、卵巢巧克力囊肿破裂等属于妇科急症，需立即采取手术治疗。

五、中医治疗

（一）治则治法

本病治疗大法为活血化瘀、软坚散结。然癥瘕病机复杂，常病势迁延，顽固不化，治疗又需遵"和法"之原则，即临床上宜根据患者寒热虚实属性之不同，结合体质及病程长短，而酌用攻补，以期达到阴阳平和之目的。

（二）分证论治

1. 气滞血瘀证

证候：下腹包块质硬，下腹或胀或痛，经期延长，或经量多，经色暗夹血块，经行小腹疼痛；精神抑郁，善太息，胸胁胀闷，乳房胀痛，面色晦暗，肌肤不润；舌质暗，边见瘀点或瘀斑，苔薄白，脉弦涩。

治法：行气活血，化瘀消癥。

方药：香棱丸（《严氏济生方》）。

木香　丁香　三棱　枳壳　青皮　川楝子　小茴香　莪术。

加减：若经行量多或经漏淋漓不止者，加炒蒲黄、五灵脂、三七活血止血；月经后期量少者，加丹参、香附活血行气祛瘀；经行腹痛甚者加乌药、延胡索行气止痛。

2. 寒凝血瘀证

证候：下腹包块质硬，小腹冷痛，喜温，月经后期，量少，经行腹痛，色暗淡，有血块；面色晦暗，形寒肢冷，手足不温；舌质淡暗，边见瘀点或瘀斑，苔白，脉弦紧。

治法：温经散寒，祛瘀消癥。

方药：少腹逐瘀汤（方见痛经）。

加减：若积块坚牢者加血竭、穿山甲化瘀消癥；月经量多者加血余炭、花蕊石收敛止血；漏下不止者加三七散瘀止血；月经过少或闭经者加泽兰、牛膝活血调经祛瘀；经行腹部冷痛者加艾叶、吴茱萸散寒止痛。

3. 痰湿瘀结证

证候：下腹包块按之不坚，小腹或胀或满，月经后期或闭经，经质黏稠，夹血块；体形肥胖，胸脘痞闷，肢体困倦，带下量多，色白质黏稠；舌暗淡，边见瘀点或瘀斑，苔白腻，脉弦滑或沉滑。

治法：化痰除湿，活血消癥。

方药：苍附导痰丸（方见月经后期）合桂枝茯苓丸（方见胎漏、胎动不安）。

加减：若积块不坚，病程已久，可加鸡内金、浙贝母、三棱、莪术消肿散结、化瘀消癥；若带下量多者，可加芡实、乌贼骨除湿止带；若脾虚气弱者，加党参、白术、黄芪健脾益气。

4. 气虚血瘀证

证候：下腹部结块，下腹空坠，月经量多，或经期延长，经色淡红，有血块，经行或经后下腹痛；面色无华，气短懒言，语声低微，倦怠嗜卧，纳少便溏；舌质暗淡，舌边有瘀点或瘀斑，苔薄白，脉细涩。

治法：补气活血，化瘀消癥。

方药：四君子汤（方见胎萎不长）合桂枝茯苓丸（方见胎漏、胎动不安）。

加减：若经量多，经期酌加阿胶、炮姜温经止血；若经漏不止经期酌加三七、炒蒲黄祛瘀止血；若积块较坚，可酌加鸡内金、荔枝核、浙贝母、橘核、川芎消肿散结、化瘀消癥。

5. 肾虚血瘀证

证候：下腹部积块，下腹或胀或痛，月经后期，量或多或少，经色紫暗，有血块，面色晦暗，婚久不孕，腰膝酸软，小便清长，夜尿多；舌质淡暗，边见瘀点或瘀斑，苔白润，脉沉涩。

治法：补肾活血，消癥散结。

方药：金匮肾气丸（方见经行浮肿）合桂枝茯苓丸（方见胎漏、胎动不安）。

加减：若积块较坚，加三棱、莪术、血竭消肿散结、化瘀消癥；若积块不坚，可加浙贝、鸡内金散结消积；若经行腹痛明显，经期可加艾叶、吴茱萸、延胡索散寒止痛；若经量多，经期可加三七、炒蒲黄、五灵脂活血止血。

6. 湿热瘀阻证

证候：下腹积块，小腹或胀或痛，带下量多色黄，月经量多，经期延长，经色暗，有血块，质黏稠，经行小腹疼痛；身热口渴，心烦不宁，大便秘结，小便黄赤；舌暗红，边见瘀点或瘀斑，苔黄腻，脉弦滑数。

治法：清利湿热，化瘀消癥。

方药：大黄牡丹汤（《金匮要略》）。

大黄 丹皮 桃仁 冬瓜仁 芒硝。

加减：若经血淋漓不尽，经期加三七、炒蒲黄、地榆炭活血止血；若经行腹痛，可加延胡索、莪术、五灵脂、蒲黄行气活血止痛；带下多，黄稠者，酌加芡实、乌贼骨除湿止带。

（三）其他疗法

1. 中成药

（1）桂枝茯苓胶囊 每次3粒，每日3次，口服。适用于血瘀证兼有痰湿者。

（2）宫瘤消胶囊　每次4粒，每日3次，口服。适用于血瘀证。

（3）大黄䗪虫丸　每次1粒，每日3次，口服。适用于血瘀证。

（4）丹鳖胶囊　每次5粒，每日3次，口服。适用于气滞血瘀证。

2.针灸　针灸治疗本病主要以调补冲任为法，常选取局部穴或任脉、脾经、胃经的穴位。主穴取气海、三阴交、关元、子宫、中级穴，配穴选足三里、血海穴，强刺激，留针15～20分钟，每隔1～2分钟捻转一次。出针后可加用艾灸20～30分钟。每天或隔天一次。

（四）辨治小结

癥瘕为妇人小腹内积块，临证时务必排除恶性肿瘤及良性肿瘤恶性变，以免贻误病情。癥瘕之疾病机复杂，病程较长。缘由有二，一是其基本病机虽为瘀血，然各种有形病邪易相互胶结，尤以痰瘀互结为突出特点。二是"正与邪、虚与实"往往互相影响、互为因果。因此，临证之时既要把握正邪力量对比，又要仔细辨清各种病邪之属性。临证时除辨证外，还可结合辨其西医学的"病"，适当考虑各个"病"的特点，如子宫肌瘤可用扶正软坚、散瘀消癥法；子宫内膜异位症多用补肾化瘀消癥法；卵巢型子宫内膜异位囊肿、多囊卵巢综合征可痰瘀同治。

六、西医治疗要点

癥瘕与西医临床关系最密切的是女性内生殖器官良性肿瘤、女性盆腔炎性疾病后遗症、子宫内膜异位症、陈旧性宫外孕等，根据患者临床症状和意愿可选择药物治疗、手术治疗或介入、子宫肌瘤消融术等治疗方法。

1.癥瘕对应的疾病是子宫肌瘤时，应根据患者的年龄、症状和生育要求，以及肿瘤的类型、大小、数目全面考虑。无症状肌瘤一般不需治疗，定期随访，若出现症状可考虑药物治疗或手术治疗等治疗方法。

2.癥瘕对应的疾病是女性盆腔炎性疾病后遗症时，需根据不同情况选择不同治疗方案。不孕患者，多需要辅助生殖技术协助受孕。对慢性盆腔痛，尚无有效治疗方法，对症处理或给予中药、理疗等综合治疗，治疗前需排除子宫内膜异位症等其他引起盆腔痛的疾病。盆腔炎性疾病反复发作者，抗生素药物治疗的基础上可根据具体情况选择手术治疗。输卵管积水者需行手术治疗。

3.癥瘕对应的疾病是子宫内膜异位症时，应根据患者年龄、症状、病变部位和范围，以及对生育要求等加以选择，强调治疗个体化。目前认为，腹腔镜确诊、手术加药物为内异症的"金标准"治疗。

4.癥瘕对应的疾病是陈旧性宫外孕时，主要采用保守治疗，保守治疗无效进行手术治疗。治疗期间应常规观察患者生命体征、阴道流血、腹部疼痛、腹部包块等情况。为更好地预防感染和提高机体的抗病能力，可用抗生素和支持疗法。贫血较重者可适当输血。

七、随诊要领

（一）门诊复诊

1. 复诊应对

（1）问诊　重点询问治疗后症状变化，包括主证变化，有无出现新的症状等；问清用药对一般情况的影响；问清患者经初治后对下一步治疗的期待与意愿，有无需要解决的与癥瘕相关的新问题。

（2）查体要领　重点检查以往阳性体征的变化，重点进行妇科或腹部检查、观察舌象及脉象变化。

（3）治疗决策　随访结果提示病情渐恢复者，维持原有治疗或减药治疗，加强人文关怀，教育患者注意避免与加重癥瘕有关的个体化诱因，结合中医适宜技术综合治疗，改善体质。病情改善不明显或有些证候更加突出者，综合评估病情以决定是否需要收入院进一步诊治。

2. 收入院指征

（1）经门诊治疗后复诊结果显示病情无明显改善者。

（2）有基础器质性疾病且与癥瘕发病有因果关系。

（3）大量出血，严重腹痛，或癥瘕体积大压迫膀胱、直肠等引起相应症状者。

（4）癥瘕合并不孕或反复流产，药物治疗无效者。

（5）癥瘕发生恶变者。

（二）出院后复诊

1. 复诊应对

（1）问诊　重点询问出院后病情变化及出院医嘱执行情况，包括主证变化，有无出现新的症状，饮食起居情况等。有无需要解决的与癥瘕相关的新的临床问题。

（2）查体要领　重点望形神、望面色，诊查舌象及脉象变化，妇科或腹部检查，明确现症与出院时症见的变化等。

2. 治疗决策　经住院治疗病情好转出院的患者，门诊随访结果提示病情渐恢复者，维持原有治疗或减药治疗，适当调整治疗重点，侧重针对原发病的治疗，并加强人文关怀，教育患者注意避免与加重癥瘕有关的个体化诱因，结合中医适宜技术综合治疗，改善体质。

八、人文关怀

1. 情志调畅，饮食、房事有节及避免外感六淫邪气，增强体质等是预防本病的关键。

2. 癥瘕患者应保持精神乐观，避忧思恼怒等。生活作息要有规律，饮食有节。

3. 按时体检，定期复查，坚持治疗，对预防和治疗癥瘕具有重要意义。

九、预后评估

中医药治疗良性肿瘤大多有效，预后良好。中医治疗强调整体调治，对改善症状、控制或缩小瘤体，调经助孕、孕后安胎等有较好效果。有些癥瘕随着妇女绝经，冲任气血衰减而积块也渐消。当然也应注意，有少数患者有长期情志抑郁或其他不良刺激者，也有恶变可能。

十、病案举例

患者，女，35岁。因经量增多、经期延长1年来诊。患者13岁月经初潮，月经4~5天/28~32天，量中，痛经（-）。1年来月经经期逐渐变为7~9天，经量较既往经量增加1/3，有血块，经行腹痛，块下痛减。经前乳胀，精神抑郁，经来后逐渐消失。本次月经持续9天，现经净5天。经净复查盆腔超声：宫体6.5cm×5.5cm×5.0cm，子宫形态不规则，前壁可见2.3cm×2.1cm×1.6cm中低回声，宫底部可见3.1cm×3.0cm×1.2cm及1.5cm×1.6cm×1.0cm中低回声。提示多发性子宫肌瘤。该患者6年前盆腔超声提示子宫肌瘤，后定期超声复查，肌瘤逐渐增大。已婚，孕1产1，现避孕套避孕。妇检：外阴阴道正常，宫颈光滑，子宫体前位，增大如孕7周，质硬，双侧附件未扪及异常。舌质暗，苔薄白，脉弦涩。血常规检查及凝血功能检查未见异常。盆腔MRI平扫及增强扫描检查结果提示子宫肌瘤（浆膜下及肌壁间肌瘤）。宫腔镜检查提示正常宫腔。诊刮病理报告：增生期子宫内膜。中医诊断癥瘕，气滞血瘀证，治以行气活血，化瘀消癥，选方香棱丸加减。药用：木香9g，丁香3g，小茴香20g，三棱10g，莪术15g，枳壳10g，川楝子3g，青皮10g，每日1剂，分2次温服，结合西医对症治疗。服用本方14剂以后，本月经行量明显减少，5日而净，神悦欢畅，无经行腹痛。再予原方14剂续服。

第三节 阴 挺

一、概述

阴挺是指妇女子宫下脱，甚则脱出阴户之外，或阴道壁膨出者，又称"阴脱"。根据突出形态的不同而有"阴菌""阴痔"等名称，因其多由妊娠及分娩损伤所致，故又有"产肠不收"之称。

西医学之盆腔器官脱垂可参照本病诊治。

二、临床诊断要领

（一）问诊要点

1.病史及诱因　问清与发病相关的因素。阴挺多因房劳多产而发，问诊时应全面而有重点地询问患者孕产史，包括足月妊娠次数，经阴道分娩次数，产程有无异常（如有无第二产程延长，有无使用产钳助产），产后有无过早劳作持重等；年老体衰，天癸竭，肾气衰亦是阴挺的常见病因，问诊需详询患者年龄，经水绝止情况；阴挺可由慢性咳嗽、便秘，盆底手术，肥胖，情志刺激而诱发，问诊时还应问清诱因与阴挺发病或加重的先后时间关系，其诱发阴挺还是加重阴挺，诱因消除阴挺是否可渐缓甚或消失。

2.病程与严重程度　阴挺有偶发；有常发常消，时轻时重；有持续发作而合并诸症等多种表现。阴挺偶发或有诱因突然发病，稍后可自行缓解者多病轻；发作持续日久不解或不能回纳，或诸症杂参，迁延不愈者多病重。

3.伴随症状　伴带下量多、异味，黄水淋漓，尿频、尿急、尿痛，发热者，多属正虚邪干，湿热下注。西医诊断应考虑宫颈溃疡、阴道溃疡、尿路感染等。伴腹压增加时不自主溢尿者，多属肾虚固摄气化失权。西医诊断应考虑压力性尿失禁等。伴月经过多、经期延长、崩漏、月经先期或经间期出血者，多为脾肾两虚，统摄失司，冲任不固。西医诊断应考虑异常子宫出血等。

（二）查体要点

1.望诊　先望全身，体型肥胖者多属气虚，体型羸瘦者多属肾虚；望步态、体位是否自如，对病情轻重进行初步评估。

（1）望毛发　头发干枯，脱发多属脾虚气血不足；头发早白，阴毛腋毛稀疏多属肾虚。

（2）望面色　面色萎黄、黄白，甚则面目浮肿，口唇淡白者多属脾虚气血不足，头面失养；面色晦暗，目眶黧黑，口唇暗淡者多属肾虚，阳不达表；面红唇赤者多属湿热熏蒸。

（3）望舌　舌质淡胖，边有齿痕，苔薄白或苔润，多属气虚；舌质暗淡，苔滑多为肾虚；舌红，苔黄腻多伴湿热下注。

（4）望带下　带下量多，色淡质稀，多属气虚；带下清稀如水样，多为肾虚；带下量多，色黄臭秽多兼见湿热下注。

2.闻诊　阴挺患者多见语声低微、少气懒言；兼湿热下注者可见语声高亢、烦躁易怒。

3.切诊　脉象亦是辨证的重要客观依据，阴挺气虚者脉象虚细或沉缓；肾虚者脉象沉细或沉迟；湿热下注者脉象弦滑或细滑数。

4. 妇科检查 患者取膀胱截石位后，检查子宫脱垂、阴道前后壁膨出及会阴撕裂的程度，增加腹压时有无不自主溢尿。判断子宫脱垂的程度，以患者平卧用力向下屏气时子宫下降的最低点为分度标准，将子宫脱垂分为 3 度。

Ⅰ度 轻型：宫颈外口距处女膜缘＜ 4cm，未达到处女膜缘；重型：宫颈外口已达处女膜缘，阴道口可见宫颈。

Ⅱ度 轻型：宫颈脱出阴道口外，宫体仍在阴道内；重型：宫颈及部分宫体脱出阴道口外。

Ⅲ度 宫颈与宫体全部脱出于阴道口外。

（三）辅助检查选择

阴挺根据病史、症状、体征及妇科检查容易确诊，适当选用辅助检查对于明确有无并发器质性病变，明确病因，指导治疗，具有积极意义。

1. 妇科 B 超 对盆腔内有无宫体，阴道内肿物的性质具有诊断价值；对阴挺伴发经水过多、崩漏、月经先期或经间期出血者，可以明确有无子宫肌瘤、子宫内膜息肉、子宫内膜增厚等器质性病变。

2. 宫颈脱落细胞检查 对阴挺伴发带下量多、色黄臭秽，黄水淋漓者，可以明确有无宫颈病变；宫颈细胞学筛查结果对阴挺需手术治疗者的手术方法选择具有指导意义。

3. 诊断性刮宫 对阴挺伴发经水过多、崩漏、月经先期或经间期出血者，诊刮可以起到止血及明确病因的作用。

4. 其他 血常规、尿常规、白带常规、血液生化检查，肝肾功能、性激素检测等。

（四）诊断要点

1. 自觉有物自阴道下坠，甚至脱出阴道口外，卧床休息可缩小或消失，站立过久或劳累后症状加重。

2. 伴腰骶部酸痛，小腹下坠，月经不调，排尿困难或癃闭、尿频或漏尿，大便秘结，带下量多，黄水淋漓。

3. 多有分娩损伤史、产后过早劳作史、产育过多史，多由年老体衰、慢性咳嗽、便秘、情志刺激等原因诱发。

4. 妇科检查判断子宫脱垂的程度。

5. 妇科 B 超、宫颈脱落细胞检查、诊断性刮宫、性激素检测等辅助检查有助于明确诊断。

（五）辨证要点

1. 辨虚实 阴挺证候特点多虚证，亦可见虚实夹杂。虚者指脾肾两虚，固摄失司，系胞无力；虚实夹杂者多指正虚邪干，湿热下注。辨证时，应分清虚实的多寡主次，虚实夹杂的特点，清热利湿的同时，仍不忘益气升提、补肾固脱以扶正固本。同时辨证时应注意主证与兼证之变化。

2. 辨脉象　阴挺者脉虚细或沉缓，为气虚之证；脉沉细或沉迟，为肾虚之证；脉弦滑或细滑数，为湿热下注之证。

三、鉴别诊断

1. 子宫黏膜下肌瘤　临床表现为月经量多，经期延长或经间期出血，带下异常。妇科检查可见宫颈外口有红色、质地硬韧脱出的肿块，也可脱出至阴道口，但肿块上见不到宫颈外口，阴道内可触及宫颈。B超宫腔内可见条状低回声带，宫颈管可扩张，脱出物为实性低回声团块。

2. 阴道壁肿物　临床一般无明显不适，可有带下量多、性交痛。妇科检查可见阴道壁肿物（囊性或实性）在阴道壁内，边界清楚，活动或固定，阴道穹隆顶端可见宫颈外口，位置正常。

3. 宫颈延长　妇科双合诊检查宫颈阴道部虽较正常宫颈阴道部长，但宫体在盆腔内，屏气宫颈外口并不下移，阴道前后壁无膨出，阴道穹隆位置无下降。

四、危急状态辨识

阴挺患者出现癃闭、热淋、崩中者，急则治标，应尽快急诊就诊。

五、中医治疗

（一）治则治法

阴挺气虚证由脾气虚弱，中气下陷，固摄无权所致，治当补中益气，升阳举陷；阴挺肾虚证由肾气亏虚，胞络损伤，系胞无力所致，治当补肾固脱，益气升提。此外，子宫脱出阴户之外，若调护不慎，邪毒侵及子门，湿热下注，可致疮疡，治当扶正固本，佐以清热利湿，辅以外治法。总之，本病主证为气虚及肾虚，可兼有湿热之标证。遵"虚者补之，陷者举之，脱者固之"的治疗原则，治法以益气升提、补肾固脱为主，兼湿热者，佐以清热利湿。

（二）分证论治

1. 气虚证
证候：子宫下移或脱出于阴道口外，劳则加剧；小腹下坠，少气懒言，四肢乏力，面色少华，小便频数，或带下量多，色白质稀；舌淡苔薄，脉虚细。
治法：补中益气，升阳举陷。
方药：补中益气汤（方见月经先期）加金樱子、杜仲、续断。
加减：若兼月经过多、经期延长者，为气虚失摄，加茜草、棕榈炭、艾叶炭等止血调经；伴带下量多，色黄质黏腻，有臭气，为湿热下注，加黄柏、败酱草、连翘、薏苡仁清热利湿；若兼小便频数或失禁，为膀胱失约，加覆盆子、桑螵蛸等固缩小便。

2. 肾虚证

证候：子宫下移或脱出于阴道口外，劳则加剧；小腹下坠，腰膝酸软，头晕耳鸣，夜尿频多；舌淡，苔薄，脉沉弱。

治法：补肾固脱，益气提升。

方药：大补元煎（方见月经后期）加黄芪。

加减：若兼腰膝酸冷，为命门火衰，加补骨脂、巴戟天、肉桂温肾壮阳；若兼少气乏力，为肾虚及脾，加党参、白术；若兼带下量多，色白质稀，为湿浊下注，加狗脊、海螵蛸、芡实固涩止带。

子宫下脱日久，摩擦损伤，邪毒侵及子门，湿热下注，可见红肿溃烂，黄水淋漓，带下量多，色黄如脓，有臭气，伴口渴发热等症状，轻者可于前方中加入清利湿热之黄柏、苍术、土茯苓、车前草等；重者用龙胆泻肝汤（《医宗金鉴》）或易黄汤（《傅青主女科》）；同时辅以外治法。待湿热清除后，仍需补气扶正固本。

（三）其他疗法

1. 外洗

（1）蛇床子30g、苦参30g、补骨脂10g、白鲜皮30g、冰片3g、乌梅30g、茵陈10g，煎水熏洗、坐浴，每日1次。

（2）复方苦参洗剂、除湿止痒洗液等亦可用于阴挺湿热下注者。

2. 针灸

（1）体针　取穴百会、关元、气海、八髎。用补法，每日1次，10次为1个疗程。

（2）耳针　取穴子宫、外生殖器、皮质下、交感。每次选2～3穴，10次为1个疗程。

（四）重症辨治

阴挺患者若出现癃闭、热淋、崩中等，如不及时治疗，可危及生命。应予中西医结合治疗。

1. 阴挺伴发癃闭　给予导尿，针灸，抗生素预防感染治疗。

2. 阴挺伴发热淋　给予抗生素抗感染，宁泌泰胶囊、三金片口服。

3. 阴挺伴发崩中　给予输血、诊断性刮宫，人参注射液静脉滴注，复方阿胶浆口服。

（五）辨治小结

阴挺以脾肾两虚，固摄失司，系胞无力而发病。病位在胞宫，与脾、肾有关，多为虚证，亦可见虚实夹杂。辨证首当辨虚实，遵照"虚者补之，陷者举之，脱者固之"

的治疗原则，气虚证由脾气虚弱，中气下陷，固摄无权所致，治当补中益气，升阳举陷；肾虚证由肾气亏虚，胞络损伤，系胞无力所致，治当补肾固脱，益气升提。此外，子宫脱出阴户之外，若调护不慎，邪毒侵及子门，湿热下注，可致疮疡，治当扶正固本，佐以清热利湿，辅以外治法。同时结合现代诊疗技术明确患者的伴发病证，病证兼治，兼顾主证兼证，辨证论治。

六、西医治疗要点

1. 非手术疗法 为盆腔器官脱垂的一线治疗方法。

（1）盆底肌肉锻炼和物理疗法 盆底肌肉（提肛肌）锻炼，也称为 Kegel 运动。可用于所有程度子宫脱垂患者，重度者可手术辅以盆底肌肉锻炼治疗。嘱患者做收缩肛门运动，用力收缩盆底肌肉 3 秒以上后放松，每次 10 ～ 15 分钟，每日 2 ～ 3 次。

（2）放置子宫托 子宫托是一种支持子宫和阴道壁并使其维持在阴道内而不脱出的工具。适用于 Ⅰ、Ⅱ 度子宫脱垂，且符合子宫托适应证者。手术前放置可促进膨出面溃疡的愈合。

2. 手术治疗 对脱垂脱出阴道口且有症状者可考虑手术治疗。应根据患者年龄、生育要求及全身健康状况，个体化治疗。

七、随诊要领

（一）门诊复诊

1. 复诊应对

（1）问诊 重点询问治疗后症状变化，包括主证变化，有无出现新的症状，发作频度变化等；问清用药对一般情况的影响；问清患者经初治后对下一步治疗的期待与意愿，有无需要解决的与阴挺相关的新问题。

（2）查体要领 重点检查以往阳性体征的变化及舌脉象变化。

（3）治疗决策 随访结果提示病情逐渐恢复者，维持原有治疗或减药治疗，加强人文关怀，教育患者注意避免与加重阴挺有关的个体化诱因，结合中医适宜技术综合治疗，改善体质。病情改善不明显或有些证候更加突出者，综合评估病情以决定是否需要收入院进一步诊治。

2. 收入院指征

（1）经门诊治疗后复诊结果显示病情无明显改善或出现新的伴发病证者。

（2）患者有手术指征，无手术禁忌证。

（二）出院后复诊

阴挺患者住院后多手术治疗，重度子宫脱垂的患者术后复发概率较高，因此，出院后需定期复诊随访。

1. 复诊应对

（1）问诊　重点询问出院后病情变化及出院医嘱执行情况，包括主证变化，有无出现新的病证，饮食起居情况等。有无需要解决的与阴挺相关的新的临床问题。

（2）查体要领　重点望面色、带下，诊查舌脉象变化，明确现症与出院时症见的变化等。子宫全切除患者行妇科检查时重点观察阴道残端愈合情况及有无息肉生成。

2. 治疗决策　经住院治疗病情好转出院的患者，门诊随访结果提示病情逐渐恢复者，维持原有治疗或减药治疗，适当调整治疗重点，侧重针对原发病的治疗，并加强人文关怀，教育患者注意避免与加重阴挺有关的个体化诱因，结合中医适宜技术综合治疗，改善体质。

八、人文关怀

1. 畅情志，避免惊恐、忧思、恚怒等情志刺激诱发或加重阴挺。
2. 调饮食，饮食有节，避免辛辣刺激、肥甘厚味食物，预防便秘，控制体重。
3. 避风寒，避免咳嗽、发热等诱发、加重阴挺发生。
4. 适劳逸，避免长久站立、持重、慢跑等增加腹压，从而诱发、加重阴挺。
5. 注意外阴卫生，产后重视盆底肌肉锻炼及盆底康复治疗。
6. 对于阴挺伴发压力性尿失禁的患者，应注重宣教和心理疏导，避免社交恐惧。

九、预后评估

Ⅰ、Ⅱ度子宫脱垂者，中医药治疗，坚持盆底肌肉锻炼和卫生保健，病情可好转或治愈；Ⅲ度子宫脱垂伴发其他症状者应行手术治疗。

十、病案举例

刘某，女，28岁。2年前二胎产后，因不善调养，满月甫过即强力持重，过事操劳，遂渐觉有物下坠于阴道之中，稍卧辄自行缩入，时好时犯，也未及时就医。近半年来日渐加重，痛苦不堪，并伴见气短乏力，腰酸腹坠，小便频急，带下如注，间有阴道出血。刻见面白不华，舌淡苔白，脉来虚缓，诊为脾气下陷，无力系胞，冲任不固，带脉失于约束所致。药用：野党参、炙黄芪各18g，金狗脊（去毛）、桑寄生、怀山药、炒薏米各15g，川续断、海螵蛸各20g，绿升麻、北柴胡各6g，炒枳壳、祁艾炭、贯仲炭各9g。6剂，每日1剂，分2次温服。另用蛇床子、黄柏、石榴皮各9g，蒲公英24g，金樱子、炒枳壳各12g，小茴香、乌梅、五倍子各6g。6剂，布包，煎水，坐浴，熏洗，每日二三次，并嘱卧床休息，资助治疗。迭进益气升阳，养血固肾之剂，子宫已收归原位，现已恢复工作半月余，未再脱出，月事亦基本正常。精神食欲均感良好，嘱服归脾丸半月，每日早晚各1剂，白水送下，以资巩固。

（摘录《哈荔田妇科医案医话选》）

第四节 阴 痒

一、概述

女性外阴及阴道瘙痒，甚则痒痛难忍，坐卧不宁，或伴带下增多者，称为"阴痒"，又称"阴门瘙痒"。

西医学外阴瘙痒症、外阴炎、阴道炎及外阴色素减退性疾病等出现阴痒症状者，均可参照本病辨证治疗。

二、临床诊断要领

（一）问诊要点

1. 病史及诱因 问患者是否有外阴炎、阴道炎病史。问患者年龄，育龄期患者多实证，多见湿热下注、湿虫滋生；绝经期前后患者多虚证，多见肝肾阴虚，血燥生风。问清与起病相关的因素，阴痒或因饮食辛辣而发，或因摄生不慎而发，或素体虚弱之人劳累而发。因饮食辛辣、摄生不慎而发多为邪实，因体虚劳累而发多为正虚。

2. 主要症状 询问阴痒持续的时间、程度与病程，阴痒有偶发而不持久，也有反复发作时轻时重。阴痒持续、程度重、病程短者，以邪实为多；病程久长，发作时轻时重者，以虚证为多。

3. 伴随症状 伴带下量少，五心烦热，烘热汗出，腰酸膝软者，为肝肾阴虚，血燥生风而致阴痒。西医诊断可考虑老年性阴道炎、外阴皮肤色素减退性疾病等。伴带下量多，色黄如脓，稠黏臭秽，口苦咽干，心烦不宁，便秘溲赤者，多为肝经湿热下注而致阴痒。西医诊断可考虑细菌性阴道炎或阴道菌群失调等。伴带下量多，色黄，呈泡沫状，或色白如豆渣状，臭秽，心烦少寐，口苦咽干，小便短赤者，多为湿热与病虫互相滋生，其虫作食，而致阴部瘙痒。西医诊断可考虑滴虫阴道炎、外阴阴道假丝酵母菌病等。

（二）查体要点

1. 望诊 先望全身，观察阴痒患者神态，表现烦躁还是平静，从中可对阴痒病情轻重缓急进行初步评估。

（1）望神志、面色 患者精神不振、面容倦怠或时有面色潮红，多为虚证；面容焦虑，神情烦躁，多为实证。

（2）望舌 患者舌红，苔少，为肝肾阴虚之征；舌红，苔黄腻，为湿热下注之征。

2. 闻诊 阴痒患者语声高、烦躁易怒，妇科检查带下臭秽，多属实证、热证；语声低微、少言懒语，多属虚证。

3. 切诊　阴痒患者的脉象是辨证的重要客观依据。脉弦细而数，为肝肾阴虚之征；脉弦滑而数，为湿热下注之征。

4. 妇科检查　外阴皮肤正常或潮红或粗糙，有抓痕，分泌物多，或黄稠如脓，或呈泡沫状，或呈豆渣样，多为湿热或虫蚀。病程长者，外阴色素减退，甚则呈皲裂、破溃、湿疹，多为肝肾阴虚或夹湿热。

（三）辅助检查选择

阴道分泌物检查可显示正常，也可见滴虫或假丝酵母菌等。

（四）诊断要点

1. 病史　有摄生不慎，或有外阴、阴道炎病史。

2. 症状　阴部瘙痒，或如虫行状，奇痒难忍，坐卧不宁，甚至灼热、疼痛，波及肛门周围，兼带下量多、臭秽。

3. 妇科检查　外阴皮肤正常或潮红或粗糙，有抓痕，分泌物增多。病程长者，外阴色素减退，甚则呈皲裂、破溃、湿疹。

4. 辅助检查　阴道分泌物检查可显示正常，或见滴虫或假丝酵母菌等。

（五）辨证要点

1. 阴痒可出现在多种疾病中，外阴炎、阴道炎、外阴色素减退性疾病，以及糖尿病、神经性皮炎等全身性疾病都可出现阴痒，应详细询问患者病史、症状表现，进行妇科检查、阴道分泌物检查等以明确诊断。

2. 阴痒有虚实之分，因肝肾阴虚、精血亏损、外阴失养而致阴痒者，属虚证；因肝经湿热下注，带下浸渍阴部，或湿热生虫，虫蚀阴中以致阴痒者，为实证。临床可结合瘙痒的性质、程度，患者的年龄、局部表现与兼证、舌脉，所伴带下量、色、质、气味等以辨虚实。

3. 重视患者禀赋、体质、情志因素及其他病史等情况。

三、鉴别诊断

本病主要与股癣、湿疹进行鉴别。

1. 股癣　是皮肤真菌感染所致的体癣，发生于股内侧及会阴部，病灶边缘呈堤状，清晰可见，表面有鳞屑，有明显炎症改变。阴痒则无明显堤状皮损。

2. 湿疹　皮肤病变分布呈对称性，易复发，水洗或食鱼腥虾蟹，往往使病情加重，且可以发生在全身任何部位。阴痒无以上特点。

四、中医治疗

（一）治则治法

对本病的治疗以止痒为主，实者宜清热利湿、杀虫止痒；虚者宜滋阴养血止痒。要着重调理肝、肾、脾的功能，同时重视局部治疗护理，采用外阴熏洗、阴道纳药等法，将内服与外治、整体与局部相结合进行施治。

（二）分证论治

1. 肝肾阴虚证

证候：阴部干涩，奇痒难忍，或阴部皮肤变白、增厚或萎缩，皲裂破溃；五心烦热，头晕目眩，时有烘热汗出，腰酸膝软；舌红苔少，脉弦细而数。

治法：调补肝肾，滋阴降火。

方药：知柏地黄丸（方见经间期出血）酌加何首乌、白鲜皮。

加减：若瘙痒不止，可加防风、徐长卿、薄荷；若见赤白带下，可加白及、茜草、海螵蛸；若见外阴干枯，可加制首乌、木瓜、生甘草；烘热汗出、腰膝酸软明显者，可加生牡蛎、续断、龟甲。

2. 湿热下注证

证候：阴部瘙痒灼痛，带下量多，色黄如脓，稠黏臭秽；头晕目眩，口苦咽干，心烦不宁，便秘溲赤；舌红，苔黄腻，脉弦滑而数。

治法：泻肝清热，除湿止痒。

方药：龙胆泻肝汤（方见阴挺）酌加虎杖、苦参。

加减：若湿蕴较甚，可加萹蓄、瞿麦；若大便干燥加大黄、枳实；若阴虫侵蚀，可加鹤虱、川楝子、槟榔；若心烦不宁，可加珍珠母、莲子心。

3. 湿虫滋生证

证候：阴部瘙痒，如虫行状，甚则奇痒难忍，灼热疼痛；带下量多，色黄，呈泡沫状，或色白如豆渣状，臭秽；心烦少寐，胸闷呃逆，口苦咽干，小便短赤；舌红，苔黄腻，脉滑数。

治法：清热利湿，解毒杀虫。

方药：萆薢渗湿汤（《疡科心得集》）加白头翁、苦参、防风。

萆薢　薏苡仁　黄柏　赤茯苓　牡丹皮　泽泻　通草　滑石。

加减：若带下色黄呈泡沫状，可加茵陈、椿根皮；若带下呈凝乳状，可加土茯苓、徐长卿、川槿皮；若口苦咽干明显，可加柴胡、黄芩；若心烦少寐明显，酌加黄连、栀子、珍珠母。

（三）其他疗法

选用蛇床子、苦参、花椒等煎水趁热先熏后坐浴，每日 1 次，每次 20 分钟，10 次为 1 个疗程。若阴痒破溃者，则去花椒。

（四）辨治小结

阴痒的病因比较复杂，接触性、过敏性、化学制品的刺激及全身慢性疾病等都可能引发本病。中医认为肝肾阴虚、湿热下注和湿虫滋生是引发本病的常见原因。对于接触性、过敏性引发的阴痒，去除诱因是关键；而全身慢性疾病导致的阴痒，则以治疗原发病为主，在治疗原发病的过程中可按照全身及局部情况分证论治，并运用外治法治疗。

中医治疗以止痒为主，实者宜清热利湿、杀虫止痒，虚者宜滋阴养血止痒。除内服药物外，辨证选用或结合阴道分泌物检查，配合相应的外治法，可提高临床疗效。

五、西医治疗要点

阴痒与西医临床关系最密切的是阴道炎，治疗之时，可根据妇科及白带检查的阳性结果，针对性地选择用药。

六、随诊要领

门诊复诊应对：

1. 问诊　重点询问治疗后症状变化，包括主证变化，有无出现新的症状，发作频度变化等，是否有需要解决的与阴痒相关的新问题。

2. 查体要领　重点检查以往阳性体征的变化及进行白带复查，检查舌象、脉象变化。

3. 治疗决策　随访结果提示病情渐恢复者，维持原有治疗或减药治疗，加强人文关怀，教育患者做好日常调护，注意个人卫生，少食辛辣刺激性食物。一般不需入院治疗。

七、人文关怀

1. 情志调畅，饮食有节及避免外感六淫邪气，增强体质等是预防本病的关键。

2. 每次月经干净后、复查阴道分泌物找病原菌，连续 3 个月。

3. 接触患病部位的衣物、巾单、器皿等均应消毒、煮沸、晾晒，分开使用洗涤用具。

4. 饮食勿过于辛辣，避免潮湿环境，调整身心状态平和自然。

5. 治疗期间保持局部清洁，禁性生活，应避免久居阴湿之地。

6. 如有糖尿病，应积极治疗，及时停用抗生素及皮质激素。

7. 解除患者顾虑，建立正确认知，接受正确治疗。

八、预后评估

阴痒经积极治疗，保持外阴部清洁卫生，多可治愈。部分患者因治疗不当，可发展成阴疮。因全身性疾病所致者，随原发病的进退，或愈或反复迁延日久，也有少数患者阴痒日久不愈，病情迁延日久，致使阴部长期失于滋养而转为恶证外阴癌。

九、病案举例

徐某，女，29 岁。因外阴瘙痒伴带下量多 1 周就诊。自觉外阴瘙痒，带下量多，色黄有异味，大便干结，小便短赤，口苦，舌红，苔黄腻，脉弦滑。妇科检查：外阴皮肤潮红，阴道分泌物多。中医诊断：阴痒，湿热下注证。治以泻肝清热，除湿止痒，方用龙胆泻肝汤加减。药用：龙胆草 12g，黄芩 10g，山栀子 10g，泽泻 12g，马齿苋 15g，车前子 10g，当归 15g，生地黄 20g，柴胡 10g，生甘草 6g，虎杖 15g，苦参 10g，3 剂，每日 1 剂，分 2 次温服。另用蛇床子 15g，生百部 15g，白鲜皮 15g，川柏 12g，川槿皮 10g，地肤子 15g，3 剂外洗。复诊外阴瘙痒缓解明显，带下黄浊明显减少。

第五节 阴 疮

一、概述

妇人阴户生疮，结块红肿、热痛，或化脓腐烂，黄水淋漓，甚则溃疡如虫蚀，或者肿块位于阴道边侧，如有蚕茧，称为"阴疮""阴蚀""阴茧"。

西医学的外阴溃疡、前庭大腺炎和前庭大腺囊肿可参照本病辨证论治。

二、临床诊断要领

（一）问诊要点

1. 病史及诱因 问清与起病相关的外感或内伤因素，可因外感、饮食而诱发或与体质有关。因外感、饮食而发多为邪实，因体质而发多为虚实夹杂。问诊时应根据起病特点全面而有重点地进行询问。

2. 主要症状 外阴皮肤灼热结块，甚则溃烂流脓，黏稠臭秽，属阳证，与热毒有关，一般见于急性期；若外阴皮肤坚硬，皮色不变或溃后脓水淋漓，为阴证，与体虚有关，为慢性、迁延性。

3. 伴随症状 伴恶寒发热，头晕目眩，口苦咽干，心烦不宁，便秘尿黄，多属热毒侵入，侵蚀外阴皮肤。西医诊断应考虑前庭大腺囊肿、前庭大腺炎。伴神疲倦怠，食少纳呆，舌淡，多属寒湿相结，痰瘀交阻，肌肤失养。西医诊断应考虑外阴溃疡、外阴结核。

（二）查体要点

1. 望诊
（1）望神志 精神不振、倦怠乏力、少气懒言，多为脾阳不振。

（2）望面色 满面通红多属外感发热，为外感之邪内扰心脉；两颧潮红多属阴虚阳亢，为阴虚火旺、扰动心脉；面色淡白多属心阳虚衰或气血不足，心脉失养；面色与口唇青紫多属心气、心阳虚衰而血行不畅，为心血瘀阻、气滞血瘀。

（3）望舌 舌红苔黄多属热证、阳证，为湿热证；舌淡，苔白腻为寒证、阴证，为寒湿证。

（4）望外阴 外阴溃烂流脓，黏稠臭秽，为湿热证；若阴疮溃后脓水淋漓，为寒湿证。

2. 切诊 脉滑数为湿热之征；脉细弱为寒湿之征。

3. 妇科检查 外阴局部黏膜充血、糜烂、溃疡、流脓，或覆有脓苔；若有脓肿形成时可触及波动感，溃疡则有脓性分泌物，乃湿热证；阴疮坚硬，皮色不变，脓水淋漓，乃寒湿证。腹股沟淋巴结可不同程度增大，触痛明显为热证。

（三）辅助检查选择

1. 血常规可见白细胞、中性粒细胞计数增高。
2. 性传播疾病检查，梅毒、艾滋病血清学检测。
3. 外阴局部分泌物病原体培养。
4. 外阴局部活组织病理检查。

（四）诊断要点

1. 妇人阴户生疮，结块红肿、热痛，或化脓腐烂，黄水淋漓，甚则溃疡如虫蚀。
2. 肿块位于阴道边侧，如有蚕茧。

（五）辨证要点

1. 辨阴阳 初期为阳证，日久属阴证。

2. 辨寒热 红肿热痛，发病急骤，脓稠臭秽，或伴全身发热者，为实为热；肿块坚硬，皮色不变，日久不消，形体虚羸者，多属虚寒证。

3. 辨善恶 阴疮绝大部分是善证。若疮疡溃腐，久不收敛，脓水淋漓，恶臭难闻，多属热毒蕴结，多属气血衰败之恶候。若经治不愈，且病灶逐渐增大注意恶变。

三、鉴别诊断

主要与阴痒、狐蜮病、梅毒鉴别。

1. 阴痒 以外阴部瘙痒为主症，局部可有抓痕。

2. 狐蜮病 以口腔、眼、生殖道黏膜损伤为主。

3. 梅毒 因梅毒引起的外阴溃烂，初疮是典型的硬下疳，患者有性生活不洁或感染史。梅毒血清试验阳性，活组织检查可查到梅毒螺旋体。

四、危急状态辨识

若患者外阴脓肿形成，疼痛剧烈，行走不便，伴有高热，气短，心悸，则可能是全身炎性反应综合征，宜切开排脓同时积极救治。

五、中医治疗

（一）治则治法

根据热者清之，寒者温之，坚者消之，虚者补之，下陷者托之的原则，阴疮初起属热毒者，以清热解毒，活血化瘀，消肿止痛为主。病程日久，以扶正祛邪为主，治疗应内外兼顾，重视局部治疗。

（二）分证论治

1. 热毒证

证候：阴部生疮，灼热结块，甚则溃烂流脓，黏稠臭秽；恶寒发热，头晕目眩，口苦咽干，心烦不宁，便秘尿黄；舌红，苔黄，脉滑数。

治法：清热利湿，解毒消疮。

方药：龙胆泻肝汤（方见阴挺）加土茯苓、蒲公英。

加减：若发热不退，渴喜冷饮，溃脓臭秽，为热毒壅盛证，治以清热解毒，化瘀除湿，用仙方活命饮；若红肿甚者，加银花、连翘清热解毒。若创久不愈者，方用补中益气汤。

2. 寒湿证

证候：阴疮坚硬，皮色不变，日久不愈，脓水淋漓；神疲倦怠，食少纳呆；舌淡，苔白腻，脉细弱。

治法：散寒除湿，活血散结。

方药：阳和汤（《外科全生集》）。

熟地黄　鹿角胶　炮姜炭　肉桂　麻黄　白芥子　生甘草

加减：若疮久不敛，心悸气短，为正虚邪盛证，治以托里消毒，用托里消毒散。若阴疮坚硬日久，加胆南星、浙贝、莪术涤痰化瘀；若腹泻便溏，加木香、砂仁、补骨脂健脾止泻。

（三）其他疗法

1. 初肿期　如意金黄散（生大黄、黄柏、姜黄、白芷、胆南星、陈皮、苍术、厚朴、甘草、天花粉共研细末）用香油调敷，可清热除湿，散瘀解毒，止痛消肿。

2. 脓成期　若不能自溃者，宜切开引流排脓，溃后用生肌散（炙象皮、煅龙骨、赤石脂、血竭、制乳香、制没药、儿茶、冰片）撒敷疮面，可祛腐生肌。

（四）重症辨治

若疮疡溃腐，久不收敛，脓水淋漓，恶臭难闻，多属热毒蕴结，气血衰败之恶候，若经治不愈，且病灶逐渐增大，必要时应行活体组织检查，病理确诊。

（五）辨治小结

1. 阴疮主要病机是湿热蕴结或寒湿凝滞，侵蚀阴户所致。

2. 治疗要首辨阴阳。发病急，局部红肿热痛，甚至脓水淋漓，伴身热者，为湿热证，属阳；若局部不痛不痒，破溃处质硬，日久不消，伴体虚羸者，为寒湿证，属阴。

3. 内外合治，予清热解毒的中药，煎水，先熏洗后坐浴；阴疮初起未破溃者，外涂金黄膏；创面破溃久不收口者，外用生肌散。

六、西医治疗要点

1. 药物治疗　急性炎症发作时，需保持局部清洁，可取前庭大腺开口处分泌物进行细菌培养，根据药敏试验合理应用抗生素。

2. 手术治疗　前庭大腺脓肿需尽早切开引流，以缓解疼痛。无症状的前庭大腺囊肿可随诊观察；对囊肿较大或反复发作者可行囊肿造口术或囊肿剥除术。

七、随诊要领

（一）门诊复诊

1. 复诊应对

（1）问诊　重点询问治疗后症状变化，包括主证变化，有无出现新的症状等；问清用药对一般情况的影响；问清患者经初治后对下一步治疗的期待与意愿，有无需要解决的与阴疮相关的新问题。

（2）查体要领　重点检查以往阳性体征的变化，重点检查舌象、脉象变化。

（3）治疗决策　随访结果提示病情渐恢复者，维持原有治疗或减药治疗。病情改善不明显或有些证候更加突出者，综合评估病情以决定是否需要收入院进一步诊治。

2. 收入院指征

（1）经门诊治疗后复诊结果显示病情无明显改善者。

（2）外阴囊肿较大，或疼痛加重，或伴有发热，脓肿成熟者。

（二）出院后复诊

1. 复诊应对

（1）问诊　重点询问出院后病情变化及出院医嘱执行情况，包括主证变化，有无出现新的症状、饮食起居情况等。

（2）查体要领　重点妇科检查阴疮情况，诊查舌象、脉象变化，明确现症与出院时症见的变化等。

2.治疗决策　经住院治疗病情好转出院的患者，门诊随访结果提示病情渐恢复者，适当调整治疗重点，结合中医适宜技术综合治疗，改善体质。

八、人文关怀

1.情志调畅，饮食有节及避免外感六淫邪气，增强体质等是预防本病的关键。
2.注意外阴卫生。

九、预后评估

病程短者，热毒为患，及时治疗，多可在短期内治愈。寒湿日久，不易在短期内痊愈，常常迁延日久，反复缠绵。发生癌变者则预后不良。

十、病案举例

一妇人腐溃，脓水淋漓，肿痛寒热，小便赤涩，内热作渴，肢体倦怠，胸胁不利，饮食少思，三月余矣。中医诊断阴疮。用补中益气，内柴胡、升麻各用一钱，加茯苓一钱，炒山栀二钱，数剂少愈，又与归脾加山栀、川芎、茯苓三十余剂，诸症悉退。唯内热尚在，再与逍遥散，倍用山栀而愈。

（摘录《女科撮要·阴疮》）

第六节　盆腔炎性疾病

盆腔炎性疾病指一组女性上生殖道及其周围组织的感染性疾病，包括子宫内膜炎、输卵管炎、输卵管卵巢脓肿、盆腔腹膜炎。病变可局限于一个部位，或同时累及多个部位，最常见的是输卵管炎。本病多发于育龄期妇女，若治疗不及时可引起弥漫性腹膜炎、败血症、感染性休克，严重者甚至危及生命。

中医古籍中无此病名记载，在"热入血室""带下病""妇人腹痛""癥瘕"等病证中可见相关记载。

急性盆腔炎

一、临床诊断要领

（一）问诊要点

1.病史及诱因　近期有妇产科手术史，或经期产后摄生不慎史，或房事不洁史，或慢性生殖道炎症病史。问清与本病发生的诱发因素，如分娩、流产、宫腔手术操作、经行房事等，此时妇人胞宫、胞脉空虚，血室正开，气血耗伤而余血未尽，若调摄失当，或手术消毒不严，湿、热、毒邪乘虚而入，与气血相搏结，蕴积胞宫、胞脉、胞络，冲、任损伤，正邪交争，发为本病。

2. 主要症状 常见症状有下腹部疼痛难忍、高热或伴寒战、带下量多臭秽；正值经期可有经量增多、经期延长。

3. 伴随症状 伴有恶心呕吐，腹胀腹泻，尿频尿急等症状。

（二）查体要点

1. 望诊

（1）望神 神思清楚，捧腹曲背，面呈痛苦，多为妇科痛证；神昏谵语，高热不退，躁动不宁，面赤息粗，多为热证。

（2）望面色 面色紫暗有瘀斑者，多为血瘀；面色白兼有面目虚浮者，多夹湿。

（3）望唇舌 望唇舌包括望口唇、望舌质、望舌苔。

1）望口唇 唇色深红，多属血热；兼见口唇干裂，甚或肿胀生疮，多属热毒；口唇紫暗多属血瘀。

2）望舌质 舌质深红者，多为血热；舌质绛红者，为热入营血；舌有瘀斑紫点者，多属血瘀。

3）望舌苔 苔白厚腻者，多为湿浊内停，或寒湿凝滞。苔黄薄者，多属血热轻证；苔黄厚而干者，多属血热重证，或里热炽盛；苔焦黄或焦老芒刺者，多属热结在里；苔灰而干，甚或黑苔者，多属热炽伤津；舌红绛而干，无苔或花剥苔，多属热入营血。

（4）望月经 经量过多，经色紫红或鲜红，多属血热；经色紫暗，多属瘀滞；经质稠黏，多属瘀、热；经质夹紫暗血块者，多属血瘀。

（5）望带下 带下色黄，多属湿热或湿毒；带下色赤或赤白相兼，多属血热或邪毒；带质稠黏，多属湿热蕴结。

（6）望阴户、阴道 阴户、阴道潮红肿胀多为感染湿热之邪所致。

2. 闻诊

（1）耳听声音 声高气粗，甚或语无伦次者，多属实证、热证。

（2）鼻嗅气味 若月经、带下、恶露等气味臭秽，多属血热或湿热蕴结；气味恶臭难闻者，多属邪毒壅盛或瘀浊败脓等病变。

3. 切诊

（1）切脉 妇产科疾病寒、热、虚、实的辨证，其脉诊与其他科相同。在盆腔炎性疾病中，脉滑数、洪数者，多属血热；脉滑数或弦数者，多见湿热。

（2）按诊 盆腔炎性疾病患者，小腹疼痛拒按，多属于实；按之灼热而痛甚者，多为热盛。

4. 妇科检查　可见阴道壁黏膜充血，内见多量脓性臭秽分泌物；宫颈充血、水肿、举痛，宫颈口可见脓性分泌物；子宫体正常或稍大，压痛明显，活动受限；宫体一侧或双侧压痛明显，可触及增厚或包块；后穹隆饱满、触痛，或有波动感。

（三）辅助检查选择

1. 血常规检查可见白细胞计数及中性粒细胞升高。
2. 红细胞沉降率＞20mm/h，C反应蛋白升高。
3. 阴道、宫颈管分泌物涂片可见白细胞，或培养可见致病菌，并进行药敏试验。
4. 后穹隆穿刺可抽出脓液。
5. 妇科彩超检查可见盆腔积液或包块。
6. 腹腔镜检查发现PID征象。

（四）诊断要点

最低标准：子宫颈举痛或子宫压痛或附件区压痛。
附加标准：
1. 体温超过38.3℃（口表）。
2. 子宫颈异常黏液脓性分泌物或脆性增加。
3. 阴道分泌物湿片出现大量白细胞。
4. 红细胞沉降率升高。
5. 血C反应蛋白升高。
6. 实验室证实的子宫颈淋病奈瑟菌或衣原体阳性。
特异标准：
1. 子宫内膜活检组织学证实子宫内膜炎。
2. 阴道超声或核磁共振检查显示输卵管增粗，输卵管积液，伴或不伴有盆腔积液、输卵管卵巢肿块，腹腔镜检查发现盆腔炎性疾病征象。

（五）辨证要点

本病起病急，病情重，病势凶险。临证根据腹痛、带下、发热特点等，结合月经情况、全身症状及舌脉之征进行辨证。热毒炽盛者高热恶寒，甚或寒战，腹痛拒按，带下量多，色黄脓秽，质稠秽臭，月经量多或淋漓不尽，色鲜红，兼见口干口苦、大便干结，舌红，苔黄干，脉滑数。湿热瘀结者热势起伏，寒热往来，下腹疼痛拒按或胀满，带下量多，色黄质稠臭秽，月经量多，色暗，夹血块，兼见大便溏，舌有瘀点，苔黄厚，脉弦滑。

二、鉴别诊断

主要与急性阑尾炎、异位妊娠破裂或流产、卵巢囊肿蒂扭转或破裂鉴别。

1. 急性阑尾炎 起病前常有胃肠道症状，如恶心呕吐、腹泻或便秘，腹痛初发于脐周，然后转移并固定于右下腹部。检查见麦氏点压痛、反跳痛明显，腰大肌征、闭孔肌征可阳性，直肠指检前壁右侧有压痛，而妇科检查可无阳性征。实验室检查血常规白细胞计数升高；B超可见盆腔积液或包块；后穹隆穿刺可抽出渗出液或脓液。

2. 异位妊娠破裂或流产 有不规则阴道流血或停经史，突发下腹部一侧撕裂样疼痛，并向全腹扩散，甚至晕厥，一般无发热，检查有腹腔内出血及贫血征，甚至有休克征。实验室检查尿妊娠试验阳性，一般无明显感染迹象；后穹隆穿刺可抽出不凝血。

3. 卵巢囊肿蒂扭转或破裂 有卵巢囊肿病史，突发下腹一侧剧痛，多与剧烈活动或体位改变有关，或伴恶心呕吐，无高热，查体下腹一侧有固定压痛点或腹膜刺激征，妇科检查可在宫旁一侧触及包块，压痛明显。实验室检查血常规白细胞计数正常或稍高，血红蛋白正常或下降；B超可见一侧包块，或盆腔积液；后穹隆穿刺阴性或抽出血液。

三、危急状态辨识

若患者高热不退，腹部剧痛，伴有冷汗出，表情淡漠，精神萎靡，不欲饮食，为阳脱之象。盆腔脓肿患者，密切观察体温及腹痛情况，必要时需手术切除病灶并引流。慎防感染性休克，应及时抢救。

四、中医治疗

（一）治则治法

本病起病急骤、病情危重，临床上以实证为主，中医辨证为热毒炽盛、湿热瘀结为多见。因属急性病，故治疗贯彻"急则治标，缓则治本"的原则，高热阶段以清热解毒为主；热减或热退后，则以消癥散结化湿为法。

（二）分证论治

1. 热毒炽盛证

证候：高热寒战，下腹部疼痛拒按，带下量多，色黄或赤白兼杂如脓血，质黏稠，臭秽；月经量多或淋漓不净；咽干口苦，大便秘结，小便短赤。舌红，苔黄厚，脉滑数。

治法：清热解毒，利湿排脓。

方药：五味消毒饮（方见带下过多）合大黄牡丹汤（方见癥瘕）。

加减：若带下臭秽如脓者加椿根皮、黄柏、茵陈；腹痛甚者加元胡、木香、川楝子；盆腔脓肿已成者加红藤、皂角刺、白芷；腹胀甚者，加厚朴、大腹皮；经量多、经期长者，加地榆、茜根、贯众。

2. 湿毒壅盛证

证候：发热恶寒，或高热不退，下腹胀痛拒按，或伴腰骶部胀痛难忍，带下量多，色黄绿如脓，味臭秽；月经量多，经期延长或淋漓不尽，口苦口腻，大便溏泄，小便短少；舌红，苔黄腻，脉滑数。

治法：解毒利湿，活血止痛。

方药：银翘红酱解毒汤（《中医妇科临床手册》）。

忍冬藤 连翘 红藤 败酱草 牡丹皮 栀子 赤芍 桃仁 薏苡仁 延胡索 乳香 没药 川楝子

加减：如高热兼恶寒者，加大青叶、柴胡、解毒退热；便溏热臭者，加秦皮、黄芩、黄连清热利湿；便秘者，加大黄泄热通腑；带多色黄夹有脓血者，加贯众、马齿苋、地榆利湿解毒止血。

3. 湿热蕴结证

证候：热势起伏，或寒热往来，下腹部疼痛拒按，或胀满，带下量多，色黄质稠、臭秽；月经量多，经期延长或淋漓不止；口干不欲饮，大便溏或燥结，小便短赤。舌红，苔黄腻，脉弦滑。

治法：清热利湿，化瘀止痛。

方药：仙方活命饮（方见阴疮）加薏苡仁、冬瓜仁。

加减：若低热起伏着，加茵陈、柴胡；月经量多者加炒地榆、仙鹤草；腹胀满者加厚朴、枳实；形成癥瘕者，加夏枯草、三棱、莪术等。

（三）其他疗法

1. 中药灌肠疗法 用复方毛冬青灌肠液（含毛冬青、大黄、黄芪、莪术等）制成药液 100mL，保留灌肠，每日 1 次，10 次为一疗程，可连续应用，月经期暂停。适用于热毒炽盛证、湿毒壅盛证、湿热瘀结证。

2. 中药贴敷疗法

（1）四黄水蜜贴敷 用四黄散（含大黄、黄芩、黄连、黄柏等）适量，加温开水拌匀搅成饼状，表面涂以蜜糖，用布包好外敷下腹部，每日 1～2 次，10 次为一疗程，可连续应用，月经期暂停。适用于热毒炽盛证、湿毒壅盛证。

（2）双柏水蜜贴敷 用双柏散（含侧柏叶、大黄、黄柏、泽兰、薄荷等）适量，加温开水拌匀搅成饼状，表面涂以蜜糖，用布包好外敷下腹部，每日 1～2 次，10 次为一疗程，可连续应用，月经期暂停。适用于湿热瘀结证。

（四）辨治小结

盆腔炎性疾病主要病因病机以湿、热、瘀三因素为主，发病早期以湿热入侵，起病急骤，病情危重，应注意与急性阑尾炎、异位妊娠、卵巢囊肿蒂扭转或破裂等相鉴别。治疗上，因属急性期，治疗应遵循"急则治标，缓则治本"的原则，高热阶段以清热解毒利湿为主；热减或热退后，湿郁日久可成瘀，湿瘀搏结成癥瘕，则以利湿化瘀、消癥散结为法。病程日久可伤正气，用药时需顾护正气。总之，驱邪同时扶正。

五、西医治疗要点

西医治疗主要为抗生素治疗，必要时手术治疗。由于盆腔炎性疾病的病原体多为淋病奈瑟菌、衣原体、支原体，以及需氧菌、厌氧菌的混合感染，故抗生素的选择应覆盖以上病原体。根据药敏试验选用抗生素比较合理。盆腔炎性疾病诊断48小时内及时用药将明显降低后遗症的发生。具体选用方案根据医院的条件、患者的接受程度、药物有效性及性价比等综合考虑。

1. 若患者一般状况好，症状轻，能耐受口服抗生素并有随访条件，可在门诊给予非静脉应用抗生素，常用给药方案见表9-1：

表9-1　非静脉给药方案

方案A

头孢曲松钠250mg，单次肌内注射；或头孢西丁钠2g，单次肌内注射（也可选其他三代头孢类抗生素，如头孢噻肟、头孢唑肟钠）

为覆盖厌氧菌，加用硝基咪唑类药物

甲硝唑0.4g，每12小时1次，口服14日

为覆盖沙眼衣原体或支原体，可加用：

多西环素0.1g，每12小时1次，口服，10～14日；或米诺环素0.1g，每12小时1次，口服，10～14日；或阿奇霉素0.5g，每日1次，连服1～2日后改为0.25g，每日1次，连服5～7日

方案B

氧氟沙星400mg口服，每日2次，连用14日；或左氧氟沙星500mg口服，每日1次，连用14日，同时加用甲硝唑0.4g，每日2～3次，口服，连用14日

2. 若患者一般情况差，病情严重，伴有发热、恶心、呕吐，或有盆腔腹膜炎或输卵管卵巢脓肿，或门诊治疗无效，或不能耐受口服抗生素，或诊断不明确，均应给予抗生素药物治疗为主的综合治疗。

（1）支持疗法　卧床休息，半卧位有利于脓液积聚于直肠子宫陷凹而使炎症局限。给予高热、高蛋白、高维生素流食或半流食，补充液体，注意纠正电解质紊乱及酸碱失衡。高热时采用物理降温，尽量避免不必要的妇科检查以免引起炎症扩散，有腹胀者应行胃肠减压。

（2）抗生素治疗　给药途径以静脉滴注收效快，常用的配伍方案见表9-2：

表9-2　静脉给药方案

方案A

头霉素或头孢菌素类药物：

头孢替坦2g，每12小时1次，静脉滴注，或头孢西丁钠2g，每6小时1次，静脉滴注；加多西环素100mg，每12小时1次，静脉滴注或口服

临床症状、体征改善至少24～48小时后改为口服药物治疗，多西环素100mg，每12小时1次，口服14日；或米诺环素0.1g，每12小时1次，口服14日；或阿奇霉素0.25g，每日1次，口服7日（首次剂量加倍）。对输卵管卵巢脓肿者，需加用克林霉素或甲硝唑从而更有效地抗厌氧菌

其他头孢类药物，如头孢噻肟钠、头孢唑肟、头孢曲松钠也可以选择，但这些药物的抗厌氧菌作用稍差，必要时加用抗厌氧菌药物

方案 B

克林霉素与氨基糖苷类联合方案：

克林霉素 900mg，每 8 小时 1 次，静脉滴注，或林可霉素剂量 0.9g，每 8 小时 1 次，静脉滴注；加用硫酸庆大霉素，首次负荷剂量为 2mg/kg，每 8 小时 1 次，静脉滴注或肌内注射，维持剂量 1.5mg/kg，每 8 小时 1 次

临床症状、体征改善后继续静脉应用 24～48 小时，克林霉素改为口服 450mg，每日 4 次，连用 14 日；或多西环素 100mg，口服，每 12 小时 1 次，口服 14 日

方案 C

青霉素类与四环素类联合方案：

氨苄西林钠舒巴坦钠 3g，每 6 小时 1 次，静脉滴注，或阿莫西林克拉维酸钾 1.2g，每 6～8 小时 1 次，静脉滴注；加用多西环素 0.1g，每 12 小时 1 次，口服 14 日；或米诺环素 0.1g，每 12 小时 1 次，口服 14 日；或阿奇霉素 0.25g，每日 1 次，口服 7 日（首次剂量加倍）

方案 D

氟喹诺酮类药物与甲硝唑联合方案：

氧氟沙星 0.4g，每 12 小时 1 次，静脉滴注，或左氧氟沙星 0.5g，每日 1 次，静脉滴注；加用硝基咪唑类药物，甲硝唑 0.5g，每 12 小时 1 次，静脉滴注

3. 手术治疗。主要用于抗生素控制不满意的输卵管卵巢脓肿或盆腔脓肿。手术指征有：

（1）脓肿经药物治疗无效 输卵管卵巢脓肿或盆腔脓肿经药物治疗 48～72 小时，体温持续不降，患者中毒症状加重或包块增大者，应及时手术，以免发生脓肿破裂。

（2）脓肿持续存在 经药物治疗后病情有好转，继续控制炎症数日（2～3 周），包块仍未减小但已局限化，可手术治疗。

（3）脓肿破裂 突然腹痛加剧，寒战、高热、恶心、呕吐、腹胀，检查腹部拒按或有中毒性休克表现，应怀疑脓肿破裂，需立刻在抗生素治疗的同时行手术治疗。

六、随诊要领

（一）门诊复诊

1. 复诊应对

（1）问诊 重点询问治疗后症状变化，包括主证变化，有无出现新的症状等；问清用药对一般情况的影响；问清患者经初治后对下一步治疗的期待与意愿，有无需要解决的与盆腔炎相关的新问题。

（2）查体要领 重点检查以往阳性体征的变化，重点妇科或腹部检查，注意舌象及脉象变化。

（3）治疗决策 随访结果提示病情渐恢复者，维持原有治疗或减药治疗，加强人文关怀，教育患者注意避免与加重盆腔炎有关的个体化诱因，结合中医适宜技术综合治疗，改善体质。病情改善不明显或有些证候更加突出者，综合评估病情以决定是否需要收入院进一步诊治。

2. 收入院指征

（1）患者一般情况差，病情严重，伴有发热、恶心、呕吐。

（2）合并盆腔腹膜炎或输卵管卵巢脓肿。

（3）门诊治疗无效。

（4）不能耐受口服抗生素。

（5）诊断不明确。

（二）出院后复诊

1. 复诊应对

（1）问诊　重点询问出院后病情变化及出院医嘱执行情况，包括主证变化，有无出现新的症状，饮食起居情况等。有无需要解决的与盆腔炎相关的新的临床问题。

（2）查体要领　重点望形神、望面色，诊查舌象及脉象变化，妇科或腹部检查，明确现症与出院时症见的变化等。

2. 治疗决策　经住院治疗病情好转出院的患者，门诊随访结果提示病情渐恢复者，维持原有治疗或减药治疗，适当调整治疗重点，侧重针对原发病的治疗，并加强人文关怀，教育患者注意避免与加重盆腔炎有关的个体化诱因，结合中医适宜技术综合治疗，改善体质。

七、人文关怀

1. 做好经期、孕期及产褥期的卫生宣传。

2. 严格掌握产科、妇科手术指征，做好术前准备，术时注意无菌操作，术后做好护理，预防感染。

3. 治疗盆腔炎性疾病时，应做到及时治疗、彻底治愈，防止转为盆腔炎性疾病后遗症。

4. 注意性生活卫生，减少性传播疾病，经期禁止性交。

5. 饮食应加强营养，选择易于消化的食品。

八、预后评估

急性盆腔炎经及时有效治疗，多可在短期内治愈。失治误治，病势加重，可发展为全腹膜炎、败血症、休克，甚至死亡；迁延治疗，多转为盆腔炎性疾病后遗症，缠绵难愈，常常影响生育。

九、病案举例

李某，女，35岁。因产后恶露涩少，1周内点滴不下，小腹胀痛，发热不退，西医诊为急性盆腔炎，用青霉素等抗生素类药物治疗无效，遂至我院就诊。诊见患者面色潮红，皮肤灼热，心烦口渴，口苦纳呆，大便5日未下，小便黄短，带下黄稠腥秽，量多，小腹胀痛，按之痛剧，且有包块如拳大，质软压痛，舌红苔黄，脉弦数。中医诊断急性盆腔炎、邪毒瘀结证，治以清热解毒，活血化瘀，理气止痛。用药：栀子 15g，金银花 15g，连翘 10g，大黄 10g，蒲公英 30g，薏苡仁 30g，赤芍 10g，桃仁 10g，夏枯草 15g，浙贝母 10g，三棱 10g，牡丹皮 10g，香附 12g，延胡索 12g，甘草 10g，2 剂，每日 1 剂，分 2 次温服。二诊：药后腹痛加剧，随之阴道排出大量脓血，腥秽难闻，小腹肿块减少过半，按之柔软，疼痛亦减轻，泻下燥粪，小便黄赤，热退，饮食稍进，脉滑数。胞内败血余脓未尽，仍以原方加川楝子 10g，红花 10g，2 剂。三诊：服后排出紫黑血块，量多，小腹痛止，肿块消失，疲倦乏力，喜甜食，脉细数无力。知其病后气血俱虚，改投益气补血方：党参 6g，当归 12g，生地黄 15g，女贞子 15g，熟地黄 15g，川芎 6g，白芍 10g，杜仲 15g，4 剂。药后饮食增进，精神如故，再以龟鳖烹冬虫夏草，以血肉有情之品调理 1 周而愈。

（摘录《名家医案·妙方解析》）

盆腔炎性疾病后遗症

一、概述

盆腔炎性疾病后遗症是盆腔炎性疾病的遗留病变，多是由于盆腔炎性疾病未能得到及时正确治疗，迁延日久而来，临床缠绵难愈，以不孕、输卵管妊娠、慢性盆腔痛、炎症反复发作为主要临床表现，严重影响妇女的生殖健康和生活质量。根据发病部位及病理不同，可分为慢性输卵管炎与输卵管积水、输卵管卵巢炎及输卵管卵巢囊肿、慢性盆腔结缔组织炎。

中医古籍无此病名记载，根据其临床表现，归属于"癥瘕""妇人腹痛""带下病""月经不调""不孕症"等范畴。

二、临床诊断要领

（一）问诊要点

1.病史与诱因 问清与本病发生相关的诱发因素，如盆腔炎性疾病、阴道炎、宫颈炎、节育或妇科手术感染史，或不洁性生活史等。经行产后，胞门未闭，风寒湿热之邪或虫毒乘虚内侵，与冲任气血相搏结，蕴积于胞宫，反复进退，耗伤气血，导致本病。盆腔炎性疾病未得到及时正确诊断或治疗，可能会导致盆腔炎性疾病后遗症的发生。了解对该病既往治疗过程，有助于指导下一步治疗方案。

2.主要症状 常见症状有下腹部疼痛或坠胀痛，痛连腰骶，常在劳累、性交后及月经前后加重。

3.伴随症状 可伴有低热起伏，易疲劳，劳则复发，带下增多，月经不调，不孕等。对症状的了解有助于明确诊断和鉴别诊断。

（二）查体要点

1. 望诊

（1）望神　在妇产科临床上，望神对诊断疾病的性质和轻重有重要参考价值。若神情淡漠，向阳而卧，欲得衣被，面色白或青白，多为寒证；若面色暗晦，颊部暗斑，或眼眶暗黑，多为肾气虚衰；神情忧伤，或频太息多为肝郁气滞。

（2）望面色　面色白者多属气虚；面色紫暗者，多为气滞、血瘀；面色晦暗者，多为肾虚。面有痤疮，经前后尤甚者，多属血热。

（3）望唇舌　望唇舌包括望口唇、望舌质、望舌苔。

1）望口唇　唇色红润，是脾胃健运、气血充盛的正常人的表现。唇色淡白者，多是气虚亏；唇色淡红者，多是血虚、脾虚，或为阳虚内寒；唇色深红，多属血热；口唇紫暗或有瘀斑者，多属血瘀；唇色青紫者，多属血寒。

2）望舌质　诊舌可判断脏腑气血虚实盛衰，分别病位之所在，区分病邪性质，推断病邪之深浅进退。舌色淡红，多属血虚、气虚；舌色淡白者，多为气血两亏，或阳虚内寒；舌质暗红者，多属气血郁滞；舌有瘀斑紫点者，多属血瘀；舌质青紫，多为寒凝血瘀；舌形胖大湿润者，多属脾虚、湿盛。

3）望舌苔　苔白薄者，多为气虚；苔白薄而滑者，多为阳虚湿浊初犯；苔白厚腻者，多为湿浊内停，或寒湿凝滞。苔黄薄者，多属血热轻证，或外感风热；苔黄厚而干者，多属血热重证，或里热炽盛。

（4）望月经　经量过多，多属血热或气虚；经量过少，多属肾虚或寒凝血滞；经量时多时少，多属气郁、肾虚。经色紫红或鲜红，多属血热；经色淡红，多属气虚、血虚；经色紫暗，多属瘀滞；经质稀薄，多属虚、寒。

（5）望带下　带下量多色白，多属脾虚、肾虚；带下量多色黄，多属湿热或湿毒；带质清稀，多属脾虚、肾虚；带质稠黏，多属湿热蕴结。

（6）望阴户、阴道　阴户肌肤变白，粗糙增厚，甚则皲裂，多由肾虚精亏，肝血不足所致。

2. 闻诊　闻诊包括耳听声音、鼻嗅气味两个方面。

（1）耳听声音　如语音低微者，多属中气不足；寡欢少语，时欲太息，多属肝气郁结。

（2）鼻嗅气味　月经、带下、恶露等气味腥臭，多属寒湿；气味臭秽，多属血热或湿热蕴结。

3. 切诊　切诊包括切脉与按诊两个部分。

（1）切脉　在盆腔炎性疾病后遗症患者中，脉沉弱者，多属肾气虚损；脉沉细者，多属肾气虚；脉弦者，多属气滞、肝郁；脉涩而有力或滑者，多属血瘀；脉沉紧或濡缓者，多属寒湿凝滞；脉缓滑者，多属脾虚湿盛。

（2）按诊　盆腔炎性疾病后遗症患者，小腹疼痛拒按，多属于实；隐痛而喜按，多属于虚；诊四肢不温，小腹疼痛，喜热喜按，多属虚寒。若察得小腹内有结块，则为癥瘕之病，其结块坚硬，推之不动，按之痛甚者，为血瘀；其结块不硬，推之可移，按之可散者，为气滞。

4. 妇科检查 可触及子宫常后倾后屈，压痛，活动受限或粘连固定；宫体一侧或两侧附件增厚，或触及呈条索状增粗的输卵管，或触及囊性肿块，压痛；宫骶韧带增粗、变硬、触痛。

（三）辅助检查选择

1. 实验室检查 白带常规、BV、宫颈拭子行病原体监测，血沉、血常规检查等可有异常发现。

2. B超检查 可有一侧或两侧附件有液性包块。

3. 子宫输卵管造影检查 输卵管迂曲、阻塞或通而不畅。

4. 腹腔镜检查 盆腔粘连，输卵管积水、伞端闭锁。

（四）诊断要点

1. 有盆腔炎性疾病发作史和盆腔炎性疾病后遗症的症状和体征。

2. 妇科检查见子宫常呈后位、活动受限或粘连固定，输卵管炎时可在宫旁触及增粗的条索状物、有压痛；输卵管积水或囊肿时可扪及囊性肿物、欠活动、压痛。

3. B超检查可见附件区有炎性包块或有盆腔积液。

4. 腹腔镜检查可见盆腔粘连、输卵管积水、输卵管伞端闭锁，进行诊断的同时进行治疗。

（五）辨证要点

盆腔炎性疾病后遗症病因较为复杂，但可概括为湿、热、瘀、寒、虚五个方面，主要是湿热毒邪残留于冲任、胞宫，与气血搏结，聚结成瘀，故以血瘀为关键，证候虚实错杂。临证需结合全身症状及舌脉象辨别寒热虚实。一般而言，本病以实证或虚实夹杂证多见，纯虚证少见。

三、鉴别诊断

主要与子宫内膜异位症、盆腔淤血综合征、卵巢肿瘤鉴别。

1. 子宫内膜异位症 盆腔炎性疾病后遗症有时与子宫内膜异位症不易鉴别，子宫内膜异位症没有盆腔炎性疾病的病史，主要症状为继发性痛经，进行性加重，若后穹隆有触痛结节，有助于诊断。鉴别困难必要时可行腹腔镜检查。

2. 盆腔淤血综合征 症状与盆腔炎性疾病相类似，主要表现为慢性下腹疼痛、低位腰痛、痛经、极度疲劳感、性交不适感或性交后疼痛，以及自主神经功能障碍等。妇科检查附件增厚、压痛，卵巢增大、触痛，与盆腔炎性疾病后遗症类似，不同的是外阴、阴道呈紫蓝色，部分伴有静脉曲张，宫颈肥大、软，呈紫蓝色。可通过体位试验、B 型超声波检查、盆腔静脉造影术、盆腔血流图、腹腔镜检查以鉴别。

3. 卵巢囊肿 盆腔炎性疾病后遗症有盆腔包块时应与卵巢恶性肿瘤区别，输卵管积水或输卵管卵巢囊肿需与卵巢囊肿相鉴别。输卵管卵巢囊肿除有盆腔炎病史外，肿块常呈腊肠形，囊壁较薄，周围有粘连；而卵巢囊肿一般以圆形或椭圆形较多，周围无粘连，活动自如。卵巢恶性肿瘤多无感染史，表现为不规则的固定实性为主的肿块，常伴腹水，妇科检查常可扪及无痛性后穹隆结节，且肿瘤标记物（CA125、CA199 等）常升高。B 型超声波检查及 CT 检查发现实质性包块、腹水和转移病灶有助诊断。可通过腹水找癌细胞、行腹腔镜检查和活检以明确诊断。

四、危急状态辨识

本病若未进行系统治疗，或新发感染，出现盆腔炎性疾病的感染性休克状态，应积极抗休克治疗；或输卵管积液并扭转，出现急腹痛需及时手术治疗。

五、中医治疗

（一）治则治法

盆腔炎性疾病后遗症多因湿热之邪入侵，阻滞气机，影响气血运行致瘀血内阻，湿热与瘀血交结，则致病势缠绵，日久难愈。临床以湿热瘀结证最常见，其次为寒湿瘀滞证、气滞血瘀证。病程日久，正气受损，致病虚实夹杂而见肾虚血瘀、气虚血瘀证。瘀血是其核心病机，治以活血化瘀为主，但也应根据患者禀赋强弱、病程长短等辨证施治。

（二）分证论治

1. 湿热瘀结证

证候：少腹胀痛，或痛连腰骶，经行或劳累时加重，或有下腹癥块，带下量多，色黄；脘闷纳呆、口腻不欲饮，大便溏或秘结，小便黄赤；舌暗红，苔黄腻，脉滑或弦滑。

治法：清热利湿，化瘀止痛。

方药：银甲丸（《王渭川妇科经验选》）。

金银花　连翘　升麻　红藤　蒲公英　生鳖甲　紫花地丁　生蒲黄　椿根皮　大青叶　茵陈　琥珀末　桔梗

加减：若湿邪甚，腹胀痛者，加茯苓、厚朴、大腹皮行气祛湿；带下多、黄稠如脓者，加黄柏、车前子等清热利湿止带；便溏者加白术、薏苡仁健脾燥湿。

2. 气滞血瘀证

证候：下腹胀痛或刺痛，情志不畅则腹痛加重，经行量多有瘀块，瘀块排出则痛缓，胸胁乳房胀痛，或伴带下量多，色黄质稠，或婚久不孕；舌紫暗或有瘀点，苔白或黄，脉弦涩。

治法：疏肝行气，化瘀止痛。

方药：膈下逐瘀汤（方见闭经）。

加减：若下腹有包块者，加三棱、莪术活血消癥；若烦躁易怒、口苦者，加栀子、夏枯草疏肝清热；带下量多、黄稠者，加黄柏、薏苡仁、土茯苓利湿止带。

3. 寒湿瘀滞证

证候：下腹冷痛或刺痛，腰骶冷痛，得温则减，带下量多，色白质稀；月经量少或月经错后，经色暗或夹血块，形寒肢冷，大便溏泄，或婚久不孕；舌质淡暗或有瘀点，苔白腻，脉沉迟或沉涩。

治法：祛寒除湿，化瘀止痛。

方药：少腹逐瘀汤（方见闭经）合桂枝茯苓丸（方见胎漏、胎动不安）。

加减：若下腹冷痛较甚，加乌药、艾叶温经止痛；大便溏薄者，去当归，加炒白术、山药健脾利湿；带下量多、质稀者，加芡实、金樱子以化湿止带。

4. 气虚血瘀证

证候：小腹隐痛或坠痛，缠绵日久，或痛连腰骶，或有下腹癥块，带下量多，色白质稀；经期延长或量多，经血淡暗，伴精神萎靡，体倦乏力，食少纳呆；舌淡暗，或有瘀点，苔白，脉弦细或沉涩。

治法：益气健脾，化瘀止痛。

方药：理冲汤（《医学衷中参西录》）去天花粉、知母合失笑散（方见月经过多）。

生黄芪 党参 白术 生山药 天花粉 知母 三棱 莪术 生鸡内金

加减：若下腹痛较甚，加延胡索、香附以行气止痛；湿盛者，加薏苡仁、草薢以利湿；腹泻者，重用白术。

5. 肾虚血瘀证

证候：下腹绵绵作痛或刺痛，痛连腰骶，遇劳累则加重，喜温喜按，头晕耳鸣，畏寒肢冷，或伴月经后期或量少，经血暗夹块，夜尿频多，或婚久不孕；舌暗淡，苔白，脉沉涩。

治法：温肾益气，化瘀止痛。

方药：温胞饮（方见不孕症）合失笑散（方见月经过多）。

加减：若肾阳虚明显者，可选内补丸加减；腹痛较甚者，加延胡索、苏木活血化瘀止痛；夹湿者，加薏苡仁、苍术健脾燥湿。

（三）其他疗法

1. 中成药

（1）花红胶囊 每次3粒，每日3次，口服。适用于湿热瘀结证。

（2）妇科千金胶囊 每次2粒，每日3次，口服。适用于湿热瘀结证。

（3）坤复康胶囊　每次 3～4 粒，每日 3 次，口服。适用于气滞血瘀证。

（4）桂枝茯苓胶囊　每次 3 粒，每日 3 次，口服。适用于寒湿瘀滞证。

（5）妇宝颗粒　每次 10g，每日 2 次，开水冲服。适用于肾虚血瘀证。

（6）丹黄祛瘀片　每次 2～4 片，每日 2～3 次，口服。适用于气虚血瘀证。

2. 艾灸疗法　取穴关元、气海、神阙、中极。每日或隔日 1 次。

3. 其他

（1）中药直肠导入　红藤、败酱草、丹参、延胡索、三棱等随症加减。适用于盆腔炎性疾病后遗症各个证型者。

（2）外敷法　①中药药包热敷：辨证选用中药，热敷于下腹部或腰骶部。②中药穴位敷贴：辨证选用中药，研末或制成丸剂，贴敷于三阴交、气海、神阙、关元等穴位。

（3）物理疗法　选择应用盆腔炎治疗仪、微波治疗仪、超声电导仪、超短波治疗仪、音频治疗仪、激光治疗仪等。

（四）辨治小结

中医认为，盆腔炎性疾病后遗症病情缠绵，多为瘀血内阻，正气受损，临床上常见寒热错综、虚实夹杂之证，治疗上宜根据不同证型辨证施治，除内服药外，还应以中药保留灌肠、理疗、热敷、离子透入等方法综合治疗，以提高疗效。同时应解除患者思想顾虑，增强治疗信心，增加营养，锻炼身体，注意劳逸结合，提高机体抵抗力。

六、西医治疗要点

盆腔炎性疾病后遗症需根据不同情况选择治疗方案。

1. 对慢性盆腔痛，尚无有效的治疗方法，对症处理或给予中药、理疗等综合治疗，治疗前需排除子宫内膜异位症等其他引起盆腔痛的疾病。

2. 盆腔炎性疾病反复发作者，抗生素药物治疗的基础上可根据具体情况，选择手术治疗。输卵管积水或输卵管卵巢囊肿者，应行手术治疗。

3. 存在感染灶，反复引起炎症急性发作者或伴有严重盆腔疼痛，经综合治疗无效者，应行手术治疗，根据患者年龄、病变轻重及有无生育要求决定手术范围，行单侧附件切除术或全子宫切除术加双侧附件切除术。对年轻妇女应尽量保留卵巢功能。

4. 若患者主诉为不孕，对病变较轻者可采用以上保守方法治疗，但由于慢性输卵管炎常为不可逆组织损害，多需要辅助生育技术协助受孕。

七、随诊要领

（一）门诊复诊

1. 复诊应对

（1）重点询问治疗后症状变化，包括主证变化，有无出现新的症状等；问清用药对一般情况的影响；问清患者经初治后对下一步治疗的意愿，有无生育需求。

（2）查体要领。重点检查以往阳性体征的变化，重点妇科检查或腹部检查，注意舌象及脉象变化。

（3）治疗决策。随访结果提示病情渐恢复者，维持原有治疗或减药治疗，加强人文关怀，避免诱发因素，结合中医适宜技术综合治疗，改善体质。病情改善不明显或出现腹痛加重、发热、盆腔触痛明显，需综合评估病情以决定是否需要收入院进一步诊治。

2. 收入院指征

（1）病情反复发作或加重，伴有发热或急腹症。

（2）出现盆腔包块或输卵管阻塞，需要解决生育问题。

（3）门诊治疗无效。

（二）出院后复诊

1. 问诊 重点询问出院后病情变化及出院医嘱执行情况，包括主证变化，有无出现新的症状，饮食起居情况等。有无需要解决的与盆腔炎性疾病后遗症相关的新的临床问题。

2. 查体要领 重点望形神、望面色，诊查舌象及脉象变化，妇科检查，明确现症与出院时症见的变化等。

八、人文关怀

1. 鼓励盆腔炎性疾病患者积极锻炼身体，增强体质，及时治疗下生殖道感染。彻底治疗盆腔炎性疾病，预防后遗症发生。

2. 解除思想顾虑，正确认识疾病，增强治疗的信心。

3. 开展公共卫生教育，提高公众对生殖道感染的认识，明确预防感染的重要性，同时重视尽早、规范治疗盆腔炎性疾病。

九、预后评估

盆腔炎性疾病后遗症经积极、有效治疗，大多可好转或治愈。因本病常反复缠绵，可导致月经不调、癥瘕、不孕或异位妊娠，对患者生殖健康和生活质量有较大影响。若经期或产后摄生不慎亦可急性发作。

十、病案举例

刘某，女，38岁，已婚。1960年1月3日初诊。1956年春曾患盆腔炎急性期，1959年1月生一男孩，在产后8个月时，盆腔炎又急性发作，以后痛势虽轻，但始终不断，脘胁痞塞，饮食少思，恶油腻，喜流食，爱吃稀饭，经常大便秘结，非用泻剂不得解，小便量少色黄，溺时涩热，有时热痛，少腹隐痛不休，每当忿怒之下，胸胁及背部发凉。月经周期尚正，唯经色暗，量亦不多，且常经期延长（10天左右），经期腹痛甚。舌质淡红，脉弦而近驶，两寸独微。妇科检查：外阴已产型，阴道通畅，宫颈光滑，子宫稍前倾，质地中等，活动不良，双附件增厚，轻压痛。辨证为肝郁有热，气血兼虚，治以调肝清热，兼益气血。药用：制黄精18g，当归12g，茯苓皮15g，木通6g，车前子9g（包煎），滑石12g，淡竹叶12g，炒栀子6g，淡肉苁蓉10g，甘草梢9g，生橘核9g，枯黄芩9g，灯心草1g，连服2剂。二诊：1月6日。前药服后，觉腹中有气活动，痞塞之感略减，腹仍痛，大便依然秘结，小便量少涩而痛，色黄。脉象同前，再依前方，略施增减。药用：制黄精18g，茯苓皮15g，生橘核12g，木通6g，滑石12g，秦当归12g，淡肉苁蓉15g，车前子9g（包煎），炒栀子6g，枯黄芩9g，淡竹叶9g，嫩石韦9g，甘草梢9g，灯心草1g，连服3剂。三诊：1月11日。前方进1剂之后，诸症即均见减轻。8日经水来潮，此次之腹痛心烦、小便频数热痛等症，皆较前减轻，经色已不暗黑。现虽仍有腹痛，痛无定处而有间歇，觉腹中有气活动，病似有开散之感，大便之燥结、小溲之频数量少涩痛等亦有改善。心情激忿时，胸胁及背部之发凉仍存在，觉与心理作用有关，因为越想它而凉觉越甚。胸胁发闷，饮食少思，太息为快，厌油腻，喜流食，饮水觉舒，舌苔微黄，脉细弦而近驶。药用：制黄精18g，玉竹18g，茯苓皮15g，生橘核12g，滑石12g，甘草梢9g，炒栀子6g，黄芩9g，竹叶12g，秦当归9g，柴胡3g，龙胆草3g，焦白术3g，灯心草1.5g，砂仁壳6g，6剂。四诊：2月9日。进前方，上月经期持续6天即尽，腹痛已基本消失，二便亦接近正常。本月5日经水至，经前经期均无所苦，色亦正而不暗黑，今已5天，大有将尽之势力，不似以前之经期延长情势，有时触怒，胸胁背部亦未发凉。因调至沈阳工作，行期在即，要求常服之方以巩固疗效。药用：制黄精30g，玉竹18g，茯苓12g，生橘核12g，冬瓜仁15g，滑石12g，龙胆草4.5g，当归12g，焦白术9g，丝瓜络9g，淡肉苁蓉12g，砂蔻衣9g，柴胡3g，竹叶9g，川楝子9g。效可照方常服。加炒栀子9g，作蜜丸，每服9g亦可。按语：此案盆腔炎性疾病后遗症为3年前之盆腔炎急性期不曾彻底治愈，又由产后因素引起急性发作，而衍变为少腹隐痛不休，脘闷纳差，二便异常，月经失调。辨证属肝郁有热，气血兼虚。治法宜调肝清热，兼益气血。辨证得当，服药5剂，诸症俱减，三诊之后，病已向愈，一切如常。

（摘录《老中医经验汇编》）

第七节 子宫内膜异位症与子宫腺肌病

一、概述

子宫内膜异位症简称内异症，是指具有生长功能的子宫内膜组织出现在子宫腔被覆内膜及宫体肌层以外的其他部位所引起的一种疾病。卵巢型子宫内膜异位症形成囊肿者，称为卵巢子宫内膜异位囊肿（俗称"巧克力囊肿"）。本病多发于 25～45 岁，发病率为该年龄段妇女的 10%～15%，是常见的妇科疾病。

子宫腺肌病是指子宫内膜腺体及间质侵入子宫肌层中，伴随周围肌层细胞的代偿性肥大和增生，形成弥漫病变或局限性病变的一种良性疾病，既往曾称为内在性子宫内膜异位症。少数子宫内膜在子宫肌层中呈局限性生长形成结节或团块，称为子宫腺肌瘤。多发于 30～50 岁经产妇，约半数患者合并子宫肌瘤，15%～40% 合并内异症。

中医古籍中没有"子宫内膜异位症"及"子宫腺肌病"的病名记载，根据其临床表现，可归属在"痛经""月经过多""经期延长""癥瘕""不孕"等病症中。

二、临床诊断要领

子宫内膜异位症

（一）问诊要点

1. 病史及诱因 有进行性加剧的痛经史，或有不孕史，或有剖宫产、人工流产等手术史。

2. 主要症状 为继发性、进行性加剧的痛经，需问清引起疼痛的原因，疼痛的具体部位，疼痛持续的时间，疼痛的性质，加重或缓解因素，疼痛时是否有恶心、呕吐、腹泻等其他伴随症状。非经期是否有性交痛、肛门坠胀感，随着经期加剧。

3. 伴随症状 详细询问患者的月经周期、经期，行经时的伴随症状及生育史。

（1）月经异常 行经时经量、经色是否异常，是否伴有血块；行经天数是否有延长。

（2）不孕或流产 详细询问患者孕产史，是否有原发或者继发不孕，是否有不良妊娠史。

（3）其他 肠道内异症可见腹痛、腹泻或便秘，甚至周期性少量便血；膀胱内异症可在经期出现尿痛、尿频和血尿；呼吸道内异症可见经期咳血及气胸；瘢痕内异症可见瘢痕处结节于经期增大，疼痛加重。

（二）查体要点

妇科检查：子宫多后倾固定，宫颈后上方、子宫后壁、子宫骶韧带或直肠子宫陷凹处可扪及硬性、触痛性结节，一侧或双侧附件可触及囊实性肿块，活动度差，有轻压痛。较大的卵巢内膜异位囊肿可扪及与子宫粘连的肿块，囊肿破裂时出现腹膜刺激征。若病变位于宫颈，可见宫颈表面有稍突出的紫蓝色小点或出血点，质硬，光滑，有触痛。若病变累及直肠阴道隔，可在阴道后穹隆扪及隆起的小结节或包块。若病变累及腹壁切口、脐部等，在相应部位可触及结节性肿块。

（三）辅助检查选择

1. 血液检查 血清 CA125、CA199、抗子宫内膜抗体（EMAb）值测定可提高内异症的诊断率，并可作为药物疗效评价的参考指标。

2. 影像学检查 B 超检查有助于发现盆腔或其他病变累及部位的包块，了解病灶位置、大小和形状，对诊断卵巢内膜异位囊肿有重要意义。钡剂灌肠有助于发现直肠子宫陷凹及直肠阴道隔内异症病灶。必要时行盆腔 CT 及 MRI 检查。

3. 腹腔镜检查 目前内异症诊断的金标准。腹腔镜检查的最佳时间是月经干净后立即进行，可直接了解病灶范围和程度。

目前内异症的临床分期采用美国生育医学协会（ARSM）1997 年第三次修订的 rAFS 分期标准，即经腹腔镜检查或剖腹探查确诊，对病灶的部位、数目、大小、深浅、粘连的范围和程度等进行评分。未行探查的临床分期可根据 1990 年中国中西医结合学会妇产科专业委员会第三届学术会议制定的盆腔内异症临床分期标准（以妇科双合诊、三合诊、结合 B 超检查为主）：

（1）轻度 ①散在的病灶种植，卵巢触痛，正常大或略大，但无明显的内膜囊肿形成。②粘连轻微或不明显，子宫、卵巢均活动。

（2）中度 ①卵巢单侧或双侧有多个病灶，卵巢增大，或有小的内膜囊肿形成，但囊肿直径不超过 3cm。②输卵管、卵巢有粘连。③有明显的散在病灶硬结，可触及触痛结节。

（3）重度 ①卵巢子宫内膜囊肿大于 3cm（单侧或双侧）。②盆腔粘连明显。③直肠子宫陷凹封闭，片状增厚，伴触痛结节。④病变累及直肠、膀胱，伴子宫固定不动（重度广泛性）。

（四）诊断要点

1. 病史 重点询问月经史、妊娠史、流产史、分娩史、家族史及手术史。

2. 临床表现 育龄妇女有继发性、进行性加剧的痛经和不孕、性交痛，或慢性盆腔痛病史，盆腔检查扪及与子宫相粘连的囊性包块或盆腔内有触痛性结节，即可初步诊断为子宫内膜异位症。但临床确诊尚需参考腹腔镜检查和活组织检查结果。

3. 实验室及其他检查

（1）影像学检查 B 型超声检查可确定卵巢异位囊肿的位置、大小和形状。囊肿壁厚且粗糙，囊内有点状细小的絮状光点，与周围特别是与子宫粘连，但此回声图像无特异性，不能单纯根据 B 型超声确诊。盆腔 CT、MRI 对盆腔深部内异症的诊断和评估有意义。

（2）腹腔镜检查 是目前诊断子宫内膜异位症的最佳方法，特别是对盆腔检查和 B 型超声检查无阳性发现，但有典型内异症症状者更为重要。在腹腔镜下活检即可确诊，并确定临床分期。

（3）CA125 值测定 血清 CA125 值可升高，重症高于Ⅰ、Ⅱ期患者，但一般不超过 100U/L。CA125 测定还可用于监测异位内膜病变活动情况，监测疗效、复发情况。但 CA125 特异性较局限。

（4）膀胱镜或肠镜检查 可疑膀胱或肠道内异症，可行膀胱镜或肠镜检查及活检，并除外器官本身病变，诊断概率为 10% ～ 15%。

（五）辨证要点

本病以痛经、癥瘕、月经不调、不孕为主症，病因为瘀血，故病性属实或虚实夹杂。辨证中必须根据其临证表现，痛经发生的时间、性质、部位、伴随症状及体征，辨别寒热虚实。实证痛经常发生在经前、经期，疼痛剧烈，拒按；虚证痛经常发生在经期之后，疼痛绵绵，喜按。虚实夹杂者，疼痛剧烈，则痛在经期，经后痛势稍减。因寒而瘀，为冷痛、绞痛，得热则痛减；因热致瘀者，为灼痛，恶热拒按；因气滞者，坠胀作痛，血瘀甚者，则为刺痛。气滞或寒凝血瘀者，经量不多，色紫暗，有血块；因热或湿热而瘀者，月经量多，色红或深红，质稠或有血块；痰瘀互结者月经量少，色淡质黏或夹有血块；气虚血瘀者，月经量多或少，色淡质稀，或夹血块；肾虚血瘀者，月经量少，色淡暗，质稀。

子宫腺肌病

（一）问诊要点

1. 病史及诱因 有月经量多、进行性加剧的痛经史，或有多次妊娠史、反复宫腔操作、分娩时子宫壁创伤和慢性子宫内膜炎等病史。

2. 主要症状 经量增多和经期延长，逐渐加剧的进行性痛经，多位于少腹正中，常在经前 1 周开始，至月经结束。

（二）查体要点

妇科检查可见子宫呈均匀性增大或有局限性结节隆起，质硬，有压痛，经期子宫明显增大，压痛明显，月经后可缩小。合并内异症时子宫活动度较差。合并子宫肌瘤时，依据肌瘤的大小、数目、部位而异。

（三）辅助检查选择

1. 血液检查 血清 CA125、CA199、EMAb 测定可协助诊断子宫腺肌病。
2. 影像学检查 盆腔 B 超和 MRI 检查有助于子宫腺肌病的诊断及鉴别诊断。

（四）诊断要点

1. 临床表现 月经量增多和经期延长，逐渐加剧的进行性痛经，多位于少腹正中，常在经前 1 周开始，至月经结束。

2. 盆腔检查 妇科检查时发现子宫呈均匀性增大或有局限性结节隆起，质硬而有压痛，经期压痛尤为显著。

3. 辅助检查

（1）超声检查显示子宫增大，肌层增厚，后壁更明显，子内膜线前移。病变部位为等回声或回声增强，其间可见点状低回声，病灶与周围无明显界限

（2）MRI 检查显示子宫内存在界限不清、信号强度低的病灶，T_2 加权像可有高信号强度的病灶，子宫内膜 – 肌层结合带变宽，大于 12mm。

（3）血清 CA125 水平多数可升高。

根据症状、盆腔检查及辅助检查可进行初步诊断，病理检查是诊断的"金标准"。

（五）辨证要点

同子宫内膜异位症。

三、鉴别诊断

子宫内膜异位症主要与原发性痛经、盆腔炎性包块、卵巢恶性肿瘤和子宫腺肌病相鉴别。子宫腺肌病除与内异症鉴别外，还要与子宫肌瘤相鉴别。

1. 子宫内膜异位症 继发性、进行性加剧的痛经，放射至阴道、会阴、肛门或大腿内侧，可伴性交痛、肛门坠胀感。妇科检查示子宫正常或稍大，多后倾固定，可触及包块，不活动，B 超检查可见一侧或双侧附件包块。

2. 子宫腺肌病 可合并内异症，痛经症状与内异症相似，但多位于小腹正中且更剧烈。妇科检查示子宫呈球形增大，质硬，经期触痛。B 超和腹腔镜检查可助鉴别。

3. 原发性痛经 经行小腹疼痛，呈阵发性、痉挛性或胀痛下坠感，常 1 ~ 2 天内消失。妇科检查无阳性体征，B 超检查盆腔无异常。

4. 盆腔炎性包块 多有盆腔炎性疾病反复发作史，疼痛无周期性，平时亦有下腹部隐痛，可伴有发热和白细胞增高等。抗炎治疗有效。妇科检查示子宫活动度差，附件区可扪及边界不清包块，有压痛。

5. 卵巢恶性肿瘤 早期无症状，但病情发展迅速，腹痛、腹胀为持续性，与月经周期无关，患者一般情况差。妇科检查除扪及盆腔内包块外，常有腹水。B 超提示包块以实性或混合性居多，形态多不规则。血 CA125 值多大于 200U/L。凡诊断不明确时应尽早剖腹探查。

6. 子宫肌瘤 月经量多，一般无明显痛经及进行性加剧的腹痛史，可有压迫症状。妇科检查示子宫增大或有不规则突出，浆膜下肌瘤可扪及肌瘤质硬、活动度差，表面光滑。B 超检查肌瘤结节为边界清晰的局限性低回声区。

四、危急状态辨识

1. 子宫内膜异位囊肿蒂扭转 表现为突然一侧下腹剧痛伴恶心、呕吐，甚至休克。

妇科检查可扪及肿块张力较大，有压痛或深压痛，以瘤蒂部位最明显，本病一经确诊，应立即急诊手术。

2. 子宫内膜异位囊肿破裂 常表现为剧烈腹痛伴恶心呕吐，有时可导致腹腔内出血、腹膜炎及休克。妇科检查腹部压痛、肌紧张或有腹水征。疑有肿块破裂，应立即急诊手术，标本送病理。

五、中医治疗

（一）治则治法

以活血化瘀为治疗总则，根据辨证结果，分别佐以理气行滞、温经散寒、清热除湿、补气养血、补肾、化痰等治法。结合病程长短及体质强弱决定祛邪扶正之先后，病程短，体质较强，属实证，以祛邪为主；病程较长，体质较弱，多为虚实夹杂证，或先祛邪后扶正，或先扶正后祛邪，亦可扶正祛邪并用。应结合月经周期不同阶段治疗，一般经前宜行气活血止痛，经期以理气活血祛瘀为主，经后兼顾正气，在健脾补肾的基础上活血化瘀。同时注意辨病与辨证相结合，以痛经为主者重在祛瘀止痛；月经不调或不孕者要配合调经、助孕；癥瘕结块者要散结消癥。

（二）分证论治

1. 气滞血瘀证

证候：经前或经期小腹胀痛或刺痛，拒按，甚或前后阴坠胀欲便，经行量或多或少，或行经时间延长，色暗有血块，块下而痛稍减，盆腔有包块或结节；经前心烦易怒，胸胁乳房胀痛，口干便结；舌紫暗或有瘀斑瘀点，苔薄白，脉弦涩。

治法：理气活血，化瘀止痛。

方药：膈下逐瘀汤（方见闭经）。

加减：若疼痛剧烈，加乳香、没药、三棱、莪术活血止痛；痛甚伴有恶心呕吐者，加半夏、白芍柔肝和胃止痛；月经量多夹块者，去桃仁、红花加生蒲黄、三七、益母草化瘀止血；肛门坠胀、便结者，加制大黄化瘀通腑；前阴坠胀者，加柴胡、川楝子理气行滞。

2. 寒凝血瘀证

证候：经前或经期小腹冷痛或绞痛，拒按，得热痛减，经行量少，色紫暗有块，或经血淋漓不净，或见月经延后，盆腔有包块或结节；形寒肢冷，或大便不实；舌淡胖而紫暗，有瘀斑瘀点，苔白，脉沉迟而涩。

治法：温经散寒，化瘀止痛。

方药：少腹逐瘀汤（方见闭经）。

加减：若恶心呕吐者，加吴茱萸、半夏、生姜温胃止呕；腹泻者，加肉豆蔻、藿香、白术健脾止泻；腹痛甚，肢冷出汗者，加川椒、制川乌温中止痛；阳虚内寒者，加人参、附子、淫羊藿温补脾肾。

3. 湿热瘀阻证

证候：经前或经期小腹灼热疼痛，拒按，得热痛增，月经量多，色红质稠，有血块或经血淋漓不净，盆腔有包块或结节，带下量多，色黄质黏，味臭气；身热口渴，头身肢体沉重刺痛，或伴腰部胀痛，小便不利，便溏不爽；舌质紫红，苔黄而腻，脉滑数或涩。

治法：清热除湿，化瘀止痛。

方药：清热调血汤（方见痛经）加败酱草、红藤。

加减：若经行质稠，量多夹块者，加贯众、生蒲黄清热化瘀止血；下腹疼痛，有灼热感，带下黄稠者，加黄柏、土茯苓清热除湿。

4. 气虚血瘀证

证候：经期腹痛，肛门坠胀不适，经量或多或少，或经期延长，色暗淡，质稀或夹血块，盆腔有结节或包块；面色淡而晦暗，神疲乏力，少气懒言，纳差便溏；舌淡胖，边尖有瘀斑，苔薄白，脉沉涩。

治法：益气活血，化瘀止痛。

方药：血府逐瘀汤（《医林改错》）加党参、黄芪。

桃仁　红花　当归　生地黄　川芎　赤芍　柴胡　枳壳　甘草　桔梗　川牛膝。

加减：若腹冷痛甚者，加艾叶、小茴香、吴茱萸、附片、干姜以温经止痛；腰腿酸软者，加续断、桑寄生补肝肾强筋骨。

5. 肾虚血瘀证

证候：经前或经期腹痛，月经先后不定期，经量或多或少，色暗有块，盆腔有结节或包块；腰膝酸软，腰脊刺痛，神疲肢倦，头晕耳鸣，面色晦暗，性欲减退，夜尿频；舌质暗淡，苔白，脉沉细涩。

治法：补肾益气，活血化瘀。

方药：归肾丸（方见月经过少）加桃仁、生蒲黄。

加减：若经行淋漓不净，加茜草、乌贼骨化瘀止血；小腹冷痛喜温，畏寒肢冷者，加补骨脂、肉桂、艾叶温肾助阳；若颧红唇赤，手足心热者，加地骨皮、鳖甲养阴清热。

6. 痰瘀互结证

证候：经前或经期小腹痛，拒按，盆腔有包块或结节，月经量多，有血块，带下量多，色白质稠；形体肥胖，头晕，肢体沉重，胸闷纳呆，呕恶痰多；舌紫暗，或边尖有瘀斑，苔腻，脉弦滑或涩。

治法：化痰散结，活血化瘀。

方药：苍附导痰丸（方见月经后期）加三棱、莪术。

加减：若脾胃虚弱，正气不足者，加党参、黄芪、白术健脾益气；胸脘痞闷食少者，加山楂、神曲、鸡内金消积导滞；腰痛者，加续断、桑寄生补肾强腰。

（三）其他疗法

1. 中成药

（1）散结镇痛软胶囊　每次 4 粒，每日 3 次，口服。适用于痰瘀互结兼气滞证。

（2）桂枝茯苓胶囊　每次 3 粒，每日 3 次，口服。适用于妇人瘀血阻滞。

（3）丹鳖胶囊　每次 5 粒，每日 3 次，口服。适用于气滞血瘀证。

（4）少腹逐瘀胶囊　每次 3 粒，每日 3 次，口服。适用于寒凝血瘀证。

2. 针灸治疗　取中极、关元、足三里、三阴交、大横、天枢等穴，平补平泻法。

（四）辨治小结

子宫内膜异位症以血瘀为主，治疗原则应遵循"虚则补之，实则泻之，寒者热之，热者寒之"。临床常用的防治子宫内膜异位症的中医方法是改善症状、体征，结合西医诊断及判断疗效；补肾化瘀药还可诱发排卵、促进妊娠；手术切除内异症病灶，结合术后治疗防止复发。

青壮年气血尚盛，肾气未衰，宜调和气血，以攻为主，兼顾肾气；有生育要求者，宜补肾为主，兼以化瘀消癥。重视非经期治疗，平时重在化瘀攻破，经期或经前一周以调经止痛为主。本病的疗程较长，药物又多为攻伐之品，应注意治病不伤正，适时佐配养正之品。

子宫腺肌病临床表现为顽固性痛经，常伴经行淋漓，久病多虚，临床以虚实错杂为多见，宜攻补兼施。结合 B 超监测及测定血 CA125 值，定期随访。

六、西医治疗要点

治疗目的在于去除病灶、减轻症状、促进妊娠、预防复发。原则上症状轻微者采用期待疗法；有生育需求且轻度患者先进行中西药物治疗，病变较重者行保守性手术；无生育需求的重症患者可采取保留卵巢功能手术辅以中西药物治疗；症状和病变均严重的无生育需求患者可考虑根治性手术。子宫内膜异位症在总治疗原则下，亦强调治疗的个体化，需考虑到病人的年龄、症状、部位及浸润深度，以及生育状况和需求。

七、随诊要领

（一）门诊复诊

1. 复诊应对

（1）问诊　重点询问治疗后症状变化，包括主证变化，有无出现新的症状；问清用药对一般情况的影响；问清患者经初治后对下一步治疗的期待与意愿，有无需要解决的与内异症或腺肌病相关的新问题。育龄期女性就诊时，需明确患者是否有生育需求。

（2）查体要领　重点检查以往阳性体征的变化，重点检查舌象、脉象变化。

（3）治疗决策　随访结果提示病情渐恢复者，维持原有治疗或减药治疗，加强人文关怀，教育患者注意避免与加重症状的个体化诱因，结合中医适宜技术综合治疗，改善体质。病情改善不明显或有些证候更加突出者，综合评估病情以决定是否需要收入院进一步诊治。

2. 收入院指征

（1）有生育需求且临床症状轻患者进行中西药物治疗后症状无明显改善者，可入院行保留生育功能的手术。

（2）无生育需求的临床症状较重的患者可先入院采取保留卵巢功能手术后辅以中西药物治疗。

（3）症状和病变均严重的无生育需求患者可考虑入院行根治性手术。

（二）出院后复诊

1. 复诊应对

（1）问诊　重点询问出院后病情变化及出院医嘱执行情况，包括主证变化，有无出现新的症状、饮食起居情况等；有无需要解决的与内异症或腺肌病相关的新的临床问题。有生育需求的患者问清主证及伴随症状，予中药调理。

（2）查体要领　重点望神志、望面色，诊查舌象、脉象变化，明确现症与出院时症见的变化等。

2. 治疗决策　经住院治疗病情好转出院的患者，门诊随访结果提示病情渐恢复者，维持原有治疗或减药治疗，适当调整治疗重点，侧重针对原发病的治疗，并加强人文关怀，教育患者注意避免与加重原发病有关的个体化诱因，结合中医适宜技术综合治疗，改善体质。

八、人文关怀

1. 诚恳、耐心、通俗地向患者解释病情及疾病相关知识，减轻患者对于疾病的担忧。

2. 注重心理疏导　子宫内膜异位症的病人因疼痛、不孕等症状，身心受到不同程度影响，常常有焦急、忧郁及失眠等症状，医生应该做好心理疏导。

九、预防调护

1. 防止经血逆流　及时手术治疗先天性生殖道畸形或炎症引起的经血潴留，以免经血逆流入腹腔。经期一般不进行盆腔检查，若有必要，应避免重力挤压子宫。

2. 避免手术操作所引起的子宫内膜种植　凡进入宫腔内的经腹手术，均应注意保护好子宫切口周围术野，以防宫腔内容物溢入腹腔和腹壁切口。缝合子宫壁时，应避免缝针穿透子宫内膜层。经前及经期禁止各种输卵管畅通试验，以免将子宫内膜推注入腹腔。宫颈及阴道手术应在月经干净后 3 ～ 7 日内进行，以免下次月经来潮时脱落的子宫内膜种植在尚未愈合的手术创面。人工流产负压吸宫术时，吸管应缓慢拔出，否则宫腔内外压差过大，宫腔内血液和内膜有可能随负压被吸入腹腔内。

3. 药物避孕　长期服用避孕药抑制排卵，可促使子宫内膜萎缩和经量减少，降低经血及内膜碎屑逆流入腹腔的机会。

4. 中医调护　注意调节情志，增强体质，调理饮食，避免接触各种诱发因素。经期避免感受风寒，饮食宜富于营养，低盐，适当控制饮水量。经前、经期勿过食寒凉，以免损伤脾阳；勿食辛辣之品，以免伤阴。

十、预后评估

此病为良性疾病，但有恶性侵袭行为，少数病例会发生恶变。10% ～ 15% 的卵巢癌患者在手术后发现同时并存子宫内膜异位症，其中 3% 可看到从良性内膜异位组织过渡到完全恶性的转换带，引起癌性病变。中药、西药、手术等干预可减轻痛经等症状，如长期不治疗或病程迁延日久可致不孕。术后极易复发，需随访及治疗。

十一、病案举例

裴某，女，20 岁。14 岁月经初潮，经期尚准。近年来经行腹痛，并呈进行性加剧，需服止痛片及卧床休息，方可缓解。近 3 个月来自服西药止痛效果不显。外院西医妇科肛查：右侧可扪及鸽蛋大小囊性肿块；子宫后壁可触及数枚黄豆大小结节，压痛、质硬。B 超示右侧卵巢巧克力囊肿。诊断为子宫内膜异位症。予以三苯氧胺、丹那唑等药治疗，因前药有副作用，改服中药。时值经行，少腹掣痛如刺，剧烈难忍，喜暖喜按，泛恶肢清，肛门坠胀，有里急感，大便欠实，腰酸疲软，块下痛不解。脉细弦，苔薄白边有紫点。辨证：寒凝瘀滞，不通则痛。治以化瘀温通，理气止痛。药用：炒当归 9g，川芎 4.5g，丹参 9g，川牛膝 9g，赤芍 9g，桂枝 3g，制香附 9g，元胡索 9g，制没药 4.5g，淡吴萸 2.5g，失笑散 12g（包剪），7 剂。二诊：经行后于服中药，未能奏效，腹痛依然；瘀血既成，日渐增多，积滞愈甚，而药效不能速达，难收预期之功。唯其经前 3 ～ 7 天内须服前方。兹经净，余无不适。脉细略弦，苔薄白，边瘀。宿瘀内结，拟活血化瘀。药用：炒当归 9g，丹参 12g，赤芍 12g，川牛膝 9g，制香附 9g，桂枝 3g，莪术 12g，海藻 12g，炙甲片 9g，桃仁 12g，皂角刺 20g，石见穿 15g，7 剂。服药半年，每次月经来潮前 3 天即开始服用前方药，平素交替服散结药和人参鳖甲煎丸。痛经大都消失，血块减少，无须服止痛片。B 超复查：右侧卵巢囊肿缩小。

（摘录《中国现代名中医医案精华》）

第八节 多囊卵巢综合征

一、概述

多囊卵巢综合征（polycystic ovary syndrome，PCOS）是一种以月经紊乱、不孕、多毛、肥胖、双侧卵巢持续增大，以及雄激素过高、持续无排卵或偶发排卵为临床特征的疾病。从青春期开始发病，20～30岁为高峰，约占总数的85.3%，近年国内患病率6.11%或6.46%。PCOS的病因迄今不明。

中医古籍中虽无此病名，但根据临床表现，可归于"月经后期"或"月经先后不定期""闭经""崩漏""不孕症"等范畴。

二、临床诊断要领

（一）问诊要点

1. 病史及诱因 多起病于青春期，初潮后渐现月经稀发或稀少，甚则闭经，部分也会出现月经频发、淋漓不尽等，渐可转为继发性闭经、不孕等。

2. 主要症状

（1）月经失调 主要表现为月经稀发与闭经；也有表现为月经频发或淋漓不净等崩漏征象。

（2）不孕 主要与月经失调和无排卵有关，且妊娠也易出现不良妊娠结局。

3. 伴随体征

（1）肥胖 PCOS患者中40%～60%的体重指数[体重（kg）/身高平方（m²）]≥25kg/m²，常呈腹形肥胖，这类肥胖者35%～60%伴有无排卵和多囊卵巢。

（2）多毛 常见于上唇、下腹部、大腿内侧、乳晕和脐周处，阴毛呈男性型分布。

（3）痤疮 常累及面颊下部、前胸和后背。

（4）黑棘皮症 局部皮肤或大或小的天鹅绒样、角化过度、灰棕色病变，常分布于颈后部、腋下、外阴、腹股沟等皮肤皱褶处

（二）查体要点

1. 望诊 先望全身，观察患者有无形体肥胖、面部痤疮、唇口毛发较密，颈项天鹅绒样色素沉着，性情急躁等，进行初步评估。

（1）望神志 精神抑郁，烦躁易怒，多为肝郁气滞；精神不振，倦怠乏力，多为脾肾亏虚。

（2）望面色 面颧潮红多属阴虚火旺；面色淡白多属脾肾阳虚或气血不足；面色

与口唇青紫多属气滞血瘀。

（3）望舌 舌质红，少苔或无苔多属肾阴虚；舌淡，苔白多属肾阳虚；舌体胖大，色淡，苔厚腻多属脾虚痰湿；舌红，苔黄厚多属肝郁化火；舌质暗红有瘀点、瘀斑多属气滞血瘀。

2.闻诊 患者声高、烦躁易怒，多属实证、热证；患者语声低微、少言懒语，多属虚证。

3.切诊 患者的脉象是辨证的重要客观依据，常见的异常脉象有数脉、滑脉、细脉、沉脉、弦脉等。阳热为数，湿盛则滑，虚则沉细，气滞则弦。

4.妇科检查 外阴阴毛较长而浓密，可布及肛周、腹股沟及腹中线；子宫体大小正常或略小；双侧或单侧卵巢增大，较正常卵巢大 1 ～ 3 倍，呈圆形或椭圆形，但质坚韧。少数患者卵巢并不增大。

（三）辅助检查选择

根据病史及临床表现疑似 PCOS 者，可行下列检查。

1.基础体温（BBT） 不排卵患者表现为单相型。

2.B 型超声检查 见双侧卵巢均匀性增大，包膜回声增强，轮廓较光滑，间质内部回声增强。一侧或双侧卵巢各可见 12 个以上直径为 2 ～ 9mm 无回声区围绕卵巢边缘，呈车轮状排列，称为"项链征"。连续监测未见优势卵泡发育和排卵迹象。

3.内分泌测定 ①血清雄激素（T）水平。通常不超过正常范围上限 2 倍（如果雄激素水平高于正常范围上限 2 倍，要排除卵巢和肾上腺肿瘤的可能）。②卵泡早期血清促卵泡生成素（FSH）值偏低或者正常而黄体生成素（LH）值升高，LH/SH ＞ 2 ～ 3 提示 PCOS 可能。③血清雌激素。雌酮升高，雌二醇正常或者轻度升高，恒定于早卵泡期水平，无周期性变化，雌酮 / 雌二醇 ＞ 1，高于正常周期，提示 PCOS。④血清催乳素。部分患者可出现血清催乳素水平轻度增高。⑤尿 17- 酮类固醇正常或者轻度升高，正常时提示雄激素来源于卵巢，升高时提示肾上腺功能亢进。⑥葡萄糖耐量试验测定。空腹胰岛素水平（正常 ＜ 20mU/L）及葡萄糖负荷后血清胰岛素最高浓度（正常 ＜ 150mU/L）。注意结合糖尿病家族史。

4.诊断性刮宫 月经前或者月经来潮 6 小时内行诊断性刮宫，子宫内膜呈增生期或增生过长，无分泌期变化。对 B 超提示子宫内膜增厚的患者或者年龄 ＞ 35 岁的患者应进行诊断性刮宫，以除外子宫内膜不典型增生或子宫内膜癌。

5.腹腔镜检查 镜下可见卵巢增大，包膜增厚，表明光滑，呈灰白色，有新生血管，包膜下显露多个卵泡，但无排卵征象（排卵孔、血体或黄体）。腹腔镜下取卵巢组织送病理检查，诊断即可确定。在诊断的同时可进行腹腔镜治疗。

（四）诊断要点

月经稀发、闭经或不规则出血是诊断的必需条件；同时符合下列 2 项中的一项，并排除其他可能引起高雄激素或排卵异常的疾病，即可诊断为 PCOS。

1. 高雄激素的临床表现或高雄激素血症。

2. 超声表现为 PCO。

（五）辨证要点

本病为肾、脾、肝、心脏腑功能失调，痰湿、血瘀互结为主，且二者互为因果作用于机体而致病，故临床以虚实夹杂证多见。辨证主要根据临床症状、体征与舌脉，辨治分青春期和育龄期两个阶段。青春期重在调经，以调畅月经为主，恢复周期；育龄期以调经助孕为要。根据体质、多毛、卵巢增大、包膜增厚的特点，临床常配以祛痰软坚、化瘀消癥之品治疗。

三、鉴别诊断

多囊卵巢综合征应与卵泡膜细胞增殖症、肾上腺皮质增生或肿瘤、卵巢雄激素肿瘤、甲状腺功能异常等疾病鉴别。

1. 卵泡膜细胞增殖症 临床表现与内分泌检查与 PCOS 相似但比 PCOS 更加严重，而且肥胖与男性化的程度比 PCOS 更明显。血清睾酮值增高，硫酸脱氢表雄酮水平正常，LH/FSH 比值可正常。卵巢活体组织检查，镜下可见卵巢皮质黄素化的卵泡膜细胞群，皮质下无类似 PCOS 的多个小卵泡。

2. 肾上腺皮质增生或肿瘤 血清硫酸脱氢表雄酮值超过正常范围上限 2 倍时，应与肾上腺皮质增生或肿瘤相鉴别。肾上腺皮质增生患者的 17α - 羟孕酮明显增高，ACTH 兴奋试验反应亢进，地塞米松抑制试验抑制率 ≤ 0.70，肾上腺皮质肿瘤患者则对这两项试验均无明显反应。

3. 卵巢雄激素肿瘤 卵巢睾丸母细胞瘤、门细胞瘤、肾上腺残迹肿瘤等均可产生大量雄激素，但多为单侧性、实性，进行性增大明显，可通过 B 超、CT 或 MRI 协助鉴别。

4. 甲状腺功能异常 临床上也可出现月经失调或闭经，可通过检测血清 TSH 鉴别。

四、中医治疗

（一）治则治法

治疗以补肾治其本，健脾理气化痰，疏解肝郁泻火，活血化瘀调经治其标，标本同治。同时还应根据月经周期的不同时间和患者的体质情况辨证论治，选方用药。

（二）分证论治

1. 肾虚证

（1）肾阴虚

证候：月经初潮迟至，月经后期、量少、色淡质稀，渐至闭经，或月经延长，崩漏不止；婚久不孕，形体瘦小，面额痤疮，唇周细须显现，头晕耳鸣，腰膝酸软，手足心热，便秘溲黄；舌质红，少苔或无苔，脉细数。

治法：滋肾填精，调经助孕。

方药：左归丸（方见崩漏）去川牛膝。

加减：若胁胀痛者加柴胡、香附、白芍疏肝解郁柔肝；若咽干、眩晕者，加玄参、牡蛎、夏枯草养阴平肝清热；若心烦、失眠者，加五味子、柏子仁、夜交藤养心安神。

（2）肾阳虚

证候：月经初潮迟至，月经后期、量少、色淡、质稀，渐至闭经，或月经周期紊乱，经量多或淋里不净；婚久不孕，形体较胖，腰痛时作，头晕耳鸣，面额痤疮，性毛浓密，小便清长，大便时溏；舌淡，苔白，脉沉弱。

治法：温肾助阳，调经助孕。

方药：右归丸（方见崩漏）去肉桂，加补骨脂、淫羊藿。

加减：若患者肾阴亏虚，致肾阴阳两虚，恐其辛热伤肾，去肉桂、附子，加阿胶；兼有月经不至或愆期，为痰湿阻滞脉络所致，可加半夏、陈皮、贝母、香附以理气化痰通络；兼见少腹刺痛不适，月经有血块而块出痛减者，为血滞，可酌加桃仁、红花以活血行滞。

2. 脾虚痰湿证

证候：月经后期、量少色淡，或月经稀发，甚则闭经，形体肥胖，多毛；头晕胸闷，喉间多痰，肢倦神疲，脘腹胀闷；带下量多，婚久不孕；舌体胖大，色淡，苔厚腻，脉沉滑。

治法：化痰除湿，通络调经。

方药：苍附导痰丸（方见月经后期）。

加减：若月经不行，为顽痰闭塞者，可加浙贝母、海藻、石菖蒲软坚散结，化痰开窍；痰湿已化，血滞不行者加川芎、当归活血通络；脾虚痰湿不化者加白术、党参以健脾祛湿；胸膈满闷者加郁金、薤白以行气解郁。

3. 气滞血瘀证

证候：月经后期量少或数月不行，经行有块，甚则经闭不孕；精神抑郁，烦躁易怒，胸胁胀满，乳房胀痛；舌质暗红有瘀点、瘀斑，脉沉弦涩。

治法：理气活血，祛瘀通经。

方药：膈下逐瘀汤（方见月经后期）。

加减：若经血不行者可加牛膝、卷柏、泽兰等行血通经之品；若寒凝血瘀，见小腹凉，四肢不温者，酌加肉桂、巴戟天、石楠叶以温阳通脉。

4. 肝郁化火证

证候：月经稀发、量少，甚则经闭不行，或月经紊乱，崩漏淋漓；毛发浓密，面部痤疮，经前胸胁乳房胀痛，肢体肿胀，大便秘结，小便黄，带下量多，外阴时痒；舌红，苔黄厚，脉沉弦或弦数。

治法：疏肝理气，泻火调经。

方药：丹栀逍遥散（方见月经先期）。

加减：若湿热之邪阻滞下焦，大便秘结者，加大黄清理通便；若肝气不舒，溢乳者，加夏枯草、炒麦芽以清肝回乳；胸胁满痛者，加郁金、王不留行以活血理气；月经不行加生山楂、牡丹皮、丹参以活血通经；若肝经湿热而见月经不行，带下多、阴痒者，可选用龙胆泻肝汤。

（三）辨治小结

多囊卵巢综合征是妇科现代常见病和疑难病，属于内分泌紊乱综合征。由于排卵障碍导致月经紊乱、闭经和不孕，临床表现多属于虚实夹杂，本虚标实之证。病因病机是以脏腑功能失常为本，痰湿、瘀血互结为标。治疗上以滋肾补肾为主，当根据肾虚证、脾虚痰湿证、气滞血瘀证、肝郁化火证的不同证型而分别采取补肾调经、健脾化痰除湿、行气活血、疏肝泻火等法。针药结合治疗在改善症状、调整月经周期和控制体重方面具有较好的疗效。对于迫切要求生育而中医药促排卵未有明显疗效者，应配合西医促排卵治疗，必要时行腹腔镜微创术治疗。

五、西医治疗要点

1. 调整生活方式　对肥胖型多囊卵巢综合征患者，应控制饮食和增加运动以降低体重和缩小腰围，可增加胰岛素敏感性，降低胰岛素、睾酮水平，从而恢复排卵及生育功能。

2. 药物治疗

（1）调节月经周期　定期合理应用药物对控制月经周期非常重要。

1）口服避孕药　常用口服短效避孕药，周期性服用，疗程一般为 3～6 个月，可重复使用。

2）孕激素后半周期疗法　可调节月经并保护子宫内膜，也可以达到恢复排卵效果。

（2）降低血雄激素水平

1）糖皮质类固醇　适用于肾上腺来源或肾上腺和卵巢混合来源者。常用药物为地塞米松，每晚 0.25mg 口服，抑制垂体－肾上腺轴功能。

2）环丙孕酮　为 17-羟孕酮类衍生物，具有强抗雄激素作用。抑制垂体促性腺激素的分泌，降低体内睾酮水平。

3）螺内酯　为醛固酮受体的竞争性抑制剂，常用剂量为每日 40～200mg。

（3）改善胰岛素抵抗　对肥胖或有胰岛素抵抗患者常用胰岛素增敏剂。二甲双胍，常用剂量为每次口服 500mg，每日 2～3 次。

（4）诱发排卵　对有生育要求者在生活方式调整、抗雄激素和改善胰岛素抵抗等基础治疗后进行促排卵。氯米芬为传统一线促排卵药物，氯米芬抵抗患者可给予来曲唑或二线促排卵药物如促性腺激素等。

3. 手术治疗 腹腔镜下卵巢打孔术主要针对运用常规促排卵不效者，在腹腔镜下对多囊卵巢应用电针或激光打孔，每侧卵巢打孔 3 个为宜，并且注意打孔深度和避开卵巢门，可获得 90% 排卵率和 70% 妊娠率。

六、随诊要领

多囊卵巢综合征的治疗是一个长期、反复的过程，需要患者长期配合进行生活方式的管理，一般情况下门诊治疗即可，无须住院治疗，门诊随诊时重点关注以下方面：

1. 问诊 重点询问前次治疗后的病情变化，有无出现新的症状等；问清用药后患者带下情况的改善及对一般情况的影响。

2. 查体要领 重点检查以往阳性体征的变化，以及舌象、脉象变化。

3. 治疗决策 若症状改善者，维持原有治疗，注重生活方式调整，饮食有节，积极锻炼，增强体质。经治疗后病情改善不明显或加重者，详细询问患者饮食生活情况，有无按时服用药物，再次评估病情以适时调整药物。

七、人文关怀

1. PCOS 长期生活管理是治疗与干预的一个不可或缺的环节，主要包括生活方式管理、胰岛素异常管理、高雄激素血症管理。

2. 注意患者精神心理状态，消除其紧张、焦虑情绪，保持良好的精神状态，减轻各方面压力，还需加强监督，自觉改变不良生活习惯。

3. 肥胖型 PCOS 患者，需通过生活方式的改变，合理饮食控制、坚持中强度有氧运动等，减少体质量或防止体质量继续增长，促进短期减肥。

4. 注意家族遗传因素，提高患者对疾病的认知，达到近期治疗目标的同时更需注重远期并发症的发生。

八、预后评估

多囊卵巢综合征因其多态性，异质性，涉及多系统的代谢紊乱。病情复杂，缠绵难愈。一般预后尚可。多数患者病程较长，青春期表现月经稀发、闭经或崩漏；育龄期因为无排卵而影响生育；孕后容易流产，需早期治疗，孕期保胎治疗，及时观察胚胎情况，完善围生期的检查；生育后亦需长期治疗，防止发生糖尿病、子宫内膜癌、乳腺癌等。

九、病案举例

程某，女，30 岁，镇江人。2017 年 3 月初诊。因"月经后期 10 余年，胚停清宫后未避孕未再孕 1 年余"就诊。患者自初潮起月经紊乱，常 40 ～ 90 天一潮，偶半年一潮。2015 年 11 月孕 40 天胚停（未见胎心）行清宫术，术后未避孕至今未再孕。曾外院查基础性激素示血清睾酮高，OGTT 示胰岛素抵抗，阴道 B 超示双侧卵巢多囊样改变，监测基础体温无高温相。月经史：15 岁初潮，4～5 天 /40～90 天，量中偏少，色暗红，夹小血块，无痛经，经前腰酸，小腹凉。25 岁结婚。生育史：0-0-1-0。既往体健，无特殊疾病史及手术史。末次月经 2017 年 2 月 25 日，量色质同平素。刻下：月经周期第 12 天，乳胀，未见明显锦丝状带下，形体肥胖，大便溏，夜寐梦多。舌质红，苔白腻，脉弦细。诊治经过：辨证患者证属肾虚偏阴、心肝气郁、夹有痰湿。按调周大法治疗，先从滋养肾阴，佐以疏肝宁心、温化痰湿论治，滋肾生肝饮合钩藤汤加减。药用：丹参 10g，赤白芍各 10g，炒山药 12g，山萸肉 9g，莲子心 5g，茯苓 10g，续断 10g，菟丝子 10g，钩藤 12g（后下），合欢皮 10g，炒酸枣仁 12g。伴便溏，加煨木香 9g，炒白术 10g；肥胖，加泽泻 10g，夏枯草 10g。10 剂，水煎服，每日 1 剂。嘱患者测 BBT。服药后患者带下增多并见少许锦丝样带下，BBT 单相，夜寐仍欠安，从滋肾助阳、清心安神论治，补天种玉丹合钩藤汤加减。药用：续断 10g，杜仲 10g，鹿角霜 10g，赤白芍各 10g，丹参 10g，丹皮 10g，茯苓神 10g，钩藤 15g（后下），莲子心 5g，酸枣仁 12g，紫石英 15g（先煎），合欢皮 10g。10 剂，水煎服，每日 1 剂。服药后患者 BBT 上升，高温相维持 8 天后月经来潮，小腹不适，大便稀溏，疲劳，夜寐尚可，从健脾滋阴论治，参苓白术散加减。药用：党参 15g，白术 10g，茯苓 10g，广木香 9g，砂仁 3g（后下），白芍 10g，山萸肉 10g，续断 10g，桑寄生 10g，苍术 10g，陈皮 6g，合欢皮 10g。7 剂，水煎服，每日 1 剂。此后按周期调治 4 个月，患者周期规律，30～35 天一潮，排卵期见锦丝样带下，BBT 高温相能维持 10～12 天，治疗 1 年后患者成功妊娠，保胎至 4 个月，于 2019 年 4 月顺产一健康女婴。

各论

第十章　妇科检查与妇产科常用特殊检查

第一节 妇科检查

妇科检查也称盆腔检查，包括外阴、阴道、宫颈、宫体及双侧附件检查。

一、基本要求

（一）注意事项

1.检查者应做到态度严肃，语言亲切，检查仔细，动作轻柔。检查前应告知患者盆腔检查可能引起不适，不必紧张并尽可能放松腹肌。

2.除尿失禁患者外，检查前应嘱患者排空膀胱，必要时导尿。大便充盈者应在排便或灌肠后进行检查。

3.应避免于经期进行盆腔检查，若为阴道异常出血则必须检查。检查前应先消毒外阴，并使用无菌手套及器械，以防发生感染。

4.置于臀部下方的垫单或纸单应一人一换，以免交叉感染。

5.患者取膀胱截石位，臀部置于台缘，头部略抬高，两手平放于身旁，以使腹肌松弛。检查者面向患者，立在患者两腿之间。危重患者不宜搬动时可在病床上检查。

6.对无性生活史者禁行阴道窥器检查及双合诊检查，应行直肠–腹部诊。确有检查必要时，应先征得患者及其家属同意，方可进行。男医生检查患者时，需有其他医护人员在场。

7.疑有盆腔内病变的腹壁肥厚、高度紧张不合作者，若盆腔检查不满意时，可在麻醉下进行盆腔检查，或改用超声检查。

（二）操作前准备

一次性会阴垫、阴道扩张器（窥器）、无菌手套。

二、检查方法及步骤

（一）外阴部检查

观察外阴发育及阴毛多少和分布情况，有无畸形、皮炎、溃疡、赘生物或肿块，注意皮肤和黏膜色泽及质地变化，有无增厚、变薄或萎缩。分开小阴唇，暴露阴道前庭，观察尿道口和阴道口。查看尿道口周围黏膜色泽及有无赘生物。无性生活的处女膜一般完整未破，其阴道口勉强可容示指；已有性生活的阴道口能容两指通过；经产妇的处女膜仅余残痕或可见会阴后一侧切瘢痕。检查时还应让患者用力向下屏气，观察有无阴道前壁或后壁膨出、子宫脱垂或尿失禁等。

（二）阴道窥器检查

应根据患者阴道宽窄选用大小合适的阴道窥器。

1. 放置和取出　放置阴道窥器时，应先将窥器两叶前端合并，表面涂润滑剂以利插入，避免损伤。拟行宫颈细胞学检查或取阴道分泌物进行涂片检查时，为避免影响涂片结果，不应用润滑剂，改用生理盐水。放置窥器时，检查者用一手拇指、示指分开两侧小阴唇，暴露阴道口，另一手将窥器避开敏感的尿道周围区，斜行沿阴道侧后壁缓慢插入阴道内，边推进边将窥器两叶转正并逐渐张开，暴露宫颈、阴道壁和穹隆部。取出窥器前，先将窥器两叶合拢再沿阴道侧后壁缓慢取出。

2. 视诊

（1）检查阴道　观察阴道前后壁和侧壁黏膜颜色、皱襞多少，是否有阴道隔或双阴道等先天畸形，有无溃疡、赘生物或囊肿等。注意阴道内分泌物量、色泽、性质、有无臭味。阴道分泌物异常者应进行滴虫、假丝酵母菌、淋病奈瑟菌及线索细胞等检查。

（2）检查宫颈　暴露宫颈后，观察宫颈大小、颜色、外口形状，有无出血、肥大、糜烂样改变、撕裂、外翻、腺囊肿、息肉、赘生物，宫颈管内有无出血或分泌物。同时可采集宫颈外口鳞-柱交接部脱落细胞行宫颈细胞学检查和 HPV 检测。

（三）双合诊

1. 检查者一手的两指或一指放入阴道，另一手在腹部配合检查，称为双合诊。目的在于检查阴道、宫颈、宫体、输卵管、卵巢、宫旁结缔组织及盆腔内壁有无异常。

2. 检查者戴无菌手套，一手示指、中指涂润滑剂，顺阴道后壁轻轻插入，检查阴道通畅度、深度、弹性，有无畸形、瘢痕、肿块及阴道穹隆情况。再扪触宫颈大小、形状、硬度及宫颈外口情况，有无接触性出血。随后检查宫体，将阴道内两指放在宫颈后方，另一手掌心朝下手指平放在患者腹部平脐处，当阴道内手指向上向前方抬举宫颈时，腹部手指往下往后按压腹壁，并逐渐向耻骨联合部位移动，通过内、外手指同时分别抬举和按压，相互协调，即可扪清子宫位置、大小、形状、软硬度、活动度及有无压痛。子宫位置一般是前倾略前屈。"倾"指宫体纵轴与身体纵轴的关系。若宫体朝向耻骨，称前倾；当宫体朝向骶骨，称后倾。"屈"指宫体与宫颈间的关系。若两者间的纵轴形成的角度朝向前方，称为前屈；形成的角度朝向后方，称为后屈。扪清子宫情况后，将阴道内两指由宫颈后方移至一侧穹隆部，尽可能往上向盆腔深部扪触。与此同时，另一手从同侧下腹壁髂嵴水平开始，由上往下按压腹壁，与阴道内手指相互对合，以触摸该侧附件区有无肿块、增厚或压痛。若扪及肿块，应查清其位置、大小、形状、软硬度、活动度、与子宫的关系及有无压痛等。正常卵巢偶可扪及，触后稍有酸胀感。正常输卵管不能扪及。

（四）三合诊

经直肠、阴道、腹部联合检查，称为三合诊。双合诊检查结束后，一手示指放入阴道，中指插入直肠以替代双合诊时的两指，其余检查步骤与双合诊相同，是对双合诊检查不足的重要补充。通过三合诊可扪清后倾或后屈子宫大小，发现子宫后壁、宫颈旁、直肠子宫陷凹、宫骶韧带及盆腔后部病变，估计盆腔内病变范围及其与子宫或直肠的关系，特别是癌肿与盆壁的关系，以及扪诊阴道直肠隔、骶骨前方或直肠内有无病变。所以三合诊在生殖器官肿瘤、结核、子宫内膜异位症、炎症的检查时尤显重要。

（五）直肠－腹部诊

1. 检查者一手示指伸入直肠，另一手在腹部配合检查，称直肠－腹部诊。适用于无性生活史、阴道闭锁或有其他原因不宜行双合诊的患者。

2. 行双合诊、三合诊或直肠－腹部诊时，除应按常规操作外，掌握下述各点有利于检查的顺利进行：当两手指放入阴道后，患者感疼痛不适时，可单用示指替代双指进行检查；三合诊时，在将中指伸入肛门时，嘱患者像解大便一样同时用力向下屏气，使肛门括约肌自动放松，可减轻患者疼痛和不适感；若患者腹肌紧张，可边检查边与患者交谈，使其张口呼吸而使腹肌放松；当检查者无法查明盆腔内解剖关系时，继续强行扪诊，不但患者难以耐受，且往往徒劳无益，此时应停止检查。待下次检查时，多能获得满意结果。

三、记录

盆腔检查结束后，应将检查结果按解剖部位先后顺序记录：

外阴：发育情况及婚产式（未婚、已婚未产或经产式）。有异常发现时，应详加描述。

阴道：是否通畅，黏膜情况，分泌物量、色、性状及有无气味。

宫颈：大小、硬度，有无糜烂样改变、撕裂、息肉、腺囊肿，有无接触性出血、举痛及摇摆痛等。

宫体：位置、大小、硬度、活动度，表面是否平整，有无突起，有无压痛等。

附件：有无块物、增厚或压痛。若扪及块物，记录其位置、大小、硬度，表面光滑与否，活动度，有无压痛，以及与子宫及盆壁关系。左右两侧情况分别记录。

第二节　妇产科常用特殊检查

一、基础体温测定

基础体温（basal body temperature，BBT）是机体处于最基本情况下的体温，反映机体在静息状态下的能量代谢水平。

（一）测定方法

每晚睡前将体温表水银柱调至 36℃以下，并将其放在伸手可取的地方。次日清晨醒后，不讲话、不活动，将体温表放于舌下，测口腔温度 5 分钟，每日测量时间最好固定，并最好能保持 6～8 小时睡眠。将测得结果逐日记录于基础体温单上，连成曲线，并将生活中有关情况，如月经期、性生活、失眠、感冒等可影响体温的因素及治疗用药都记录在基础体温单上。一般需连续测量至少 3 个周期。

（二）临床应用

1. 指导避孕与受孕　育龄期妇女，排卵期在下次月经来潮前的 14 天左右。基础体温上升 4 日后可肯定已排卵，此时至月经来潮前的 10 天称安全期。基础体温上升前后 2～3 日是排卵期的范围，易受孕，称易孕期。因此可指导避孕及受孕。

2. 协助诊断妊娠　妊娠后由于妊娠黄体的作用，雌孕激素水平均增高，故基础体温于排卵后持续升高。若基础体温上升持续 3 周以上，则提示有妊娠可能。在孕早期 BBT 曲线渐渐下降，则示黄体功能不足或胎盘功能不良，有流产倾向。

3. 协助诊断　无排卵性异常子宫出血者基础体温为单相。排卵性异常子宫出血，可以基础体温上升持续时间、体温高低、下降方式来推断黄体功能状态。若黄体期短于 11 日，属黄体过早萎缩；若持续时间虽正常，但体温上升幅度＜ 0.3℃，可能是黄体发育不良，黄体酮分泌不足；若基础体温虽为双相，但下降缓慢，为黄体萎缩过程延长，则可导致子宫内膜不规则脱落。

4. 检查不孕原因　可了解有无排卵及黄体功能情况。

5. 辅助诊断闭经发病部位　如基础体温为双相，则闭经的病变部位在子宫；基础体温为单相，则闭经的病变部位可能在卵巢或垂体、下丘脑。

二、女性内分泌激素测定

女性内分泌激素主要包括下丘脑促性腺激素释放激素，垂体分泌的 FSH、LH 及催乳素，卵巢分泌的雌激素、孕激素、雄激素，胎盘合体滋养细胞产生的绒毛膜促性腺激素及胎盘催乳素等。各类激素在中枢神经系统的影响及各器官间的相互作用下，可协同发挥其正常的生殖生理功能。

（一）下丘脑促性腺激素释放激素（GnRH）测定

GnRH 由下丘脑释放。由于外周血中 GnRH 含量很少，半期衰短，测定困难。目前采用 GnRH 兴奋试验与氯米芬试验了解下丘脑和垂体的功能及其生理病理状态。

1. GnRH 兴奋试验

（1）方法　上午 8 时（不需禁食）静脉注入 LHRH100μg（溶于 5mL 生理盐水中），分别于注射前和注射后 15 分钟、30 分钟、60 分钟和 90 分钟抽取静脉血 2mL 以测定 LH 的含量。

（2）结果分析　①正常反应：若 LH 值比基值升高 2～3 倍，高峰出现在注射后 15～30 分钟，说明垂体功能完好。②活跃反应：峰值比基值升高 5 倍。③延迟反应：峰值出现时间迟于正常反应时的出现时间。④无反应或低弱反应：注入 LHRH 后 LH 值无变化，一直处于低水平或稍有上升但不足基值的 2 倍。

（3）临床意义　GnRH 刺激试验呈正常反应，提示青春期延迟；呈无反应或低弱反应，提示垂体功能减退，如希恩综合征、垂体手术或放疗致垂体组织破坏等；若 LH/FSH > 3，GnRH 刺激试验呈活跃反应，提示多囊卵巢综合征；LH、FSH 基值均 > 30U/L，GnRH 刺激试验呈活跃反应，提示卵巢功能不全。

2. 氯米芬试验　氯米芬即克罗米芬，是一种具有弱雌激素作用的非甾体类雌激素拮抗剂，可与下丘脑雌、雄激素受体结合，阻断性激素对下丘脑和 / 或垂体的负反馈作用，从而引起 GnRH 的释放。除了兴奋下丘脑 GnRH 释放外，氯米芬还有促排卵作用。该试验可以评估闭经患者下丘脑 – 垂体 – 卵巢轴的功能，鉴别下丘脑和垂体病变。

（1）方法　受试者从月经周期第 5 天开始，每天口服氯米芬 50～100mg，连服 5 天。分别在服药第 1、3、5 天检测 LH、FSH 水平，服药第 3 周或经前检测黄体酮。

（2）结果分析　服药后 LH 可增加 85%，FSH 可增加 50%，停药后 LH、FSH 即下降；若停药后 5～9 天 LH 上升达排卵前水平，为氯米芬诱发排卵导致的排卵型反应；若停药后 20 天不再出现 LH 上升为无反应。

（3）临床意义　GnRH 刺激试验呈正常反应，而氯米芬试验无反应，提示下丘脑病变。

（二）垂体促性腺激素测定

腺垂体促性腺激素细胞在下丘脑 GnRH、卵巢激素和抑制素协同作用下分泌促性腺激素 FSH 和 LH。FSH 的生理作用主要是促卵泡成熟和分泌雌激素，LH 的生理作用主要是促排卵和黄体形成，使黄体分泌孕激素和少量雌激素。

1. 正常范围　血中 FSH 和 LH 的正常值各实验室给出的范围存在一定差异，激素单位也不尽一致（见表 10-1）。

表 10–1　血 FSH 和 LH 的参考值

分期	FSH（mU/mL）	LH（mU/mL）
卵泡期	2.5 ～ 10.2	1.9 ～ 12.5
排卵期	3.4 ～ 33.4	8.7 ～ 76.3
黄体期	1.5 ～ 9.1	0.5 ～ 16.9
妊娠期	0 ～ 0.3	0 ～ 1.5
绝经期	23 ～ 116.3	15.9 ～ 54

2. 临床意义

（1）协助判断闭经原因　FSH 及 LH 水平低于正常值，提示闭经原因在腺垂体或下丘脑。LH 水平明显升高，表明病变在下丘脑；LH 水平不增高，病变在腺垂体；FSH 及 LH 水平均高于正常，病变在卵巢。

（2）了解排卵情况　测定 LH 峰值，可以估计排卵时间和了解排卵情况，有助于不孕症的治疗及研究避孕药物的作用机制。

（3）协助诊断多囊卵巢综合征　测定 LH/FSH 比值，如 LH/FSH > 3，表明 LH 呈高值，FSH 处于低水平，有助于诊断多囊卵巢综合征。

（4）诊断性早熟　有助于区分真性和假性性早熟。真性性早熟由促性腺激素分泌增多引起，FSH 及 LH 呈周期性变化；假性性早熟，FSH 及 LH 水平较低，且无周期性变化。

（三）垂体催乳素测定

催乳素（PRL）是腺垂体分泌的一种多肽蛋白激素，主要受下丘脑催乳素抑制激素（如多巴胺）和催乳素释放激素的双重调控。PRL 的主要功能是与卵巢激素共同作用促进分娩前乳腺导管和腺体发育及泌乳。血中 PRL 水平可于睡眠、进食、哺乳、性交、应激等情况下升高，也可受某些药物影响而升高。测定和判断结果时必须考虑上述因素可能造成的影响。以上午 10 时抽血测定的结果最稳定。

1. 正常范围　血 PRL 的正常值：非妊娠期 59 ～ 619mU/L，妊娠期 206 ～ 4420mU/L，绝经期 0 ～ 430mU/L。

2. 临床意义

（1）鉴别诊断　闭经、不孕及月经失调者可测定 PRL，以除外高催乳素血症。

（2）垂体肿瘤　伴 PRL 异常增高时，要考虑垂体催乳素瘤。

（3）PRL 水平升高　还见于性早熟、原发性甲状腺功能低下、卵巢早衰、黄体功能不足、长期哺乳、神经精神刺激、药物影响（如避孕药、利血平、氯丙嗪、大量雌激素等）。

（4）PRL 水平降低　多见于垂体功能减退、单纯性催乳素分泌缺乏症。

（四）卵巢性激素测定

1. 雌激素　雌激素主要由卵巢、胎盘产生，少量由肾上腺产生。包括雌酮（E_1）、雌二醇（E_2）及雌三醇（E_3），雌激素的生物活性以雌二醇最强，是卵巢产生的主要激素之一，对维持女性生殖功能及第二性征有重要作用。绝经后妇女以雌酮为主，主要来自肾上腺皮质分泌的雄烯二酮，在外周转化为雌酮。雌三醇是雌酮和雌二醇的代谢产物。妊娠期间，胎盘产生大量雌三醇，测血或尿中雌三醇水平，可反映胎儿–胎盘功能状态。

（1）正常范围（见表10-2）

表 10-2　血 E_2 的参考值

分期	E_2（pmol/L）	妊娠时期	E_3（nmol/L）
卵泡期	71.6 ~ 529.2	妊娠 24 ~ 28 周	104 ~ 594
排卵期	234.5 ~ 1309.1	妊娠 29 ~ 32 周	139 ~ 763
黄体期	204.8 ~ 786.1	妊娠 33 ~ 36 周	208 ~ 972
绝经期	0 ~ 118.2	妊娠 37 ~ 40 周	278 ~ 1215

（2）临床意义

1）监测卵巢功能　测定血 E_2 或 24 小时尿总雌激素水平。

①判断闭经原因：雌激素水平符合正常的卵巢周期变化应考虑为子宫性闭经。雌激素水平偏低，闭经可能由于原发或继发卵巢功能低下，或药物影响而致卵巢功能抑制，也可见于下丘脑–垂体功能失调、高催乳素血症等。

②诊断有无排卵：雌激素无周期性变化提示无排卵。

③监测卵泡发育：药物促排卵时，需严密监测卵泡的发育。E_2 是重要的观测指标之一。

④诊断女性性早熟：临床多以 8 周岁前出现女性第二性征发育、血 E_2 水平 > 275pmol/L 作为诊断指标之一。

⑤协助诊断其他疾病：卵巢颗粒细胞瘤、卵泡膜细胞瘤或使用促排卵药物时，雌激素可达到甚或高于正常参考值。肝硬化或肾上腺皮质增生等可以影响雌激素的降解、灭活，或增加其生成、转化，也可导致雌激素水平异常升高。

2）监测胎儿–胎盘单位功能　孕妇尿 E_3 含量可反映胎儿–胎盘功能状态。妊娠 29 周孕妇尿中 E_3 迅速增加，正常足月妊娠时孕妇尿 E_3 排出量平均为 88.7nmol/24h。孕 36 周后尿 E_3 排出量连续多次均 < 37nmol/24h 或骤减 30% ~ 40%，提示胎盘功能减退；E_3 < 22.2nmol/24h 或骤减 50% 以上，表明胎盘功能显著减退。

2. 孕激素　孕激素由卵巢、胎盘及肾上腺皮质产生。孕酮的作用主要是进一步使子宫内膜增厚、血管和腺体增生，利于胚胎着床；降低母体免疫排斥反应；防止子宫收缩，使子宫在分娩前处于静止状态；同时孕酮还有促进乳腺腺泡导管发育，为泌乳作准备的作用。孕酮缺乏时可引起早期流产。女性体内孕激素主要由卵巢、胎盘和肾上腺皮质产生，多以孕酮（P）形式存在。孕酮可随卵巢周期性变化而变化，卵泡期P水平极低，排卵后1周血浓度达峰值，月经前4日逐渐下降至卵泡期水平。妊娠时P水平随孕程而上升，早孕阶段，P主要来自卵巢妊娠黄体，在妊娠中晚期，P主要来自胎盘。

（1）正常范围（见表10-3）

表 10-3　血 P 的参考值

时期	P（nmol/L）
卵泡期	0.15 ～ 1.4
黄体期	3.34 ～ 25.56
绝经期	0 ～ 0.73
早期妊娠	35.68 ～ 286.2
中期妊娠	81.25 ～ 284.29
晚期妊娠	153.91 ～ 343.5

（2）临床意义

1）监测排卵　P > 15.6nmol/L 提示有排卵，若 P 水平符合有排卵，且无其他原因的不孕患者，需配合 B 超监测排卵，以排除黄素化未破裂卵泡综合征。无排卵、排卵障碍或药物抑制排卵等均可见 P 水平下降。

2）了解黄体的功能　黄体期 P 值低于正常提示黄体功能不足，月经来潮 4 ～ 5 日仍高于生理水平提示黄体萎缩不全。

3）观察胎盘功能　妊娠 12 周左右，胎盘取代妊娠黄体分泌 P。胎盘功能减退时，P 水平下降。

4）判断异常妊娠　异位妊娠时，血 P 水平较低，如 P > 78nmol/L，基本可排除异位妊娠；若单次血 P ≤ 15.6nmol/L，则提示死胎；先兆流产患者，若血 P 呈下降趋势，则有难免流产的可能。

3. 雄激素测定　女性体内雄激素主要有睾酮及雄烯二酮，来自卵巢及肾上腺皮质。睾酮主要由卵巢和肾上腺分泌的雄烯二酮转化而来。雄烯二酮 50% 来自卵巢，50% 来肾上腺，其生物活性介于活性很强的睾酮和活性很弱的脱氢表雄酮之间。血清中的脱氢表雄酮主要由肾上腺皮质产生。绝经后肾上腺是产生雄激素的主要部位。

（1）正常范围　血中雄激素的正常值：女性体内雄激素由卵巢及肾上腺皮质分泌，正常参考值为 0.5 ～ 2.6nmol/L。

（2）临床意义

1）协助诊断卵巢男性化肿瘤　短期内进行性加重的雄激素过多症状往往提示卵巢男性化肿瘤。

2）多囊卵巢综合征　病人血清雄激素可能正常，也可能升高。若治疗前雄激素水平升高，治疗后应下降，可作为评价疗效的指标之一。

3）肾上腺皮质增生或肿瘤　血清雄激素异常升高。

4）两性畸形的鉴别　男性假两性畸形及真两性畸形，睾酮水平在男性正常范围内；女性假两性畸形则在女性正常范围内。

5）女性多毛症　若睾酮水平正常时，多考虑毛囊对雄激素敏感所致。

6）检测药物影响　应用睾酮或具有雄激素作用的内分泌药物如达那唑等，用药期间有时需进行雄激素测定。

7）高催乳激素血症　有雄激素过高的症状和体征，常规雄激素测定在正常范围者，应测定血催乳激素。

4. 人绒毛膜促性腺激素测定　人绒毛膜促性腺激素（HCG）是由合体滋养细胞分泌的一种糖蛋白激素。在受精后开始少量分泌。在妊娠早期分泌量增快，1.7～2日即增长1倍，至妊娠8～10周血清浓度达到最高峰，持续1～2周后迅速下降，妊娠中晚期血清浓度仅为峰值的10%，持续至分娩。分娩后若无胎盘残留，约在产后2周内消失。妊娠滋养细胞疾病、生殖细胞肿瘤，以及肺、肾上腺和肝脏恶性肿瘤也可产生β-HCG。

（1）正常范围　血中β-HCG的正常值相同的妊娠周数，不同孕妇血中β-HCG水平个体差异较大（见表10-4）。

表 10-4　血 β-HCG 的参考值

时期	β-HCG（U/L）
非妊娠妇女	< 10
妊娠 1～2 周	50～500
妊娠 2～3 周	100～5000
妊娠 3～4 周	500～10000
妊娠 4～5 周	1000～50000
妊娠 5～6 周	10000～100000
妊娠 6～8 周	15000～200000
妊娠 8～12 周	10000～100000

（2）临床意义

1）诊断早期妊娠　血、尿HCG测定可用于早早孕诊断。既往月经规则，有性生活的女性出现停经后，尿妊娠试验阳性或血β-HCG水平升高，提示妊娠。

2）诊断异位妊娠　血β-HCG维持在低水平，且48小时无倍增，应怀疑异位妊娠。

3）滋养细胞肿瘤的诊断和监测

①葡萄胎和侵蚀性葡萄胎：血β-HCG通常＞100kU/L，且子宫达到或超过12

周妊娠大小，血 β-HCG 维持高水平不下降，提示葡萄胎。葡萄胎清宫术后，血 β-HCG 应大幅度下降，且在清宫后的 16 周应为阴性；若下降缓慢或下降后又上升，或 16 周未转阴者，排除宫腔内残留组织则可能为侵蚀性葡萄胎。血 β-HCG 是侵蚀性葡萄胎疗效监测的最主要指标。血 β-HCG 下降与疗效呈一致性。

②绒毛膜癌：HCG 是绒毛膜癌诊断和活性滋养细胞监测的唯一实验室指标，HCG 下降与治疗有效性一致，尿 HCG < 50U/L 及血 β-HCG < 3.1μg/L 为阴性标准，治疗后临床症状消失，β-HCG 每周检查 1 次，连续 3 次阴性者可视为近期治愈。

③性早熟和肿瘤：最常见的是下丘脑或松果体胚细胞的绒毛膜上皮瘤或肝胚细胞瘤及卵巢无性细胞瘤、未成熟畸胎瘤分泌 HCG 导致性早熟。血浆甲胎蛋白升高是肝胚细胞瘤的标志。分泌 HCG 的肿瘤还见于肠癌、肝癌、肺癌、卵巢腺癌、胰腺癌、胃癌，可引起成年妇女月经紊乱，因此成年妇女突然发生月经紊乱伴血 β-HCG 升高时应考虑到上述肿瘤异位分泌。

三、女性肿瘤标记物检查

（一）抗癌原 125（CA125）

1. 正常范围 多选用放射免疫方法（RIA）和酶联免疫法（ELISA）测定。常用血清检测阈值为 0 ~ 35U/mL。

2. 临床意义

（1）诊断卵巢恶性肿瘤、监测疗效及预测预后

1）诊断 CA125 是目前世界上应用最广泛的卵巢上皮性肿瘤标记物，于多数卵巢浆液性囊腺癌患者中表达阳性，一般阳性准确率可达 80% 以上。

2）监测疗效 相当敏感。有效的手术切除及成功的化疗后，血浆 CA125 水平可明显下降。血浆 CA125 高水平持续不降，预示术后肿瘤残留、复发或恶化；CA125 水平可反映肿瘤大小，但血浆 CA125 降至正常水平却不能排除直径小于 1cm 肿瘤的存在；血浆 CA125 的水平在治疗后明显下降者，如在治疗开始后下降 30%，或在 3 个月内降至正常，视为有效。

3）预后 经治疗，CA125 水平持续升高或一度降到正常水平，随后再次升高，复发转移概率可明显上升，一般认为，持续 CA125 > 35U/mL，在 2 ~ 4 个月内复发危险性最大，复发率可达 92.3%，即使二次探查未发现肿瘤，很可能在腹膜后淋巴结群和腹股沟淋巴结已有转移。

（2）诊断其他肿瘤 CA125 对宫颈腺癌及子宫内膜癌的诊断也有一定敏感性，对原发性腺癌，其敏感度为 40% ~ 60%，而对腺癌的复发诊断敏感性达 60% ~ 80%。CA125 的测定值还与子宫内膜癌的分期有关，当 CA125 > 40U/mL 时，有 90% 肿瘤可能已侵及子宫浆肌层。

（3）鉴别诊断 子宫内膜异位症、盆腔炎性疾病者血 CA125 水平也可增高，但很

少超过 200kU/L。

（二）NB70/K

1. 正常范围 测定 NB70/K 多选用单克隆抗体 RIA 法，正常血清检测阈值为 50AU/mL。

2. 临床意义 NB70/K 对卵巢上皮性肿瘤敏感性可达 70%。50% 早期卵巢癌患者血中可检出阳性。NB70/K 对黏液性囊腺瘤也可表达阳性，实验证明，NB70/K 与 CA125 的抗原决定簇不同，因此临床中可互补检测，提高肿瘤检出率，特别对卵巢癌早期诊断有益。

（三）糖链抗原 19-9（CA19-9）

1. 正常范围 测定方法有单抗或双抗 RIA 法，血清正常值为 0 ~ 37U/mL。

2. 临床意义 CA19-9 是由直肠癌细胞系相关抗原制备的单克隆抗体，除对消化道肿瘤如胰腺癌、结肠直肠癌、胃癌及肝癌有标志作用外，卵巢黏液性囊腺癌阳性表达率亦可达 76%，卵巢上皮性肿瘤也有约 50% 的阳性表达，而浆液性肿瘤则为 27%。子宫内膜癌及宫颈管腺癌也可呈阳性。

（四）甲胎蛋白（AFP）

1. 正常范围 常用 RIA 或 ELISA 方法检测，检测阈值为 10 ~ 20μg/L。

2. 临床意义 AFP 是属于胚胎期的蛋白产物，但在出生后部分器官恶性病变时，机体可以恢复合成 AFP 的能力，如肝癌细胞和卵巢的生殖细胞肿瘤都有分泌 AFP 的能力。在卵巢生殖细胞肿瘤中，相当一部分类型肿瘤 AFP 水平明显升高。如卵黄囊瘤（内胚窦瘤）患者血浆 AFP 水平常 > 1000μg/L，卵巢胚胎性癌和未成熟畸胎瘤血浆 AFP 水平也可升高，部分也可 > 1000μg/L。手术及化疗后，上述肿瘤患者血浆 AFP 可转阴或消失，若患者 AFP 持续 1 年阴性，多无复发；若 AFP 升高，即使无临床症状，也可能有隐性复发或转移，应严密随访，及时治疗。因此，AFP 对卵巢恶性生殖细胞肿瘤尤其是内胚窦瘤的诊断及监视有较高价值。

（五）癌胚抗原（CEA）

1. 正常范围 多采用 RIA 和 ELISA 测定法。血浆正常阈值因测定方法不同而不同，一般低于 2.5ng/mL。在测定时应设定正常曲线，CEA > 5ng/mL 时，一般可视为异常。

2. 临床意义 CEA 属于一种肿瘤胚胎抗原，属糖蛋白，胎儿胃肠道及某些组织细胞有合成 CEA 的能力，出生后血含量甚微。多种恶性肿瘤，如直肠癌、胃癌、乳腺癌、子宫颈癌、子宫内膜癌、卵巢上皮性癌、阴道及外阴癌等均可表达阳性，因此，CEA 对肿瘤类别无特异性标志功能。在妇科恶性肿瘤中，肿瘤的恶性程度不同，其

CEA 阳性率也不同。卵巢黏液性囊腺癌 CEA 阳性率最高，其次为 Brenner 瘤，子宫内膜样癌及透明细胞癌也有较高的 CEA 表达水平；浆液性肿瘤阳性率相对较低。实验室检测结果，卵巢黏液性良性肿瘤 CEA 阳性率为 15%，交界性肿瘤为 80%，而恶性肿瘤可为 100%。50% 的卵巢癌患者血浆 CEA 水平持续升高，尤其黏液性低分化癌最为明显。血浆水平持续升高的患者常发展为复发性卵巢肿瘤，且生存时间短。借助 CEA 测定手段，动态监测跟踪各种妇科肿瘤的变化和观察治疗效果有较高临床价值。

（六）鳞状细胞癌抗原（SCCA）

1. 正常范围 通用测定方法为 RIA 和 ELISA，也可采用化学发光法，其敏感度可大大提高。血浆 SCCA 正常阈值为 0 ～ 1.5μg/L。

2. 临床意义 SCCA 是从宫颈鳞状上皮细胞癌分离制备得到的一种肿瘤糖蛋白相关抗原。SCCA 对绝大多数鳞状上皮细胞癌均有较高特异性。70% 以上的宫颈鳞癌患者血浆 SCCA 升高，而宫颈腺癌仅有 15% 左右升高，对外阴及阴道鳞状上皮细胞癌敏感性为 40% ～ 50%。SCCA 的血浆水平与宫颈鳞癌患者的病情进展及临床分期有关，若肿瘤明显侵及淋巴结，SCCA 明显升高。当患者接受彻底治疗痊愈后，SCCA 水平持续下降。SCCA 还可作为子宫颈癌患者疗效评定的指标之一，化疗后 SCCA 持续上升，提示对此化疗药物不敏感，应更换化疗方案或改用其他治疗方法。SCCA 对复发癌的预示敏感性可达 65% ～ 85%，而且在影像学方法确定前 3 个月，SCCA 水平就开始持续升高。因此，SCCA 可助肿瘤患者判断预后，监测病情发展。

（七）人睾丸分泌蛋白 4（human epididymis protein 4，HE4）

1. 正常范围 采用标准试剂盒检测。常用血清检测阈值为 0 ～ 150pmol/L。

2. 临床意义

（1）HE4 是继 CA125 之后被高度认可的上皮性卵巢癌又一标记物。在正常卵巢表面上皮不表达，而在浆液性卵巢癌和子宫内膜样卵巢癌中高表达，因此，HE4 和 CA125 在上皮性卵巢癌的早期诊断、病情监测和术后复发监测及良恶性鉴别诊断中具有较高价值。

（2）HE4 对子宫内膜癌分期和分化程度诊断有一定敏感性。

四、生殖道细胞学检查

女性生殖道细胞通常包括阴道、宫颈管、子宫及输卵管的上皮细胞。临床上常通过阴道脱落上皮细胞检查反映其生理及病理变化。生殖道脱落细胞主要来自阴道上段和宫颈阴道部，也可来源于子宫、输卵管、卵巢及腹腔上皮。生殖道上皮细胞受卵巢激素影响具有周期性变化，妊娠期亦有变化。因此，检查阴道脱落细胞可反映体内性激素水平，又可协助诊断生殖器不同部位的恶性肿瘤及观察其治疗效果。生殖道脱落细胞检查找到恶性细胞也只能作为初步筛选，不能定位，需要进一步检查才能确诊。

（一）生殖道细胞学检查取材、制片及相关技术

1. 涂片种类及标本采集 采集标本前 24 小时内禁止性生活、阴道检查、阴道灌洗及用药，取标本的用具必须无菌干燥。

（1）阴道涂片 主要了解卵巢或胎盘功能。已婚妇女一般用干燥木刮板在阴道侧壁上 1/3 处轻轻刮取分泌物及细胞，避免将深层细胞混入影响诊断；对无性生活的妇女，阴道分泌物较少，可用无菌棉签先蘸生理盐水湿润，伸入阴道侧壁上 1/3 处涂抹，取出棉签，薄而均匀地涂于玻片上，并置于 95% 乙醇中固定。

（2）宫颈刮片 是筛查早期子宫颈癌的重要方法。取材应在宫颈外口鳞 - 柱状上皮交接处。该方法获取细菌数目较少，制片也较粗劣，故多推荐涂片法。

（3）宫颈管涂片 是筛查早期子宫颈癌的重要方法。先将宫颈表面分泌物拭净，用小型刮板进入宫颈管内，轻轻刮取一周制涂片，还可使用"细胞刷"刮取宫颈管上皮。将"细胞刷"置于宫颈管内，达宫颈外口上方 10mm 左右，在宫颈管内旋转 360°后取出，旋转"细胞刷"将附着于小刷子上的标本均匀地涂布于玻片上，或立即固定或洗脱于保存液中。小刷子的摩擦力可使上皮细胞脱落，取材效果优于棉拭子。

（4）宫腔吸片 怀疑有宫腔内恶性病变时，可采用宫腔吸片，较阴道涂片及诊刮阳性率高。选择直径 1 ～ 5mm 不同型号塑料管，一端连于干燥消毒的注射器，用长镊将塑料管另一端送入宫腔内达宫底部，上下左右转动方向，用注射器轻轻抽吸，将吸出物涂片、固定、染色。取出吸管时停止抽吸，以免将宫颈管内容物吸入。宫腔吸片标本中可能含有输卵管、卵巢或盆腹腔上皮细胞成分；亦可用宫腔灌洗法，用注射器将 10mL 无菌 0.9% 氯化钠注射液注入宫腔，轻轻抽吸洗涤内膜面，然后收集洗涤液，离心后取沉渣涂片，此法简单，取材效果好，特别适合绝经后出血妇女，与诊刮效果相比，患者痛苦小，易于接受，但取材不够全面。

2. 染色方法 细胞学染色方法有多种，如巴氏染色法、邵氏染色法及其他改良染色法。常用巴氏染色法，该法可用于检查雌激素水平及筛查癌细胞。

3. 辅助诊断技术 随着分子生物技术不断发展，细胞学辅助诊断技术可采用免洗细胞化学、原位杂交技术、影像分析、流式细胞仪测量及自动筛选或人工智能系统协助诊断。

（二）正常生殖道脱落细胞的形态特征

1. 鳞状上皮细胞 阴道及宫颈阴道部上皮的鳞状细胞相仿，为非角化性分层鳞状上皮。上皮细胞分为表层、中层及底层，其生长与成熟受卵巢雌激素影响。女性一生中不同时期及月经周期中不同时间，各层细胞比例均不相同，细胞由底层向表层逐渐成熟。鳞状细胞的成熟过程是：细胞由小逐渐变大；细胞形态由圆形变为舟形、多边形；胞浆染色由蓝变为粉染；胞浆由厚变薄；胞核由大变小，由疏松变为致密。

（1）底层细胞 按细胞形态、大小及胞浆多少可分为：①内底层细胞，只含一层

基底细胞，是鳞状上皮细胞再生的基础，细胞呈圆形或椭圆形，细胞小，为中性粒细胞的 4～5 倍，巴氏染色胞浆蓝染，胞核大而圆。育龄妇女卵巢功能正常时不出现，仅在哺乳期、闭经后，阴道高度萎缩或创伤、糜烂时才出现。②外底层细胞：为 3～7 层细胞。圆形，比内底层细胞大，为中性粒细胞的 8～10 倍，巴氏染色细胞质淡蓝；核为圆形或椭圆形，核质比例 1：（2～4）。卵巢功能正常时，涂片中很少出现。

（2）中层细胞　是鳞状上皮中最厚的一层。接近底层者细胞呈舟状；接近表层者细胞大小与形状接近表层细胞。胞浆巴氏染色淡蓝，根据储存的糖原多寡，可有多量嗜碱性染色或半透明细胞质；核小，为圆形或卵圆形，染色质疏松为网状，核质比例约为 1：10。

（3）表层细胞　细胞大，为多边形，胞浆薄、透明；胞浆粉染或淡蓝，核小固缩。核固缩是鳞状细胞成熟的最后阶段。表层细胞是育龄妇女宫颈涂片中最常见的细胞。

2. 柱状上皮细胞　分为宫颈黏膜细胞及子宫内膜细胞。

（1）宫颈黏膜细胞　有黏液细胞和带纤毛细胞两种。在宫颈刮片或宫颈管吸片中均可见。黏液细胞呈高柱状或立方状，核在底部，呈圆形或卵圆形，染色质分布均匀，胞浆内有空泡，易分解而留下裸核。带纤毛细胞呈立方状或矮柱状，带有纤毛，核为圆形或卵圆形，位于细胞底部。

（2）子宫内膜细胞　为低柱状，较宫颈黏膜细胞小，为中性粒细胞的 1～3 倍。核为圆形，核大小、形状一致，多成堆出现，胞浆少，呈淡灰色或淡红色，边界不清。

（3）非上皮细胞　如吞噬细胞、白细胞、淋巴细胞、红细胞等。

（三）生殖道脱落细胞检查在生殖道感染性炎症的临床应用

1. 细菌性阴道病　常见的有乳杆菌、球菌、加德纳菌和放射菌等。涂片中炎性阴道细胞表现为细胞核呈豆状核，核破碎和核溶解，上皮细胞核周有空晕，细胞质内有空泡。

2. 衣原体感染　在宫颈涂片上可见化生的细胞质内有球菌样物及嗜碱性包涵体，感染细胞肥大多核。

3. 病毒感染　常见的有人乳头瘤病毒（HPV）和单纯疱疹病毒Ⅱ型（HSV-Ⅱ）。

（1）HPV 感染　鳞状上皮细胞被 HPV 感染后具有典型的细胞学改变。在涂片标本中见挖空细胞、不典型角化不全细胞及反应性外底层细胞，即提示有 HPV 感染。

（2）HSV 感染　早期表现为感染细胞的核增大，染色质结构呈"水肿样"退变，染色质很细，散布在整个胞核中，呈淡的嗜碱性染色，均匀，犹如毛玻璃状，细胞多呈集结状，有许多胞核。晚期可见嗜伊红染色的核内包涵体，周围可见一清亮晕环。

（四）生殖道细胞学在妇科肿瘤中的应用

1. 癌细胞的特征　主要表现在细胞核、细胞及细胞间关系的改变。

2. 宫颈 / 阴道细胞学诊断的报告形式　报告形式主要为分级诊断及描述性诊断两

种。目前，我国仍有医院采用分段诊断（巴氏 5 级分类法），但是近年来更推荐应用 TBS 分类法及其描述性诊断。

现行的 TBS 描述性诊断报告主要包括以下内容：评价涂片质量，包括细胞量与鳞柱两种上皮细胞的分布；描述有关发现，作出诊断；描述对诊断能提供依据的细胞成分和形态特征。

（1）病原体，有无真菌、细菌、原虫、病毒等感染。可诊断滴虫、外阴阴道假丝酵母菌阴道病，细菌性阴道病；放射菌感染；单纯疱疹病毒感染；衣原体感染；人乳头瘤病毒（HPV）感染。

（2）非瘤样发现。①反应性细胞改变：与炎症有关的反应性细胞改变（包括典型的修复）；与放疗有关的反应性细胞改变；与宫内节育器有关的反应性细胞改变。②子宫切除术后的腺细胞。③萎缩（有或无炎症）：常见于儿童、绝经期和产后。

（3）其他，子宫内膜细胞出现在 40 岁以上妇女的涂片中，未见上皮细胞不正常。

（4）鳞状上皮细胞异常。①不典型鳞状上皮细胞（ASC）：包括无明确诊断意义的不典型鳞状上皮细胞（ASC-US）和不能排除高度鳞状上皮内病变的不典型鳞状上皮细胞（ASC-H）。②低度鳞状上皮内病变（LSILs）：与 CIN Ⅰ 术语符合。③高度鳞状上皮内病变（HSILs）：包括 CIN Ⅱ、CIN Ⅲ 和原位癌。④鳞状细胞癌：若能明确组织类型，应按下述报告：角化型鳞癌、非角化型鳞癌、小细胞型鳞癌。

（5）腺上皮细胞改变。①不典型腺体上皮细胞（AGC）：包括宫颈管细胞 AGC 和子宫内膜细胞 AGC。②腺原位癌（AIS）。③腺癌：若可能，则判断来源（宫颈管、子宫内膜或子宫外）。

（6）其他恶性肿瘤，如不能分类的癌细胞、其他恶性肿瘤等。

（7）建议在性生活开始 3 年后，或 21 岁以后开始宫颈细胞学检查，并结合 HPV-DNA 定期复查。

3. 人乳头瘤病毒（HPV）分型　人乳头状瘤病毒分为两类：致癌型（高危型）和非致癌型（低危型）。感染高危型 HPV 通常是宫颈鳞癌的必要非充分条件，其中以 HPV16、18 型与宫颈癌的关系最为密切。因此，HPV-DNA 检测可作为筛查子宫颈癌及其癌前病变的常规筛查手段。

（1）根据生物学特征和致癌潜能，HPV 被分为高危型（high-risk）和低危型（low-risk）

1）高危型 HPV 如 HPV16、18、31、33、35、39、45、51、52、56、58、59、66、68 等与癌及癌前病变相关。

2）低危型 HPV 如 HPV6、11、42、43、44 等主要与轻度鳞状上皮损伤和泌尿生殖道系统疣、复发性呼吸道息肉相关。

（2）临床意义

1）子宫颈癌筛查。与细胞学检查联合或单独使用进行子宫颈癌的初筛，可有效减少细胞学检查的假阴性结果。

2）细胞学不能明确诊断意义的非典型鳞状上皮细胞（ASC-US）的处理。对于细胞学检测提示 ASC-US 的患者，高危型 HPV-DNA 检测结果如为阳性，建议行阴道镜检查，如结果为阴性，则建议一年后复查。

3）监测治疗效果。用于子宫颈病变术后监测治疗效果。

4）监测疫苗，即针对使用疫苗者的监测。

五、生殖器官活组织检查

女性生殖器官活组织检查是指在生殖器官病变处或可疑部位取小部分组织行病理检查。绝大多数的活组织检查可以作为诊断的最可靠依据并指导治疗。

（一）外阴、阴道活组织检查

1. 适应证

（1）确定外阴色素减退疾病的类型及排除恶变者。

（2）外阴部及阴道赘生物或久治不愈的溃疡，需明确诊断及排除恶变者。

2. 禁忌证

（1）月经期。

（2）急性外阴炎、阴道炎、宫颈炎、盆腔炎。

（3）可疑恶性黑色素瘤。

3. 方法 患者排空膀胱，取膀胱截石位，常规消毒外阴，铺无菌孔巾。阴道活组织检查需用阴道窥器暴露活检部位并消毒。于取材处用 0.5% 利多卡因行局部浸润麻醉，小赘生物可自蒂部剪下或用活检钳钳取，局部压迫止血，病变面积大者需行部分切除。标本置于 10% 甲醛溶液中固定，送病理检查。

4. 注意事项 切除病灶范围要包括病灶外围的部分正常皮肤，并注意切除皮肤的全层及皮下组织；对表面有坏死的肿物，要取到深层新鲜组织；阴道活检如放置了无菌带尾纱布压迫止血，可嘱患者 24 小时后自行取出。

（二）宫颈活组织检查

宫颈活组织检查是取部分宫颈组织行病理学检查，以确定病变性质。

1. 钳取法

（1）适应证

1）宫颈溃疡、接触性出血或有赘生物者。

2）宫颈脱落细胞检查巴氏Ⅲ级及以上者。

3）TBS 分类鳞状上皮内病变 LSIL 及以上者。

4）疑有子宫颈癌或慢性特异性炎症，需要明确诊断者。

（2）方法 有单点及多点取材两种。单点取材用于已诊断为子宫颈癌，需明确病理类型或浸润程度者；可疑子宫颈癌者可选用多点取材。

1）患者取膀胱截石位，窥器暴露宫颈并消毒。

2）用活检钳在宫颈外口鳞－柱状上皮交接处取材，多点取材者可选3点、6点、9点、12点，并且将标本分别以10%甲醛固定，注明部位。

3）为提高取材的准确性，可在阴道镜指引下定位活检，或在宫颈阴道部涂以复方碘溶液，在碘不着色区取材。钳取的组织要有一定的深度，含足够的间质。

4）取材后阴道填塞无菌带尾纱布以压迫止血，24小时后取出。

（3）注意事项

1）各种原因引起的阴道炎应治疗后再取活检。

2）妊娠期不宜行活检，以免引起流产、早产。

3）避免在月经来潮前1周内行活检，以防止感染及内膜切口种植的可能性。

2. 宫颈管搔刮术

（1）适应证　确定宫颈管内有无病变或病变是否已侵犯宫颈管。宫颈钳取与宫颈管搔刮术同时进行，可早期发现宫颈上皮内瘤样病变及内生型子宫颈癌。

（2）方法　宫颈管搔刮术是用小刮匙伸入宫颈管，自宫颈内口至宫颈外口全面搔刮宫颈管1～2周，所得组织送病理检查，也可使用宫颈管刷取代宫颈刮匙。

3. 宫颈锥形切除术

（1）适应证

1）宫颈脱落细胞学检查多次发现恶性细胞，而宫颈多处活检及分段诊刮均未发现癌灶者。

2）宫颈活检为CIN Ⅲ需要确诊，或可疑早期浸润癌，为明确病变累及程度及决定手术范围。

3）作为宫颈上皮内瘤样变CIN Ⅱ的积极治疗手段。

（2）方法

1）患者腰麻或硬膜外麻醉，取膀胱截石位，消毒外阴、阴道，铺无菌巾。导尿后，窥器暴露宫颈并消毒阴道、宫颈及宫颈外口。

2）以宫颈钳钳夹宫颈前唇向外牵引，扩张宫颈管并进行宫颈管搔刮术。宫颈涂碘液，在病灶外或碘不着色区外0.5cm处，以尖刀在宫颈表面做环形切口，切开宫颈上皮及少许皮下组织，斜向宫颈管并深入1～2.5cm，锥形切除宫颈组织。

3）在切下标本的12点处做一标记，以10%甲醛固定，送病理检查。

4）创面压迫止血或缝扎止血，将行子宫切除者，可行宫颈管前后唇缝合封闭创面以止血。若暂时或不需子宫切除者，行宫颈成形术或荷包缝合术，术毕探查宫颈管。

5）术后留置尿管24小时，持续导尿。

（3）注意事项

1）用于诊断者，不宜用电刀，以免破坏切缘组织，影响诊断。

2）用于治疗者，应在月经净后3～7日内进行。术后6周需探查宫颈管有无狭窄，2个月内禁性生活。

3）子宫切除术最好选在锥切术后 48 小时内进行，以免感染影响以后的手术。

（三）子宫内膜活组织检查

子宫内膜活组织检查可间接反映卵巢功能，直接反映子宫内膜病变；判断子宫发育程度及有无宫颈管及宫腔粘连，故为妇科临床常用的辅助诊断方法。

1. 适应证

（1）月经失调。

（2）不孕症。

（3）异常子宫出血。

2. 禁忌证

（1）急性或亚急性生殖道炎症。

（2）可疑妊娠。

（3）急性严重全身性疾病。

（4）手术前体温＞ 37.5℃者。

3. 取材时间及部位

（1）了解卵巢功能一般在月经期前 1 ～ 2 日取，多在月经来潮 6 小时内取，闭经如能排除妊娠则随时可取。自宫腔前、后壁各取一条内膜。

（2）排卵障碍性异常子宫出血者，如疑为子宫内膜增生症，应于月经期前 1 ～ 2 日或月经来潮 6 小时内取材，疑为子宫内膜不规则脱落时，则应于月经第 5 ～ 7 日取材。

（3）诊断原发性不孕者，应在月经来潮前 1 ～ 2 天取材，如为分泌相内膜，提示有排卵，如内膜仍呈增生期改变，则提示无排卵。

（4）疑有子宫内膜结核，应在经前 1 周或月经来潮 6 小时内诊刮，诊刮时要特别注意刮两侧宫角处，该处阳性检出率高。诊刮前 3 日及术后 4 日每日肌内注射链霉素 0.75g，异烟肼 0.3g 口服，以防诊刮引起结核病灶扩散。

（5）疑有子宫内膜癌者，随时可取，除宫体外，还应注意自宫底取材。

4. 方法

（1）患者排尿后取膀胱截石位，查明子宫大小及方位。常规消毒外阴，铺孔巾。窥器暴露宫颈，碘酒、酒精消毒阴道、宫颈及宫颈外口。

（2）宫颈钳夹持宫颈前唇或后唇，用探针测量宫颈管及宫腔深度。

（3）使用专用活检钳，以取到适量子宫内膜组织为标准，也可以小刮匙代替，将刮匙送达宫底部，自上而下沿宫壁刮取（避免来回刮），将取出的组织置于无菌纱布上，再取另一条。术毕，取下宫颈钳，收集全部组织固定于 10% 甲醛溶液中送检。注意：检查申请单应注明末次月经时间。

（四）诊断性刮宫

诊断性刮宫是诊断宫腔疾病的重要方法之一，其目的是刮取宫腔内容物行病理检查协助诊断。若疑有宫颈管病变时，则需进行宫颈管及宫腔分步刮取组织，称分段诊刮。

1. 适应证

（1）异常子宫出血或阴道排液需确诊和排除子宫内膜癌、宫颈管癌者。

（2）月经失调，需了解子宫内膜变化及其对卵巢甾体激素的反应。

（3）不孕症，需了解有无排卵者。

（4）疑有子宫内膜结核者。

（5）因宫腔内有组织残留或异常子宫出血长期多量出血时，不仅起诊断作用，还有治疗作用。

2. 方法

（1）患者排尿后取膀胱截石位，查明子宫大小、位置。常规消毒铺巾。窥器暴露宫颈，消毒阴道、宫颈及宫颈外口。

（2）宫颈钳夹持宫颈前唇或后唇，用探针测量宫颈管及宫腔深度。

（3）阴道后穹隆处置盐水纱布一块，以刮匙顺序刮取宫腔内组织，特别注意刮宫底及宫角处。取下纱布上的全部组织装瓶、固定、标记后送病理检查。查看有无活动性出血，术毕。

（4）疑有宫颈管病变或排除子宫内膜癌者，应做分段刮宫。先以小刮匙自宫颈内口至外口顺刮宫颈管一周，刮取宫颈管组织后再探查宫腔深度并刮取子宫内膜。刮出物分别装瓶、固定，送病理检查。

3. 注意事项

（1）不孕症或排卵功能障碍的异常子宫出血患者，应选择月经前或月经来潮6小时内进行，以便判断有无排卵或黄体功能不足。

（2）不规则阴道流血或异常子宫出血疑为癌变者随时可行诊刮。刮出物肉眼观察高度怀疑为癌组织时，不应继续刮宫，以防出血及癌组织扩散。若肉眼观察未见明显癌组织时，应全面刮宫，以获得诊断依据和达到治疗效果。

（3）畸形子宫，如双子宫或双角子宫，应避免漏刮及刮宫导致的术后出血。

（4）积极防治并发症，如术中出血、子宫穿孔、感染、术后宫腔粘连等。

第三节　影像学检查

一、超声检查

妇产科常用的超声检查途径为经腹及经阴道两种。经腹部超声检查需在膀胱充盈下检查（即憋尿检查），而经阴道超声检查应排空膀胱。

（一）B 型超声检查

B 型超声检查是应用二维超声诊断仪，在荧光屏上以强弱不等的光点、光团、光带或光环，显示探头所在部位脏器或病灶的断面形态及其与周围组织器官的关系，并可行实时动态观察和照相的检查手段。

1.检查方法的选择 经阴道 B 型超声检查分辨率高，尤其对急诊、肥胖患者或盆腔深部器官的观察，其效果更佳，而对超出盆腔的肿物及无性生活史者，应选用经腹部 B 型超声检查。

2.临床运用 在产科方面，可用于诊断早期妊娠，鉴别胎儿是否存活；测定胎盘位置、胎盘成熟度及羊水量、有无畸形胎儿，还可诊断葡萄胎、异位妊娠，判断前置胎盘、胎盘早剥、多胎妊娠等，测量胎头双顶径，估计胎儿体重，探查有无宫内节育器及是否带器妊娠。在妇科方面，可诊断子宫肌瘤、子宫腺肌病和腺肌瘤、盆腔炎，监测卵泡发育，鉴别卵巢肿瘤为囊性或实性，鉴别巨大卵巢囊肿等。

（二）彩色多普勒超声检查

彩色多普勒超声既具有二维超声的结构图像，又同时提供了血流动力学信息。在妇产科领域中，用于评估血管收缩期和舒张期血流状态的 3 个常用指数为阻力指数（RI）、搏动指数（PI）和收缩期/舒张期比值（S/D）。彩色超声探头也包括腹部和阴道探头。患者受检前的准备及体位与 B 型超声检查相同。可判断盆腔肿瘤边界及肿瘤血流分布；测定子宫动脉的血流指数；并可以对胎儿脐带血流进行检测，也可进行胎儿心脏超声检查。

（三）三维超声检查

三维超声检查可显示出超声的立体图像，构成立体图像的方法有数种，目前应用的仪器多为在二维图像的基础上利用计算机软件进行三维重建。三维超声在用于胎儿畸形和妇科疾病，尤其妇科肿瘤的诊断方面具有独特优势。

（四）超声造影

超声造影是利用造影剂增强"后散射"回声，提高图像分辨能力的一种超声诊断技术。分两种方式：一是经非血管途径超声造影，主要用于子宫输卵管超声造影；二是经血管途径超声造影，可提高子宫肌瘤、子宫腺肌病、宫腔占位性病变、子宫恶性肿瘤的诊断能力，了解肿瘤浸润范围、程度和周围脏器侵犯情况等。

二、X 线检查

X 线检查可借助造影剂了解子宫和输卵管腔内及输卵管的形态，有助于诊断先天性子宫畸形和检查输卵管通畅程度。对骨产道各径线的测定、骨盆入口形态、骶骨曲度、骶坐骨切迹大小等方面的诊断，可为临床判断有无自然分娩可能提供重要依据。X

线胸片是诊断妇科恶性肿瘤肺转移的重要手段。

三、计算机体层扫描检查（CT）

计算机体层扫描除显示组织器官的形态外，还可高分辨显示组织密度，能显示肿瘤的结构特点、周围侵犯及远处转移情况，可用于各种妇科肿瘤治疗方案的制定、预后估计、疗效观察及术后复发的诊断。

四、磁共振成像检查

磁共振成像检查无放射性损伤，能清晰地显示肿瘤信号与正常组织的差异，被广泛应用于妇科肿瘤的诊断和手术前的评估。除此之外，目前在产科领域也得到应用，可以用于胎儿畸形（如中枢神经系统畸形、颜面畸形、四肢畸形等）及胎盘等附属物异常的诊断。由于它的热效应是潜在危险因素，故不建议早期妊娠行此项检查，建议胎儿大于孕 18 周再进行。

五、正电子发射体层显像

正电子发射体层显像检查在妇科领域主要应用于妇科恶性肿瘤的诊断、鉴别诊断、预后评价及复发诊断等，灵敏度和特异性高于 CT 和 MRI。可出现假阳性结果，见于良性浆液性囊腺瘤、子宫内膜异位症、子宫肌瘤、子宫内膜炎症，以及育龄女性卵巢月经末期的高浓缩。

然而，对于肿瘤的诊断，任何影像学方法都不能完全替代探查手术。

第四节　妇科常用检查操作

一、穿刺检查

（一）阴道后穹隆穿刺

直肠子宫陷凹是体腔最低的位置，盆、腹腔液体最易积聚于此，亦为盆腔病变最易累及的部位。通过阴道后穹隆穿刺，对抽出物进行观察、化验等，可协助明确诊断。

1.适应证

（1）疑有腹腔内出血时，如异位妊娠、卵巢黄体破裂等。

（2）明确直肠子宫陷凹积液性质，或贴近后穹隆的肿块性质。

（3）在 B 型超声引导下经阴道后穹隆穿刺取卵可用于辅助生殖技术。

2.禁忌证

（1）直肠子宫陷凹被较大肿块完全占据，并已凸向直肠。

（2）疑有肠管与子宫后壁粘连者。

（3）有恶性肿瘤倾向者。

（4）异位妊娠准备采取非手术治疗时，尽量避免穿刺，以免引起感染，影响疗效。

3. 操作方法

（1）排空膀胱后取膀胱截石位，外阴、阴道常规消毒，铺巾。阴道窥器暴露宫颈及阴道后穹隆，再次消毒阴道及宫颈，用宫颈钳钳夹宫颈后唇向前牵拉，充分暴露阴道后穹隆。

（2）用22号长针头或18号腰椎穿刺针接10mL注射器，于后穹隆中点2～3cm方向刺入2～3cm，有落空感后抽吸。若为肿块，则于最凸出或囊性感最明显的部位穿刺。

（3）抽吸完毕，拔针。若穿刺点有渗血可用无菌纱布填塞压迫止血，待血止后取出纱布及阴道窥器。

4. 穿刺液性质和结果判断

（1）血液 新鲜血液放置后迅速凝固为误伤血管；暗红色血液不凝固表明有腹腔内出血，多见于异位妊娠、卵巢黄体破裂或脾破裂等；巧克力色黏稠液体多为卵巢子宫内膜异位囊肿破裂。

（2）脓液 可呈黄色、黄绿色、淡巧克力色，或稀薄或浓稠，有臭味，提示盆腹腔内有化脓性病变或脓肿破裂。脓液应行细胞学涂片、细菌培养、药物敏感试验。

（3）炎性渗出物 呈粉红色、淡黄色混浊液体，提示盆腹腔内有炎症。应行细胞学涂片、细菌培养、药物敏感试验。

（4）盆腔积液 有血性、浆液性、黏液性等。肉眼血性腹水，多疑为恶性肿瘤，应行细胞学检查。

5. 注意事项

（1）穿刺时注意进针方向、深度，一般为后穹隆中点进针，采用与宫颈管平行的方向，深入至直肠子宫陷凹，不可过分向前或向后伤及子宫或肠管，如穿刺处出血，可压迫止血。

（2）检查抽出物，如为血液，放置1分钟，观察有无凝血。如凝血则为血管内血；如不凝则为腹腔内出血。

（3）抽出物必要时送检。

（4）可先行经阴道B超检查，协助诊断后穹隆有无积液及液体量。

（5）子宫直肠窝粘连严重者，如子宫内膜异位症，易造成假阴性结果。

（二）腹部穿刺

经腹壁腹腔穿刺术是通过穿刺抽吸出腹腔积液，观察其颜色、浓度及黏稠度，决定送检项目的操作，既可用于诊断又可用于治疗。

1. 适应证

（1）明确腹腔积液的性质。

（2）鉴别贴近腹壁的肿物性质。

（3）腹水过多时，可通过腹腔穿刺放出腹腔积液，并可向腹腔内注射药物行腹腔内化疗。

2. 禁忌证

（1）疑有盆腔恶性肿瘤腹腔转移者。

（2）疑有巨大卵巢囊肿者。

（3）中、晚期妊娠。

3. 操作方法

（1）排尿后取半卧位或侧卧位。取脐与髂前上棘连线中外 1/3 交界处为穿刺点。

（2）常规消毒术野，铺无菌孔巾，以 1% 利多卡因行局部浸润麻醉。将腰穿针自穿刺点垂直刺入，进入腹腔有落空感，拔去针芯，即有液体溢出，连接注射器抽取。

（3）若需持续放液作为持续引流或减压者，可用腹腔穿刺器。选好适宜的套管与导管，在穿刺点局麻下切开皮肤、筋膜，用穿刺器刺入，拔去针芯，再由套管插入导管，使液体缓慢流出并收取送检。取下套管，将导管连接于引流瓶。导管放置时间以病情而定。

（4）穿刺送检者，取液后即拔出穿刺针，局部覆以无菌纱布。穿刺引流者需缝合伤口并固定导管。

4. 穿刺液性质和结果判断　吸取标本肉眼观察及送检基本同经阴道后穹隆穿刺。

5. 注意事项

（1）腹腔积液少、移动性浊音阴性，或疑有腹腔广泛粘连者不宜行腹腔穿刺。

（2）腹腔积液量多者，在放液过程中应注意患者的血压、脉搏、呼吸，控制放液速度及放液量。

（3）严格无菌操作，以免腹腔感染。

（4）控制好针头进入的深度，以免刺伤血管及肠管。

二、阴道镜检查

阴道镜检查是对子宫颈筛查结果阳性妇女的专项检查，采用染色对比与阴道镜低倍放大图像评估子宫颈及下生殖道被覆上皮有无浸润癌及癌前病变，并对可疑病变部位取活检（包括多点活检、宫颈锥切术、宫颈管搔刮术）。

（一）检查目的

针对子宫颈癌筛查结果阳性的妇女，通过阴道镜的放大和定位功能，确定筛查结果阳性的来源，及早发现和诊断子宫颈及下生殖道浸润癌及癌前病变。

（二）适应证

1. 宫颈筛查结果异常

（1）宫颈细胞学未见异常，HPV16、18 型阳性，或其他高危型 HPV 感染持续一年及以上者。

（2）不典型鳞状上皮（ASC-US）伴高危型 HPV 阳性或重复性 ASC-US。

（3）非典型鳞状上皮细胞不除外高度鳞状上皮内病变（ASC-H）。

（4）低度鳞状上皮内病变（LSIL）。

（5）高度鳞状上皮内病变（HSIL）。

（6）非典型腺细胞（AGC）。

（7）原位腺癌（AIS）、腺癌。

（8）鳞状细胞癌。

（9）巴氏分级标准中≥巴氏ⅡB级以上的结果。

2. 妇科检查体征可疑

（1）裸眼检查严重或明显的子宫颈溃疡、包块（肿物）或赘生物。

（2）裸眼可疑或其他检查可疑癌。

3. 病史可疑

（1）不明原因的下生殖道出血。

（2）患者性伴侣生殖器官确诊湿疣或上皮内瘤变或癌。

（3）子宫颈或阴道上皮内病变治疗后随访。

（4）外阴或阴道壁存在 HPV 相关疾病。

（三）禁忌证

阴道镜检查没有绝对禁忌证，唯有妊娠期妇女绝对禁止行 ECC，以免引发流产，除此之外，下生殖道的急性感染应该在检查前进行相应治疗，以免因炎性反应、出血影响阴道镜评估的准确性。

（四）注意事项

1. 患者在检查前 24 小时内禁止阴道性交、冲洗或上药。

2. 阴道镜检查可在除月经期的任意时段，最佳时间为月经期第 8～12 天。

3. 妊娠期妇女的阴道镜检查最好安排在妊娠期 12～24 周，由资深阴道镜专家进行检查。

4. 注意询问患者有无血液疾病，有无使用抗凝剂及抗血小板药物的情况。

（五）检查方法

1. 患者取膀胱截石位，常规外阴消毒。

2. 窥阴器打开阴道，暴露宫颈。

3. 生理盐水清洁阴道、宫颈上皮，擦拭黏液。

4. 3%～5% 醋酸白试验。

5. 复方碘试验。

6. 识别鳞柱交界，可视化记录生理盐水、醋酸白试验、复方碘试验后宫颈及下生殖道被覆上皮的黏膜、血管变化，必要时包括肛周皮肤黏膜的评估。

7. 评估和识别病变的解剖位置、尺寸、大小和严重程度，并在最严重部位活组织检查。

三、输卵管通畅检查

输卵管通畅检查的主要目的是明确输卵管是否通畅，了解子宫和输卵管腔的形态及输卵管的阻塞部位。近来普遍采用子宫输卵管造影术和妇产科内镜输卵管通畅检查，后者包括腹腔镜直视下输卵管通液检查、宫腔镜下经输卵管口插管通液试验和腹腔镜下联合检查等方法。

（一）子宫输卵管造影

子宫输卵管造影（hysterosalpingography，HSG）是通过导管将造影剂注入子宫腔及输卵管，同时 X 线下透视了解子宫、输卵管内腔的显影情况，协助诊断子宫内膜息肉、肿瘤、畸形、宫腔粘连、宫颈内口松弛症、盆腔慢性炎症，以及判断输卵管阻塞的部位。

1. 适应证

（1）不孕症，以明确输卵管是否梗阻或阻塞部位。

（2）原因不明的复发性流产。了解宫颈内口是否松弛，子宫及宫颈是否畸形等。

（3）检查宫腔疾病，如子宫畸形、宫腔粘连、内膜息肉、黏膜下肌瘤和子宫内口功能不全等。

（4）内生殖器结核非活动期。

2. 禁忌证

（1）内、外生殖器官急性或亚急性炎症期。

（2）有严重的全身性疾病，不能耐受手术。

（3）产后、流产后或刮宫术后 6 周内。

（4）停经不能排除妊娠者。

（5）碘过敏者。

3. 术前准备

（1）造影时间　宜在月经干净后 3 ～ 7 日，经净后禁止性生活。

（2）常规检查　术前需行白带常规检查，必要时加做宫颈分泌物培养以排除生殖器官感染性疾病。

（3）造影剂种类　有碘化油和碘水剂两种。40% 碘化油显影清楚，刺激性小；但碘油吸收慢，可引起异物反应性肉芽肿；用量过多易进入静脉，引起油栓。76% 复方泛影葡胺，用量为 10 ～ 20mL，临床上较常用。

（4）碘过敏试验　每次造影前必须询问有无服碘过敏史和行碘过敏试验。常用静脉试验，30% 泛影葡胺 1mL 加生理盐水 2mL，静脉注射，严密观察 10 分钟，出现心慌、颊黏膜水肿、恶心、呕吐、荨麻疹为阳性。

4. 操作步骤

（1）排尿后取膀胱截石位，外阴、阴道常规消毒，铺无菌孔巾，查清子宫大小及位置。

（2）用阴道窥器暴露宫颈，并消毒宫颈及穹隆部。

（3）将造影剂充盈导管，驱出管内的液体及气体。

（4）钳夹固定宫颈前唇，用子宫探针探查子宫方向及宫腔深度后，插入金属导管或双腔管，双腔管气囊要进入宫颈内口，囊内注入 3mL 空气；用金属导管者，应顶紧橡皮塞，固定导管位置，防止造影剂漏出。

（5）在荧光透视下徐徐注入造影剂，观察其进入子宫及流经输卵管的情况并摄片。用碘油造影者，24 小时后再摄盆腔平片，观察腹腔内有无游离的碘化油；如用碘水剂造影，因其流动及吸收快，应在首次摄片后 10 ～ 20 分钟再摄第二张片。

5. 结果判断

（1）正常图像　宫腔呈倒置的三角形，双侧输卵管影细长、柔软，24 小时后盆腔平片可见造影剂弥散于盆腔内。

（2）输卵管积水　输卵管远端扩张，碘油呈散珠状积聚其中，24 小时后依然不变，盆腔平片无造影剂弥散。

（3）子宫、输卵管结核　宫颈管呈锯齿状不平，宫腔变形或缩小，存在粘连时显示不规则的充盈缺损，输卵管内腔形态不规则，僵直，呈棒状或串珠状。

（4）子宫黏膜下肌瘤或内膜息肉　宫腔内充盈缺损。

（5）子宫畸形　单角子宫、双角子宫、纵隔子宫或双子宫等。

（6）宫颈内口松弛症　内口增宽和峡部缺陷。

6. 注意事项

（1）造影前抽取造影剂并充盈宫颈导管时，应将导管头向上，以便驱除管内空气，避免气泡进入宫腔造成充盈缺损，引起误诊。

（2）宫颈导管与宫颈外口必须紧贴，以免造影剂倒流入阴道，影响诊断。

（3）注射造影剂时切勿用力过大、推进过速，以免引起病变的输卵管损伤。

（4）在透视下如发现造影剂进入异常通道（进入血管或淋巴管）或患者发生咳嗽，应立即停止注射并取出导管，置患者于头低足高位，严密观察血压、呼吸等，应摄胸片警惕肺栓塞并及时对症处理。

（5）造影后 2 周内禁性生活及盆浴，可酌情给予抗生素预防感染。

（二）妇产科内镜输卵管通畅检查

妇产科内镜的普及为输卵管通畅检查提供了更为准确的新方法，包括腹腔镜直视下输卵管通液检查、宫腔镜下经输卵管口插管通液试验和腹腔镜下联合检查等方法，其中腹腔镜直视下输卵管通液检查准确率达 90%～95%。但由于内镜手术对器械要求较高、整体手术操作较繁、为创伤性手术等，故并不推荐作为常规检查方法，通常对不孕、不育患者行内镜检查时可例行输卵管通液（加亚甲蓝染液）检查。

1. 适应证 输卵管镜最常用于输卵管近端或远端可疑病变引起的不孕的检查和治疗；不明原因不孕的输卵管探查；输卵管异位妊娠的诊断及指导处理；体外受精－胚胎移植（IVF-ET）；碘油或碘水过敏不适宜进行子宫输卵管碘油造影患者。

2. 禁忌证 盆腔活动性感染，子宫活动性出血；严重宫腔粘连或较大的黏膜下肌瘤；对麻醉药物过敏或不能耐受局部或全身麻醉。

3. 并发症 输卵管穿孔是其最常见的并发症，不需特殊处理，且无远期后遗症；偶有钳夹或固定输卵管时轻度出血，多能自止或电凝止血。

各 论

第十一章　妇产科小手术

一、计划生育手术

计划生育手术包含人工流产术、宫内节育器放置术、宫内节育器取出术，具体内容详见第十二章。

二、宫腔镜检查及手术

宫腔镜检查（hysteroscopy）是应用膨宫介质扩张宫腔，通过插入宫腔的光导玻璃纤维窥镜，直视下观察宫颈管、宫颈内口、宫内膜及输卵管开口的生理和病理变化，以便对病变组织直观准确取材，送病理检查，同时也可直接在宫腔镜下手术治疗。检查时间一般以月经干净后 1 周内为宜（特殊情况例外）。此期间子宫内膜为增生早期，较薄且不易出血；黏液分泌少，宫腔内病变容易显露。宫腔镜检查后观察 30 分钟，可酌情予抗生素预防感染，禁房事 2 周。宫腔镜手术后按硬膜外或腰麻或静脉麻醉术后常规处理。注意阴道流血，应用抗生素 3～5 日，预防感染。

（一）适应证

1. 诊断性宫腔镜检查

（1）异常子宫出血。

（2）疑宫腔粘连、子宫畸形。

（3）超声检查有异常宫腔回声及占位性病变。

（4）子宫输卵管造影发现宫腔异常。

（5）节育器定位。

（6）原因不明不孕。

（7）复发性流产。

2. 治疗性宫腔镜手术

（1）宫腔内异物取出，如嵌顿性节育环、流产残留等。

（2）子宫内膜息肉。

（3）子宫黏膜下肌瘤及部分凸向宫腔的肌壁间肌瘤。

（4）子宫纵隔切除。

（5）子宫内膜切除。

（6）输卵管插管通液、注药及绝育术等。

（7）宫腔粘连分离。

（二）禁忌证

1. 绝对禁忌证　急性或亚急性生殖道感染；心、肝、肾衰竭急性期及其他不能耐受手术者；近期（3 个月内）有子宫穿孔史或子宫手术史者。

2. 相对禁忌证　主要有宫颈瘢痕难以充分扩张者；宫颈裂伤或松弛，灌流液外漏者。

（三）并发症

1. 副反应与并发症 人工流产术可能引起的常见副反应与并发症可能发生于宫腔镜检查中。若能按要求谨慎操作，则仅少数患者于检查后有下腹隐痛，多在 1 小时内缓解。检查后 2～7 日可能有少量阴道血性分泌物。

2. 子宫穿孔 在扩张宫颈管，进行子宫内膜、肌瘤或子宫中隔电切时易发生，一经发现，应立即停止操作，密切观察，给予相应处理。

3. 出血 在切割子宫内膜或肌瘤时切割过深、宫缩不良或止血不彻底时可发生，也可发生于术后数日。

4. 低钠水中毒 大量灌流液吸收进入血循环可导致血容量过多而发生低钠血症，严重者可引起死亡。术中应严格测量进出宫腔的液体量，总灌流量不超过 5000mL 时，一般不易发生低钠水中毒。一旦发生低钠水中毒，应立即停止操作，给予利尿、纠正电解质和酸碱平衡。

三、腹腔镜检查及手术

腹腔镜检查（laparoscope）是将接有冷光源照明的腹腔镜经腹壁插入腹腔（妇科主要为盆腔），连接摄像系统，将盆腔、腹腔内脏器显示于监视屏幕上。通过图像检查盆、腹腔以诊断疾病，称为诊断性腹腔镜。在体外操纵进入盆、腹腔的手术器械，直视屏幕对疾病进行手术治疗，称为治疗性腹腔镜，治疗性腹腔镜不在此处介绍。

（一）适应证

1. 子宫内膜异位症（腹腔镜是国内该病最准确的诊断方法）。
2. 明确盆、腹腔肿块性质。
3. 确定不明原因急、慢性腹痛和盆腔痛的原因。
4. 明确或排除引起不孕的盆腔疾病。
5. 计划生育并发症的诊断，如异位节育器、子宫穿孔等。

（二）禁忌证

1. 绝对禁忌证 严重心肺功能不全；凝血功能障碍；绞窄性肠梗阻；大的腹壁疝或膈疝；腹腔内广泛粘连；弥漫性腹膜炎；腹腔内大出血。

2. 相对禁忌证 盆腔肿块过大，超过脐水平；妊娠＞16 周；晚期卵巢癌。

（三）并发症

1. 腹膜后大血管损伤 穿刺部位临近后腹膜腹主动脉、下腔静脉和髂血管，应注意避免损伤。一旦发生腹膜后大血管损伤，可危及患者生命，应立即开腹止血，修补血管。

2. 腹壁血管损伤 多发生在第 2 或第 3 穿刺部位，穿刺过程中应使用腹腔镜透视法避开腹壁血管。如有损伤应及时发现并进行缝合或电凝止血。

3. 术中出血 是腹腔镜手术最常见的并发症。术者应熟悉手术操作和解剖，熟悉各种腹腔镜手术设备及器械使用方法。必要时需开腹止血。

4. 脏器损伤 主要指与内生殖器官临近的脏器损伤，如膀胱、输尿管和肠管等损伤，多因周围组织粘连导致解剖结构异常、电器械使用不当或手术操作不熟练所致。一旦发生应及时修补，以免发生并发症。

5. 与气腹相关的并发症 包括皮下气肿、气胸和气体栓塞。因 CO_2 对膈肌刺激，术后出现上腹部不适及肩痛，术后数日会减轻或消失，无须特殊处理；如术中发现胸壁上部及颈部皮下气肿，应立即停止手术；气体栓塞少见，一旦发生有生命危险。

6. 其他 如穿刺口不愈合、穿刺口疝等。

各 论

第十二章　计划生育

计划生育是以避孕为主，创造条件保障使用者知情，选择安全、有效、适宜的避孕措施。其根本是做好避孕方法的选择。

第一节 避 孕

避孕是指采用科学的方法，使妇女暂时不受孕。主要通过以下 3 个环节达到目的：①抑制精子或卵子的产生。②阻止精子和卵子结合。③改变宫内环境，使之不利于精子获能、生存，干扰受精卵着床和发育。避孕方法选择要遵循的原则：有效性、安全性、获得性、可接受性、可负担性。本节以宫内节育器、药物避孕及其他避孕方法分类介绍。

一、宫内节育器

宫内节育器（IUD）是一种安全、有效、简便、经济、可逆的避孕工具，为我国育龄妇女的主要避孕措施。

（一）宫内节育器的种类

1. 惰性宫内节育器（第一代 IUD） 由惰性材料制成。由于脱落率及带器妊娠率高，目前已被淘汰。

2. 活性宫内节育器（第二代 IUD） 其内含有活性物质，如铜离子、激素、药物及磁性物质等，可提高避孕效果，减少副反应。

（1）带铜宫内节育器

1）带铜 T 形节育器 呈 T 字形，纵杆末端系以尾丝，是我国目前常用的一种 IUD。

2）带铜宫形节育器 呈宫腔形，在钢丝螺旋腔内加入铜丝。具有妊娠率、脱落率低，可长期放置的优点。

3）其他 带铜 V 形节育器、母体乐（MLCu 375）、含铜无支架 IUD（吉妮 IUD），也是我国常用的 IUD。

（2）药物缓释宫内节育器

1）含孕激素 T 形 IUD 常用左炔诺孕酮 IUD（LNG-IUD，又称曼月乐），其优点为妊娠率、脱落率低，主要副作用是点滴出血，经量减少，甚至闭经，取器后恢复正常。有效期 5 年。

2）含吲哚美辛的带铜 IUD 其特点为妊娠率、脱落率及出血率低。

（二）避孕机制

1. 子宫内膜长期受异物刺激，引发无菌性炎症反应，产生大量炎性细胞及巨噬细胞，覆盖于子宫内膜，能吞噬精子，影响受精卵着床，对胚胎有毒性作用。

2. 子宫内膜损伤及慢性炎症产生前列腺素，改变输卵管蠕动，影响受精卵着床。

3. 子宫内膜受压缺血，激活纤溶酶原，局部纤溶活性增强，囊胚被溶解吸收。

4. 带铜 IUD 长期释放铜离子，影响受精卵着床、囊胚发育及精子获能。

5. 含孕激素 IUD 释放的孕激素有影响受精卵着床、使宫颈黏液变黏稠阻止精子通过、抑制排卵和精子活性的作用。

（三）宫内节育器放置术

1. 适应证 凡育龄妇女自愿要求以 IUD 避孕而无禁忌证者。

2. 禁忌证

（1）妊娠或可疑妊娠者。

（2）生殖道急性炎症。

（3）人工流产、分娩或剖宫产后疑有妊娠组织物残留或感染可能者。

（4）宫颈过松、重度裂伤、重度狭窄等。

（5）生殖器官肿瘤、畸形、宫腔过大或过小、重度子宫脱垂等。

（6）严重的全身疾患。

（7）近 3 个月内有月经不调、阴道不规则流血。

（8）有铜过敏史者，禁用带铜节育器。

3. 放置时间

（1）月经干净后 3～7 天，禁性生活。

（2）人工流产术后立即放置。

（3）自然流产于转经后放置，药物流产于 2 次正常月经后放置。

（4）产后 42 日恶露已净，会阴伤口愈合，子宫恢复正常；剖宫产术后满半年。

（5）哺乳期，应排除早孕后放置。

（6）性交后 5 日内放置为紧急避孕方法之一。

（7）含孕激素 IUD 在月经第 3 日放置。

4. 放置方法

（1）受术者排空膀胱后，取膀胱截石位，常规消毒外阴、阴道后铺巾，双合诊复查子宫位置、大小、倾曲度及附件情况。

（2）阴道窥器暴露宫颈并消毒。

（3）以宫颈钳钳夹宫颈前唇，子宫探针沿宫腔方向探测宫腔深度以选择合适节育器。

（4）用放置器将节育器推送入宫腔，其上缘必须抵达宫底。带有尾丝者在距宫口 2cm 处剪断。观察无出血取出宫颈钳和阴道窥器。

5. 注意事项

（1）严格无菌操作，以防感染。

（2）节育器要一次放至宫底部，不可扭动放置器。

（3）哺乳期子宫很软，易穿孔，操作必须谨慎。

（4）术后休息 3 日，1 周内忌重体力劳动，2 周内忌性交及盆浴。

（5）定期随访，一般在术后第 1、3、6、12 个月各随访 1 次，以后每年随访 1 次，特殊情况应随时就诊。

（四）宫内节育器的取出

1. 取器指征 因副反应及并发症需取器者；改用其他避孕措施或绝育者；计划再生育或不需避孕者；放置年限已到需更换者；围绝经期停经 1 年内或月经紊乱者；带器妊娠者，包括宫内和宫外妊娠。

2. 取器时间 月经干净后 3 ～ 7 天；因出血多需取器，随时可取；带器合并早期妊娠，行人工流产时同时取器；带器异位妊娠，在术前诊断性刮宫时或在术后出院前取器。

3. 取器方法

（1）有尾丝者，常规消毒后，用血管钳夹住尾丝后轻轻牵引取出。

（2）无尾丝者，前三步与放置方法相同，然后用子宫探针查清节育器位置，再用取环钩或取环钳将节育器取出。取器困难可在 B 型超声下进行操作，必要时在宫腔镜下取出。

（五）宫内节育器的副反应

主要表现为经量增多、经期延长或点滴出血；或白带增多，伴有下腹胀痛。在明确诊断后可采用中西医的方法对症处理。

（六）常见并发症

1. 出血。

2. 疼痛。

3. 子宫穿孔、节育器异位。

4. 感染。

5. 节育器嵌顿或断裂。

6. 异位。

7. 带器妊娠。

8. 节育器下移或脱落等。

二、药物避孕

药物避孕是指用女性甾体激素进行避孕，是一种高效避孕方法。甾体避孕药的激素成分是雌激素和孕激素。

（一）作用机制

1. 干扰下丘脑 – 垂体 – 卵巢轴的正常功能，抑制排卵。

2. 改变宫颈黏液性状，不利于精子穿透。

3. 改变子宫内膜形态与功能，使子宫内膜与胚胎发育不同步，不适宜受精卵着床。

4. 改变输卵管正常的分泌与蠕动，改变受精卵在输卵管内正常运动，干扰受精卵着床。

（二）禁忌证

1. 严重的心血管疾病、血液病或血栓性疾病。

2. 急、慢性肝炎或肾炎。

3. 内分泌疾病，如糖尿病、甲状腺功能亢进。

4. 恶性肿瘤、癌前病变。

5. 哺乳期不宜应用。

6. 年龄 > 35 岁吸烟者，不宜长期服用；或年龄 > 45 岁。

7. 精神病不能自理者。

8. 严重偏头痛，反复发作者。

（三）药物种类及使用方法

1. 短效避孕药 适用于长期同居的夫妇，有效率为 99% 以上，常用的有以下几种：①复方炔诺酮片（避孕片 1 号）。②复方甲地孕酮片（避孕片 2 号）。③复方炔雌醇片（避孕 0 号片）。④复方去氧孕烯片。⑤复方孕二烯酮片。⑥炔雌醇环丙孕酮片。⑦屈螺酮炔雌醇片。⑧复方左旋炔诺孕酮三相片：分为第一相、第二相、第三相，各相含炔雌醇和左炔诺孕酮量不同。

前 3 种药物均在月经周期的第 5 天起每晚服 1 片，连服 22 天。如漏服，应在 24 小时内补服。一般停药后 2 ～ 3 天有撤药性出血；如月经来潮，则于月经第 5 日开始服用下一周期药物；如停药 7 天后月经未来者，应次日起开始服下一周期药。连续 3 个月经周期停药后月经不来者应停药，改用其他方法避孕。

复方去氧孕烯片、复方孕二烯酮片、炔雌醇环丙孕酮片、屈螺酮炔雌醇片均是从月经周期的第 1 日开始，每晚服 1 片，连续 21 日服完，停药 7 日后，继服第 2 个周期。

三相片第一周期从月经周期第 7 日开始服用，第二周期后改为第 3 日后开始。若停药 7 日无撤药性出血，则自停药第 8 日开始服下一周期三相片。

2. 长效避孕药

（1）复方长效口服避孕药 由长效雌激素和人工合成孕激素配伍而成，服药 1 次可避孕 1 个月。复方长效口服避孕药激素含量大，副作用多，市场上已很少见。

（2）长效避孕针　包括单孕激素制剂和雌、孕激素复合制剂两种，有效率达98%以上。

3. 探亲避孕药　适用于短期探亲夫妇。由于探亲避孕药的剂量大，目前已很少使用。

4. 缓释避孕药

（1）皮下埋植剂　左炔诺孕酮硅胶棒Ⅰ型（六根）和Ⅱ型（两根）。于月经周期的7日内，在上臂内侧行皮下扇形埋入，可避孕3～5年。

（2）缓释阴道避孕环（CVR）　每环内含甲地孕酮250mg，每只环可持续使用1年。

（四）药物副反应及治疗

1. 类早孕反应　恶心、头晕、乏力、食欲不振、呕吐等类早孕反应，轻者不需处理，严重者可给予更换制剂或停药。

2. 突破性出血　或因漏服、迟服、错服避孕药，或因药片质量受损，或因个人体质等，不能维持正常生长的子宫内膜完整性引起。出血量少者，不用处理，随着服药时间延长而逐渐减少直至停止。出血量偏多者，每晚在服避孕药同时加服雌激素直至停药。流血如月经量或出血已近月经期者，可停止服药，将此次出血作月经处理，于出血第5天开始重新服药，或更换制剂或停药。

3. 闭经　停药后月经不来潮，除外妊娠，停药7天后可继续服药，出现连续停经3个月者需停药观察。

4. 体重增加　不影响健康，只要均衡饮食，减少盐分摄入，适当运动，可减少此副作用。

5. 色素沉着　少数妇女颜面部皮肤出现淡褐色色素沉着。停药后多数会自然减轻或消失，无须处理。

6. 其他　如头痛、乳房胀痛、性欲减低、食欲增强、皮疹、瘙痒等，可对症处理，必要时停药。

三、其他避孕方法

（一）紧急避孕

用于无防护性生活，或避孕失败（如阴茎套破裂、阴茎套滑脱）后几小时或几日内的紧急补救，以预防非意愿妊娠发生，减少人工流产。

1. 紧急避孕药

（1）复方左炔诺孕酮片　在无防护性交后72小时内首剂4片，12小时再服4片。

（2）左炔诺孕酮片　在无防护性交后72小时内首剂1片，12小时再服1片。

（3）米非司酮片　在无防护性交后120小时内服用米非司酮10mg或25mg即可。

2. 紧急放置带铜宫内节育器　于无防护性交后 5 日内放入带铜 IUD。

（二）外用避孕药具

1. 阴茎套　适于每次性交时全程使用。因具有防止性传播疾病的作用，故应用甚广。

2. 女用避孕套　简称阴道套，既能避孕，又能防止性传播疾病。目前我国尚无供应。

3. 阴道杀精剂　目前常用的有避孕栓、胶冻、片剂、避孕药膜等。性交前 5 ～ 10 分钟将药具置入阴道深处，待其溶解后即可性交。若使用不当影响避孕效果，不作为首选措施。

（三）安全期避孕法

多数妇女在下次月经前 14 日排卵，排卵日及其前后 4 ～ 5 天以外时间即为安全期。通常根据基础体温测定、宫颈黏液检查或通过月经周期规律来推算排卵日。由于妇女的排卵受情绪、健康状况或外界环境等因素影响而推迟或提前，还可能发生额外排卵，故此法并不十分可靠，不宜推广。

第二节　避孕失败的补救

人工流产是采用人工的方法终止妊娠，是避孕失败的补救措施。终止早期妊娠的人工流产方法包括手术流产和药物流产。

一、手术流产

手术流产包括负压吸引术和钳刮术。

（一）负压吸引术

利用负压吸引原理，将妊娠物从宫腔内吸出。

1. 适应证
（1）妊娠 10 周内要求终止妊娠而无禁忌证者。
（2）妊娠 10 周内因患某种疾病不宜继续妊娠者。

2. 禁忌证
（1）生殖道炎症。
（2）各种疾病的急性期，或严重的全身性疾病不能耐受手术者。
（3）术前 2 次体温在 37.5℃ 以上者。

3. 术前准备　详细询问病史，进行全身及妇科检查；血或尿 HCG 检测、超声检查确诊；白带常规、血常规、凝血功能检查；术前测量体温、脉搏、血压。

4. 手术步骤

（1）前两步与放置宫内节育器相同。

（2）探测宫腔。宫颈钳夹持宫颈前唇后，用子宫探针探测子宫屈向和深度。

（3）扩张宫颈。宫颈扩张器扩张宫颈管，由小号到大号，循序渐进，扩张到比选用吸管大半号或1号。对于精神紧张恐惧或疼痛敏感者，扩张宫颈前宜用宫颈黏膜麻醉药、宫旁阻滞麻醉或静脉麻醉。其中静脉麻醉应有麻醉医师监护，以防出现麻醉意外。

（4）吸管吸引。吸引前，进行负压吸引试验。无误后，按孕周选择吸管粗细及负压大小，负压一般控制在400～500mmHg，顺时针方向吸引宫腔1～2周，将妊娠物吸引干净，当感到宫腔缩小、宫壁粗糙、吸管抽动有涩滞感，表明已吸净，可取出吸管。

（5）检查宫腔是否吸净。用小号刮匙轻刮宫腔，尤其注意宫底及两侧宫角部，以防吸宫不全。检查吸出物有无绒毛及胚胎组织，与妊娠月份是否相符，有异常情况时应送病理检查。

（二）钳刮术

适用于妊娠10～14周，通过机械或药物方法使宫颈松软，然后用卵圆钳钳夹胎儿及胎盘，但易造成出血多、宫颈裂伤、子宫穿孔等并发症，现在多数用药物使胎儿排出后再进行清宫（详见药物流产）。

（三）手术流产并发症的诊断与防治

1. 术中出血 多发生在妊娠月份较大时，主要为组织不能迅速排出，影响子宫收缩。可在扩宫后，注射缩宫素促进子宫收缩，同时尽快钳取或吸取胎盘及胚胎。

2. 子宫穿孔 器械进入宫腔突然出现"无底"感觉，或其深度明显超过检查时子宫的大小，提示子宫穿孔。应立即停止手术，给予缩宫素和抗生素，严密观察患者生命体征、腹痛、阴道流血以及腹腔内出血征象。若患者情况稳定，手术已完成，可行保守治疗；若胚胎组织尚未吸净，可换有经验的医师避开穿孔部位，也可在B型超声引导下或腹腔镜下完成手术。若出现内出血增多或疑有脏器损伤者，应立即剖腹探查或腹腔镜检查，根据情况进行相应处理。若尚未进行吸宫操作者，则等待1周后再清除宫腔内容物。

3. 人工流产综合反应 指受术者在人工流产术中或结束时，出现恶心呕吐、心动过缓、心律失常、面色苍白、出冷汗、头晕、胸闷，甚至血压下降、晕厥和抽搐等迷走神经兴奋症状。出现症状应立即停止手术，给予吸氧，一般能自行恢复，重者静脉注射阿托品0.5～1mg。

4. 吸宫不全 宫腔内部分妊娠组织物残留，术后阴道流血时间长，血量过多，或流血停止后又有多量流血，应考虑为吸宫不全，B 型超声检查有助于诊断。如无明显感染征象，尽早行诊刮术，刮出物送病理检查，术后用抗生素预防感染。伴感染者，应控制感染后再行刮宫术。

5. 漏吸 确定为宫内妊娠，术中未能吸到胚胎及胎盘绒毛，术中吸出物过少，尤其未见胚囊时，应复查子宫位置、大小及形状，并重新探查宫腔，能及时发现问题并解决。确属漏吸，应再次行负压吸引术。

6. 羊水栓塞 羊水栓塞偶可发生在人工流产钳刮术中。由于宫颈损伤、胎盘剥离使血窦开放，羊水进入血液所致。

7. 感染 可发生急性子宫内膜炎、盆腔炎等，治疗不及时可扩散至子宫肌层、附件、腹膜，甚至发展为败血症。处理：卧床休息、支持疗法，及时应用广谱抗生素。

8. 远期并发症 宫颈粘连、宫腔粘连、慢性盆腔炎、月经失调、继发性不孕等。

二、药物流产

药物流产指应用药物终止早期妊娠的方法，目前临床常用方案为米非司酮配伍米索前列醇。米非司酮具有抗孕激素、糖皮质醇作用。米索前列醇是前列腺素类似物，有促进子宫收缩及宫颈软化作用。两者合用，抗早孕效果良好。

（一）适应证

1. 正常宫内妊娠，孕龄 7 周以内，本人自愿，18 ～ 40 岁的健康育龄妇女。
2. 超声确诊为宫内妊娠且胎囊最大径线 ≤ 2.5cm。
3. 高危人流对象，如有瘢痕子宫、哺乳期、多次人工流产及严重骨盆畸形等。
4. 对手术流产有恐惧或顾虑心理者。

（二）禁忌证

1. 米非司酮的禁忌证 肾上腺及其他内分泌疾病、肝肾功能异常、妊娠期皮肤瘙痒史、血液病和血栓性疾患、与甾体激素有关的肿瘤。

2. 前列腺素药物禁忌证 心血管疾病、青光眼、胃肠功能紊乱、高血压、哮喘、癫痫等。

3. 其他 过敏体质、带器妊娠、异位妊娠或可疑异位妊娠、妊娠剧吐，长期服用抗结核、抗癫痫、抗抑郁、抗前列腺素药物等。

（三）用药方法

米非司酮分为顿服法和分服法。

顿服法：于用药第 1 日顿服 200mg 米非司酮。

分服法：分次口服 150mg 米非司酮，于第 1 日晨服 50mg，8 ～ 12 小时后再服 25mg；第 2 日早晚再各服米非司酮 25mg；第 3 日上午 7 时再服 25mg。每次服药前后至少空腹 1 小时。

顿服法于服药的第 3 日早上口服米索前列醇片 0.6mg，前后空腹 1 小时；分服法于第 3 日服用米非司酮后 1 小时服米索前列醇。

服药后应严密随访，除了服药过程中可出现恶心、呕吐、腹痛、腹泻等胃肠道症状外，药物流产后出血量多、出血时间长是其主要副反应。出血量多者需急诊刮宫。